常见病护理与护理管理

CHANGJIANBING HULI YU HULI GUANLI

◎ 主编 张彭 王光慧 白薇 张爱丽
王星 杨庆荣 徐小双

黑龙江科学技术出版社
HEILONGJIANG SCIENCE AND TECHNOLOGY PRESS

图书在版编目（CIP）数据

常见病护理与护理管理 / 张彭等主编. -- 哈尔滨：
黑龙江科学技术出版社，2024.4

ISBN 978-7-5719-2366-2

Ⅰ．①常… Ⅱ．①张… Ⅲ．①常见病－护理－管理
Ⅳ．①R47

中国国家版本馆CIP数据核字（2024）第068768号

常见病护理与护理管理
CHANGJIANBING HULI YU HULI GUANLI

主　　编	张　彭　王光慧　白　薇　张爱丽　王　星　杨庆荣　徐小双
责任编辑	陈兆红
封面设计	宗　宁
出　　版	黑龙江科学技术出版社
	地址：哈尔滨市南岗区公安街70-2号　邮编：150007
	电话：（0451）53642106　传真：（0451）53642143
	网址：www.lkcbs.cn
发　　行	全国新华书店
印　　刷	黑龙江龙江传媒有限责任公司
开　　本	787mm×1092mm　1/16
印　　张	23.25
字　　数	589千字
版　　次	2024年4月第1版
印　　次	2024年4月第1次印刷
书　　号	ISBN 978-7-5719-2366-2
定　　价	238.00元

编 | 委 | 会

主 编

张 彭　王光慧　白 薇　张爱丽

王 星　杨庆荣　徐小双

副主编

孔德飞　朱瑞瑞　蔡梦琪　吕 俊

刘文洁　王 芳

编 委（按姓氏笔画排序）

王 芳（巨野县妇幼保健院）

王 星（济宁市第二人民医院）

王光慧（枣庄市立医院）

孔德飞（兖矿新里程总医院）

白 薇（曹县人民医院）

吕 俊（山东省淄博市中心医院）

朱瑞瑞（临沂市人民医院）

刘文洁（重庆市江津区中医院）

杨庆荣（滨州经济技术开发区里则街道社区卫生服务中心）

张 彭（枣庄市中医医院）

张爱丽（济宁市嘉祥县嘉祥街道社区卫生服务中心）

徐小双（东营市东营区东营现河社区卫生服务中心）

蔡梦琪（东明县人民医院）

前言

FOREWORD

护理学是一门主要学习相关人文社会科学知识和医学基础、预防保健基本理论知识的学科，护士不仅要学习护理学的基本理论、基础知识和护理技能，还要具有对服务对象实施整体护理和社区健康服务的能力。近年来，护理工作在我国医疗卫生事业的发展中发挥着越来越重要的作用，护理模式也由过去单纯的疾病护理转变为以人为中心、以护理程序为框架的责任制整体护理，广大护理工作者在协助临床诊疗、救治生命、促进康复、减轻疼痛及增进医患关系和谐方面肩负着重要工作。医学科学与相关科学的发展以及人们对健康定义的认知和需求不断提高，许多护理专业的新知识、新技术和新方法相继面世，使护理学科面临着多元化的变更，从而加快了护理模式的转变，推动了护理学新理论、新技术的发展。鉴于此，我们组织了一批临床护理实践经验丰富的专家编写了《常见病护理与护理管理》一书。

本书内容包括护理的基础知识和基本技能，具有科学性、先进性、启发性，并力求反映临床护理的最新进展。本书先对临床护理工作中常用的护理技术、护理管理和常见症状的护理进行了论述，后对急诊科、呼吸内科、心内科、消化内科和感染科等科室常见病的护理进行详细介绍，主要包括护理评估、护理诊断、护理措施及护理评价，且对疾病的病因、发病机制、临床表现、病理生理、诊断、治疗等方面做了简单介绍。本书在编写过程中，参阅了许多相关医学著作及文献，既吸取了国内外的护理经验，又融入了我们长期临床实践的经验及研究成果，符合各级护理工作者的实际工作需要，也可供院校护理专业学生参考。

在本书的编写过程中，我们严谨求实、精益求精，对书稿内容反复斟酌、修改，但由于各人的临床经验及写作风格有所差异，加之时间仓促，难免有疏漏和欠缺之处，望广大读者批评指正，以便后续充实改进。

《常见病护理与护理管理》编委会

2023 年 12 月

目 录
CONTENTS

第一章

护 理 技 术

第一节 基本监测技术

一、体温、脉搏、呼吸测量

(一)目的

通过观察体温、脉搏、呼吸变化,了解疾病发生和发展的规律,协助医师作出正确诊断,为治疗和护理提供依据。

(二)操作前准备

1.告知患者或家属

将操作目的、方法、注意事项、配合方法告知患者或其家属。

2.评估患者

(1)年龄、病情、意识状态、自理能力、治疗情况、合作程度、心理状态。

(2)测量部位肢体及皮肤状况。

(3)影响测量准确性的相关因素。

3.操作护士

操作护士需着装整洁、修剪指甲、洗手、戴口罩。

4.物品准备

准备治疗盘、弯盘、体温计、手表、快速手消毒剂,集体测量时准备治疗车、记录单、笔。

5.环境

室温适宜、光线充足、环境安静。

(三)操作过程

(1)携带用物至患者床旁,核对腕带及床头卡。

(2)测量体温:根据患者病情选择合适的体温测量方式(腋下、口腔、直肠),协助患者取舒适卧位。①腋下测温:需擦干腋窝,将体温计水银端放于腋窝深处并紧贴皮肤,10分钟后取出读数。②口腔测温:将体温表水银端放置于患者舌下,让患者紧闭口唇,用鼻呼吸,切勿用牙咬,

3 分钟后取出读数。③直肠测温:患者取侧卧或屈膝仰卧位露出臀部,润滑肛表水银端,轻轻插入肛门 3～4 cm,婴儿 1.25 cm、幼儿 2.5 cm,3 分钟后取出读数。

(3)测量脉搏:①将患者手臂放于舒适位置。②用示指、中指、无名指指腹按于桡动脉处或其他浅表大动脉处。③计数 30 秒,将测得的脉率乘二。④脉搏异常者或危重患者需测量 1 分钟。⑤脉搏短绌时需 2 人同时分别测量心率和脉率 1 分钟,以分数方式记录,即心率/脉率。

(4)测量呼吸:①以诊脉状,观察胸腹起伏,计数 30 秒。②危重患者呼吸不易观察时,用少许棉絮置于患者鼻孔前,记录 1 分钟棉絮被吹动的次数。

(5)协助患者取舒适卧位。

(6)消毒体温计。

(7)洗手、记录、确认医嘱。

(四)注意事项

(1)婴幼儿、意识不清或不合作患者测温时,护士不宜离开。

(2)婴幼儿、精神异常、昏迷、有口腔疾病、不合作、口鼻手术或呼吸困难患者,忌测量口温。

(3)进食、吸烟、面颊部冷/热敷患者应推迟 30 分钟测口腔温度。

(4)腋下有创伤、手术、炎症,腋下出汗较多、极度消瘦的患者,不宜采取腋下测温;沐浴后需等待 20 分钟后再测腋下温度。

(5)腹泻、直肠或肛门手术、心肌梗死患者不宜采用直肠测量法。

(6)体温和病情不相符合时重复测温,必要时可同时采取两种不同的测量方式作为对照。

(7)异常脉搏应测量 1 分钟,当脉搏细弱难以触诊时,可用听诊器听诊心率 1 分钟代替。

(8)偏瘫患者选择健侧肢体测量脉搏。

(9)除桡动脉外,可测颞动脉、肱动脉、颈动脉、股动脉、腘动脉、足背动脉等。

(10)测量呼吸时宜取仰卧位。

(11)不可用拇指诊脉。

(五)评价标准

(1)患者或家属能够知晓护士告知的事项,对服务满意。

(2)遵循查对制度,符合标准预防、安全原则。

(3)护士操作规范、准确。

二、血压测量

(一)目的

测量血压值,观察血压的动态变化,目的在于协助诊断,为预防、治疗、康复、护理提供依据。

(二)操作前准备

1.告知患者

将操作目的、方法、注意事项、配合方法告知患者。

2.评估患者

(1)年龄、病情、意识状态、治疗情况、心理反应、合作程度。

(2)测量部位肢体及皮肤状况。

(3)影响测量准确性的相关因素。

3.操作护士

操作护士应着装整洁、修剪指甲、洗手、戴口罩。

4.物品准备

准备血压计、听诊器、快速手消毒剂,集体测量时准备治疗车、记录单。

5.环境

室温适宜、光线充足、环境安静。

(三)操作过程

肱动脉测量方法如下。

(1)携带用物至患者床旁,核对腕带及床头卡。

(2)患者取舒适卧位,协助其露出手臂,手掌向上,肘部伸直,排尽袖带内空气,袖带缠于上臂中部,下缘距肘窝2~3 cm,松紧以可放进一指为宜。

(3)使水银柱"0"点与肱动脉、心脏处于同一水平,将听诊器胸件放在肱动脉搏动最强处固定,充气至动脉搏动音消失,再加压使压力升高2.6~4.0 kPa(20~30 mmHg),缓慢放气。

(4)告知患者血压数值。

(5)取下袖带,排尽空气,血压计向右倾斜45°,关闭水银槽开关。

(6)整理床单位,协助患者采取舒适卧位。

(7)消毒血压计、听诊器。

(8)洗手、记录、确认医嘱。

(四)注意事项

(1)对需要长期密切观察血压的患者,应遵循四定的原则:定时间、定体位、定部位、定血压计。

(2)测量肢体的肱动脉与心脏处于同一水平位置,卧位时平腋中线,坐位时平第4肋。

(3)偏瘫患者选择健侧上臂测量。

(4)测量前需检查血压计的有效性,定期监测、校对血压计。

(5)如发现血压听不清或异常,应重测:先驱净袖带内空气,使汞柱降至"0",稍休息片刻再行测量,必要时做对照复查。

(五)评价标准

(1)患者或家属能够知晓护士告知的事项,对服务满意。

(2)遵循查对制度,符合标准预防、安全原则。

(3)测量方法正确,测量结果准确。

三、心电监测

(一)目的

遵医嘱正确监测患者心率、心律、呼吸、血压、血氧饱和度,动态评价病情变化,为临床治疗提供依据。

(二)操作前准备

1.告知患者或家属

将操作目的、方法、注意事项、配合方法告知患者或家属。

2.评估患者

(1)病情、年龄、意识状态、合作程度、心理反应。

（2）胸部皮肤情况。

3.操作护士

操作护士应着装整洁、修剪指甲、洗手、戴口罩。

4.物品准备

准备治疗车、监护仪、导联线、一次性电极片、乙醇或盐水棉签数根、污物桶、快速手消毒剂。

5.环境

保持环境整洁、安静。

（三）操作过程

（1）携带用物至患者床旁，核对腕带及床头卡。

（2）协助患者取平卧位，暴露胸部皮肤。

（3）连接监护仪电源，将电极片连接于导联线上。

（4）用乙醇棉签擦净皮肤，将电极片贴于患者胸部正确位置。

（5）连接血氧饱和度（SpO_2）、血压袖带。

（6）打开监护仪开关，设置监测指标的报警界限。

（7）整理用物及床单位，按医疗垃圾分类处理用物。

（8）擦拭治疗车。

（9）洗手、记录、确认医嘱。

（四）注意事项

（1）放置电极片时，应避开伤口、瘢痕、中心静脉插管、起搏器及电除颤时电极板的放置部位。

（2）密切监测患者异常心电波形，排除各种干扰和电极脱落，及时通知医师处理。对于带有起搏器的患者，要区别其正常心律与起搏心律。

（3）定期更换电极片及其粘贴位置。

（4）心电监护不具有诊断意义，如需更详细了解心电图变化，需做常规导联心电图。

（5）对躁动患者，应当固定好电极和导线，避免电极脱位及导线缠绕。

（五）评价标准

（1）患者或家属能够知晓护士告知的事项，对服务满意。

（2）护士操作过程规范、准确。

（3）遵循查对制度，符合标准预防及安全原则。

（4）注意观察患者病情变化，出现异常情况及时处理。

四、血糖监测

（一）目的

遵医嘱准确测量患者血糖，为诊断和治疗提供依据。

（二）操作前准备

1.告知患者

将操作目的、方法、注意事项、配合方法告知患者。

2.评估患者

（1）病情、意识状态、治疗情况、合作程度。

（2）末梢循环、皮肤情况、进食时间。

（3）评估血糖仪的工作状态，检查试纸有效期。

3.操作护士

操作护士应着装整洁、修剪指甲、洗手、戴口罩。

4.物品准备

准备治疗车、治疗盘、75％乙醇、棉签、血糖仪、血糖试纸、一次性采血针、快速手消毒剂、利器盒、污物桶。

5.环境

保持环境整洁、安静。

（三）操作过程

（1）携带用物至患者床边，核对腕带及床头卡。

（2）清洁患者双手，协助患者取适当体位。

（3）按照说明书使用血糖仪。

（4）用75％乙醇消毒指端皮肤，待干。

（5）采血宜选用指血自然流出法，采血后用干棉签按压。

（6）读取血糖值，告知患者。

（7）整理床单位，协助患者取舒适卧位。

（8）按医疗垃圾分类法处理用物。

（9）擦拭治疗车、血糖仪。

（10）洗手、记录、确认医嘱。

（四）注意事项

（1）测血糖前，确认血糖仪上的号码与试纸号码一致。

（2）测血糖时应轮换采血部位。

（3）避免试纸受潮、污染。

（4）血糖仪应按生产商使用要求定期进行标准液校正。

（五）评价标准

（1）患者能够知晓护士告知的事项，对服务满意。

（2）遵循查对制度，符合标准预防、安全原则。

（3）操作过程规范，动作娴熟。

五、血氧饱和度监测

（一）目的

监测患者血氧饱和度，动态评价病情变化，为临床治疗提供依据。

（二）操作前准备

1.告知患者或家属

将操作目的、方法、注意事项、配合方法、影响监测效果的因素告知患者或其家属。

2.评估患者

（1）意识状态、吸氧浓度、自理能力、合作程度。

（2）指（趾）端循环、皮肤完整性、指（趾）甲及肢体活动情况。

3.操作护士

操作护士应着装整洁、修剪指甲、洗手、戴口罩。

4.物品准备

准备治疗车、血氧饱和度监测仪、乙醇或盐水棉签、快速手消毒剂、污物桶。

5.环境

保持环境安静、整洁、光线适宜。

(三)操作步骤

(1)携带用物至患者床旁,核对腕带及床头卡。

(2)协助患者取舒适体位,暴露测量部位。

(3)连接血氧饱和度监测仪电源。

(4)清洁患者局部皮肤及指(趾)甲。

(5)安放传感器。

(6)开机,设置报警界限,读取数值并告知患者。

(7)整理床单位,安抚患者。

(8)整理用物,按医疗垃圾分类处理用物。

(9)擦拭治疗车。

(10)洗手、记录、确认医嘱。

(四)注意事项

(1)SpO_2监测报警低限设置为90%,发现异常及时通知医师。

(2)注意休克、体温过低、低血压、使用血管收缩药物、贫血、偏瘫、指甲过长、同侧手臂测量血压、周围环境光照太强、电磁干扰及涂抹指甲油等对监测结果的影响。

(3)注意更换传感器的位置,以免皮肤受损或血液循环受阻。

(4)怀疑CO中毒的患者不宜选用脉搏血氧监测仪。

(5)对躁动的患者,应当固定好导线,避免传感器脱位及导线缠绕。

(五)评价标准

(1)患者或家属能够知晓护士告知的事项,对服务满意。

(2)传感器安放正确,接触良好,松紧度适宜。

(3)操作过程规范、安全,动作熟练。

六、中心静脉压监测

(一)目的

监测中心静脉压的目的是了解循环血量,判断心功能及周围循环阻力,指导临床补液,评估治疗效果。

(二)操作前准备

1.告知患者或家属

将操作目的、方法、注意事项、配合方法告知患者或其家属。

2.评估患者

(1)病情、意识状态、合作程度。

(2)中心静脉置管及周围皮肤情况。

（3）体位及凝血状况。

3.操作护士

操作护士应着装整洁,修剪指甲,洗手,戴口罩。

4.物品准备

准备治疗车、监护仪、压力套装(导联线、压力传感器、加压袋、生理盐水 250 mL)、穿刺盘、污物桶、快速手消毒剂。

5.环境

保持环境整洁、安静、私密。

（三）操作步骤

（1）携带用物至患者床旁,核对腕带及床头卡。

（2）连接电源,打开监护仪开关。

（3）协助患者取平卧位,暴露置管部位。

（4）将压力套装挂在输液架上,加压袋充气加压至 40.0 kPa(300 mmHg),排气。

（5）拧下置管上的肝素帽,消毒,连接压力传感器,冲管。

（6）将监护仪调至中心静脉压(CVP)的模块,设置参数。

（7）将传感器置于腋中线第 4 肋间(右心房水平),校正零点,测压,读数。

（8）测量完毕。

（9）协助患者取安全、舒适卧位。

（10）整理用物,按医疗垃圾分类处理用物。

（11）擦拭治疗车。

（12）洗手、记录、确认医嘱。

(四)注意事项

（1）严格无菌操作。

（2）避免管道扭曲,保持测压管道的通畅。

（3）每天检查穿刺部位皮肤有无红肿、脓性分泌物,定期更换敷料、管路、压力套装和冲洗液。

（4）选择标准的测压零点,传感器置于腋中线第 4 肋间,与右心房同一水平,每次测压前均应校正压力传感器零点。

（5）中心静脉测压通路应避免输注血管活性药物,以防引起血压波动。

（6）注意影响中心静脉压数值的因素,如患者的体位、机械通气、腹内压等。

（7）观察有无心律失常、出血、血肿、气胸、血管损伤等并发症的发生,股静脉插管时,注意观察置管侧下肢有无肿胀、静脉回流受阻等下肢静脉栓塞的表现。

(五)评价标准

（1）患者或家属能够知晓护士告知的事项,对服务满意。

（2）遵循无菌操作原则,符合消毒隔离制度。

（3）操作过程规范、安全,动作娴熟。

七、斯旺-甘茨(Swan-Ganz)导管监测

(一)目的

（1）监测目的在于评估左右心室功能,反映左心室前负荷和右心室后负荷。

（2）指导治疗：为扩容补液，应用强心药物、血管收缩药物和血管扩张药物治疗提供依据，同时还可以判断治疗效果和预后。

（二）操作前准备

1.告知患者

告知患者操作目的、方法、注意事项、配合方法。

2.评估患者

（1）病情、体位及合作程度。

（2）置管及穿刺处周围皮肤情况。

3.操作护士

操作护士应着装整洁、修剪指甲、洗手、戴口罩。

4.物品准备

准备测压装置、监护仪、注射器、快速手消毒剂等。

5.环境

保持环境安静、整洁。

（三）操作过程

（1）携带用物至患者床旁，核对腕带及床头卡。

（2）暴露置管部位，测量导管插入长度。

（3）连接测压装置，加压袋充气加压至 40.0 kPa（300 mmHg）左右，注意排尽管道内气体。

（4）测压前需调整零点，压力换能器需与患者右心房在同一水平。

（5）测量肺动脉楔压时，应将气囊缓慢充气（充气量＜1.5 mL），待出现嵌顿压图形后，记录数字并放掉气囊内气体。

（6）非测量肺动脉楔压时，抽尽气囊内气体并锁住气囊注射器。

（7）记录测量数据。

（8）整理床单位，协助患者取舒适卧位。

（9）整理用物，按医疗垃圾分类处理用物。

（10）洗手、签字、确认医嘱。

（四）注意事项

（1）每次测量各项指标之前需调定零点。

（2）穿刺伤口定期换药，若渗出液较多应及时换药。

（3）保证测压装置严密畅通。

（4）及时了解影响压力测定的因素，观察有无相关并发症的发生。

（5）保持管道通畅，每小时用肝素生理盐水 3～5 mL 冲洗测压导管及 Swan-Ganz 导管。

（6）拔除导管时，应在监测心率、心律的条件下进行，拔管后，穿刺的局部应压迫止血。

（五）评价标准

（1）患者或家属能够知晓护士告知的事项，对服务满意。

（2）遵循查对制度，符合无菌技术、标准预防原则。

（3）操作过程规范、安全，动作轻柔。

（张　彭）

第二节 皮 下 注 射

一、目的

(1)注入小剂量药物,用于不宜口服给药而需在一定时间内发生药效时。

(2)预防接种。

(3)局部供药,如局部麻醉用药。

二、评估

(一)评估患者

(1)双人核对医嘱。

(2)核对患者床号、姓名、住院号和腕带(请患者自己说出床号和姓名)。

(3)评估患者病情、意识状态、配合能力、用药史、药物过敏史、不良反应史等。

(4)向患者解释操作的目的和过程,取得患者配合。

(5)查看注射部位皮肤情况(皮肤颜色,有无皮疹、感染)。

(6)协助患者取舒适坐位或卧位。

(二)评估环境

安静整洁,宽敞明亮,必要时遮挡。

三、操作前准备

(一)人员准备

仪表整洁,符合要求。洗手,戴口罩。

(二)按医嘱配制药液

(1)操作台上放置注射盘、纸巾、无菌治疗巾、无菌镊子、2 mL 注射器、医嘱用药液、安尔碘、75%乙醇、无菌棉签。

(2)双人核对药液标签、药名、浓度、剂量、有效期、给药途径。

(3)检查瓶口有无松动,瓶身有无破裂,药液有无浑浊、沉淀、絮状物和变质。

(4)检查注射器、安尔碘、75%乙醇、无菌棉签等,包装无破裂,在有效期内。

(5)按正规操作抽吸药液,并贴好标识,置于无菌盘内。

(6)再次核对药液,记录时间并签名。

(三)物品准备

治疗车上层放置无菌盘(内置抽吸好的药液)、治疗盘(安尔碘、75%乙醇)、注射单、快速手消毒剂,以上物品符合要求,均在有效期内。治疗车下层放置生活垃圾桶、医疗废物桶、锐器盒。

四、操作程序

(1)携用物推车至患者床旁,核对床号、姓名、住院号和腕带(请患者自己说出床号和姓名)。

9

(2)根据注射目的选择注射部位(上臂三角肌下缘、两侧腹壁、后背、股前侧和外侧等)。

(3)常规消毒皮肤,待干。

(4)二次核对患者床号、姓名和药名。

(5)排尽空气,取干棉签夹于左手示指与中指之间。

(6)一手绷紧皮肤,另一手持注射器,示指固定针栓,针头斜面向上,与皮肤呈 30°～40°(过瘦患者可捏起注射部位皮肤,并减少穿刺角度)快速刺入皮下,深度为针梗的 1/2～2/3;松开绷紧皮肤的手,抽动活塞,如无回血,缓慢推注药液。

(7)注射完毕用无菌干棉签轻压针刺处,快速拔针后按压片刻。

(8)再次核对患者床号、姓名和药名,注射器按要求放置。

(9)协助患者取舒适体位,整理床单位,并告知患者注意事项。

(10)快速手消毒剂消毒双手,记录时间并签名。

(11)推车回治疗室,按医疗废物处理原则处理用物。

(12)洗手,根据病情书写护理记录单。

五、注意事项

(1)遵医嘱和药品说明书使用药品。

(2)长期注射者应注意更换注射部位。

(3)注射中、注射后观察患者不良反应和用药效果。

(4)注射<1 mL 药液时须使用 1 mL 注射器,以保证注入药液剂量准确无误。

(5)持针时,右手示指固定针栓,但不可接触针梗,以免污染。

(6)针头刺入角度不宜超过 45°,以免刺入肌层。

(7)尽量避免应用对皮肤有刺激作用的药物做皮下注射。

(8)若注射胰岛素时,需告知患者进食时间。

(王光慧)

第三节　肌　内　注　射

一、目的

注入药物,用于不宜或不能口服或静脉注射,且要求比皮下注射更快发生疗效时。

二、评估

(一)评估患者

(1)双人核对医嘱。

(2)核对患者床号、姓名、住院号和腕带(请患者自己说出床号和姓名)。

（3）评估患者病情、治疗情况、意识状态、用药史、药物过敏史、不良反应史、肢体活动能力和合作程度。

（4）向患者解释操作目的和过程,取得患者配合。

（5）查看注射部位皮肤情况(皮肤颜色,有无皮疹、感染和皮肤划痕阳性)。

（6）协助患者取舒适坐位或卧位。

(二)评估环境

安静整洁,宽敞明亮,必要时遮挡。

三、操作前准备

(一)人员准备

仪表整洁,符合要求。洗手,戴口罩。

(二)按医嘱配制药液

（1）操作台:注射盘、无菌盘、2 mL 注射器、5 mL 注射器、医嘱所用药液、安尔碘、无菌棉签。若注射用药为油剂或混悬液,需备较粗针头。

（2）双人核对药物标签、药名、浓度、剂量、有效期、给药途径。

（3）检查瓶口有无松动,瓶身有无破裂,药液有无浑浊、变质。

（4）检查无菌注射器、安尔碘、无菌棉签等,包装无破裂,在有效期内。

（5）按正规操作抽吸药液,并贴好标识,置于无菌盘内。

（6）再次核对药液,记录时间并签名。

(三)物品准备

治疗车上层放置无菌盘(内置抽吸好的药液)、安尔碘、注射单、无菌棉签、快速手消毒剂,以上物品符合要求,均在有效期内。治疗车下层放置生活垃圾桶、医疗废物桶、锐器盒。

四、操作程序

（1）携用物推车至患者床旁,核对床号、姓名、住院号和腕带(请患者自己说出床号和姓名)。

（2）协助患者取舒适体位,暴露注射部位,注意保暖,保护患者隐私,必要时可遮挡。

（3）选择注射部位(臀大肌、臀中肌、臀小肌、股外侧和上臂三角肌)。

（4）常规消毒皮肤,待干。

（5）再次核对患者床号、姓名和药名。

（6）拿取药液并排尽空气,取干棉签,夹于左手示指与中指之间,以一手拇指和示指绷紧局部皮肤,另一手持注射器,中指固定针栓,将针头迅速垂直刺入,深度约为针梗的 2/3。

（7）松开紧绷皮肤的手,抽动活塞,如无回血,缓慢注入药液,同时观察反应。

（8）注射完毕,用无菌干棉签轻按进针处,快速拔针,按压片刻。

（9）再次核对患者床号、姓名和药名。

（10）协助患者取舒适体位,整理床单位,注射后观察用药反应。

（11）快速手消毒剂消毒双手,记录时间并签名。

（12）推车回治疗室,按医疗废物处理原则处理用物。

(13)洗手,根据病情书写护理记录单。

五、常用肌内注射定位方法

(一)臀大肌肌内注射定位法

注射时应避免损伤坐骨神经。

1.十字法

从臀裂顶点向左或右侧画一水平线,然后从髂嵴最高点作一垂线,将一侧臀部划分为 4 个象限,其外上象限并避开内角为注射区。

2.连线法

从髂前上棘至尾骨作一连线,其外 1/3 处为注射部位。

(二)臀中肌、臀小肌肌内注射定位法

(1)以示指尖和中指尖分别置于髂前上棘和髂嵴下缘处,在髂嵴、示指、中指之间构成一个三角形区域,示指与中指构成的内角为注射部位。

(2)髂前上棘外侧三横指处(以患者手指的宽度为标准)。

(三)股外侧肌肌内注射定位法

在股中段外侧,一般成人可取髋关节下 10 cm 至膝关节的范围。此处大血管、神经干很少通过,且注射范围广,可供多次注射,尤适用于 2 岁以下的幼儿。

(四)上臂三角肌肌内注射定位法

取上臂外侧,肩峰下 2～3 横指处。此处肌肉较薄,只可做小剂量注射。

六、注意事项

(1)遵医嘱和药品说明书使用药品。

(2)药液要现用现配,在有效期内,剂量要准确。选择两种药物同时注射时,应注意配伍禁忌。

(3)注射时应做到"两快一慢"(进针、拔针快,推注药液慢)。

(4)选择合适的注射部位,避免刺伤神经和血管,无回血时方可注射。

(5)注射时切勿将针梗全部刺入,以防针梗从根部衔接处折断。若针头折断,应先稳定患者情绪,并嘱患者保持原位不动,固定局部组织,以防断针移位,同时尽快用无菌血管钳夹住断端取出;若断端全部埋入肌肉,应速请外科医师处理。

(6)对需长期注射者,应交替更换注射部位,并选择细长针头,以避免和减少硬结的发生。如因长期多次注射出现局部硬结时,可采用热敷、理疗等方法予以处理。

(7)2 岁以下婴幼儿不宜选用臀大肌内注射,因其臀大肌尚未发育好,注射时有损伤坐骨神经的危险,最好选择臀中肌和臀小肌内注射。

(王光慧)

第四节 静 脉 注 射

一、目的

(1)所选用药物不宜口服、皮下及肌内注射,又需迅速发挥药效时。

(2)注入药物做某些诊断性检查,如对肝、肾、胆囊等造影时需静脉注入造影剂。

二、评估

(一)评估患者

(1)双人核对医嘱。

(2)核对患者床号、姓名、住院号和腕带(请患者自己说出床号和姓名)。

(3)了解患者病情、意识状态、配合能力、药物过敏史、用药史。

(4)评估患者穿刺部位的皮肤状况、肢体活动能力、静脉充盈度和管壁弹性。选择合适的静脉注射部位,评估药物对血管的影响程度。

(5)向患者解释静脉注射的目的和方法,告知所注射药物的名称,取得患者配合。

(二)评估环境

安静整洁,宽敞明亮。

三、操作前准备

(一)人员准备

仪表整洁,符合要求。洗手,戴口罩。

(二)物品准备

1.操作台

治疗单、静脉注射所用药物、注射器。

2.按要求检查所需用物,符合要求方可使用

(1)双人核对药物名称、浓度、剂量、有效期、给药途径。

(2)检查药物的质量、标签,液体有无沉淀和变色,有无渗漏、浑浊和破损。

(3)检查注射器和无菌棉签的有效期、包装是否紧密无漏气,安尔碘的使用日期是否在有效期内。

3.配制药液

(1)安尔碘棉签消毒药物瓶口,掰开安瓿,瓿帽弃于锐器盒内。

(2)打开注射器,将外包装袋置于生活垃圾桶内,固定针头,回抽针栓,检查注射器,取下针帽置于生活垃圾桶内,抽取安瓿内药液,排气,置于无菌盘内。在注射器上贴上患者床号、姓名、药物名称、用药方法的标签。

(3)再次核对空安瓿和药物的名称、浓度、剂量、用药方法和时间。

4.备用物品

治疗车上层治疗盘内放置备用注射器一支、安尔碘、无菌棉签,无菌盘内放置配好的药液、垫

巾。以上物品符合要求,均在有效期内。治疗车下层放置生活垃圾桶、医疗废物桶、锐器盒,含有效氯 250 mg/L 消毒液桶。

四、操作程序

(1)携用物推车至患者床旁,核对床号、姓名、住院号和腕带(请患者自己说出床号和姓名)。

(2)向患者说明静脉注射的方法、配合要点、注射药物的作用和不良反应。

(3)协助患者取舒适体位,充分暴露穿刺部位,放垫巾于穿刺部位下方。

(4)在穿刺部位上方 5～6 cm 处扎压脉带,末端向上,以防污染无菌区。

(5)安尔碘棉签消毒穿刺部位皮肤,以穿刺点为中心向外螺旋式旋转擦拭,直径＞5 cm。

(6)再次核对患者床号、姓名和药名。

(7)嘱患者握拳,使静脉充盈,左手拇指固定静脉下端皮肤,右手持注射器与皮肤呈 15°～30° 自静脉上方或侧方刺入,见回血可再沿静脉进针少许。

(8)保留静脉通路者,安尔碘棉签消毒静脉注射部位三通接口,以接口处为中心向外螺旋式旋转擦拭。

(9)静脉注射过程中,观察局部组织有无肿胀,严防药液渗漏,如出现渗漏立即拔出针头,按压局部,另行穿刺。

(10)拔针后,指导患者按压穿刺点 3 分钟,勿揉,凝血功能差的患者适当延长按压时间。

(11)再次核对患者床号、姓名和药名。

(12)将压脉带与输液垫巾对折取出,输液垫巾置于生活垃圾桶内,压脉带放于含有效氯 250 mg/L 消毒液桶中。整理患者衣物和床单位,观察有无不良反应,并向患者讲明注射后注意事项。快速手消毒剂消毒双手,推车回治疗室,按医疗废物处理原则处理用物。

(13)洗手,在治疗单上签名并记录时间。按护理级别书写护理记录单。

五、注意事项

(1)严格执行查对制度,需双人核对医嘱。

(2)严格遵守无菌操作原则。

(3)了解注射目的、药物对血管的影响程度、给药途径、给药时间和药物过敏史。

(4)选择粗直、弹性好、易固定的静脉,避开关节和静脉瓣。常用的穿刺静脉为肘部浅静脉、贵要静脉、肘正中静脉、头静脉。小儿多采用头皮静脉。

(5)根据患者年龄、病情和药物性质掌握注入药物的速度,并随时听取患者主诉,观察病情变化。必要时使用微量注射泵。

(6)对需要长期注射者,应有计划地由小到大、由远心端到近心端选择静脉。

(7)根据药物特性和患者肝肾或心脏功能,采用合适的注射速度。随时听取患者主诉,观察体征和其病情变化。

(王光慧)

14

第五节 排痰技术

一、有效排痰法

(一)目的
对不能有效咳痰的患者进行叩背,协助其排出肺部分泌物,保持呼吸道通畅。

(二)操作前准备
1.告知患者

告知患者操作目的、方法、注意事项、配合方法。

2.评估患者

(1)病情、意识状态、咳痰能力、影响咳痰的因素、合作能力。

(2)痰液的颜色、性质、量、气味。

(3)肺部呼吸音情况。

3.操作护士

操作护士应着装整洁、修剪指甲、洗手、戴口罩。

4.物品准备

准备听诊器、隔离衣、快速手消毒剂,必要时备雾化面罩、雾化液。

5.环境

保持环境整洁、安静。

(三)操作步骤
(1)穿隔离衣,核对腕带及床头卡。

(2)协助患者取侧卧位或坐位。

(3)手指合拢,呈杯状由肺底自下而上、自外向内叩击患者胸背部。

(4)拍背后,嘱患者缓慢深呼吸,用力咳出痰液。

(5)听诊肺部呼吸音。

(6)协助患者清洁口腔。

(7)整理床单位,协助患者取舒适卧位。

(8)整理用物,脱隔离衣。

(9)洗手、记录、确认医嘱。

(四)注意事项
(1)注意保护胸、腹部伤口,合并气胸、肋骨骨折时禁忌叩击。

(2)根据患者体型、营养状况、耐受能力,合理选择叩击方式、时间和频率。

(3)操作过程中密切观察患者意识及生命体征变化。

(五)评价标准
(1)患者能够知晓护士告知的事项,对服务满意。

(2)操作过程规范、安全,动作娴熟。

二、经鼻/口腔吸痰

(一)目的

充分吸出痰液,保持患者呼吸道通畅,确保患者安全。

(二)操作前准备

1.告知患者或家属

告知患者或家属操作目的、方法、注意事项、配合方法。

2.评估患者

(1)病情、意识状态、生命体征、承受能力、合作程度。

(2)双肺呼吸音、痰鸣音、氧疗情况、血氧饱和度、咳嗽能力。

(3)痰液的性状。

(4)义齿、口腔及鼻腔状况。

3.操作护士

操作护士应着装整洁、修剪指甲、态度和蔼、洗手、戴口罩。

4.物品准备

准备治疗车、治疗盘、吸痰包、一次性吸痰管、灭菌注射用水、负压吸引装置、隔离衣、快速手消毒剂、污物桶、消毒桶,必要时备压舌板、开口器、舌钳、口咽通气道、听诊器。

5.环境

保持环境整洁、安静。

(三)操作过程

(1)穿隔离衣,携带用物至患者床旁,核对腕带及床头卡。

(2)协助患者取适宜卧位,取下活动义齿。

(3)连接电源,打开吸引器,调节负压吸引压力至 $20.0\sim26.7$ kPa($150\sim200$ mmHg)。

(4)戴一次性无菌手套,连接吸痰管。

(5)吸痰管经口或鼻插入气道(进管时阻断负压),边旋转边向上提拉,每次吸痰时间不超过15秒。

(6)吸痰过程中密切观察患者生命体征、血氧饱和度及痰液情况,听诊呼吸音。

(7)吸痰结束,用手上的一次性手套包裹吸痰管,丢入污物桶。

(8)冲洗管路。

(9)整理床单位,协助患者取安全、舒适体位。

(10)整理用物,按医疗垃圾分类处理用物,消毒仪器及管路。

(11)脱隔离衣,擦拭治疗车。

(12)洗手、记录、确认医嘱。

(四)注意事项

(1)观察患者生命体征、血氧饱和度变化及痰液情况,并准确记录。

(2)遵循无菌原则,插管动作轻柔。吸痰管到达适宜深度前避免负压吸引,逐渐退出的过程中提供负压。

(3)选择粗细、长短、质地适宜的吸痰管。

(4)按需吸痰,每次吸痰时均须更换吸痰管。

(5)患者痰液黏稠时可以配合翻身叩背、雾化吸入,患者发生缺氧症状,如发绀、心率下降时应停止吸痰,休息后再吸。

(6)吸痰过程中,鼓励并指导清醒患者深呼吸,进行有效咳痰。

(五)评价标准

(1)患者或家属能够知晓护士告知的事项,并能配合操作。

(2)遵循无菌原则、消毒隔离制度。

(3)操作过程规范、安全、有效,动作轻柔。

三、气管插管吸痰

(一)目的

充分吸出痰液,保持患者呼吸道通畅。

(二)操作前准备

1.告知患者或家属

告知患者或家属操作目的、方法、注意事项、配合方法。

2.评估患者

(1)病情、意识状态、合作程度。

(2)心电监护及管路状况。

3.操作护士

操作护士应着装整洁、修剪指甲、洗手、戴口罩。

4.物品准备

准备治疗车、负压吸引装置、一次性吸痰管、无菌生理盐水、隔离衣、快速手消毒剂、污物桶、消毒桶。

5.环境

保持环境安静、整洁。

(三)操作过程

(1)穿隔离衣,携带用物至患者床边,核对患者腕带及床头卡。

(2)协助患者取仰卧位,头偏向操作者。

(3)吸痰前给予2分钟纯氧吸入。

(4)连接电源,打开吸引器,调节负压吸引压力至20.0~26.7 kPa(150~200 mmHg)。

(5)戴一次性无菌手套,连接吸痰管。

(6)正确开放气道,迅速将吸痰管插入至适宜深度,边旋转边向上提拉,每次吸痰时间不超过15秒。

(7)观察患者生命体征,血氧饱和度变化,痰液的性状、量及颜色,听诊呼吸音。

(8)吸痰结束后再给予纯氧吸入2分钟。

(9)用手上的一次性手套包裹吸痰管,丢入污物桶。

(10)冲洗管路并妥善放置。

(11)整理床单位,协助患者取安全、舒适体位。

(12)整理用物,按医疗垃圾分类处理用物。

(13)脱隔离衣,擦拭治疗车。

(14)洗手、记录、确认医嘱。

(四)注意事项

(1)观察患者生命体征及呼吸机参数变化,如呼吸道被痰液堵塞或患者窒息,应立即吸痰。

(2)遵循无菌原则,每次吸痰时均须更换吸痰管,应先吸气管内,再吸口鼻处。

(3)吸痰前整理呼吸机管路,倾倒冷凝水。

(4)掌握适宜的吸痰时间。呼吸道管路每周消毒更换一次,若发现污染严重,应随时更换。

(5)注意吸痰管插入是否顺利,遇有阻力时,应分析原因,不得粗暴操作。

(6)选择型号适宜的吸痰管,吸痰管外径应小于等于气管插管内径的1/2。

(7)吸痰过程中,鼓励并指导清醒患者深呼吸,进行有效咳痰。

(五)评价标准

(1)患者或家属能够知晓护士告知的事项,并能配合操作。

(2)遵循无菌技术、标准预防、消毒隔离原则。

(3)护士操作过程规范、安全、有效。

四、排痰机使用

(一)目的

应用排痰机的目的是协助排除肺部痰液,预防、减轻肺部感染。

(二)操作前准备

1.告知患者

告知患者操作目的、方法、注意事项、配合方法。

2.评估患者

(1)病情、意识状态、耐受能力、心理反应、合作程度。

(2)胸部皮肤情况及肺部痰液分布情况。

3.操作护士

操作护士应着装整洁、修剪指甲、洗手、戴口罩。

4.物品准备

准备振动排痰机、叩击头套、快速手消毒剂。

5.环境

保持环境整洁、安静、私密。

(三)操作步骤

(1)携带用物至患者床旁,核对腕带及床头卡。

(2)协助患者取适宜体位。

(3)连接振动排痰机电源,开机。

(4)调节强度、频率。

(5)选择排痰模式(自动或手动),定时。

(6)安装适宜的叩击头及叩击套。

(7)叩击头振动后,方可放于胸部背部及前后两侧,并给予患者适当的压力治疗。

(8)治疗结束,撤除叩击头套。

(9)整理床单位,协助患者取安全、舒适卧位。

(10)整理用物,按医疗垃圾分类处理用物。

(11)洗手、记录、确认医嘱。

(四)注意事项

(1)皮肤感染、胸部肿瘤、心内附壁血栓、严重心房颤动、心室颤动、急性心肌梗死、不能耐受震动的患者禁忌使用。

(2)密切监测患者病情变化,若患者感到不适,应及时停止治疗。

(3)应将叩击头置于叩击部位不动,持续数秒,再更换叩击部位,或叩击头缓慢在身体表面移动,要避免快速移动,以免影响治疗效果。

(4)根据患者情况选择治疗时间,一般为 5～10 分钟。

(五)评价标准

(1)患者或家属能够知晓护士告知的事项,对服务满意。

(2)注意观察患者肺部情况。

(3)护士操作过程规范、准确。

（王光慧）

第六节 导 尿 技 术

一、女性患者导尿

(一)目的

为昏迷、尿潴留、尿失禁或会阴部有损伤者留置尿管,以保持局部干燥清洁,协助临床诊断、治疗、手术。

(二)操作前准备

(1)告知患者或家属操作目的、方法、注意事项、配合方法及可能出现的并发症。

(2)签知情同意书。

(3)评估患者病情、意识状态、自理能力、合作程度、耐受力、膀胱充盈度、会阴部清洁程度及皮肤黏膜状况。

(4)操作护士:着装整洁、修剪指甲、洗手、戴口罩。

(5)物品准备:治疗车、一次性导尿包、一次性多用巾、快速手消毒剂、隔离衣、污物桶、消毒桶;必要时备会阴冲洗包、冲洗液、便盆。

(6)环境:整洁、安静、温度适宜、私密。

(三)操作过程

(1)穿隔离衣,携带用物至患者床边,核对患者腕带及床头卡。

(2)关闭门窗。

(3)协助患者摆好体位,脱去对侧裤腿,盖在近侧腿部,取仰卧屈膝位。

(4)两腿外展,暴露会阴部。

(5)多用巾铺于患者臀下,打开导尿包外包装,初步消毒物品置于两腿之间。

（6）一手戴手套，将碘伏棉球放入消毒弯盘内，另一手持镊子，依次消毒阴阜，双侧大阴唇，双侧小阴唇外侧、内侧和尿道口（每个棉球仅用 1 次），顺序为由外向内、自上而下。

（7）脱手套，处理用物，使用快速手消毒剂洗手。

（8）将导尿包置于患者双腿之间，打开形成无菌区。

（9）戴无菌手套，铺孔巾。

（10）检查气囊，将导尿管与引流袋连接备用，将碘伏棉球放于无菌盘内，用液状石蜡纱布润滑尿管前端至气囊后 4～6 cm。

（11）用纱布分开并固定小阴唇，再次按照无菌原则消毒尿道口，左、右小阴唇内侧，最后 1 个棉球在尿道口停留 10 秒。

（12）更换镊子，夹住导尿管插入尿道内 4～6 cm，见尿后再插入 5～7 cm，夹闭尿管开口。

（13）按照导尿管标明的气囊容积，向气囊内缓慢注入无菌生理盐水，轻拉尿管至有阻力后，连接引流袋。

（14）摘手套，妥善固定引流管及导尿袋，使其位置低于膀胱，尿管标识处注明置管日期。

（15）整理床单位，协助患者取舒适卧位。

（16）整理用物，按医疗垃圾分类处理用物。

（17）脱隔离衣，擦拭治疗车。

（18）洗手，记录置管日期，尿液的量、性质、颜色等，确认医嘱。

（四）注意事项

（1）严格执行查对制度和无菌操作技术原则。

（2）保护患者隐私。

（3）对膀胱高度膨胀且极度虚弱的患者，第一次放尿不得超过 1 000 mL，以免膀胱骤然减压，引起血尿和血压下降，导致虚脱。

（4）为女患者插尿管时，如导尿管误入阴道，应另换无菌导尿管重新插管。

（5）插入尿管的动作要轻柔，以免损伤尿道黏膜。

（6）维持密闭的尿路排泄系统于患者的膀胱水平以下，避免挤压导尿袋。

（五）评价标准

（1）患者或家属知晓护士告知的事项，对操作满意。

（2）遵循查对制度，符合无菌技术、标准预防原则。

（3）操作规范、安全，动作娴熟。

（4）尿管与尿袋连接紧密，引流通畅，固定稳妥。

二、男性患者导尿

（一）目的

男性患者导尿的目的同女性患者。

（二）操作前准备

评估男性患者有无前列腺疾病等引起尿路梗阻的情况，余同女性患者。

（三）操作过程

（1）穿隔离衣，携带用物至患者床边，核对患者腕带及床头卡。

（2）关闭门窗。

（3）协助患者摆好体位,脱去对侧裤腿,盖在近侧腿部,取仰卧屈膝位。

（4）两腿外展,暴露会阴部。

（5）多用巾铺于患者臀下,打开导尿包外包装,初步消毒物品置于两腿之间。

（6）一手戴手套,将碘伏棉球放入消毒弯盘内,另一手持镊子,依次消毒阴阜、阴茎、阴囊。用纱布裹住患者阴茎,使阴茎与腹壁呈 60°角,将包皮向后推,暴露尿道口,用碘伏棉球由内向外螺旋式消毒尿道口、龟头及冠状沟 3 次,每个棉球仅用 1 次。

（7）脱手套,处理用物,用快速手消毒剂洗手。

（8）将导尿包置于患者双腿之间,打开形成无菌区。

（9）戴无菌手套,铺孔巾。

（10）检查气囊,将导尿管与引流袋连接备用,将碘伏棉球放于无菌盘内,用液状石蜡纱布润滑尿管前端至气囊后 20～22 cm。

（11）一手持纱布,包裹阴茎后稍提起,与腹壁呈 60°角,将包皮后推,暴露尿道口。以螺旋方式消毒尿道口、龟头、冠状沟 3 次,每个棉球仅用 1 次,最后一个棉球在尿道口停留 10 秒。

（12）提起阴茎,与腹壁呈 60°角,更换镊子,持导尿管对准尿道口,轻轻插入 20～22 cm,见尿后再插入 5～7 cm。

（13）按照导尿管标明的气囊容积,向气囊内缓慢注入无菌生理盐水,轻拉尿管有阻力后,撤孔巾。

（14）摘手套,妥善固定引流管及尿袋,尿袋的位置应低于膀胱,尿管应有标识并注明置管日期。

（15）整理床单位,协助患者取舒适卧位。

（16）整理用物,按医疗垃圾分类处理用物。

（17）脱隔离衣,擦拭治疗车。

（18）洗手,记录置管日期、尿液的量、性质、颜色等,确认医嘱。

（四）注意事项

（1）严格执行查对制度和无菌操作技术原则。

（2）保护患者隐私。

（3）对膀胱高度膨胀且极度虚弱的患者,第一次放尿不得超过 1 000 mL,以免膀胱骤然减压,引起血尿和血压下降,导致虚脱。

（4）插入尿管的动作要轻柔,以免损伤尿道黏膜。

（5）男性患者包皮和冠状沟易藏污垢,导尿前要彻底清洁,插入导尿管前建议使用润滑止痛胶,插管遇阻力时切忌强行插入,必要时请专科医师插管。

（五）评价标准

（1）患者或家属知晓护士告知的事项,对操作满意。

（2）遵循查对制度,符合无菌技术、标准预防原则。

（3）操作规范、安全,动作娴熟。

（4）尿管与尿袋连接紧密,引流通畅,固定稳妥。

（王光慧）

第七节　灌　肠　技　术

一、保留灌肠

(一)目的
(1)镇静、催眠。
(2)治疗肠道感染。

(二)操作前准备
1.告知患者
告知患者操作目的、方法、注意事项、配合方法。

2.评估患者
(1)病情、意识状态、自理情况、合作及耐受程度。
(2)排便情况,肛周皮肤、黏膜情况。

3.操作护士
操作护士应着装整洁,修剪指甲,洗手,戴口罩、手套。

4.物品准备
准备治疗车、灌肠药液(不超过200 mL)、注洗器(灌洗器)、量杯、手套、卫生纸、多用巾、隔离衣、快速手消毒剂、污物桶、消毒桶,必要时备便盆。

5.环境
保持环境安静、整洁、私密。

(三)操作过程
(1)穿隔离衣,携带用物至患者床旁,核对腕带及床头卡。
(2)协助患者取合适卧位,暴露臀部。
(3)戴手套,将多用巾置于臀下,臀部垫高约10 cm。
(4)润滑肛管,连接灌洗器,排气。
(5)暴露肛门,插入肛管15~20 cm(液面高度低于肛门30 cm),缓慢注入药液。
(6)药液注入完毕,反折肛管并拔出,擦净肛门。
(7)整理床单位,协助患者取适宜卧位,药液保留20~30分钟。
(8)整理用物,按医疗垃圾分类处理用物。
(9)摘手套、脱隔离衣,擦拭治疗车。
(10)洗手、记录、确认医嘱。

(四)注意事项
(1)妊娠、急腹症、消化道出血、严重心脏病等患者不宜灌肠,直肠、结肠和肛门等手术者及大便失禁的患者不宜灌肠。
(2)伤寒患者灌肠时溶液不超过500 mL,液面不高于肛门30 cm,肝性脑病患者禁用肥皂水灌肠,充血性心力衰竭和水钠潴留患者禁用生理盐水灌肠。
(3)若灌肠过程中发现患者脉搏细速、面色苍白、出冷汗、剧烈腹痛、心慌等,应立即停止灌肠并报告医师。患者如有腹胀或便意时,应嘱患者做深呼吸,以减轻不适。

(4)保留灌肠时,肛管宜细,插入宜深,速度宜慢,量宜少,防止气体进入肠道。

(5)保护患者隐私,尽量少暴露,注意保暖。

(五)评价标准

(1)患者能够知晓护士告知的事项,对服务满意。

(2)遵循查对制度、消毒隔离原则。

(3)操作过程规范、安全,动作娴熟。

二、不保留灌肠

(一)目的

(1)解除便秘及肠胀气。

(2)清洁肠道,为肠道手术、检查或分娩做准备。

(3)稀释并清除肠道内的有害物质,减轻中毒。

(4)灌入低温液体,为高热患者降温。

(二)操作前准备

1.告知患者或家属

告知患者或家属操作目的、方法、注意事项、配合方法。

2.评估患者

(1)病情、意识状态、心理反应、耐受程度、自理能力、合作程度。

(2)患者肛周皮肤黏膜及排便习惯。

3.操作护士

操作护士应着装整洁、修剪指甲、洗手、戴口罩。

4.物品准备

治疗车、治疗盘内准备:灌肠包(灌肠筒1个、弯盘1个、纱布2块、液状石蜡、止血钳1把、镊子1把)、一次性肛管、灌肠溶液(39～41 ℃)、量杯、水温计、一次性多用巾、手套、隔离衣、卫生纸、快速手消毒剂、消毒桶、污物桶,必要时备便盆。

5.环境

保持环境安静、整洁、私密。

(三)操作过程

(1)穿隔离衣,携带用物至患者床旁,核对腕带及床头卡。

(2)戴手套,协助患者取左侧卧位,臀部垫一次性多用巾,屈膝,卫生纸置于患者易取之处。

(3)灌肠筒挂于输液架上,液面比肛门高40～60 cm。

(4)将肛管与灌肠筒的排液管连接,润滑肛管,排出管道气体,将肛管缓缓插入肛门7～10 cm。

(5)固定肛管,松开止血钳,观察液体流入及患者耐受情况;根据患者耐受程度,适当调整灌肠筒高度。

(6)灌肠结束,夹闭排液管,拔出肛管,擦净肛门。

(7)嘱患者尽量保留5～10分钟后排便。

(8)观察排出大便的量、颜色、性质,如果是结肠、直肠手术,排出的大便要澄清无渣。

(9)视患者排便情况决定灌肠次数和灌肠液量。

(10)整理床单位,协助患者取舒适卧位。

(11)整理用物,按医疗垃圾分类处理用物。

(12)摘手套、脱隔离衣,擦拭治疗车。

(13)洗手、记录、确认医嘱。

(四)注意事项

灌肠技术的注意事项与保留灌肠相同。

(五)评价标准

(1)患者或家属能够知晓护士告知的事项,并能配合,对护士的服务满意。

(2)护士操作过程规范、准确。

(3)遵循查对制度,符合标准预防及安全原则。

(4)注意观察患者灌肠后情况及不适症状。

三、结肠透析灌洗

(一)目的

清除肠道内的污物及毒素,调节机体内环境。

(二)操作前准备

1.告知患者

告知患者操作目的、方法、注意事项、配合方法。

2.评估患者

(1)病情、意识、生命体征、心理反应、合作程度。

(2)肛周情况及有无相对禁忌证。

3.操作护士

操作护士应着装整洁、修剪指甲、洗手、戴口罩。

4.物品准备

准备治疗车、结肠透析机、透析液、温水(39~41 ℃)、弯盘、肛管、液状石蜡、纱布、手套、隔离衣、一次性多用巾、卫生纸、快速手消毒剂。

5.环境

保持环境整洁、安静、私密。

(三)操作步骤

(1)穿隔离衣,携带用物至患者床旁,核对腕带及床头卡。

(2)连接结肠透析机电源,启动电脑,进入结肠透析界面。

(3)患者取左侧卧位,暴露臀部。

(4)液状石蜡润滑肛管,插入肛门 7~10 cm。

(5)点击肠道清洗模式,反复多次,直至排出清亮液体。

(6)再点击进入结肠透析模式,反复多次,总量约 5 000 mL。

(7)透析完毕,拔出肛管,协助患者排便。

(8)更换一次性细肛管,润滑肛管,插入肛门 15~20 cm,进行中药保留灌肠。

(9)整理床单位,协助患者取适宜体位。

(10)整理用物,按医疗垃圾分类处理用物。

(11)脱隔离衣,擦拭治疗车,消毒结肠透析机。

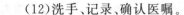

(12)洗手、记录、确认医嘱。

（四）注意事项

(1)肛管拔出后嘱患者取屈膝仰卧位,将臀部垫高 15 cm,保持 1 小时后再取左侧卧位或右侧卧位(根据病变部位),至少保持 2 小时。

(2)注意观察患者病情变化,如出现腹痛、腹胀、头晕、头痛、心慌气短、出汗、血压下降等异常情况时,及时报告医师处理。

（五）评价标准

(1)患者或家属能够知晓护士告知的事项,对服务满意。

(2)遵循消毒隔离制度原则。

(3)操作过程规范、安全,动作轻柔。

（张　彭）

第八节　心肺复苏术

心肺复苏术(cardiopulmonary resuscitation,CPR)是针对心搏、呼吸停止所采取的抢救措施,即应用胸外按压形成暂时的人工循环并恢复心脏自主搏动和血液循环,用人工呼吸代替自主呼吸并恢复自主呼吸,达到恢复自主循环和挽救生命的目的。

一、适应证

心搏、呼吸停止的患者。

二、操作过程

心肺复苏的基本程序是"C、A、B",分别指胸外按压、开放气道、人工呼吸。

（一）快速识别和判断心搏骤停

在环境安全情况下,轻拍或摇动患者双肩,大声呼叫:"喂,你怎么了?"以判断患者有无反应,同时快速检查有无有效呼吸,应在 10 秒内完成。

（二）启动急救反应系统

如果患者没有反应、无有效呼吸,应立即呼救,启动急救反应系统,在院外拨打"120",院内应呼叫其他医护人员,尽快获取除颤仪及抢救物品和药品,并组成抢救团队。

（三）循环支持(circulation,C)

1.判断大动脉搏动

成人检查颈动脉的搏动,方法是使用 2 个或 3 个手指找到气管,将手指滑到气管和颈侧肌肉之间的沟内即可触及,触摸时间至少 5 秒,但不超过10 秒。儿童和婴儿可检查其肱动脉或股动脉。如果触摸不到动脉搏动,应立即进行胸外按压。

2.胸外按压

成人按压部位在胸部正中,胸骨的中下部位,两乳头连线之间的胸骨处。操作者在患者一侧,一只手的掌根部放在胸骨两乳头连线处,另外一只手叠加在其上,两手手指交叉紧紧相扣,手指尽量向上,避免触及胸壁和肋骨,减少按压时发生肋骨骨折的可能性。按压者身体稍前倾,双肩在患者胸骨正上方,双臂绷紧伸直,按压时以髋关节为支点,应用上半身的力量垂直向下用力快速按压。按压频率在每分钟 100～120 次,胸骨下陷至少 5 cm,胸骨下压时间及放松时间基本相等,放松时应保证胸廓充分回弹,尽量减少对胸壁施加残余压力,但手掌根部不能离开胸壁。尽量减少胸外按压间断,或尽可能将中断控制在10秒钟以内。婴儿按压部位在两乳头连线之间的胸骨处稍下方。8 岁以下儿童患者按压深度至少达到胸廓前后径的 1/3,婴儿大约 4 cm,儿童大约为 5 cm。成人心肺复苏,不论是单人还是双人 CPR,胸外按压与通气比例均为 30∶2。单人儿童和婴儿 CPR 亦如此,但双人 CPR 时,儿童和婴儿的胸外按压与通气比例为 15∶2。

(四)开放气道(airway,A)

1.仰头抬颏(颌)法

方法是将一手小鱼际置于患者前额,使头部后仰,另一手的示指与中指置于下颌角处,抬起下颏(颌)。注意手指勿用力压迫下颌部软组织,防止造成气道梗阻。

2.托颌法

操作者站在患者头部,肘部可支撑在患者躺的平面上,双手分别放置在患者头部两侧,拇指放在下颏处,其余四指握紧下颌角,用力向上托起下颌,如患者紧闭双唇,可用拇指把口唇分开。

(五)人工呼吸(breathing,B)

每次通气应在 1 秒钟以上,通气量使胸廓轻微起伏即可。如果患者有自主循环存在,但需要呼吸支持,人工呼吸的频率为 10～12 次/分,即每 5～6 秒钟给予人工呼吸 1 次。婴儿和儿童 12～20 次/分,每3～5 秒钟给予通气 1 次。没有自主循环存在时,已建立高级气道者,人工呼吸的频率为 8～10 次/分,即每 6～8 秒给予人工呼吸 1 次。

(六)心肺复苏效果的判断

复苏有效时,可见瞳孔由散大开始回缩,面色由发绀转为红润,颈动脉搏动恢复,患者有眼球活动,睫毛反射与对光反射出现,甚至手脚开始抽动,自主呼吸出现等表现。

三、注意事项

(一)高质量的心肺复苏

按压频率为每分钟 100～120 次(15～18 秒按压 30 次),按压深度至少5 cm,保证胸廓充分回弹,尽量减少中断,避免过度通气。

(二)按压者的更换

多个复苏者时,可每 2 分钟换一位按压者,换人操作时间应在 5 秒钟内完成,以减少胸部按压间断的时间。

(张　彭)

第九节　除　颤　术

除颤亦称为非同步电复律,是利用高能量的脉冲电流,在瞬间通过心脏,使全部心肌细胞在短时间内同时除极,使具有最高自律性的窦房结重新主导心脏节律的方法,主要用于转复心室颤动。根据电极板放置的位置,除颤可分为体外和体内两种方式,后者常用于急症开胸抢救者。本节主要阐述人工体外除颤。

一、适应证

适应证主要是心室颤动、心室扑动、无脉性室性心动过速者。

二、操作前护理

(一)患者准备

去枕平卧于硬板床上,松开衣扣,暴露胸部,检查并除去身体上的金属及导电物质,了解患者有无安装起搏器。

(二)物品准备

除颤仪,导电糊或4~6层生理盐水纱布,简易呼吸器,吸氧、吸痰用物,急救药品等。

三、操作过程

(一)确定心电情况

监测、分析患者心律,确认心室颤动、心室扑动或无脉室性心动过速,需要电除颤。

(二)开启除颤仪

连接电源线,打开电源开关,将旋钮调至"ON"位置,机器设置默认"非同步"状态。

(三)准备电极板

将导电糊涂于电极板上,或用4~6层盐水纱布包裹电极板。

(四)正确放置电极板

一个电极板放在胸骨右缘锁骨下第2~3肋间(心底部),另一个电极板放在左乳头外下方或左腋前线内第5肋间(心尖部),两电极板之间相距10 cm以上。

(五)选择能量

双向波除颤仪为120~200 J(或参照厂商推荐的电能量),单向波除颤仪为360 J。儿童每千克体重2 J,第2次可增加至每千克体重4 J。

(六)充电

按下"充电"按钮,将除颤仪充电至所选择的能量。

(七)放电

放电前应注意查看电极板是否与皮肤接触良好,放电时电极板应紧贴皮肤并施以一定压力,但不要因为判断皮肤接触情况而影响快速除颤。放电前再次确认心电示波是否需要除颤,高喊口令"让开"或"我离开,你离开,大家都离开",确认周围无任何人接触患者后按压"放电"按钮进行电击。注意电极板不要立即离开胸壁,应稍停留片刻。

(八)立即胸外按压

电击后立即给予5个循环(大约2分钟)的高质量CPR,再观察除颤后心电示波图形,需要时再次给予除颤。

四、操作后护理

(一)病情观察

擦净患者胸壁皮肤,密切观察患者心律、心率和血压等生命体征,随时做好再次除颤的准备。

(二)物品管理

关闭电源开关,清洁电极板,备心电图描记纸,除颤仪充电备用。

五、注意事项

(1)除颤前确定电极板放置部位要准确,局部皮肤无潮湿、无敷料。如患者带有植入性起搏器,应避开起搏器部位至少 10 cm。

(2)不可将涂有导电糊的两电极板相对涂擦,以免形成回路。不可用耦合剂替代导电糊。

(3)放电前确保任何人不得接触患者、病床及与患者接触的物品,患者胸前无氧气流存在,以免触电或发生意外。

(4)操作者身体不能与患者接触,不能与金属类物品接触。

(张　彭)

第十节　气管切开术

气管切开术是切开颈段气管前壁,使患者经过新建立的通道进行呼吸的一种手术。通过气管切开,可以防止或迅速解除呼吸道梗阻或取出不能经喉取出的较大的气管内异物,增加有效通气量,也便于吸痰、气管内滴药、加压给氧等。

一、评估

(一)评估患者
(1)双人核对医嘱。

(2)核对患者床号、姓名、病历号和腕带(请患者自己说出床号和姓名)。

(3)评估患者目前病情,生命体征、意识状态和合作程度。

(4)评估患者双肺呼吸音是否清晰、有无痰鸣音。

(5)评估患者对自身疾病及气管切开的认识,有无紧张、焦虑、恐惧等情绪。

(6)告知患者及家属操作目的、方法和过程。

(7)检查口腔有无异物,取出活动义齿。

(二)评估环境
环境安静,空气、地面均清洁,光线明亮。

二、操作前准备

(一)人员准备
仪表整洁,符合要求。洗手,戴口罩。

(二)物品准备
治疗车上层放置气管切开包、气管切开套管、无菌手套、氯己定皮肤消毒液、1%利多卡因、肾上腺素 1 支、生理盐水 100 mL、10 mL 注射器 1 支、无菌纱布两包、负压吸引装置、吸痰管、吸氧装置,遵医嘱准备镇静剂、肌松剂、局部麻醉剂等抢救药物,快速手消毒剂。以上物品符合要求,均在有效期内。治疗车下层放置医疗废物桶、生活垃圾桶、锐器盒。

三、操作程序

(1)核对患者床号、姓名、病历号和腕带(请患者自己说出床号和姓名)。

(2)开放气道,吸净患者口腔分泌物。

(3)协助患者取仰卧位,肩部垫高,头后仰,充分暴露气管切口的位置。

(4)配合医师行气管切开术。

(5)手术过程中及时观察供氧情况。

(6)气管套管置入过程中及时吸痰,保持气道通畅。

(7)气管切开后,用 Y 型无菌纱布垫于套管下,气管套管两端用系带固定,松紧度以通过一指为宜。

(8)使用呼吸机的患者,气管套管连接呼吸机,保持呼吸机管道通畅,观察患者呼吸情况,核对并确认呼吸机参数。

(9)未使用呼吸机患者可采用合适的气道湿化方法持续气道湿化。

(10)注意伤口出血及切口周围有无皮下气肿、纵隔气肿、气胸等并发症。

(11)快速手消毒剂消毒双手。按医疗废物分类处理原则处理用物,整理床单位。

(12)洗手,书写护理记录单。

四、注意事项

(1)应严密观察气管出血、渗血情况。气管切开后因咳嗽、吞咽动作和进行机械通气时,套管前端极易擦伤气管前壁黏膜而致气管渗血,甚至可磨破气管前壁及附近的无名动脉,引起大出血,危急患者生命。

(2)气管切开后观察患者有无进行性呼吸困难,警惕纵隔气肿、气胸。

(3)对意识不清且躁动者,向家属说明,适当采取保护性约束措施,以防患者自行将套管拔出。

(4)凡为传染病、耐药菌感染者,用物及操作均按隔离措施处理。

(5)保持伤口处清洁、干燥,及时更换潮湿、污染敷料。

(6)外套管固定带应打死结。内套管应每3~4小时清洗、消毒1次。

(7)密切巡视患者,一旦发现脱管,应立即通知医师,用气管撑开钳撑开切口,迅速插入套管。

(8)做好拔管前后病情观察。拔管前,应先试行堵管。当痰液减少、呼吸及咳嗽功能明显恢复,病情稳定,试行堵塞内套管1~2天;如无呼吸困难和缺氧等征象,再行完全堵塞套管2~4天;若患者发声良好,呼吸、排痰功能正常,自觉呼吸通畅,即可考虑拔管。拔管后,继续观察呼吸情况,一旦出现呼吸困难,应及时报告和处理。

(张　彭)

第二章

护 理 管 理

第一节　护理岗位管理

医院应当实行护理岗位管理,按照科学管理、按需设岗、保障患者安全和临床护理质量的原则,合理设置护理岗位,明确岗位职责、任职条件,健全管理制度,提高管理效率。

一、护理岗位设置

《卫生健康委员会关于实施医院护士岗位管理的指导意见》中对改革护士管理方式、护理岗位设置等方面提出了明确的要求。

(一)护理岗位设置的原则

1.以改革护理服务模式为基础

实行"以患者为中心"的责任制整体护理工作模式,在责任护士全面履行专业照顾、病情观察、治疗处置、心理护理、健康教育和康复指导等职责的基础上,开展岗位管理相关工作。

2.以建立岗位管理制度为核心

医院根据功能任务、规模和服务量,将护士从按身份管理逐步转变为按岗位管理,科学设置护理岗位,实行按需设岗、按岗聘用、竞聘上岗的制度,逐步建立激励性的用人机制。通过实施岗位管理,实现同工同酬、多劳多得、优绩优酬。

3.以促进护士队伍健康发展为目标

遵循公平、公正、公开的原则,建立和完善护理岗位管理制度,稳定临床一线护士队伍,使医院护士得到充分的待遇保障、晋升空间、培训支持和职业发展,促进护士队伍健康发展。

4.建立合理的岗位系列框架

运用科学的方法,收集、分析、整合工作岗位相关信息,对岗位的职责、权力、隶属关系、任职资质等作出书面规定并形成正式文件,制定出合格的岗位说明书。

(二)护理岗位的设置

医院护理岗位设置分为护理管理岗位、临床护理岗位和其他护理岗位。

1.护理管理岗位

护理管理岗位是从事医院护理管理工作的岗位,包括护理部主任、副主任、科护士长、护士长和护理部干事。护理管理岗位的人员配置应当具有临床护理岗位的工作经验,具备护理管理的知识和能力。医院应当通过公开竞聘,选拔符合条件的护理人员从事护理管理岗位工作。

2.临床护理岗位

临床护理岗位是护士为患者提供直接护理服务的岗位,主要包括病房(含重症监护病房)、门诊、急诊科、手术部、产房、血液透析室、导管室、腔镜检查室、放射检查室、放射治疗室、医院体检中心等岗位。临床护理岗位含专科护士岗位和护理教学岗位。重症监护、急诊急救、手术部、血液净化等对专科护理技能要求较高的临床护理岗位宜设专科护理岗位。承担临床护理教学任务的医院,应设置临床护理教学岗位。教学老师应具备本科及以上学历、本专科 5 年及以上护理经验、主管护师及以上职称,经过教学岗位培训。

3.其他护理岗位

其他护理岗位是护士为患者提供非直接护理服务的岗位,主要包括消毒供应中心、医院感染管理部门、病案室等间接服务于患者的岗位。

(三)护士分层级管理

医院应当根据护士的临床护理服务能力和专业技术水平,结合工作年限、职称和学历等,对护士进行合理分层。临床护理岗位的分级包括 N0～N4,各层级护士按相应职责实施临床护理工作,并体现能级对应。

(1)医院层面依据护士学历、年资、岗位分类、工作职责、任职条件、技术职称和专业能力等综合因素,确定层级划分标准及准入条件。

(2)科室层面根据患者病情、护理难度和技术要求等要素,对责任护士进行合理分工、科学配置及分层级管理。N1～N4 级护士比例原则为 4∶3∶2∶1,在临床工作中可根据医院及科室的实际情况酌情调整。

注明:专业能力培训重点是指各层级护士在承担相应级别护理工作期间,应接受高一层级护士的专业能力培训,以便在该层级期满以后顺利晋升到更高一层级。如 N0 护士准备晋升 N1 时,应具备 N1 护士的资质要求及临床能力,符合晋级条件,并接受 N1 级别标准的专业能力培训并考核合格,方能晋升为 N1 级护士。

(3)护理部建立考核指标,对各层级护士进行综合考评及评定,以日常工作情况及临床护理实践能力为主要考评因素,并与考核结果相结合,真正做到多劳多得、优绩优酬,护士薪酬向临床一线风险高、工作量大、技术性强的岗位倾斜,实现绩效考核的公开、公平、公正。

二、岗位职责

(一)护理管理岗位职责

1.护理部主任职责

(1)在院长及主管副院长的领导下,负责医院护理行政、护理质量及安全、护理教学、护理科研等管理工作。

(2)严格执行有关医疗护理的法律、法规及安全防范等制度。

(3)制订护理部的远期规划和近期计划并组织实施,定期检查总结。

(4)负责全院护理人员的调配,向主管副院长及人事部门提出聘用、奖惩、任免、晋升意见。

(5)教育各级护理人员培养良好的职业道德和业务素质,树立明确的服务理念,敬业爱岗,无私奉献。

(6)加强护理科学管理。以目标为导向,以循证为支持,以数据为依据。建立护理质量评价指标,不断完善结构-过程-结果质量评价体系。

(7)建立护士培训机制,提升专业素质能力。建立"以需求为导向,以岗位胜任力为核心"的护士培训制度。制定各级护理人员的培训目标和培训计划,采取多渠道、多种形式的业务技术培训及定期进行业务技术考核。

(8)负责护生、进修护士的教学工作,创造良好的教学条件和实习环境,督促教学计划的落实,确保护理质量持续改进。

(9)组织制定护理常规、技术操作规程、护理质量考核标准及各级护理人员的岗位职责。积极开展护理科研和技术革新,引进新业务、新技术。

(10)主持护理质量管理组的工作,使用现代质量管理工具,按照现有的护理程序做好日常质量监管。

(11)深入临床,督导护理工作,完善追踪管理机制,做到持续监测、持续分析、持续改进。

(12)定期召开护士长会议,部署全院护理工作。定期总结分析护理不良事件,提出改进措施,确保护理工作持续高质量改进。

(13)定期进行护理查房,组织护理会诊及疑难疾病讨论,不断提高护理业务水平及护理管理质量。

(14)制定护理突发事件的应急预案并组织实施。

2.护理部副主任职责

(1)在护理部主任的领导下,负责所分管的工作,定期向主任汇报。

(2)主任外出期间代理主任主持日常护理工作。

3.科护士长职责

(1)在护理部、科主任领导下全面负责所属科室的临床护理、教学、科研及在职教育的管理工作。

(2)根据护理部工作计划制订本科室的护理工作计划,按期督促检查、组织实施并总结。

(3)负责督促本科各病房认真执行各项规章制度、护理技术操作规程。

(4)负责督促检查本科各病房护理工作质量,加强护理质量评价指标监测,利用管理工具对问题进行根本原因分析,制定对策,达到持续质量改善的效果。

(5)有计划地组织科内护理查房,疑难病例讨论、会诊等。解决本科护理业务上的疑难问题,指导临床护理工作。

(6)有计划地组织安排全科业务学习,负责全科护士培训和在职教育工作。

(7)负责组织并指导本科护士护理科研、护理改革等工作。

(8)对科内发生的护理不良事件按要求及时上报护理部,并进行根本原因分析,制定改进对策,做好记录。

4.护士长职责

(1)门诊部护士长职责:①在护理部、门诊部或科护士长领导下,负责门诊部及其管辖各科室的护理行政及业务管理。督促检查护理人员及保洁人员的岗位责任制完成情况。②负责制定门诊护理质量控制标准,督促检查护理人员严格执行各项规章制度和操作技术标准规程,认真执行各项护理常规。③根据医院和护理部总体目标,制定本部门的护理工作目标、工作计划并组织落实,定期总结。④负责护理人员的分工、排班及调配工作。负责组织护士做好候诊服务。⑤组织专科业务培训和新技术的学习,不断提高门诊护理人员的业务技术水平。⑥负责对新上岗医师、护士和实习生、进修人员介绍门诊工作情况及各项规章制度,负责实习、进修护士的教学工作。⑦落实优质护理措施,持续改进服务质量。⑧负责督促检查抢救用物、毒麻精神药品和仪器管理工作。⑨负责计划、组织候诊患者进行健康教育和季节性疾病预防宣传。⑩严格执行传染病的预检分诊和报告制度,对可疑传染病患者应及时采取隔离措施,防止医院感染。⑪制定门诊突发事件的应急预案,定期组织急救技能的培训及演练,保证安全救治。⑫加强医护、后勤及辅助科室的沟通,不断改进工作。⑬建立不良事件应急预案,加强不良事件的上报管理,并落实改进对策。

(2)急诊科护士长职责:①在护理部主任和科主任领导下,负责急诊科护理行政管理及护理部业务技术管理工作。②制定和修订急诊护理质量控制标准,督促检查护理人员严格执行各项规章制度和操作技术标准规程,认真执行各项护理常规。组织实施计划,定期评价效果,持续改进急诊科护理工作质量。③根据医院和护理部总体目标,制定本部门的护理工作目标、工作计划并组织落实,定期总结。④负责急诊科护理人员的分工和排班工作。⑤督促护理人员严格执行各项规章制度和操作技术规范,加强业务训练,提高护士急救的基本理论和基本技能水平。复杂的技术要亲自执行或指导护士操作,防止发生不良事件。⑥负责急诊科护士的业务训练和绩效考核,提出考核、晋升奖惩和培养使用意见。组织开展新业务、新技术及护理科研。⑦负责护生的临床见习、实习和护士进修的教学工作,并指定有经验、有教学能力的护师或护师职称以上的人员担任带教工作。⑧负责各类物资的管理,如药品、仪器、设备、医疗器材、被服和办公用品等,分别指定专人负责请领、保管、保养和定期检查。⑨组织护士准备各种急救药品、器械,定量、定点、定位放置,并定期检查、及时补充,保持急救器材物品完好率在100%。⑩加强护理质量评价指标监测及数据的分析、评价,建立反馈机制,达到持续改善的效果。⑪建立、完善和落实急诊"绿色通道"的各项规定和就诊流程,组织安排、督促检查护理人员配合医师完成急诊抢救任务。巡视观察患者,按医嘱进行治疗护理,并做好各种记录和交接班工作。⑫加强护理质量管理,检查监督消毒隔离,保证室内清洁、整齐、安静,防止医院感染。⑬建立不良事件应急预案,加强不良事件的上报管理,并落实改进对策。

(3)病房护士长职责:①在护理部主任及科主任的领导下,负责病房的护理行政及业务管理。②根据医院和护理部的工作目标,确定本部门的护理工作目标、工作计划并组织实施,定期总结。③科学分工,合理安排人力,督促检查各岗位工作完成情况。④随同科主任查房,参加科内会诊、大手术和新开展手术的术前讨论及疑难病例的讨论。⑤认真落实各项规章制度和技术操作规程,加强医护合作,严防不良事件的发生。⑥参加并指导危重、大手术患者的抢救工作,组织护理查房、护理会诊及疑难护理病例讨论。⑦组织护理人员的业务学习及技术训练,引进新业务、新技术,开展护理科研。组织并督促护士完成继续医学教育计划。⑧加强护理质量评价指标监测及数据的分析、评价,建立反馈机制,达到持续改善的效果。⑨经常对护理人员进行职业道德教育,不断提高护理人员的职业素质和服务质量。⑩组织安排护生和进修护士的临床实习,督促教学老师按照教学大纲制订教学计划并定期检查落实。⑪负责各类物品、药品的管理,做到计划领取。在保证抢救工作的前提下,做到合理使用,避免浪费。⑫各种仪器、抢救设备做到定期测试和维修,保证性能良好,便于应急使用。⑬保持病室环境,落实消毒隔离制度,防止医院感染。

⑭制定病房突发事件的应急预案并组织实施。⑮协调沟通医护患、后勤及辅助科室的关系,经常听取意见,不断改进工作。⑯建立不良事件应急预案,加强不良事件的上报管理,并落实改进对策。

(4)夜班总护士长职责:①在护理部领导下,负责夜间全院护理工作的组织指导。②掌握全院危重、新入院、手术患者的病情、治疗及护理情况,解决夜间护理工作中的疑难问题。③检查夜间各病房护理工作,如环境的安静、安全,抢救物品及药品的准备,陪伴及作息制度的执行情况,值班护士的仪表、服务态度。④协助领导组织并参加夜间院内抢救工作。⑤负责解决临时缺勤的护理人员调配工作,协调科室间的关系。⑥督促检查护理人员岗位责任制落实情况。⑦督促检查护理人员认真执行操作规程。⑧书写交班报告,并上交护理部,重点问题还应做口头交班。

(二)护理人员技术职称及职责

1.主任/副主任护师职责

(1)在护理部主任或护士长的领导下,负责本专科护理、教学、科研等工作。

(2)指导制订本科疑难患者的护理计划,参加疑难病例讨论、护理会诊及危重患者抢救。

(3)经常了解国内、外护理发展新动态,及时传授新知识、新理论,引进新技术,以提高专科护理水平。

(4)组织护理查房,运用循证护理解决临床护理中的疑难问题。

(5)承担高等院校的护理授课及临床教学任务。

(6)参与编写教材,组织主管护师拟定教学计划。

(7)协助护理部主任培养教学、科研高级护理人才,组织开展新业务,参与护理查房。

(8)协助护理部主任对各级护理人员进行业务培训及考核。

(9)参与护理严重事故鉴定会,并提出鉴定意见。

(10)制订科研计划并组织实施,带领本科护理人员不断总结临床护理工作经验,撰写科研论文和译文。

(11)参与护理人员的业务、技术考核,审核、评审科研论文及科研课题,参与科研成果鉴定。

(12)参与护理技术职称的评定工作。

2.主管护师职责

(1)在本科护士长的领导及主任(副主任)护师的指导下,参与临床护理、教学、科研工作。

(2)完成护士长安排的各岗及各项工作。

(3)参与复杂、较新的技术操作及危重患者抢救。

(4)指导护师(护士)实施整体护理,制订危重、疑难患者的护理计划及正确书写护理记录。

(5)参加科主任查房,及时沟通治疗、护理情况。

(6)协助组织护理查房、护理会诊及疑难病例讨论,解决临床护理中的疑难问题。

(7)承担护生、进修护士的临床教学任务,制订教学计划,组织教学查房。

(8)承担护生的授课任务,指导护士及护生运用护理程序实施整体护理,做好健康教育。

(9)参与临床护理科研,不断总结临床护理经验,撰写护理论文。

(10)协助护士长对护师及护士进行业务培训和考核。

(11)学习新知识及先进护理技术,不断提高护理技术及专科水平。

3.护师职责

(1)在病房护士长的领导及主任护师、主管护师的指导下,进行临床护理及护理带教工作。

(2)参加病房临床护理实践,完成本岗任务,指导护士按照操作规程进行护理技术操作。

(3)运用护理程序实施整体护理,制订护理计划,做好健康教育。

(4)参与危重患者的抢救与护理,参加护理查房,协助解决临床护理问题。

(5)指导护生及进修护士的临床实践,参与临床讲课及教学查房。

(6)学习新知识及先进护理技术,不断提高护理业务技术水平。

(7)参加护理科研,总结临床护理经验,撰写护理论文。

4.护士职责

(1)在护士长的领导和上级护师的指导下进行工作。

(2)认真履行各岗职责,准确、及时地完成各项护理工作。

(3)严格遵守各项规章制度,认真执行各项护理常规及技术操作规程。

(4)在护师指导下运用护理程序实施整体护理及健康教育并写好护理记录。

(5)参与部分临床带教工作。

(6)学习新知识及先进护理技术,不断提高护理技术水平。

三、绩效考核

绩效考核是人力资源管理中的重要环节,是指按照一定标准,采用科学方法评定各级护理人员对其岗位职责履行的情况,以确定其工作业绩的一种有效管理方法,其考核结果可作为续聘、晋升、分配、奖惩的主要依据。建立科学的绩效评价体系是开展绩效管理的前提与基础,根据不同护理岗位的特点,使绩效考核结合护士护理患者的数量、质量、技术难度和患者满意度等要素,以充分调动广大护士提高工作水平的主动性和积极性。

(一)绩效考核重点环节

绩效考核的目的不是考核护士,而是通过"评估"与"反馈"提升护士工作表现,拓宽职业生涯发展空间。绩效考核包括三个重点环节。

1.工作内容和目标设定

护士长与护士就工作职责、岗位描述、工作标准等达成一致。

2.绩效评估

护士的实际绩效与设定标准(目标)比较、评分过程。

3.提供反馈信息

需要一个或多个信息反馈,与护士共同讨论工作表现,必要时共同制订改进计划。

(二)绩效考核步骤

绩效考核是一个动态循环的过程,是绩效管理中的一个环节。绩效考核的步骤如下。①绩效制度规划,包括明确绩效评估目标、构建具体评估指标、制定绩效评估标准、决定绩效评估方式;②绩效的执行,资料的收集与分析;③绩效考核与评价;④建立绩效检讨奖惩制度;⑤绩效更新修订与完善。

(三)绩效考核内容

绩效考核的内容包括德、能、勤、绩四个方面。

1.德

德即政治素质、思想品德、工作作风、职业道德等。

(1)事业心:具有强烈的事业心及进取精神,爱岗敬业、为人师表,模范地遵守各项规章制度,认真履行职责。

(2)职业道德:具有良好的职业道德,热心为患者服务,能认真履行医德、医风等各项规定。

(3)团结协作:能团结同志并能协调科室间、部门间、医护间的工作关系。

2.能

能即具备本职工作要求的知识技能和处理实际工作的能力。

(1)专业水平:精通本专业的护理理论,了解本专业国内护理现状和发展动态,有较强的解决实际问题的能力和组织管理能力。

(2)专业技能:熟练掌握本岗技能,具有解决疑难问题的能力,并能指导护士的技术操作。

(3)科研能力:科研意识强,能独立承担科研课题的立项任务,开展或引进护理新技术、新业务。

(4)教学能力:具有带教或授课能力,能胜任院内、外授课任务,具备指导培养下级护士的能力。

3.勤

工作态度、岗位职责完成情况、出勤及劳动纪律等。

4.绩

绩即工作效率和效益、成果、奖励及贡献等。绩能综合体现德、能、勤三方面,应以考绩为主。

(四)绩效考核类型

绩效考核不仅局限于管理者对下属绩效的评价,还应采取多种考核方式,以取得良好的评价效果。

1.按层次分类有以下五种

(1)上级考核:较理想的上级考核方式是每位护理人员由上一级管理人员来考核其表现,即逐级考核。这种方式便于评价护理人员的整体表现,反映评价的真实性和准确性。

(2)同级评价:同级的评价是最可靠的评价资料来源之一,因为同级间工作接触密切,对每个人的绩效彼此间能全面了解。通过同级评价可以增加护理人员之间的信任,提高交流技能,增加责任感。这种方式的考评结果比较可信。

(3)下级评价:对管理者的评价可以直接由下级提供管理者的行为信息。为避免护理人员在评议上级时产生顾虑,可采取不记名的形式进行"民意测验",其结果比较客观、准确。

(4)自我评价:自我评价法是护理人员及管理人员根据医院或科室的要求定期对自己工作的各方面进行评价。这种方式有利于他们自觉提高自己的品德素质、临床业务水平和管理能力,增强工作的责任感。其结果还可作为上级对下级评价的参考,从而减少被考评者的不信任感。

(5)全方位评价:全方位评价是目前较常采用的一种评价方法,这种方法提供的绩效反馈资料比较全面。评价者可以是护理人员在日常工作中接触的所有人,如上级、下级、同事、患者、家属等,但实施起来比较困难。

2.按时间分类有以下两种

(1)日常考核:护理人员个人和所在部门或科室均应建立日常考核手册。个人手册应随时记录个人业绩,包括业务活动、护理缺陷等情况。科室或部门应建立护理人员绩效考核手册,随时对员工的表现、护理质量、护理缺陷、突出的业绩予以记录。

(2)定期考核:定期考核为阶段性考核,可以按周、月、半年、全年等阶段进行考核,便于全面了解员工情况,激励员工的积极性。

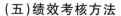

（五）绩效考核方法

1.表格评定法

表格评定法是绩效考核中最常见的一种方法。此方法是把一系列的绩效因素罗列出来，如工作质量、业务能力、团结协作、出勤率、护理不良事件等制成表格，最后可用优、良、中、差来表示。此方法利于操作，便于分析和比较。

2.评分法

评分法是将考核内容按德、能、勤、绩的具体标准规定分值，以分值的多少计算考核结果。

3.评语法

评语法是一种传统的考绩方法，指管理者对护理人员的工作绩效用文字表达出来，其内容、形式不拘一格，便捷易行。但由于纯定性的评语难免带有评价者的主观因素，因此难以做到准确评价和对比分析。

4.专家评定法

专家评定法即外请专家与本单位的护理管理者共同考评，采用此方法时，护理专家既能检查、指导工作，又可交流工作经验，且比较公正、专业。

（六）绩效考评反馈

绩效考评反馈是绩效考评的一种非常重要的环节，它的主要任务是让被考评者了解、认可考评结果，客观地认识自己的不足，以改进工作，提高护理质量。

1.书面反馈

书面反馈即对考核结果归纳、分析，以书面报告或表格的形式反馈给科室或当事人。

2.沟通反馈

沟通反馈即当面反馈，开始先对被考评人的工作成绩给予肯定，然后提出一些不足、改进意见及必要的鼓励。

（白　薇）

第二节　护理规章制度

护理规章制度是护理管理的重要内容，是护理人员正确履行工作职责、工作权限、工作义务及工作程序的文字规定。它是护理管理、护理工作的标准及遵循的准则，是保障护理质量、护理安全的重要措施，并具有鲜明的法规性、强制性等特点。因此，护理人员必须严格遵守和执行各项护理规章制度。

本节仅列举主要的护理规章制度，各级管理者可根据医院实际情况不断修改补充，完善更新各项护理制度，并认真贯彻执行，定期督促检查执行情况。

一、护理部工作制度

（1）护理部有健全的组织管理体系，根据医院情况实行三级或二级管理，对科护士长、护士长进行垂直领导。

（2）按照护理部工作职责，协助医院完成护理人员的聘任、调配，负责培训、考核、奖惩等相关事宜。

(3)实行护理工作目标管理,护理工作有中长期规划,有年计划,季度安排,月、周工作重点,并认真组织落实,每年对执行情况有分析、总结,持续改进。

(4)依据医院的功能、任务制定护理工作的服务理念,建立健全适应现代医院管理的各项护理规章制度、疾病护理常规、护理技术操作规程及各级护理人员岗位职责和工作标准。

(5)根据医院的应急预案,制订护理各种应急预案或工作指南。

(6)有护理不良事件管理制度,并不断修订、补充、完善。

(7)有健全的科护士长、护士长的考核标准,护理部每月汇总护理工作月报表,发现问题及时解决。

(8)组织实施护理程序,为患者提供安全的护理技术操作及人性化的护理服务。

(9)定期深入科室进行查房,协助临床一线解决实际问题。

(10)护理质量管理实施三级或二级质量控制。护理部、护理质量安全管理委员会、大科护士长严格按照护理质量考核标准,督促检查护理质量和护理服务工作,护理部专人负责护理质量管理,对全院护理质量有分析及反馈,有持续质量改进的措施。

(11)定期组织召开各种会议,检查、总结、布置工作。

(12)护理教学:护理部专人负责教学工作,制订年度教学计划及安排,制定考核标准。定期组织各级各类护理人员继续医学教育培训及岗前培训、业务考核,年终有总结及分析。

(13)护理科研:有护理科研组织、有科研计划并组织实施,对科研成果和优秀论文有奖励方案。

二、会议制度

(1)医院行政办公会:护理副院长和护理部主任(副主任)参加。获取医院行政指令并汇报护理工作情况。

(2)医院行政会:全体护士长应参加。了解掌握医院全面工作动态,接受任务,传达至护士。

(3)护理部例会:1~2周召开1次。传达医院有关会议精神,分析讨论护理质量和工作问题,做工作小结和工作安排。

(4)护士长例会:每月召开1次。全体护士长参加,传达有关会议精神;组织护士长业务学习。通报当月护理工作质量控制情况,分析、讲评、研究护理工作存在问题,提出改进措施,布置下月工作。

(5)临床护理带教例会:护理部每学期召开不少于2次,科室召开每月1次。传达有关会议精神,学习教学业务。检查教学计划落实情况,分析、讲评教学工作,做教学工作小结,布置工作。

(6)护理质量分析会:每年召开1~2次,对护理管理及护理工作中存在的问题、疑点、难点及质量持续改进等问题进行分析、通报,加强信息交流,采取有效的护理措施,规范护理工作。

(7)医院护理质量安全管理委员会会议:每年至少召开2次,分析、讲评、研究护理质量安全管理问题,修改、补充和完善护理规章制度、护理质量检查标准和护理操作规程。

(8)全院护士大会:每年召开1~2次。传达上级有关会议精神,护理专业新进展新动态,表彰优秀护士事迹,总结工作、部署计划。

(9)晨交班会:由护士长主持,全科护士参加,运用护理程序交接班,听取值班人员汇报值班情况,并进行床旁交接班,解决护理工作中存在的主要问题,布置当天的工作。每天08:00~08:30。

(10)病区护士会:每月召开 1 次,做工作小结,提出存在的问题和改进的措施,传达有关会议精神,学习业务及规章制度。

(11)工休座谈会:每月召开 1 次,由护士长或护士组长主持。会议内容:了解患者需求,听取患者对医疗、护理、生活、饮食等方面的意见和建议;宣传健康保健知识;进行满意度调查;要求患者自觉遵守病区规章制度等。

三、护理部文件档案管理制度

(1)护理部文件:①全院护理工作制度、工作计划、工作总结。②护理质量控制、在职培训、进修、实习情况。③各种有关会议纪要、记录。④护士执业注册、出勤、奖、惩、护理不良事件、晋升资料。⑤护理科研、新技术、新项目、科研成果、学术论文申报及备案资料。⑥上级有关文件及申报上级有关文件存底。⑦护理学习用书、资料。⑧护理部仪器设备,如打印机、扫描仪、计算机、相机等。

(2)护理部指定专人负责资料收集、登记和保管工作。

(3)建立保管制度,平时分卷、分档存放,年终进行分类、分册装订,长期保管。

(4)严格遵守保密原则,机密文件、资料的收发、传阅、保管须严格按有关程序办理,加强计算机、传真机的管理,护理部以外其他人员不得动用各种文件及仪器设备,严禁通过无保密措施的通信设施传递机密文件及信息。

(5)护理部文件不得带出护理部。如需借用,填写借用单,妥善保管,不能丢失,并在规定时间归还。

四、护理查房制度

(一)护理部查房

(1)管理查房每月 1 次,查阅护士长管理资料。依据相关标准,进行全面质量检查、评价,提出改进意见。

(2)业务查房每季度 1 次,护理部组织。由科室确定查房病例,对各科危、重患者的护理查房每周1次,对护士的岗位职责、护理服务过程、分级护理质量、危重患者护理、疾病护理常规、技术操作规程、病区管理、差错事故隐患、医院感染控制、抢救药品、器械完好情况等工作进行检查、督促、落实。

(二)教学查房

全院教学查房每季度 1 次,科室教学查房每季度 1~2 次。对护理病例进行分析、讨论,对主要发言人进行点评,会前做好提问和答疑准备。

(三)全院护士长夜查房

每周 2 次。夜班护士长不定时到科室查房,重点巡视护士岗位职责、规章制度的落实情况,解决护理工作疑难问题、临时调配护理人员,指导或参与危重患者抢救并做好值班记录。

(四)节假日查房

节假日安排查房。护理部或科护士长组织对全院各病区进行巡查,检查各科值班人员安排是否合理,护士工作状态和规章制度的落实情况,指导危重患者抢救护理,及时解决护理工作中的疑难问题。

(五)护士长参加科主任查房

每周 1 次,掌握特殊、危重患者病情,了解护理工作情况和医疗对护理的要求。

五、护理会诊制度

(1)护理会诊的目的:解决重危、复杂、疑难患者的护理问题,切实、有效地提高护理质量。

(2)护理会诊工作由护理部负责,由各护理专科小组承担会诊任务,定期进行工作总结、反馈、整改。全院性会诊由护理部安排有关护理专家进行,会诊地点常规设在护理会诊申请科室。

(3)对于临床危重、复杂、疑难病例的护理,科室先组织护士进行讨论,讨论后仍难以处理,报告大科护士长协调处理,由大科护士长决定是否申请院内护理会诊。

(4)认真填写护理会诊申请单,经护士长书面签字后送交或电话通知大科护士长,再由大科护士长汇报护理部。

(5)护理部主任负责会诊的组织、协调有关护理人员进行会诊。

(6)会诊由护士长或管床护士汇报情况,会诊小组提出处理意见,并记录在会诊单上,科室执行处理意见详细记录在护理记录单上。会诊记录单一式两份,护理部一份,科室留存一份。

(7)参加护理会诊的人员由医院护理质量安全管理委员会成员、专科护士(经专科护士培训取得合格证,并具有一定临床工作能力)组成。

(8)普通会诊 24 小时内完成,急护理会诊 2 小时内完成。请院外护理会诊须经主管护理的院领导同意,由护理部向被请医院护理部提出会诊邀请。

六、护理制度、护理常规、操作规程变更制度

(1)护理制度、操作常规、操作规程变更,应立足于适应临床工作需要,规范护理行为,提高工作质量,确保患者安全。

(2)护理制度、操作常规、操作规程变更,由护理质量管理委员会负责。如有变更需求,护理部、科室提出变更意见和建议,待委员会讨论批准后执行。

(3)变更范围。①对现有护理制度、操作常规、操作规程的自我完善和补充。②对新开展的工作需要制订新的护理制度、护理常规或操作规程。

(4)护理制度、护理常规、操作规程变更后,应试行 3～6 个月,经可行性再评价后方可正式列入实施。文件上须标有本制度执行起止时间及批准人。

(5)变更后的护理制度、护理常规、操作规程由护理部及时通知全院护士,认真组织培训并贯彻执行。

(6)重大护理制度、护理常规、操作规程变更需与医疗管理职能部门做好协调,保持医疗护理一致性,并向全院通报。

七、护士管理规定

(1)严格遵守中华人民共和国《护士条例》,护士必须按规定及时完成首次执业注册和定期延续注册。

(2)护士执业过程中必须遵守相关法律法规、医疗护理工作的规章制度、技术规范和职业道德。

(3)护士需定期考核,接受在职培训,完成规范化培训和继续教育有关规定。

（4）护士应对自己的护理行为负责,热情工作,尊重每一位患者,努力为患者提供最佳的、最适宜的护理服务。

（5）护士要养成诚实、正直、慎独、上进的品格和沉着、严谨、机敏的工作作风,护士通过实践、教育、管理、学习等方法提高专业水平。

（6）护士的使命是体现护理工作的价值、促进人类健康;护士应与其他医务人员合作,为提高整个社会健康水平而努力。

八、护士资质管理规范

（1）护理部每年审核全院护士执业资质,按上级通知统一组织护士首次执业注册和延续注册（在注册期满前 30 天）,对《中华人民共和国护士执业证书》进行集体校验注册。

（2）护理部协助人事部门审核招聘护士的身份证、毕业文凭、《中华人民共和国护士执业证书》。

（3）护理部负责审核进修护士的身份证、毕业文凭、《中华人民共和国护士执业证书》。

（4）护理部为转入护士及时办理变更执业注册,在有效变更注册前不得在临床单独值班。

（5）实习护士、进修护士、未取得《中华人民共和国护士执业证书》并有效注册的新护士不能单独工作,必须在执业护士的指导下进行护理工作。

（6）护理部对资质审核不合格的护士,书面通知相关人员,确保做到依法执业。

（7）按"各级护士考核制度"进行定期考核,考核合格方可注册。

（8）护士长严格执行上述规范,加强依法执业管理。

九、护理质量管理制度

（1）建立护理质量安全管理委员会,在分管院长及护理部主任的领导下进行工作,成立三级护理质量控制组织,负责全院的护理质量监督、检查与评价,指导护理质量持续改进工作。

（2）依据相关法律法规和卫生行政相关规范和常规,修订完善医院护理质量管理标准、规章制度、护理不良事件等管理制度。

（3）定期监督、检查各项护理规章制度、岗位职责、护理常规、操作规程落实情况,发现问题及时纠正。

（4）检查形式采取综合检查、重点检查、专项检查、夜班检查等。

（5）护理质量控制要求。①全院各病区每月检查不得少于 1 次,有整改措施、有记录。②根据护理工作要求,制订和完善患者对护理工作满意度调查表,每季度满意度调查 1 次,每个病区 5 张调查表。③按照《临床护理实践指南》进行护士的培训和考核,每年急救技术（CPR）操作培训,要求人人参训并掌握。

（6）对患者及家属的投诉、纠纷及护理安全隐患,做到三不放过（事件未调查清楚不放过,当事人未受教育不放过,整改措施未落实不放过）。对问题要调查核实讨论分析,提出改进措施和投诉反馈。

（7）每月汇总各类质控检查结果,作为护理部和科室质量改进的参考依据,存在问题作为次月质控考核的重点,年终质控结果与科室护理工作奖惩挂钩。

（8）护理不良事件管理登记完整,及时上报汇总,定期组织讨论,提出预防和改进措施。

（9）强化对全院护士的质量管理教育,树立质量管理意识,参与质量管理,定期进行护理安全警示教育。

十、重点科室、重点环节护理管理制度

(一)重点科室护理管理制度

(1)重点科室包括重症医学科、急诊科、产房、血液透析室、手术室、供应室。

(2)根据相关要求,制订各重点科室的护理质量管理考评标准。

(3)科护士长严格按照质量标准的各项要求管理、督导护理工作。

(4)护理质量管理委员会对上述科室的护理工作进行重点检查。

(二)重点环节护理管理制度

(1)重点环节包括以下内容。①重点环节:患者交接、患者信息的正确标识、药品管理、围术期管理、患者管道管理、压疮预防、患者跌倒/坠床、有创护理操作、医护衔接。②重点时段:中班、夜班、连班、节假日、工作繁忙时。③重点患者:疑难危重患者、新入院患者、手术患者、老年患者、接受特殊检查和治疗的患者、有自杀倾向的患者。④重点员工:护理骨干、新护士、进修护士、实习护士、近期遭遇生活事件的护士。

(2)落实组织管理:护士长应组织有关人员加强重点时段的交接班管理和人员管理,根据病房的具体情况,科学合理安排人力,对重点时段的工作、人员、工作衔接要有明确具体的要求,并在排班中体现。

(3)落实制度:严格执行各项医疗护理制度,护理操作规程。

(4)落实措施:病房针对重点环节,结合本病房的工作特点,提出并落实具体有效的护理管理措施,保证患者的护理安全。

(5)落实人力:根据护士的能力和经验,有针对性地安排重点患者的护理工作,及时检查和评价护理效果,加强对重点患者的交接、查对和病情观察,并体现在护理记录中。

(6)控制重点员工,工作职责有明确具体的要求,并安排专人管理。

十一、抢救及特殊事件报告制度

各科室进行重大抢救及特殊病例的抢救治疗时,应及时向医院有关部门及院领导报告。

(一)需报告的重大抢救及特殊病例

(1)涉及灾害事故、突发事件所致死亡3人及以上,或同时伤亡6人及以上的重大抢救。

(2)知名人士、保健对象、外籍、境外人士的抢救,本院职工的病危及抢救。

(3)涉及有医疗纠纷或严重并发症患者的抢救。

(4)特殊危重病例的抢救。

(5)大型活动或其他特殊情况中出现的患者。

(6)突发甲类或乙类传染病及新传染病患者。

(二)应报告的内容

(1)灾害事故、突发事件的发生时间、地点、伤亡人数、分类及联络方式,伤病亡人员的姓名、年龄、性别、致伤、病亡的原因,伤者的伤情、病情,采取的抢救措施等。

(2)大型活动和特殊情况中发生的患者姓名、年龄、性别、诊断、病情、预后及采取的医疗措施等。

(3)特殊病例患者姓名、性别、年龄、诊断、治疗抢救措施、目前情况、预后等。

(三)报告程序及时限

(1)参加院前、急诊及住院患者抢救的医务人员向医务部(处)、护理部报告,参加门诊抢救的医务人员向门诊部报告,节假日、夜间向院总值班报告。在口头或电话报告的同时,特殊情况应填报书面报告单在 24 小时内上交医务部和护理部。

(2)医务部(处)、护理部、门诊部、院总值班接到报告后,应及时向院领导报告。

十二、护理投诉管理制度

(1)在护理工作中,因服务态度、服务质量、技术操作出现的护理失误或缺陷,引起患者或家属不满,以书面或口头方式反映到护理部或有关部门的意见,均为护理投诉。

(2)护理投诉管理制度健全,有专人接待投诉者,使患者及家属有机会陈诉自己的观点,并做好投诉记录。

(3)接待投诉时要认真倾听投诉者意见,并做好解释说明工作,避免引发新的冲突。

(4)护理部设有护理投诉专项记录本,记录事件发生的时间、地点、人员、原因,分析和处理经过及整改措施。

(5)护理部接到护理投诉后,调查核实,应及时反馈给有关科室的护士长。科室应认真分析事发原因,总结经验,接受教训,提出整改措施。

(6)投诉经核实后,护理部可根据事件情节严重程度,给予当事人相应的处理。①给予当事人批评教育。②当事人认真做书面检查,并在护理部或护士长处备案。③向投诉者诚意道歉,取得谅解。④根据情节严重程度给予处罚。

(7)对护理投诉,进行调查、分析并制订相应措施,要及时在护士长会议通报,减少投诉、纠纷的发生。

十三、护理不良事件报告及管理制度

护理不良事件是指医院对住院患者、孕妇及新生儿,由于护理不周,直接或间接导致患者受伤、昏迷,甚至死亡等事件。

(1)护理不良事件包括护理差错、护理事故、在院跌倒、坠床、护理并发症、护理投诉及其他意外或突发事件。

(2)主动及时报告:凡发生护理不良事件,当事人或者知情人应立即主动向科室领导或护士长报告,护士长向护理部报告,护理部及时上报医院领导。发生严重差错逐级上报不得超过 24 小时。

(3)护理部接到护理投诉,应热情接待,认真调查、尊重事实、耐心沟通、端正处理态度,避免引发新的冲突。调查核实后,应及时向有关科室的护士长进行反馈。

(4)及时补救:对护理不良事件采取积极有效的补救措施,将问题及对患者造成的不良后果降到最低限度,并立即报告医师及时抢救、启动应急预案及时处理。

(5)调查分析:发生护理不良事件,护理部应组织有关人员了解情况,核对事实,同时指导科室确定不良事件的性质及等级,找出原因,进行分析,上报书面材料。

(6)按规定处理:对护理不良事件,应根据医院有关规定进行处理,以事实为依据,客观、公正地按护理不良事件的判定标准评定处理,既要考虑到造成的影响及后果,又要注意保护当事护理人员。护理事故由医院医疗事故技术鉴定委员会定性或由医学会组织专家鉴定。

(7)吸取教训:护理不良事件的处理不是最终目的,关键是吸取教训,将防范重点放在预防同类事件的重复发生上。应视情节及后果,对当事人进行批评教育,召开会议。对事件的原因与性质进行分析、讨论,吸取经验教训,提出处理和改进措施,不断提高护理工作质量。

(8)发生护理不良事件的各种有关记录、检验报告、药品、器械等均应妥善保管,不得擅自涂改、销毁,必要时封存,以备鉴定。

(9)各科室及护理部如实登记各类护理不良事件,护理部指定专人负责护理不良事件的登记,详细记录不良事件发生的原因、性质,当事人的态度,处理结果及改进措施等。

(10)执行非惩罚性护理不良事件主动报告制度,并积极鼓励上报未造成不良后果但存在安全隐患的事件以及有效杜绝差错的事例。对主动报告、改进落实有成效的科室及护士长,在当月护士长会上给予口头表扬,并对不良事件进行分析、总结。对主动报告的当事人按事件性质给予奖励 50～100 元。如不按规定报告、有意隐瞒已发生的护理不良事件,经查实,视情节轻重严肃处理。

十四、紧急状态护理人员调配制度

(1)护理部、科室有护理人员紧急调配方案,担任紧急任务的人员需保持联络通畅。

(2)突发事件发生时,护理部、科室依照情况需要,统一组织调配。夜间、节假日由科室值班护士立即向医院总值班和病区护士长报告,总值班根据情况统一组织调配。

(3)院内、外重大抢救时,正常工作时间由护理部统一调配人员;夜间、节假日听从院总值班和护理部统一调配,同时向科护士长、病区护士长通报。护理部、科护士长或护士长接报后立即妥善安排工作。

(4)在岗护理人员有突发情况不能工作时,首先通知该病区护士长,安排人员到岗。病区有困难时,应逐级向科护士长、护理部汇报,由上级部门协调解决。

(5)病事假原则上应先请假或持有相关部门的有效假条作凭证。如遇临时特殊情况急需请假有书面报告,应立即向病区护士长报告,病区内安排有困难可逐级请科护士长、护理部协调解决,等待替换人员到岗后方可离开。

十五、护理人员培训与考核制度

(一)岗前培训制度
新护士必须进行岗前培训,由护理部负责组织护理专业相关内容培训。

(二)在岗培训与考核制度
(1)每年对各级护士要制订护理培训考核计划,包括基础理论、基本操作、基本技能、专科技能、新业务技术及应急处置技能培训。由护理部组织实施。

(2)要求护士参训率、考核合格率达标。

(3)根据专科发展需要,有计划选送护士进修学习。

(4)护理部每月组织业务授课,科室每月组织业务学习。

(5)组织继续护理学教育,完成年度规定学分,考核登记归档。

十六、护理人员技术档案管理制度

(1)护理人员技术档案由护理部指定专人管理,负责收集资料、整理、登记和档案保管工作,档案用专柜存放并上锁。

（2）档案内容包括护士的一般资料（姓名、年龄、婚否、性别、家庭地址和电话号码、学历、职称、职务、毕业学校、毕业时间、执业注册、论文发表、科研、晋升时间等）、护士年度行为评价资料、继续教育情况及一些特殊情况记录。

（3）技术档案登记完善、准确，不得随意涂改、伪造或遗失，保管者调动工作时应及时移交，并有记录。

（4）每年核对补充整理档案，发现问题及时解决。

（5）技术档案不得外借，以确保档案保密性。

（蔡梦琪）

第三节　护理人员培训

一、护理人员培训的目的与功能

（一）护理人员培训的目的

1.角色转变需要

帮助护理人员了解医院宗旨、文化、价值观和发展目标，增进护理人员对组织的认同感和归属感，尽快适应角色。

2.满足工作需要

学校教育主要是完成基础教育和基本专业技术教育，毕业时所拥有的仅仅为基础理论知识与技能操作方法。进入医院护理岗位后将从事的工作大多数则是专业性较强的理论知识与技能，所以必须对他们进行相应的培训。

3.适应发展需要

随着社会、经济、医学科学技术和教育的发展，只有通过接受培训，才能顺应发展的需要，不断转变观念，更新知识，提高技能，发展能力。

4.提升素质需要

培训可以促使具有不同价值观、信念、工作习惯的护理人员，按照社会、市场、岗位及管理的要求，形成统一、团结、和谐的工作团队和饱满的精神状态，提升护理人员整体素质，提高工作效率，创造优质护理服务质量。

（二）护理人员培训的功能

（1）掌握工作基本方法：通过培训，使新上岗的护理人员或调到新岗位的护理人员尽快进入工作角色，掌握工作基本方法，履行角色职责。

（2）理解护理工作宗旨：通过培训，帮助护理人员理解组织和护理工作的宗旨、价值观和发展目标，提高和增进护理人员对组织的认同感和归属感。

（3）改善护理工作态度：通过培训，强化护理人员的职业素质，为创造优质护理服务质量奠定基础。

（4）制订职业生涯规划：通过培训，协助护理人员结合自身特点制订职业生涯发展规划，使护理人员在完成各项护理工作的同时有意识地关注自身的发展,自觉地提高个人素质,最大限度地发展个人潜能。

在注重对个体培训的同时,有计划地进行护理人力资源团队的建设,以利于护理工作的顺利开展,有效优化护理质量,保障护理人力资源的可持续发展。

二、护理人员培训的程序

目前的护理人员培训程序一般由 3 个阶段组成:培训前准备阶段、培训中实施阶段和培训后评价阶段。

(一)培训前准备阶段

培训前准备阶段主要是进行培训需求分析、培训前测试和确立培训目标。培训需求分析是从医院发展、工作岗位需求及护理人员个人要求 3 个方面考虑。培训需求分析是确立培训目标、制订培训计划和评价培训效果的依据。

(二)培训中实施阶段

在确定培训需求的基础上,培训者要根据目标制订出相应的培训计划。培训计划包括培训内容、时间安排、培训方法、学习形式、培训制度、受训人员和培训人员及必要的经费预算等内容。培训内容的选择应体现学习目标,既要考虑培训的系统性,也要考虑培训的可行性、适宜性;培训人员的选择要注重资格(教师本身的专业性)和责任心;培训方法与学习形式的选择应根据培训的目标、医院条件和岗位需求综合考虑。

(三)培训后评价阶段

培训评价是保证培训效果的重要一环,其主要包括 4 个步骤。

1.确立评价目标

以目标为基础确立评价标准,标准应具体、可操作、符合培训计划。

2.控制培训过程

控制培训过程是指培训过程中不断根据目标、标准和受训者的特点,矫正培训方法和控制培训进程。培训过程中注意观察,及时了解培训情况,及时获得培训过程中的信息,矫正偏差,保证培训取得预期效果。

3.评价培训效果

评价培训效果包括培训效果的评价和培训经费使用的审核两个方面,常用的评价方法如下。

(1)书面评估表评价课堂理论培训效果。

(2)小组讨论形式评价,让受训者讲述学习收获和对培训的建议。

(3)相关试卷测试及技能考核。

(4)岗位实际工作考核,观察受训者在工作中使用新知识、新技能的情况。

(5)问卷调查,通过问卷比较受训者培训前后的工作表现。

培训经费使用的审核包括培训费用支出的有效性、可控性及合理性。

4.迁移评价效果

迁移评价效果是指把培训的效果应用于临床护理工作中,促进临床护理工作的优质化。

三、护理人员培训的形式和方法

(一)培训形式

1.岗前培训

岗前培训是使新员工熟悉组织,适应环境和岗位的过程。对刚进入工作单位的护士来说,最重要的是学会如何去做自己的工作,以及保持与自己角色相适应的行为方式。岗前培训能帮助新护士放弃自己与组织要求不相适应的理念、价值观和行为方式,以便尽快地适应新组织的要求、工作准则和工作方法。岗前培训首先要使新护士在和谐的气氛中融入工作环境,为以后的工作打下良好的基础。其次,要使护士了解医院的组织文化、经营思想和发展目标,帮助护士熟悉胜任工作的必要知识技能和职业道德规范,了解医院和护理系统的有关政策、规章制度和运转程序,熟悉岗位职责和工作环境。

2.脱产培训

脱产培训是根据医院护理工作的实际需要选派不同层次的护理骨干,集中时间离开工作岗位,到专门的学校、研究机构或其他培训机构进行学习或接受教育。这种培训可以系统地学习相关理论,因此,对提高培训人员的素质和专业能力具有积极影响。脱产培训包括短期或长期脱产学习、学历教育和新技能培训等形式。

3.在职培训

在职培训是指护理人员边工作边接受指导、教育的学习过程。这种培训方法多采用导师制,即由高年资护士向低年资护士传送知识和技能的过程。这种指导关系不仅体现在操作技能方面,同时,在价值观的形成、人际关系的建立以及合作精神培养等方面都具有指导意义。

培训的安排有集中式、分散式、集中与分散相结合3种。集中式是由护理部统一安排所有新护士参加护理部组织的培训;分散式则由各临床科室护士长组织相应的临床师资,对进入本科室的新护士进行针对性的专科培训。集中与分散相结合则兼有上述两种形式。

(二)培训的方法

(1)讲授法是一种以教师讲解为主的知识传授方法。通过教学人员的讲解可帮助学员理解有一定难度的知识,并且可同时对数量较多的护理人员进行培训。讲授法培训也可以结合案例分析进行讨论。可用于职业道德、规章制度、专科护理技术、护士礼仪等培训。

(2)演示法是借助实物和教具,通过操作示范,使学员了解某项操作的完成步骤的一种教学方法,如心肺复苏术、呼吸机、监护仪、输液泵的使用等内容。演示法能激发学习者的学习兴趣,有利于加深对学习内容的理解。也可通过运用光盘、录像带、幻灯片等教具介绍医院的发展情况、医院环境、组织规模等,进行护士职业道德、行为规范、基础护理操作技术等教育。

(3)案例分析法是通过观察和分析,让学员针对案例提出问题并找出解决问题方法的一种教学方法。案例分析法可以培养学员观察问题、分析问题和解决护理问题的实际能力。

(4)讨论法是一种通过学员之间的讨论来加深对知识的理解、掌握和应用,并能解决疑难问题的培训方法。讨论法有利于知识和经验的交流,促使受训者积极思考,从而锻炼和培养实际工作能力。

(5)研讨会是以学员感兴趣的题目为主,进行有特色的演讲,并发放相关材料,引导学习者讨论的培训方法。研讨会需要合适的场地，对参会人员数量和时间也有一定要求，这些因素都限制了研讨会的举行。其适合在学校、研究机构或其他培训机构进行。

（6）其他方法：视听和多媒体教学法、角色扮演等方法均可选择性地运用于护理人员的培训教育。计算机网络技术的发展、远程教育手段等技术的应用，为提高护理人员的培训质量提供了更加广阔的前景。

（三）培训的内容

（1）公共部分：由护理部制订培训计划并组织实施，一般为1~2周。公共部分包括医院简介、医院环境、医院组织体系、有关规章制度、职业道德、护士礼仪与行为要求、有关法律法规及护理纠纷的防范、基本护理技术、急救技术（如心肺复苏）、院内感染预防、护理文书书写等，有些医院还组织新护士的授帽仪式。

（2）专科部分：由各临床科室分别制订计划并逐项落实，普通科室为3~4周，ICU、CCU、急诊科一般为6~8周。专科部分包括熟悉本科室环境、人员结构、各类人员职责、各班工作要求、质量控制标准等，以及本科室常见病和常见急症的主要临床表现、治疗（救治）原则及护理措施、主要专科检查和特殊诊疗技术的临床应用及主要护理措施（如各种造影检查、心电监护、呼吸机的应用）等。

（四）培训的考核

（1）公共部分由护理部统一组织安排，分为理论和技能两部分，理论部分包括有关规章制度、职业道德、护士礼仪与行为要求、有关法律法规及护理纠纷的防范、护理文书书写等内容；技能部分为主要基础护理操作技术、护士礼仪及语言的考核。

（2）专科部分由各专科护士长组织有关临床师资负责，以理论考试为主，包括护士的职责、各班工作要求、本科室常见病和常见急症的临床表现、治疗（救治）原则及护理措施、专科主要检查和特殊诊疗技术的临床应用及护理（如各种造影检查、心电监护、呼吸机的应用）等。

（五）继续护理学教育

继续护理学教育是继护士的规范化培训之后，以学习新理论、新知识、新技术和新方法为主的一种终生性护理学教育。继续护理学教育主要内容包括学术会议、专题讲座、调研考察报告、护理疑难病例讨论会、技术操作示教、专题培训班等，一般以短期和业余学习为主。

1.学分授予

继续护理学教育实行学分制，分为Ⅰ类学分和Ⅱ类学分。

2.学分制管理

继续护理学教育实行学分制，可按照《继续医学教育学分授予试行办法》执行。护理人员继续教育学分制要求护理技术人员每年参加经认可的继续护理学教育活动的最低学分为25学分，其中Ⅰ类学分须达到3~10学分，Ⅱ类学分须达到15~22学分。省、自治区、直辖市级医院的主管护师及其以上人员5年内必须获得国家级继续护理学教育项目授予5~10学分。护理技术人员在任期内每年须修满25学分以上（包括25学分），才能再次注册、聘任及晋升。

（刘文洁）

第四节 病区护理管理

一、病区的设置和布局

每个病区设有病室、危重病室、抢救室、治疗室、护士办公室、医师办公室、配膳室、盥洗室、浴室、库房、洗涤间、厕所及医护休息室和示教室等,有条件时应设置学习室、娱乐室、会客室和健身室。

二、病区的环境管理

医院的物理环境有以下几方面。

(一)空间

为了保证患者有适当的活动空间,以及方便治疗和护理,病床之间的距离不得少于 1 m。床与床之间应有围帘,必要时进行遮挡,保护患者隐私。

(二)室温

一般来说,保持 18～20 ℃的室温较为适宜。新生儿及老年人,维持室温在 22～24 ℃为宜。

(三)湿度

湿度为空气中含水分的程度,一般指相对湿度。病室相对湿度一般以 50%～60% 为宜,湿度过高或过低时,均对患者不利。

(四)光线

病室采光分为自然光源及人工光源两种。充足的光线有利于观察患者、进行诊疗和护理工作。普通病室除有吊灯外,还应有床头灯、地灯装置,既能保证患者自用和夜间巡视时进行工作,又不影响患者的睡眠。此外,还应备有一定数量的鹅颈灯,以适应不同角度的照明,为特殊诊疗提供方便。

(五)音响

音响是指声音存在的情况。根据世界卫生组织(WHO)规定噪声的标准,白天医院较为理想的噪声强度应维持在 35～45 dB。护理人员在说话、行走和工作时尽量做到"四轻",同时要向患者及家属宣传保持病室安静的重要性,共同为患者创造一个良好的休养环境。在杜绝噪声的同时,也应避免绝对的寂静。

(六)通风

通风换气可使室内空气与外界空气交换,增加氧含量,降低二氧化碳在空气中的浓度,以保持室内空气新鲜,通风还能调节室内的温度和相对湿度,刺激皮肤血液循环,促进汗液的蒸发和热量的散失,增加患者的舒适感。一般情况下,开窗通风 30 分钟即可达到置换室内空气的目的。通风时注意保护遮挡患者,避免直接吹风导致感冒,冬季通风时要注意保暖。

(七)装饰

病室布置应以简洁美观为主,有条件的医院可以根据各病室的不同需求来设计和配备不同颜色,并应用各式图画、各种颜色的窗帘、被单等来布置病室,这样不仅使人感觉身心舒适,还可产生特殊的治疗效果。一般病室上方墙壁可涂白色,下方可涂浅蓝色。病室的走廊可适当摆放一些绿色植物、花卉盆景等以美化病室环境,增添生机。

医院是社会的一个组成部分,也是就诊患者集中的场所。患者住院后对接触的人员、院规、陈设、声音及气味等会感到陌生和不习惯,以致产生一些不良的心理反应。所以,认真评估患者心理、社会方面的需求并予以满足,帮助患者建立和维持良好的人际关系,消除其不良的心理反应,使其尽快适应医院的社会文化环境是护士的基本职责之一。

医院常见不安全因素包括物理性损伤、化学性损伤、生物性损伤、心理性损伤、医源性损伤等,护士需随时对威胁患者安全的环境保持警觉,并及时给予妥善处理。

(王　芳)

第三章

常见症状的护理

第一节 发 热

发热是人体对于致病因子的一种全身性反应。正常人在体温调节中枢的调控下,机体的产热和散热过程保持相对平衡,当机体在致热源的作用下或体温调节中枢的功能发生障碍时,使产热过程增加,而散热不能相应地随之增加,散热减少,体温升高超过正常范围,称为发热。当腋下温度高于 37 ℃,口腔温度高于 37.2 ℃,或直肠温度高于 37.6 ℃,一昼夜间波动在 1 ℃以上时,可认作发热。按发热的高低可分为低热(37.3～38.0 ℃)、中等度热(38.1～39.0 ℃)、高热(39.1～40.0 ℃)、超高热(40 ℃以上)。

一、常见病因

发热是由于各种原因引起的机体散热减少、产热增多或体温调节中枢功能障碍所致。发热的原因可分为感染性和非感染性两类,其中以感染性最为常见。

(一)感染性发热

各种病原体,如病毒、细菌、支原体、立克次体、螺旋体、真菌、寄生虫等所引起的感染。由于病原体的代谢产物或毒素作用于单核细胞-巨噬细胞系统而释放出致热源,从而导致发热。

(二)非感染性发热

(1)结缔组织与变态反应性疾病,如风湿热、类风湿病、系统性红斑狼疮、结节性多动脉炎、血清病、药物热等。

(2)组织坏死与细胞破坏,如白血病、各种恶性肿瘤、大手术后、大面积烧伤、重度外伤、急性溶血、急性心肌梗死、血管栓塞等。

(3)产热过多或散热减少,如甲状腺功能亢进(产热过多)、重度脱水(散热减少)等。

(4)体温调节中枢功能障碍失常,如中暑、颅脑损伤、颅内肿瘤等。

(5)自主神经功能紊乱,如功能性低热、感染后低热等。

二、热型及临床意义

(一)稽留热

体温恒定地维持在 39～40 ℃的高水平,达数天或数周。24 小时内体温波动范围不超过 1 ℃。常见于大叶性肺炎、斑疹伤寒及伤寒高热期。

(二)弛张热

体温常在 39 ℃以上,波动幅度大,24 小时内波动范围超过 2 ℃,但都在正常水平以上。常见于败血症、风湿热、重症肺结核及化脓性炎症等。

(三)间歇热

体温骤升达高峰后持续数小时,又迅速降至正常水平,无热期(间歇期)可持续 1 天至数天。如此高热期与无热期反复交替出现,见于疟疾、急性肾盂肾炎等。

(四)波状热

体温逐渐上升达 39 ℃或更高,数天又逐渐下降至正常水平,持续数天后又逐渐升高,如此反复多次。常见于布鲁菌病。

(五)回归热

体温急剧上升至 39 ℃或更高,数天后又骤然下降至正常水平。高热期与无热期各持续若干天后规律交替一次。可见于回归热、霍奇金病、周期热等。

(六)不规则热

发热的体温曲线无一定规律,可见于结核病、风湿热、支气管肺炎、渗出性胸膜炎等。

三、护理

(一)护理要点

体温反映机体调节产热和散热的情况。

(1)急性病期以感染性发热为多见,对发热患者应注意热型及发热前有无寒战,发热时伴随症状,有无持续高热或高热骤退现象。

(2)高热患者应卧床休息,给予易消化、高热量、高维生素流质或半流质饮食,鼓励多饮水,保持环境安静,有寒战时注意保暖。

(3)体温超过 39 ℃需进行物理降温,如头部冷敷、冰袋置于大血管部位、冰水或乙醇擦浴、4 ℃冷盐水灌肠、吲哚美辛栓塞肛。

(4)按医嘱应用药物(如布洛芬、吲哚美辛、柴胡注射液、清开灵)降温,但年老体弱者不宜连续使用退热剂。

(5)加强口腔护理,发热患者唾液分泌减少,机体抵抗力下降,易引起口腔黏膜损害或口腔感染,因此,应按时做好口腔护理。

(6)退热时患者常大汗淋漓,应及时补充液体,并擦身换衣,防止虚脱和受凉。

(7)如有中枢性高热服用解热剂效果较差时,可给予物理降温,以减少脑细胞耗氧量,包括盖薄被、酒精擦浴、头置冰袋或冰帽,对不宜降温者可行人工冬眠,高热惊厥者应按医嘱给抗惊厥药。

(8)重症结核伴高热者,可按医嘱在有效抗结核药治疗的同时,加用糖皮质激素,并按高热护理处理。

(二)用药及注意事项

(1)一般处理:卧床休息,补充能量,纠正水与电解质平衡。

(2)在发热的病因诊断过程中,若体温低于39 ℃且诊断尚未明确,可暂不用退热药物,观察体温变化曲线,以明确病因。若体温高于39 ℃,不管什么情况均需立即降温治疗(物理或药物方法)至39 ℃以下(尤其是小儿),以防高热惊厥发生。必要时可考虑转上级医院。

(3)对疑诊感染性疾病,经病原学检查后可针对性地给予敏感的抗生素、抗结核药、抗真菌及抗原虫药物等。

(4)物理降温:见"护理要点"。

(5)药物降温:对高热惊厥者,除物理降温外,应配合药物降温。①小儿可使用亚冬眠疗法。②成人可用吲哚美辛、布洛芬、柴胡及复方奎宁等解热剂,亦可用激素类药物如地塞米松5～10 mg,静脉推注或静脉滴注等。③针灸疗法:针刺合谷、曲池、太冲、大椎等穴,必要时针刺少商、委中穴出血。

(徐小双)

第二节 腹 泻

腹泻是指排便次数较平时增加,且粪质稀薄、容量及水分增加,并含有异常成分,如未消化的食物、黏液、脓血及脱落的肠黏膜等。腹泻时常伴有腹痛及里急后重。

正常排便次数因人而异,每天2～3次或2～3天一次。但每天排出水量不应超过200 mL,粪便成形,不含有异常成分。病程不足2个月者为急性腹泻,超过2个月者为慢性腹泻。

一、病因与发病机制

每天进入肠道的水分有两个来源:其一为体外摄入,共约2 500 mL(包括饮水1 500 mL及食物中含水约1 000 mL);另一来源为消化器官分泌进入肠道的消化液,共约7 000 mL(包括唾液1 000 mL、胃液2 000 mL、胆汁1 000 mL、胰液2 000 mL、小肠液1 000 mL、大肠液60 mL),二者合计约9 000 mL。其中绝大部分被重吸收,空肠每天吸收水分约4 500 mL,回肠吸收约3 500 mL,结肠吸收约900 mL。因此,每天从粪便排出的水分为100～200 mL。当某些原因造成肠道分泌增加、吸收障碍或肠蠕动过快时,即可造成腹泻。但腹泻的发生常不是单一因素所致,有些腹泻是通过几种机制共同作用而产生的,根据发病机制可分为以下几种。

(一)感染性腹泻

造成的机制有二:①毒素,主要由于细菌毒素与肠黏膜上皮细胞的受体结合,使腺苷环化酶活力增强,细胞内cAMP增加,使肠黏膜细胞分泌的电解质和水增加。②由于细菌直接侵犯造成肠黏膜的破坏,使黏膜无法吸收而造成腹泻,如霍乱、沙门氏菌属感染及葡萄球菌毒素中毒。

(二)渗透性腹泻

由于水溶性物质吸收障碍,使肠腔内渗透压增加,影响水的吸收,肠内容积增大,肠管扩张,肠蠕动加速,从而发生腹泻。引起渗透性腹泻的原因如下。

1.消化不良

消化不良可因胃、胰腺、肝胆系统疾病引起。

(1)胃原性腹泻：如胃大部分切除、空肠吻合术后，食物到达胃内未经充分消化即进入空肠，肠蠕动加快，引起腹泻。其次还可见于萎缩性胃炎等。

(2)胰原性腹泻：见于慢性胰腺炎、胰腺癌等，由于胰腺分泌胰酶减少，食物中蛋白质、脂肪及淀粉的消化发生障碍，未经消化的营养物质不能被吸收而产生腹泻。

(3)肝、胆原性腹泻：常见于肝脏疾病、胆管梗阻等。因胆汁中含有胆盐和胆汁酸，对脂肪的消化和吸收具有重要作用。肝脏疾病时胆盐产生减少，胆管梗阻时胆汁不能进入肠道，皆可导致肠道胆盐缺乏，使脂肪的消化和吸收不良而发生腹泻。

2.吸收不良

吸收不良见于吸收不良综合征，是由于肠道吸收功能障碍所致，口服不易吸收的药物，如硫酸镁、甘露醇、山梨醇等引起的腹泻亦为渗透性腹泻。

(三)分泌性腹泻

此类腹泻乃因肠黏膜不但无法吸收水及电解质，反而不断地分泌水及电解质进入肠道内，这种腹泻即使在没有吃东西时也会发生。例如，心力衰竭、肝硬化门脉高压等，由于肠道静脉压升高，细胞外液容量增大，影响水分吸收也增加水的分泌，因而造成腹泻。另外还有内分泌因素，如类癌瘤释放出的血清素及组胺、儿茶酚胺、前列腺素等物质，亦可造成肠局部血管扩张及肠黏膜的分泌作用。其他胃肠道肿瘤如佐林格-埃利森综合征(分泌胃泌素的肿瘤)等也会有此类腹泻。另肠道切除后，尤其是末端回肠切除 100 cm 以上时，会造成原本应在该处吸收的盐类进入大肠，刺激大肠的分泌作用而造成腹泻。

(四)肠运动速度改变造成的腹泻

此类腹泻最常见的是肠敏感综合征，这是因为食物由口至形成粪便需要一定的时间，假使肠道运动速度太快，则水分还未在大肠吸收足够便由肛门排出而形成腹泻。最需注意的是某些时候有肿瘤或粪便堵住直肠时，如未完全堵塞反而会出现腹泻的症状，主要是因为只有水分可由堵住处通过而排出体外。此时给予止泻药物是其禁忌。

(五)假造的腹泻

假造的腹泻指本来无病，却为了逃学、休假等而吃泻药或是在正常大便中加水混合，以达到其特殊目的。

二、临床表现

腹泻可造成脱水、电解质不平衡，如低血钾、低血钠等。低血钾可造成肌肉无力、心律不齐，甚至可因心律失常而死亡。长期腹泻可造成营养不良，血中清蛋白降低，使血中渗透压不足而造成全身性水肿，肛门局部出现溃烂、疼痛。患者感觉食欲缺乏、腹鸣、呃逆、腹痛，可合并发热(感染或脱水热)、失眠、头晕、全身倦怠。腹泻可产生低渗性脱水，即细胞外渗透压低于细胞内，引起细胞外液的水分移向细胞内，严重时导致脑细胞水肿，产生颅高压，表现为头痛、视物模糊、神志不清，甚至抽搐、惊厥、昏迷。

三、护理

(一)护理目标

(1)腹泻所带来的症状减轻或消除。

(2)患者的排便次数及大便性状恢复正常。

(3)维持水、电解质平衡和良好的营养。

(4)药物治疗次数及剂量减少或停止使用。

(5)患者能说出日常生活中导致腹泻的原因、诱因及预防方法。

(6)患者能够描述腹泻时的自我照顾方法,如饮食、饮水、药物等。

(二)护理措施

1.休息

创造舒适安静的环境,避免紧张性刺激,保持身体用物及床单位的整洁、舒适,频繁腹泻、全身症状明显者应卧床休息,腹部应予保暖,以使肠蠕动减少。腹泻症状减轻后可适当运动。

2.病情观察与标本采集

严密观察生命体征变化,注意皮肤弹性、排便情况如大便次数、间隔时间、量、气味、性状等,及伴随症状如发热、恶心、呕吐、腹痛、腹胀等情况,以提供病情依据。及时采集各项检验标本如大便标本做常规、潜血及培养,采集标本时应注意不要放过那些有追踪病原菌价值的脓血便、红白冻状便等,并注意及时送检。

3.补液治疗

遵医嘱给予补液治疗和药物治疗,并观察排便情况,评估药物治疗效果。

4.肛门周围皮肤的护理

频繁的排便易造成肛门周围的皮肤擦伤而引起感染,应指导患者及家属便后用软纸轻拭并用温水清洗。有脱肛者可用手隔以消毒纱布轻揉局部,以助肠管还纳。每天用 1:5 000 PP 粉水坐浴,肛周局部涂以无菌凡士林或其他无菌油膏,保持清洁,保护局部皮肤。

5.饮食护理

(1)严重腹泻者应禁食,以后按医嘱做渐进式饮食治疗(禁食→流质饮食→半流质饮食→普通饮食)。

(2)轻症者宜摄取高蛋白、高热量、低脂、少纤维素、易消化的流质、半流质饮食,如能适应可逐渐增加食量,对食欲差者应鼓励进食。

(3)避免过冷、过热及易产气的食物。

6.心理护理

避免精神紧张、烦躁,耐心细致地给患者讲述疾病的发展、治疗及转归过程,以减轻患者的思想负担,对假造腹泻者予以疏导并矫正其行为。

7.穴位按压

取内关、公孙做穴位按压 30~50 次(2~3 分钟),通常可协助改善症状。内关位于前臂掌侧桡尺骨之间腕关节以上 2 寸,公孙位于第一跖骨基底部前下缘处。

8.健康教育

告诉患者饮食水不洁、机体抵抗力低下等都是导致腹泻的原因和诱因。指导患者及家属注意饮食卫生,如食物要洗净、煮熟;在夏秋季节,煮熟的食物不宜放置过久,食用前要再加热,生、熟食分开加工。便后及进食前要洗手等。同时,要注意吃易消化、少渣、少纤维素、低油脂的食物,如稀饭、牛奶、豆浆、豆腐等,多饮水。腹泻时暂不吃冷食、冷饮、水果。禁食酒类、油炸食物及刺激性调料等。

指导患者遵医嘱按时、按量用药,疗程足够,治疗彻底,并说明中断治疗的危害,治疗不彻底或转变成慢性腹泻,会影响今后的工作、学习和生活。只有当患者具备了有关知识才能提高自我护理能力,有利于腹泻的治愈。

(徐小双)

第三节 疼　痛

疼痛是临床上一些疾病常见的症状或一种综合征,是患者就医的主要原因之一。据某医院对 550 名普通综合门诊连续就诊的患者统计,有 40% 患者主诉是疼痛。除不可测定疼痛的疾病外,美国每年有 8 800 万人患急、慢性疼痛,其中 7 700 万是慢性疼痛,每年用于这方面的花费约60 亿美元。20 世纪 70 年代以来,对疼痛的理论研究使人们对疼痛产生的机制和疼痛的治疗、护理有了许多新的认识。

一、概述

疼痛是一种复杂的病理生理活动,是人体对有害刺激的一种保护性防御反应。国际疼痛研究会(international association of studying pain,IASP)对疼痛的定义是"疼痛是一种令人不快的感觉和情绪上的感受,伴随着现有的或潜在的组织损伤,疼痛经常是主观的,每个人在生命的早期就通过损伤的经历学会了表达疼痛的确切词汇。无疑这是身体局部状态或整体的感觉,而且也总是令人不愉快的一种情绪上的感受"。简而言之,疼痛是由于现有的或潜在的组织损伤而产生的一种令人不快的感觉和情绪上的感受。这种感受是一个广泛涉及社会心理因素的问题,受个性、社会文化、宗教信仰及个人经历等因素的影响。疼痛感觉和反应因人而异,因时而异。所以每个人对疼痛的表达形式也不同。若严重的持续性疼痛,会使患者身心健康受到极大影响,因此,帮助患者避免疼痛、适应疼痛、解除疼痛,详细观察疼痛的性质和特点,有助医师正确地诊断和治疗,这是护理工作中的一项重要内容。提高疼痛护理的效果,与护士所具备的镇痛的知识、技能及对患者的态度密切相关。提高护士教育质量、加强职业培训,尤其是使护士掌握控制疼痛的有效方法,是改善疼痛护理的关键。

(一)疼痛的临床分类

临床上可以根据疼痛的病因、发病机制、病程、疼痛的程度及部位等进行不同的分类。疼痛的分类对于诊断、治疗有一定帮助,同时对于总结分析病例及治疗效果有一定参考价值。常用分类方法如下。

1.按病情缓急分类

急性和慢性痛。

2.按疼痛轻重分类

轻度痛(微痛、隐痛、触痛)、中度痛(切割痛、烧灼痛)、重度痛(疝痛、绞痛)、极度痛(剧痛、惨痛)。

3.按时间分类

一过性、间断性、周期性、持续性疼痛等。

4.按机体部位分类

躯体性痛（表面痛）、内脏痛（深部痛）。

5.按疼痛的表现形式分类

原位痛、牵涉痛、反射痛、转移性痛。

临床上可以根据以上不同的角度，作出各种疼痛的分类，但由于疼痛包含许多复杂因素，不是一种分类方式可以概括的。因此，临床上要结合具体患者，根据病因、病情的主要特点进行分类。

（二）常见疼痛的病理生理变化

1.急性疼痛

急性疼痛常有明确的病因，由疾病或损伤所致单独的或多种的急性症状，严重者伴有休克、虚脱、高热等全身症状。患者的精神和情绪常表现为处于兴奋焦虑状态，进行有防御的反应。疼痛程度较重，为锐痛、快痛，一般发病及持续时间较短，临床上见于急性炎症、心肌梗死、脏器穿孔、创伤、手术等。

2.慢性疼痛

慢性疼痛的病因可以是明确的或不明确的。患者常有复杂的精神、心理变化，常表现为精神抑郁，久病则可能出现厌世、悲观情绪。疼痛程度为轻、中度，发病慢，病程较长，常伴有自主神经功能紊乱，如表现为食欲缺乏，心动过缓，低血压等。临床上见于慢性腰腿痛、神经血管疾病性疼痛、晚期癌痛等。

3.表面疼痛

表面疼痛又称浅表痛，是指体表如皮肤、黏膜等处所感受的疼痛，如穿刺、压迫、捻挫、冷热、酸碱等物理性、化学性刺激所引起的疼痛。性质多为锐痛、快痛，比较局限，有防御反应，严重者可以产生休克等全身症状。

4.深部疼痛

肌腱、韧带、关节、骨膜、内脏、浆膜等部位的疼痛，性质一般为钝痛，不局限，患者只能笼统地申诉疼痛部位，严重者常伴有呕吐、出汗、脉缓、低血压等症状。

5.内脏疼痛

内脏疼痛是深部疼痛的一部分，疼痛刺激多由于无髓纤维传入，痛阈较高。一般由挤压、切割、烧灼等引起，并伴有自主神经症状。由于其传入通路不集中，并涉及几个节段的脊神经，故疼痛定位不精确。内脏疼痛可以产生牵涉性，因为该脏器传入纤维进入脊髓神经后根后，和躯体传入纤维在同节脊髓后角细胞水平发生聚合，从而在远距离脏器的体表皮肤发生牵涉性疼痛。

（三）疼痛对全身各系统的影响

1.精神心理状态

急性剧痛的疼痛可以引起患者精神兴奋、烦躁不安甚至强烈的反应，如大哭大喊。长时间的慢性疼痛使大部分患者呈抑制状态，情绪低落，表情淡漠。

2.神经内分泌系统

急剧强烈的刺激，中枢神经系统表现为兴奋状态，疼痛刺激兴奋了交感神经和肾上腺髓质，使儿茶酚胺和肾上腺素分泌增多;肾上腺素抑制胰岛素分泌,促进胰血糖素分泌,增强糖原分解和异生,导致血糖升高,同时出现负氮平衡;皮质醇、醛固酮、抗利尿激素、甲状腺素和三碘塞罗宁都增加。

3.循环系统

剧烈疼痛可引起心电图 T 波变化,特别是冠状动脉病变患者。在浅表痛时脉搏增快,深部痛时减慢,变化与疼痛程度有关,强烈的内脏痛甚至可以引起心搏骤停。血压一般与脉搏变化一致,高血压病患者因疼痛而促使血压升高。而剧烈的深部疼痛会引起血压下降,发生休克。

4.呼吸系统

强烈疼痛时呼吸快而浅,尤其是发生胸壁或腹壁痛时表现得更明显,而每分通气量通常无变化。但是与呼吸系统无关部位的疼痛,患者由于精神紧张、兴奋不安,也可产生过度换气。

5.消化系统

强烈的深部疼痛引起恶心、呕吐,一般多伴有其他自主神经症状,表现为消化功能障碍,消化腺分泌停止或被抑制。

6.泌尿系统

疼痛可引起反射性肾血管收缩及垂体抗利尿激素分泌增加,导致尿量减少。

二、疼痛的护理评估

在某些国家,学者们已经把疼痛的控制作为一门学科来研究。研究人员包括医师、护士及其他辅助治疗人员。疼痛控制是广义的概念,包括一切解除、减轻和预防疼痛的方法及措施。在对疼痛控制的过程中,疼痛的评估是一个重要环节。要选择合适的护理措施,护士不仅要客观地判断疼痛是否存在,还要确定疼痛的强度。因此,评估疼痛的强度,分析采集到的信息及选择合适的护理措施都是护士的责任。

对疼痛的反应和描述,个体差异很大,很难作为疼痛的客观指标。评估疼痛的目的:①提供疼痛的正式记录。②提供有价值的主观经历的记录。③监测缓解疼痛措施的效果。④监测治疗的不良反应。⑤认识病情进展的体征。⑥促进交流。

(一)影响疼痛表达的因素

1.主观因素

主观因素包括人的性格、精神心理状态等。

(1)个性因素:从生理和心理两方面来考虑患者的疼痛十分重要。通常,内向性格的人对疼痛的耐受性大于外向性格的人,主诉较少。

(2)注意力的集中或分散、转移:在日常生活中疼痛可以因为从事注意力集中的工作而忘却,事实表明痛冲动可以由于应用其他刺激而改变或减弱。

(3)对疼痛的态度:Beecher 曾比较了战伤士兵与一般创伤患者对麻醉药的需要量,发现前者虽然创伤范围大,但所需麻醉药量却相对少,认为这与对待创伤疼痛的不同态度有关。

(4)情绪的影响:Bronzo 用辐射热法研究情绪与痛阈的关系,发现焦虑不安使痛阈降低。

(5)既往经验:对疼痛的感受,除了极少数先天性痛觉缺失患者外,过去的生活经历、疼痛的经验及对疼痛的理解都与疼痛的感受和反应有关。

(6)精神异常与疼痛:精神分裂症、神经官能症、精神抑郁症等患者,常伴有疼痛症状。据某疼痛治疗中心分析,精神抑郁症患者主诉头痛占 40%,腰背痛 62.5%,四肢关节痛 56%,胃痛

6.3%。有人认为这种没有躯体器质性损伤或病变的心因性疼痛,不是一种感觉体验而是一种复杂的心理状态。

2.客观因素

(1)环境的变化:昼夜不同的时间内疼痛的感受不同,如夜间疼痛常加重。充满噪音或强烈的光线照射可以影响患者疼痛的感受和反应。

(2)社会文化背景:每个人所受的教育程度和文化水平不同,对疼痛的耐受性和反应也不同。生活在一个推崇勇敢和忍耐精神的文化背景之中,往往更善于耐受疼痛。

(3)性别:一般认为男性的耐受性大于女性,女性比男性更易表达疼痛。

(4)年龄:一般老年患者较年轻患者主诉疼痛机会少、程度低,这可能是由于老年患者感觉降低及过去有较多的疼痛经历,因而对疼痛的耐受性增高。

3.护理人员的因素

护理人员的因素:①对患者的类比心理往往导致主观偏差,如认为同一种肿瘤患者的疼痛程度应该类似。②凭一般经验将患者的疼痛与某些疾病种类相联系。③缺乏有关疼痛的理论、实践知识。④过分担心药物不良反应和成瘾性,使患者得不到必要的药物治疗。⑤与患者缺乏思想交流,仅依据主诉来判断疼痛的存在与程度。以上这些因素往往使一部分患者的疼痛得不到及时处理。

(二)疼痛的护理评估

正确评估疼痛便于选择治疗方式和评价治疗效果。由于痛觉是主观的精神活动,旁观者无法直接察觉到;所以只能依赖间接方法的综合分析,做动态观察和多方位间接评估。

以往通常用简单的方法测量疼痛的次数和程度,或是简单地问:"你还疼吗?疼痛减轻了吗?"近年来,许多学者从多方面进行研究,试图找到测量疼痛的理想方法。目前常用的方法有以下几种。

1.详细询问病史

(1)初次疼痛的表现:出现时间,整个过程疼痛特征的变化,痛的部位、分布、强度、性质、时间特性,持续性或周期性等。

(2)相差的感觉现象:如感觉异常、感觉障碍及麻木。伴随症状常见肌萎缩、消瘦、乏力、出汗、流泪、鼻塞、头晕、眼花、视力障碍、恶心、呕吐、内脏功能障碍等。

(3)激化或触发疼痛的因素:不同体位对疼痛的影响。体力活动、社交活动、情绪、药物等对疼痛的影响。

(4)用药史:包括止痛和其他治疗史。

(5)癌性疼痛:若是癌症患者,应知道癌肿的病理诊断、手术、转移和扩散、化疗和放射治疗(简称放疗)的剂量和疗程、计算机断层扫描或磁共振扫描检查结果等。

2.视觉模拟评分测量法(VAS)

此法由日本学者发明。具体方法:在白纸上画一条粗直线,通常为 10 cm,一端为"0",表示"无痛",另一端为"10",表示"最剧烈的疼痛"(图 3-1)。患者根据自己所感受的疼痛程度,在直线上某一点作一记号,以表示疼痛的强度及心理上的冲击。从起点至记号处的距离就是疼痛的量。此评分法较多地用于衡量疼痛强度,也可作多方位的疼痛评估。它的优点是简单明白,易行易评,对疼痛强度有量的表达。此法的灵敏度较高,微细的变化均可以表示出来,可让 7 岁以上意识正常的患者自己填写疼痛的等级。

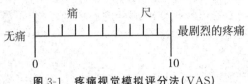

图 3-1　疼痛视觉模拟评分法(VAS)

3.马克盖尔疼痛调查表(MPQ)

这是由疼痛闸门学说的提出者 Melzack 以他所在的大学名称命名的疼痛调查表,他是在 Dallenbach 列出的 44 个形容疼痛性质的词的基础上,广泛地从书刊上收集有关疼痛的词汇达 102 个之多,如轻度、重度疼痛,可怕的疼痛及无法忍受的疼痛等来帮助描述自己的疼痛,使患者更好地表达疼痛。它是目前被英语国家最为广泛应用的评估疼痛的工具。由于它的合理性,已被翻制成法语、德语、芬兰语、意大利语、西班牙语及阿拉伯语等多种版本。

这些疼痛描绘词汇分散在三个大组中:感觉的、情感的和评价的。感觉组又分为 10 个亚小组,分别代表不同性质的疼痛,包括时间性疼痛(如搏动性痛)、空间性疼痛(如穿透样痛)、点样压力、切样压力、收缩压力、牵引压力、热感、钝性、明快性和杂类感觉。情感分为 5 个亚小组,包括紧张、油然自发的情绪、恐惧性、惩罚性、情绪-评估-感觉的杂类。评价不分类,共 16 个亚小组,61 个字。由于以上范围内的描述字汇不敷应用,故又补充 4 个亚小组,共 17 个字,供患者选择合适的描绘字(表 3-1,表 3-2)。

此调查表应用时费时 15～20 分钟,随着经验的增加,时间可缩短至 5～10 分钟。MPQ 的结果可靠有效,重复性好,而且可多方面地反映疼痛的情况。

MPQ 虽然是目前较为合理的测痛手段,但由于语言文字结构学上的问题,不能将英语的描绘字简单地直译而全盘照搬过来,在英语国家里,不少人对某些词汇也不是轻易能理解的。其他国家首先收集有关疼痛的词汇,如阿拉伯语的痛词汇为 100 个,意大利语为 203 个,然后在大批群众中进行每个字评级,如德国将 122 人分三批,意大利将 160 人分两批对痛的词汇评级。可见这是非常艰巨的工作。美国的 Memillan 设计了一份短期形式的 MPQ 疼痛估计表(SFM.P.Q),该表简化了 MPQ 调查表的内容,缩短了填写时间。由 15 个描述信息组成,11 个感觉(跳痛、针刺样痛、刀割样痛、刺骨痛、痉挛性痛、咬痛、烧灼痛、剧烈痛、触痛、痛苦的痛、撕裂样痛),4 个情感(疲劳、厌倦、恐惧、痛苦的折磨)。将每一个信息从 0～3 分为 4 个等级。我们只能采用 MPQ 的原理,制作我国自己的中文版 MPQ。

4.上海医科大学华山医院的疼痛评估表

参照 Karnofsky 的 100 等分法和 Keele 的 24 小时记录的方法,设计了疼痛缓解程度评价表。这是疼痛缓解百分制评分法,把患者在治疗前所感受到的最痛的程度假定为 100 分,不管患者的疼痛程度如何。在 100 分以下表示疼痛减轻,超过 100 分表示疼痛加重。记录的次数由患者自己掌握,并不严格要求患者必须每小时记录一次,但必须记录最痛和最轻的时间和程度,以免患者把注意力终日集中在疼痛上。此法的优点是,100 分法比较符合中国人的习惯,可以看到动态变化和药物治疗的关系。缺点是不能反映疼痛的程度和性质。这方面只能依靠详细的病史记录来补充。从我国人群的总体文化水平考虑,此方法是切实可行的(表 3-3)。

5.疼痛的监护

疼痛的监护包括心跳、呼吸、局部肌肉紧张度、掌心出汗、血浆皮质醇水平等指标,其他如表情、体位、儿童哭闹等也可间接了解疼痛的程度。

表 3-1　马克盖尔疼痛调查表

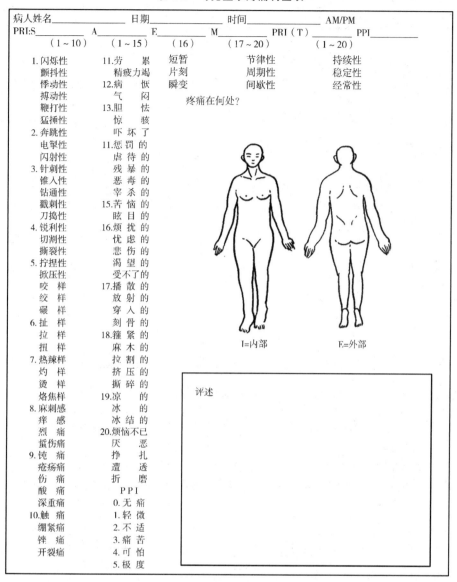

病人姓名＿＿＿＿＿＿　日期＿＿＿＿＿＿　时间＿＿＿＿＿＿　AM/PM

PRI:S＿＿＿＿　A＿＿＿＿　E＿＿＿＿　M＿＿＿＿　PRI（T）＿＿＿＿　PPI＿＿＿＿

（1～10）	（1～15）	（16）	（17～20）	（1～20）

1. 闪烁性　　11.劳　累　　　短暂　　　　节律性　　　　持续性
颤抖性　　　精疲力竭　　片刻　　　周期性　　　　稳定性
悸动性　　12.病　怏　　　瞬变　　　间歇性　　　　经常性
搏动性　　　气　冈
鞭打性　　13.胆　怯　　　疼痛在何处?
猛捶性　　　惊　骇
2. 奔跳性　　　吓　坏　了
电掣性　　11.惩罚的
闪射性　　　虐　待　的
3. 针刺性　　　残暴的
锥入性　　　恶　毒　的
钻通性　　　宰　杀　的
戳刺性　　15.苦　恼　的
刀搅性　　　眩　目　的
4. 锐利性　　16.烦扰的
切割性　　　忧　虑　的
撕裂性　　　悲　伤　的
5. 拧捏性　　　渴　望　的
掀压性　　　受不了的
咬　样　　17.播　散　的
绞　样　　　放　射　的
碾　样　　　穿　入　的
6. 扯　样　　　刻　骨　的
拉　样　　18.箍紧的
扭　样　　　麻　木　的
7. 热辣样　　　拉　割　的
灼　样　　　挤　压　的
烫　样　　　撕　碎　的
烙焦样　　19.凉　的
8. 麻刺感　　　冰　的
痒　感　　　冰　结　的
烈　痛　　20.烦恼不已
蜇伤痛　　　厌　恶
9. 钝　痛　　　挣　扎
疮疡痛　　　遭　透
伤　痛　　　折　磨
酸　痛　　　PPI
深重痛　　0.无　痛
10.触　痛　　1.轻　微
绷紧痛　　2.不　适
铧　痛　　3.痛　苦
开裂痛　　4.可　怕
　　　　　5.极　度

I=内部　　　　E=外部

评述

1～10 为感觉,11～15 为情感,16 为评估,17～20 为杂类,PRI 为疼痛分级指数,PPI 为目前疼痛强度。

表 3-2　马克盖尔疼痛调查表的总体评级法的举例

感觉	指数	情绪	指数	评估	指数
1.闪烁性	1	11.劳累*	1	16.烦忧的 *	1
颤抖性	2	精疲力竭	2	忧虑的	2
悸动性*	3			悲伤的	3
搏动性	4			渴望的	4
鞭打性	5			受不了的	5
猛锤性	6				
亚小组评级	3/6＝0.50		1/2＝0.50		1/5＝0.20

续表

	感觉	指数	情绪	指数	评估	指数
	4.锐利性	1	14.惩罚的	1		
	切割性	2	虐待的*	2		
	撕裂性*	3	残暴的	3		
	恶毒的	4				
	宰杀的	5				
亚小组评级		3/3＝1.00		2/5＝0.40		
	7.热辣样*	1				
	灼样	2				
	烫样	3				
	烙焦样	4				
亚小组评级		1/4＝0.25				
亚小组总分		1.75		0.90		0.20
小组 PRI		$\frac{1.75}{10}=0.175$		$\frac{0.90}{5}=0.18$		$\frac{0.20}{1}=0.20$
总评级			$\frac{0.175+0.18+0.20}{3}=0.185$			

注:*选中的字;PRI疼痛分级指数。

表 3-3 上海医科大学华山医院麻醉科所设计的疼痛缓解程度评价表

姓名____ 性别:男、女 年龄____ 日期____年___月___日 编号____

病员同志:

下表是请你对自己的疼痛作一评价,横线表示时间,从早上 6 点到第 2 天早晨 6 点,每格代表 1 小时,纵线表示疼痛程度,以原来疼痛作为 100%,将现在的疼痛与其作比较,如增加则为大于 100%,如减轻 20%,则为 80%,依次类推,每小时记录 1 次,并且,请把用药情况记录下来。

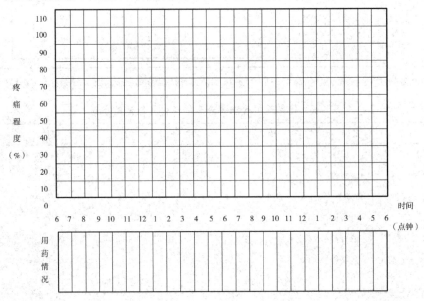

另外,学者们还研制了评估疼痛的仪器,以记录疼痛的感觉和情感的尺度及对生活的影响。尽管方法很多,但至今仍未找到理想的客观评估疼痛的仪器和方法。

护士对疼痛患者管理的重要步骤是对病史的收集,其主要内容如下:①疼痛的部位。②疼痛的程度,让患者自己描述。③疼痛的性质,即疼痛感觉像什么。④疼痛的频率和持续的时间。⑤加重或缓解的有关因素。⑥疼痛对生活的影响。⑦以前和现在缓解疼痛的方法。⑧当前患者的期望是什么。通过以上诸项调查,可较全面了解疼痛的原因,从而正确评估疼痛的程度,制定控制疼痛的措施。

(三)小儿疼痛的评估

对小儿疼痛性质和强度的客观评估是一个难题。婴儿尚未有直接表达疼痛的能力,较大儿童有口述表达的能力,但他们的词汇量是随着年龄增长而积累的。由于背景不同,所用的词汇也不同,所以医护人员一般并不信赖儿童的口述,而依赖小儿行为的表现。

1.行为评估法

对婴儿疼痛的评估,目前只限于急性疼痛,如声音的表达包括尖叫声,哭声的强度、时间,哭的周期数目、频率、音调、曲调等作为疼痛程度的标志。婴儿哭声的 11 个声学特性可被鉴别出来。哭声的长度及发音可用于预测哭的类型,如冷热、饥饿、疼痛。面部表情是婴儿对伤害性刺激的先天性反应,"鉴别面部活动的系统"将面部分为三个区域,即前额及眉头、眼及鼻脊、嘴等;有 9 种面部表情,即眉收紧、鼻唇沟加深、双唇张开、嘴垂直拉开(唇角拉紧、下巴明显下拉)、嘴水平拉大、噘嘴、舌拉紧(舌呈高耸的杯状,舌边紧锐)及下巴抖动。身体部位分为上身、手臂及双腿。疼痛动作如上身的僵硬、回缩、四肢的猛烈移动和护卫。

2.生理学的痛测试

疼痛时呼吸频率及心率增加,手掌出汗被看作焦虑的标志。

3.疼痛评估法

(1)推测式方法:此法特别适合于年龄较小的儿童。①颜色选择法:Stewart 最初让小儿从 7 种颜色中选择一种代表疼痛,红、黑、紫等被选为疼痛的标志,以后采用很多组的不同直径的同心圆,以红色代表疼痛、黑色代表情绪、直径长度代表强度。②Hester 的扑克牌方法:0~4 选择的扑克牌以代表不同程度的疼痛,让小儿选择以表示所受痛苦的程度。

(2)直接自报法:包括口述自报、面谈、视觉模拟评分法及各种间距度量法,如表达情绪的面部变化。①口头描述法:儿童的口述难免带有偏见,或夸张,或缩小,应配合仔细观察。根据口述,了解疼痛性质、强度、部位、高峰期、持续时间等。②面谈:面谈有独特的作用,可以了解很多信息,包括疼痛原因,环境的或内源性的疼痛激化因素,家庭成员或朋友的反应,患儿对治疗的态度和祈求。③Jeans 及 Gorden 的画图法:要求 54 名 3~13 岁的健康儿童画出他们自己想象中和经历中的关于疼痛的图画。画后,和儿童们面谈,了解他们以往的疼痛经历、痛的字汇、痛的言语及应付痛的能力。根据图的内容、所用的颜色、类型、痛的来源(自伤或他伤)及意向(意外的或意料的),将图画编码。患儿画出一人或身体的一部分,选择红色或黑色代表疼痛程度,然后根据编码评分。

三、疼痛的护理措施

控制疼痛的方法很多,归纳起来主要是药物治疗、手术治疗及心理行为的治疗。

（一）疼痛护理的要点

（1）护士首先要有同情心，用亲切和蔼的态度对待患者，表现出对患者痛苦的充分理解。国外曾报道一组癌症患者通过护士及家属的鼓励，96%获得止痛效果，一般的止痛方法可能产生80%以上的效果。

（2）保持病室环境安静，尽量减少噪音，使患者充分休息。避免对患者的一切恶性刺激。在进行护理工作时，动作要轻柔，避免粗暴操作，减少疼痛刺激。

（二）药物止痛

1. 常用的止痛药物

（1）抗胆碱能药：用以解痉止痛，对各种平滑肌痉挛如肠绞痛有明显效果，常用药有颠茄片、颠茄合剂、溴苯胺太林、阿托品等，服后可出现口干舌燥。

（2）解热镇痛药：用以抗风湿性解热镇痛药治疗头痛、风湿性神经痛等，常用药有阿司匹林、水杨酸钠等。

（3）镇痛药：如阿片、吗啡、可卡因、哌替啶等为全身性止痛剂，有镇痛、镇静、解痉作用，多用于严重疼痛患者，但有成瘾性。

（4）非麻醉性镇痛药：这类药物对肌肉、韧带、骨关节的疼痛有效，对内脏疼痛则无效。

（5）麻醉性镇痛药：此类药物对癌症性疼痛最有效，由于会产生耐药性与成瘾性，故倾向于作为最后的治疗手段。但深部的绞痛和胀痛，任何部位剧烈的锐痛，有时必须注射麻醉性镇痛药。针对晚期癌症患者的剧烈疼痛使用麻醉性镇痛药缓解疼痛时，不宜迟延，因为药物成瘾并不重要，最后阶段应尽一切可能让患者感到舒适。

只有依据疼痛的不同原因，选用恰当的止痛药物，采用适当的给药途径，才能获得止痛效果。

2. 给药方法

（1）经口给药：口服止痛药是最常见的方法，患者也易接受。如阿司匹林、吲哚美辛等，由于对胃肠道黏膜有一定的损伤，临床应用受到一定限制。近年来，文献报道了对慢性癌痛采用布洛芬与美沙酮痛合用取得了良好效果。

口服吗啡制剂控制癌痛已沿用多年，过去每4小时给药一次较为麻烦。多年来研究者们试图研制长效口服吗啡制剂，以克服上述剂型的缺点。近来应用控制释放硫酸吗啡片剂治疗晚期癌痛取得了较好的临床效果。

关于给药时间，以往习惯于疼痛时给药，近来研究发现，定时给药血清中浓度较稳定，止痛效果较好，同时用药总量还会减少。但不能千篇一律，如病情加重超出定时给药控制疼痛的效力时，则按需要给药更为适宜。也有一些人喜欢疼痛开始时给药。制定治疗方案时，要依据患者的意愿及影响止痛成败的各种因素做出选择。

（2）经胃肠外给药：当大量口服止痛药不能控制疼痛，或有严重的胃肠道反应如恶心、呕吐等不良反应时，需采用胃肠道外给药途径。①连续皮下输入麻醉剂。安全性和效果较好，深受患者欢迎，现已为普遍采用。②静脉给药患者自控镇痛（PCA）。用一个计数电子仪控制的注药泵——微泵，由患者或患者家属控制，在患者疼痛时给予一定剂量的止痛药物。可以提供麻醉剂的剂量、增减范围和估计两剂量的间隔最短时间及提供一个稳定的注药间隔周期。优点是能较好地控制疼痛，减少止痛药用量及不良反应，并提供患者独立地管理止痛药的机会，对改善肺功能和减少术后并发症也有帮助。适用于不同的临床病例，包括7岁以上的儿童，已日趋广泛地应用于临床。早年用于手术后止痛，近来，这一技术广泛用于意识正常而没有阿片类药物成瘾的各种癌痛患者,其安全性和止痛效果是可靠的,在使用 PCA 泵时应注意要有完整的医疗记录:医嘱记录、护理计划、疼痛管理计划、护理记录和医疗记录等。此外,所有医护人员都要知道患者正在实施的疼痛管理情况,有的医院是在患者的门上或病历上贴上带有 PCA 标志的标签,提示护理人员做好患者的疼痛管理工作。③硬膜外镇痛法(epidural inducing analgesia,EIA)。经硬膜外导管通过人工或可控性微泵持续给小剂量止痛药,方法简便有效,尤其适用于长期疼痛患者。a.特点:提供持久的止痛效果,降低麻醉镇痛剂用量。b.不良反应:呼吸抑制、血压降低及小腿水肿,一般呼吸抑制的危险性存在于中断给药后 6～24 小时。c.减少呼吸抑制发生率可采用以下措施:高龄全身情况差者减量;避免与其他镇痛方法联合使用;注意呼吸类型。据报道,通过静脉、肌肉、吸入等途径的中枢性镇痛与通过硬膜外腔等途径的局部镇痛比较,后者效果更佳,不影响意识,无成瘾。

(三)针刺和刺激镇痛

1.针刺

这是一种值得推广的安全、简便、经济、有效的止痛方法。针刺镇痛是用特制的不锈钢针刺入机体一定的穴位来解除疼痛的一种方法。有时也采用电针刺激。经大量的临床试验和观察研究表明,针刺利用可控制的低振幅频率的电流刺激局部组织,或兴奋深部组织包括肌肉在内的牵张、压力等多种感受器,通过各种传入神经纤维将信息传入中枢神经系统,在中枢神经系统的各级水平阻遏或调制伤害性信号的传递和感受。电针的传入冲动主要进入中枢神经系统,激活内源性阿片肽镇痛系统、非阿片肽镇痛系统和经典递质系统而达到镇痛效果。

2.经皮肤电刺激神经

这是根据痛觉产生的闸门控制学说和电针镇痛而发展起来的一种方法。这种方法常被用于慢性疼痛,刺激电极可放在某些穴位、疼痛部位或邻近关节。其镇痛范围限于同一脊髓节段或同神经支配区。根据刺激脉冲的频率及强度不同,其作用机制也不尽相同,低频低强度刺激可兴奋神经干中粗的神经纤维。在脊髓水平,粗神经纤维的冲动可抑制细神经纤维或中间神经元对痛觉信号的向上传递。如果刺激较强,则可激活脑内源性镇痛系统,通过下行抑制作用抑制痛觉信息在脊髓的传递。

3.表皮刺激止痛法

冷、温湿敷法,可使神经末梢的敏感性降低而减轻疼痛。

涂薄荷脑软膏止痛法止痛的原理尚不清楚。用法:取薄荷脑软膏(如清凉油)涂在疼痛部位附近。对疼痛不易触及的"内在疼"可用以上方法或用按摩七星针敲打刺激对侧皮肤以达到止痛的目的。

4.脑刺激镇痛

在脑内某些核团如中脑水管周围灰质、下丘脑、尾核等埋藏电极,电刺激这些部位可控制癌症患者的顽痛。

(四)常用的疼痛护理措施

1.松弛

这种方法是通过各种放松训练,使患者在精神上和肉体上从应激中释放出来。放松训练包括生物反馈,进行性肌肉松弛、深呼吸等。最简单的松弛性动作,如叹气、打呵欠、腹式呼吸等。

2.想象

想象是现实和幻想在精神上的表现。它不仅包括精神上的画面,而且也包括听觉、触觉、嗅觉、味觉及运动的再现。想象包括会话式的、简单的症状替换、标准想象技术、系统的个体想象技术等。

3.分散注意力

引导患者注意其他事物,"忽视"疼痛感觉,从而提高患者疼痛阈值以减轻疼痛。这种方法能提高对痛的耐受力,但不能去除疼痛,只可短期应用。分散注意力,采用的方法:当患者疼痛很轻时,可讲述患者感兴趣的故事;选放患者喜欢的音乐,播放快速高音调的音乐,嘱患者边听边随节奏打拍并闭目,疼痛减轻时音量放小;缓慢有节奏的呼吸,嘱患者眼睛注意室内前方物体,进行深慢吸气与缓慢呼出,继续慢吸慢呼并数数,闭目想象空气缓慢进肺或意想眼前是海滨和绿色原野。

4.催眠

这是在有意识的状态下,由催眠师所执行的通过强化暗示改变意识状态而使行为改变的一种方法。

催眠状态是一种注意力或精神高度集中的状态,可产生多种效果。许多研究都证实催眠术对抑制疼痛十分有效,但其神经生理学基础尚不清楚。

5.音乐

选择适当的音乐,使患者放松,不仅能改善患者的疼痛,而且对克服焦虑也有效。

6.幽默

有人报道,对某些患者来说,大笑 10 分钟后,患者的疼痛可缓解 2 小时。

7.按摩

皮肤和皮下组织施以不同程度的按压,能松弛肌肉,改善循环,以减轻疼痛。

8.气功

剧烈疼痛时可先用镇痛剂,待疼痛缓解后再练功。练功可使镇痛时间延长,防止疼痛再发生。众所周知,应用药物止痛,与病因治疗无关。而气功止痛通过唤起机体的自然治愈能力,有可能达到病因治疗,使机体处于良好的内环境状态,这是气功控制疼痛的优点所在。目前,气功止痛的机制尚不清楚。

9.心理疗法

(1)生物反馈疗法:通过机器让患者本人感觉到自主神经系统反应(血压、脉搏、体温、肌电图),通过附加自发反应条件用意志控制这些功能。自我催眠疗法可减轻疼痛的感觉和苦恼,其内容是同疼痛作斗争,好像疼痛从伤口出来而消失。

(2)图像法:通过交谈制成图像以提供患者控制疼痛的感觉。Doake 初次报道了图像法可减少止痛药的使用剂量并减轻疼痛。

四、癌症疼痛的护理

疼痛是癌症患者最主要的症状之一。世界上每天有 350 万例以上的癌症患者忍受着疼痛的折磨。一般癌症的疼痛率占 53%,晚期癌症则高达 91%。根据研究,疼痛发生率最高的是骨癌和口腔癌,为 80%～90%;其次是肝癌、泌尿系统癌肿、乳腺癌、肺癌等;发生最低的是白血病,仅占 5%。老年患者癌症出现的疼痛在程度上可能稍轻,但疼痛仍是晚期癌症患者护理的一项重要内容。世界卫生组织(WHO)近来公布了治疗癌痛的指导原则,强调用药的三个步骤:首先用非麻醉药,如非甾体抗炎药(NSAIDs);然后用弱麻醉镇痛剂如可卡因;最后选用强麻醉镇痛剂

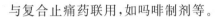

与复合止痛药联用,如吗啡制剂等。

(一)癌性疼痛的护理原则

1.变按需给药为按时给药

对癌性疼痛的治疗,传统的做法多以患者超过忍耐力为给药标准,并有意识地尽可能延长给药间隔时间,以减少止痛药用量,这样不仅不能使患者摆脱疼痛的痛苦,还会提高对疼痛的警觉和恐惧,甚至形成索取更多、更强的止痛药愿望,造成对止痛药的"心理性成瘾"。因此,最好根据药物半衰期按时给药,一般在前次服药效果消失1小时前给药为宜。尽可能口服,其次直肠给药,最后才考虑注射。

2.分阶梯复合用药

WHO建议癌性痛治疗选用镇痛剂必须从弱到强按三个阶梯进行。首选第1类非阿片镇痛剂,代表药是阿司匹林,代替药是氨基比林,对于轻、中度疼痛有效。如果止痛不满意,可选用第2类阿片镇痛剂,代表药是可待因,代替药是右旋丙氧酚。只有效果仍不满意时才选用第3类强阿片镇痛剂,代表药是吗啡,代替药有美沙酮、哌替啶等。由于癌性疼痛具有急性和慢性疼痛两种特点,用止痛药可长期安排应付持续性疼痛,并应根据疼痛程度经常变换止痛药,在充分缓解的前提下尽可能减少止痛药用量。实践表明,合理的间隔时间、充足的剂量、科学的搭配药物,应用非麻醉性止痛药可使大多数癌性疼痛缓解。

3.注重心理护理

疼痛患者极为敏感,需要格外关注,不仅需要技术上治疗,也需要情感上的照料。给予疼痛患者心理安慰、鼓励,使其精神上摆脱恐惧感,并教育患者及家属改变对药物不良反应及耐受性的错误认识,使广大的癌症患者从疼痛的痛苦中解脱出来。

(二)麻醉技术控制癌痛

1.神经阻滞

神经阻滞是经皮将局麻药或神经破坏药直接注入神经节、神经干或神经丛及其周围,阻断疼痛传导的一类方法,在晚期癌痛患者中已应用了多年。近年来提倡给早期癌痛患者应用。治疗性神经阻滞常用破坏神经的不可逆的药物,如酚、酒精等。

2.椎管内应用麻醉剂

椎管内应用麻醉剂已有十余年的历史。这项技术是通过导管或泵,连续或间断将药物输入硬膜外或鞘内。这种方法避免了口服给药法和其他方法给药的不良反应,同时还减少了辅助药物的应用。然而,耐药性是影响止痛效果的一个因素。

(三)神经外科技术控制癌痛

神经外科手术已广泛用于治疗癌痛。这些技术近期才应用于临床,手术治疗的目的是在周围神经与中枢神经之间某一点切断传导疼痛的途径。如周围神经切断术、脊髓前侧切断术、脑回切断术等。

(徐小双)

第四章

急诊科护理

第一节 高血压脑出血

一、概述

高血压脑出血(hypertensive intracerebral hemorrhage,HICH)是由脑血管破裂引起脑实质内出血的一种自发性脑血管病,具有高血压特性,又称高血压性脑出血。该病是国内神经科最常见疾病。在亚洲国家脑出血占脑卒中患者的 20%～30%,而欧美国家脑出血仅占卒中患者的5%～15%,在我国,虽尚未有大规模流调资料,但脑出血患者多有高血压病史,可高达 70%～80%,故临床上一直沿用高血压脑出血。高血压脑出血是一种高发病率、高致残率和高致死率的脑血管疾病,起病急骤、病情凶险、死亡率高,是危害人类健康常见的严重疾病,也是急性脑血管病中最严重的一种,为目前中老年人致死性疾病之一。发病后 1 个月内病死率高达 30%～50%,脑出血后 6 个月仍有 80%的患者后遗残疾,存活者中超过 30%遗留神经功能障碍,从而给个人、家庭和社会造成了沉重的负担。高血压病常导致脑底的小动脉发生病理性变化,在这样的病理基础上,患者因情绪激动、过度脑力与体力劳动或其他因素引起血压急剧升高,导致已病变的脑血管破裂出血所致。其中以豆纹动脉破裂最为多见,其他依次为丘脑穿通动脉、丘脑膝状动脉和脉络膜后内动脉等。因此,高血压性脑出血的好发部位依次为壳核(外囊)区、脑叶皮层下白质内、丘脑、脑桥、小脑半球、发生于延髓或中脑者极为少见。

高血压脑出血一般可依据临床表现作出诊断。发病年龄多在中年以上,既往常有高血压病史,寒冷季节发病较多。发病突然,患者出现不同程度头痛、呕吐、偏瘫及意识障碍。CT 检查能清楚显示出血部位、血肿大小、出血扩展方向及脑水肿范围,给治疗方法的选择提供了重要依据。磁共振检查也能帮助脑出血在短时间内作出准确的诊断。

二、基底节区出血

(一)概述

基底节区是最常见的高血压脑出血部位,约占所有高血压脑出血的 60%。由于该区域由不同的动脉供血,包括 Heubner 返动脉、豆纹动脉、脉络膜前动脉等,故而基底节内囊区脑出血的具体部位、出血量、有无破入脑室等因素都会引起不同的临床表现。因此对于基底节内囊区脑出血进行分型并依此进行评估,对于手术的决策以及预后的判断有十分重要的意义。

(二)应用解剖

基底节(又称基底神经节)是指从胚胎端脑神经节小丘发育而来的神经核团,是大脑的中心灰质核团,包括杏仁核、纹状体和屏状核。纹状体又分为尾状核和豆状核,豆状核又可分为壳核和苍白球。壳核和尾状核合称为新纹状体,苍白球为旧纹状体。对于基底节区的血供,一般认为主要来源是大脑中动脉、大脑前动脉、脉络膜前动脉及后交通动脉,同时脉络膜后外动脉也恒定地分布到纹状体,但范围很小,可视作次要来源。

(三)临床表现

典型可见三偏体征(病灶对侧偏瘫、偏身感觉缺失和偏盲等),大量出血可出现意识障碍,也可穿破脑组织进入蛛网膜下腔,出现血性 CSF,直接穿破皮质者不常见。①壳核出血:主要是豆纹动脉外侧支破裂,通常引起较严重运动功能障碍,持续性同向性偏盲,可出现双眼向病灶对侧凝视不能,主侧半球出血可有失语。②尾状核头出血:表现头痛、呕吐及轻度脑膜刺激征,无明显瘫痪,有时可见对侧中枢性面舌瘫,临床常易忽略,偶因头痛在 CT 检查时发现。

(四)诊断

头颅 CT 平扫为首选检查。CT 可以快速准确检查出脑内出血的部位、范围和血肿量,以及血肿是否破入脑室,是否伴有蛛网膜下腔出血等 MRI 梯度回波 T_2 加权像对判断急性出血十分敏感,且对早期出血更有价值(图 4-1)。但是时间、成本、可用性,患者的耐受力、临床状况,可能使得急诊 MRI 在大多数情况下无法实施。当怀疑引起脑出血的病因是高血压以外的因素时,进行 MRI 检查是有必要的。可以鉴别诊断脑血管畸形、肿瘤、颅内动脉瘤等。如果临床怀疑或者其他检查提示潜在的血管病变,应行 DSA 或 3D-CTA 以明确诊断。

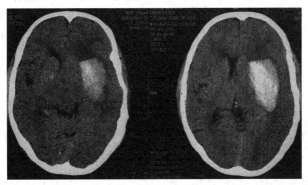

图 4-1 基底节区出血

(五)治疗

1.非手术治疗

血压的处理、颅内压的控制及循环呼吸系统的稳定是影响预后的三个至关重要的因素。血压的高低是决定血肿是否进一步扩大的最重要的因素。为减少再发出血的危险性,在最初4 小时可迅速降低血压,以后可使血压缓慢升高以增加缺血区的血液灌注。收缩压>24.0 kPa(180 mmHg)或舒张压>14.0 kPa(105 mmHg)者使收缩压下降至 21.3 kPa(160 mmHg)左右水平;脑出血前血压不高者,则降压达病变前水平。降低高颅压较肯定的是用利尿剂。对于肾功能正常的患者,甘露醇降颅压既安全又有效,可单用或与呋塞米合用以增强其疗效,这两类药可明显改善患者的预后及降低死亡率。神经保护剂与神经营养剂等能阻断刺激毒性级联反应导致的局部脑缺血及阻止神经元的坏死,促进脑功能恢复。采取措施控制血压、降低颅内压、预防癫痫发作及维持系统稳定对于防止出血、水肿及缺血的加重极其重要。患者的意识状态是影响预后的最重要因素,而意识状态又可间接反映血压及颅压是否得到适当的控制。

2.手术治疗

手术治疗应综合多方的因素予以确定,以下几点是确定手术时必须予以考虑的。

(1)手术适应证和禁忌证的选择:建立在对患者整体状况全面考虑的基础上,根据患者的意识状况、出血部位、出血量、出血时间、是否存在严重的继发性损害如急性梗阻性脑积水或脑疝。对选择内科治疗的患者,应严密观察病情变化,若出现病情进行性加重,或复查 CT 发现血肿增大、出现脑积水征象,或难以用内科方法控制颅内压增高,应及时采取外科治疗。

(2)手术时机:对于中等量的壳核血肿已引起意识不清、木僵或明显运动障碍者主张超早期手术;目前国内外学者普遍认为高血压性脑出血需要手术者,应尽量在发病后 6～7 小时内行超早期手术。早期手术可以解除血肿的占位效应和周围脑组织的中毒反应。手术的目的主要在于清除血肿,降低颅内压,使受压的神经元有恢复的可能性,防止和减轻出血后的一系列继发性病理变化,阻断恶性循环。早期手术可以有效解除血肿的占位效应和周围脑组织的中毒反应,但是颅内活动性出血的患者手术风险较高。另外,手术清除血肿需要切开血肿浅层的脑组织,从而造成新的出血。

(3)手术方法。①骨瓣或小骨窗开颅血肿清除术:骨瓣开颅虽然创伤稍大,但可在直视下彻底清除血肿,止血可靠,减压迅速,还可根据患者的病情及术中颅内压变化以及对术后颅内压进行预判等,决定是否行去骨瓣减压;小骨窗开颅损伤小,手术步骤简便,可迅速清除血肿,直视下止血也较满意,以基底节区血肿为例,开颅后十字切开硬膜,暴露外侧裂及颞叶皮质,用脑穿针穿刺血肿定位、抽吸减压,于颞上回上缘横行切开皮质 1.0～1.5 cm,沿穿刺方向深入 2～3 cm,即达血肿腔。清除血肿后,血肿腔内可置硅胶引流管,以便引流或辅以尿激酶等纤溶药物治疗。②立体定向血肿清除术及血肿纤溶引流术:该术式是在 CT 定位并引导立体定向仪行精确的血肿穿刺,然后碎吸血肿或纤溶后吸除血肿并安置引流的一种手术。整个手术过程是在 CT 监视下进行,可对血肿排出量进行测定,并能判断有无再出血而采取相应措施。具体方法是在头皮上作约 3 cm 切口后钻孔,切开硬膜,避开皮质血管进行以血肿为中心的靶点穿刺,穿刺成功后先行血肿单纯吸除,吸除量可达 70% 以上,对于血肿腔内残存的血凝块,可采用超声吸引(CUSA)或旋转绞丝粉碎血块,以利血肿引流排空。③神经内镜血肿清除术:采用硬质镜与立体定向技术相结合来清除。内镜手术清除脑内血肿应在全麻下进行,在 CT 或 B 超定位下穿刺血肿腔,在不损伤血管壁、周围脑组织及不引起新的出血的前提下尽可能清除血肿,但不必强求彻底清除,以免引起新的出血,达到减压目的即可,然后放置引流管作外引流,必要时进行血肿腔纤溶引流,如遇有小动脉出血,可以通过内镜的工作道用高频射频凝固止血。上述几种方法的联合应用使脑出血手术更加优化。

(六)护理措施

1.术前护理难点及对策

(1)基底节脑出血患者的病情观察及护理:基底节脑出血患者起病急骤,病情复杂,常涉及多个系统,监护护理要求高。此外,脑出血患者易出现各种严重并发症,导致病情加重甚至死亡,因此病情观察及护理极为重要。护理措施:①常规吸氧、呼吸支持,心电血氧监护,严密观察意识、瞳孔、生命体征、氧饱和度、神经系统体征、尿量、皮肤状况、有无癫痫发作等,判断有无并发症发生。如在原有基础上突然发生头痛,呕吐,意识加深,肢体活动障碍,失语等。应警惕有无再出血发生。必要时随时行 CT 复查。②有条件者监测颅内压、脑灌注压和血流动力学参数。③头痛:应评估头痛的部位、性质,持续时间等;高颅内压引起的头痛遵医嘱予脱水剂降颅内压治疗;如为蛛网膜下腔出血刺激性头痛,遵医嘱应用止痛药;结合非药物治疗措施缓解疼痛。④呕吐时注意防止误吸或窒息,呕吐量多者遵医嘱补液。⑤护理人员需进行神经功能详细评估的专门培训。包括通用标准量表的使用,如美国国立卫生研究院卒中量表、格拉斯哥昏迷量表和格拉斯哥预后量表等。⑥一旦发现再出血的征兆,应积极行 CT 检查确诊,配合医师积极抢救。

(2)基底节脑出血再出血的危险因素及管理:再出血是 HICH 患者最严重的并发症,一旦发生再出血,将加重患者病情,影响患者预后,甚至导致死亡。因此严密观察和积极护理再出血是 HICH 患者围术期的重点内容。护理措施:①评估危险因素。再出血多与患者剧烈活动,用力排便,情绪激动,咳嗽,癫痫,创伤、分娩、血压波动等因素有关。同时,血压,血糖和颅内压的管理不仅与再出血有关,也是决定患者预后的重要因素。②一般护理:出血急性期应绝对卧床休息,限制探视。避免各种不良刺激,如用力排便、用力咳嗽、情绪激动等,必要时可遵医嘱予缓泻剂、镇静剂等。密切观察癫痫发作的先兆、类型和持续时间,遵医嘱予抗癫痫药物。③血压管理:急性脑出血患者常伴有明显血压升高。在脑出血急性期,患者的血压高低是决定血肿是否进一步扩大的重要因素。对于 HICH 患者的血压管理,《中国脑出血诊治指南(2019)》指出:早期积极降压是安全的。收缩压 20.0~29.3 kPa(150~220 mmHg),在没有急性降压禁忌证的情况下,数小时内降压至 17.3~18.7 kPa(130~140 mmHg)是安全的,但其改善患者神经功能的有效性尚待进一步验证;收缩压>29.3 kPa(220 mmHg),在密切监测血压的情况下,持续静脉输注药物控制血压可能是合理的,收缩压目标值为 21.3 kPa(160 mmHg)。脑出血急性期一般采用静脉降压,应尽可能稳定静脉用药速度(如可采用微量泵等),达到平稳降压,避免血压骤然升降。降压治疗期间应严格观察血压水平的变化,避免血压波动,每隔 5~15 分钟进行 1 次血压监测。对于库欣反应或中枢原因引起的异常高血压,不应单纯盲目降压,应积极处理原发病因。④颅内压管理:颅内压的水平与患者疾病的发生、发展及预后有着密切的关系。颅内压的观察:有条件行颅内压监测者,应密切观察颅内压和脑灌注压的波动情况,通常颅内压>2.7 kPa(20 mmHg)为中度增高,提示临床需采取降低颅内压的措施。但是各种操作,如翻身,吸痰,患者不适、烦躁等,均可影响颅内压的数值,因此颅内压监测时应注意排除外界因素的干扰。无颅内压监测条件者,可观察患者有无"头痛,呕吐、视血水肿"三主征以及患者生命体征是否呈库欣改变(心率慢、呼吸慢、血压高)。尽量避免引起颅内压升高的因素:注意休息,保持情绪稳定;保持呼吸道通畅,避免剧烈咳嗽;预防便秘,避免用力排便;预防和控制癫痫发作;预防和控制躁动,必要时镇静镇痛;控制高热,中枢性高热可予亚低温治疗;操作轻柔,尽量减少刺激等。降低颅内压,减轻脑水肿:抬高床头 15°~30°,避免颈部扭曲,吸氧;遵医嘱予利尿剂脱水治疗,如甘露醇,必要时可应用呋塞米、甘油果糖、白蛋白等,观察和记录尿量:遵医嘱予激素治疗,注意观察不良反应;亚低温治疗、辅助过度通气治疗、巴比妥疗法、脑室引流等。⑤血糖管理。即使无糖尿病病史的患者,在脑出血后大多伴有应激性高血糖,尤其是重症患者更加明显。严重高血糖(>13.9 mmol/L)会造成患者免疫功能降低、氧化应激增加、炎性反应因子增多和形成促凝状态,对患者的血管、血流动力学和免疫系统都会造成有害影响,因此,高血糖可增加患者死亡和不良转归的风险。而低血糖可导致脑缺血及脑水肿。因此,应做好血糖管理:发病后应尽快测量并监测血糖,血糖目标值:《中国脑出血诊治指南(2019)》和《中国脑卒中血糖管理指导规范(2016)》均指出,血糖值可控制在 7.8～10.0 mmol/L,异常血糖值的处理:＞10.0 mmol/L 时可遵医嘱予胰岛素治疗:＜3.3 mmol/L 时可予葡萄糖口服或注射,以达到正常值。

(3)基底节脑出血急诊术前准备:目前国内外学者普遍认为 HICH 者如需手术,应尽量在发病后 6～7 小时内行超早期手术。因此,确定手术治疗后,应积极迅速做好相关术前准备,尽早手术。护理措施:①告知手术必要性,手术方式及注意事项,鼓励家属给予患者心理支持。②建立静脉通道,遵医嘱快速输入脱水剂、激素、止血药等。③吸氧,保持呼吸道通畅。④禁食禁饮,立即更衣,剃头、合血、皮试,安置保留胃管。⑤备术中用药、病历、影像学资料等。⑥协助完善相关术前检查:心电图、出血试验、凝血试验等。

2.术后护理难点及对策

(1)基底节脑出血术后病情观察及护理:术后 3 天内是脑组织水肿高峰期,因此颅内压的监护、观察和护理是重点。术后最严重的并发症是再出血和脑疝,因此,应密切观察并及时处理。此外,术后同样可能出现其他各种严重并发症,导致病情加重甚至死亡,因此病情观察及护理即为重要。护理措施:①饮食、活动、体位等按全麻术后护理常规进行护理。②伤口的观察和护理:注意观察伤口敷料有无渗血渗液,如有应及时更换;保持敷料清洁干燥勿受污染;评估患者伤口疼痛的部位、性质及持续时间,应分析疼痛的原因并对症、对因处理。注意结合生命体征监测和临床体征,与颅内压增高或脑出血引起的头痛进行区别。③引流的观察和护理:保持引流管固定、通畅,根据引流管类型和患者病情调整引流瓶的位置;预防引流液逆流感染;保持引流口清洁。避免感染:观察并记录引流液的颜色、性状和量,如引流液突然增多,颜色鲜红,或术后24 小时后仍有新鲜血液流出,应通知医师处理。④评估再出血的危险因素并做好预防和管理,同术前。⑤其余病情观察同术前。

(2)基底节脑出血术后呼吸道管理及肺部感染的预防:病情较重者,呼吸功能受损,加之长期卧床、人工气道、抵抗力差等因素,易并发肺部感染,不但影响机体氧供,而且增加患者的后遗症及死亡风险,同时脑组织对于缺氧十分敏感,因此做好呼吸道管理非常重要。护理措施:①呼吸功能受损者,应早期建立人工气道,必要时用呼吸机辅助通气,以利于及时排痰,改善呼吸道阻塞,减少肺部感染,减少因缺氧引起的脑水肿,降低脑疝的风险。②一般管理。环境应通风,室内温度 18～20 ℃,湿度 50％～60％;限制探视:定期消毒。③吸氧、保持呼吸道通畅。定时翻身拍背、雾化、吸痰等,保持呼吸道通畅,观察痰液的颜色、性状和量。④人工气道的管理:做好气道湿化,如保持充足的液体入量、雾化加湿、气管直接滴注、人工鼻、湿化器湿化等;保持导管固定;做好气囊的管理;护理口腔;护理气管切开切口等。⑤怀疑肺部感染者,早期做痰培养及药敏试验,予有效抗生素治疗。⑥加强营养支持。提高机体抵抗力。

(3)基底节脑出血术后体温管理:①根据患者体温情况监测体温。②根据患者体温情况进行治疗:中枢性高热者多用物理降温,推荐予亚低温治疗;感染性发热者可遵医嘱予药物治疗和物理降温。

(4)基底节脑出血术后饮食及营养的护理:脑出血患者营养不良的风险增加,尤其是合并吞咽困难、呕吐、严重脑出血、老年病者更为明显。营养不良与脑出血的预后不良密切相关,增加了患者胃肠道出血、肺部感染和压力性损伤等风险。然而目前脑出血治疗过程中患者的营养状况经常被忽略,影响患者康复。因此对脑出血患者及时进行营养评估和进行适当的营养干预非常重要。原则上应首选肠道营养,可综合患者的意识情况和吞咽功能筛查评估结果(如反复唾液吞咽试验、洼田饮水试验等)等,确定营养支持的途径。

清醒患者:①吞咽功能正常者经口进食,无需额外补充营养。由于脑出血发病与饮食结构相关,所以一般主张饮食以低盐、低脂、富含蛋白质和维生素的半流食和软食为主。避免烫伤、呕吐、呛咳、窒息等意外。如日常进食不能满足机体需要量者,可增加口服营养制剂,或间断持续管饲肠内营养。②吞咽功能部分异常者:选择治疗性日常饮食,必要时补充管饲营养。③吞咽障碍不能日常进食,或每天日常能量摄入不足目标量的60%时,可选择管饲肠内营养。

昏迷及重症患者:①营养支持时机。组织低灌注状态下,任何形式的营养供给都会加重患者的机体代谢紊乱、组织缺血缺氧和脏器功能损害。早期肠内营养目前已证实具有积极作用,但在胃肠功能障碍及组织低灌注状态下,易出现较多并发症。一般主张营养支持应在充分复苏、获得血流动力学状态稳定、严重的代谢紊乱被纠正的前提下及早开始。②营养支持方式:只要胃肠道功能完整或部分存在,就应优先、及早、最大限度地使用。肠内营养不能满足需要时,应添加一定比例的肠外营养。首选肠内营养,一般为鼻饲,持续时间长者可予胃造瘘管补充营养。营养液供给方式有分次推注、间歇重力滴注、持续泵入等。

(5)基底节脑出血术后康复护理:脑出血患者多残留不同程度的功能障碍,需要长期的康复护理。规范的康复流程和治疗方案对于降低脑出血患者的致残率,提高患者的生活照质量具有十分重要的意义。护理措施:①尽早开始康复治疗,适度强化康复治疗措施并逐步合理地增加康复幅度。《中国脑卒中早期康复治疗指南(2017)》指出,一般经急性期规范治疗,生命体征平稳、神经系统症状不再进展后患者即可开始接受康复评定并进行康复护理,以获得最佳功能水平。此时可医护一体化早期指导患者和家属配合良肢位的摆放、被动运动和主动运动等,逐步过渡到床边和下床活动。②对脑出血患者应进行多学科、多专业人员的综合性康复治疗,如卒中单元可明显降低患者病死率和致残率,可为患者提供肢体功能训练、语言训练、ADL训练、认知疗法、心理治疗和健康教育等全方位的管理和康复。护理人员应配合进行相应康复指导。

(6)基底节脑出血术后并发症的预防和护理:并发症的发生会影响患者的预后,严重者可引起死亡,因此应做好并发症的预防和护理。急性脑出血患者的并发症发生率高,美国AHA/ASA脑出血指南指出,在一项脑出血治疗对照研究中,患者至少有1项并发症,其中40%为严重并发症。通常住院7天后,约50%的患者因并发症死亡。预防及护理措施见表4-1。

表4-1 脑出血并发症的预防和护理

并发症	预防	护理
再出血	同术前,术后观察还可结合引流液的观察进行判断,若引流液突然增多,颜色突然变鲜红,一定要警惕再出血的发生	
癫痫	1.观察识别癫痫的危险因素,早期癫痫多为脑组织缺氧,大脑皮质运动区受刺激所致,一般于伤后或术后2～3天出现,常为暂时性,脑水肿消失后不再发作。晚期(脑卒中后2～3个月)癫痫发作多在2年内。 2.与出血部位的关系:脑叶出血并发癫痫最多,壳核和丘脑出血较少引起癫痫发作,小脑和脑干出血极少引起癫痫。 3.有明显癫痫倾向的患者应遵医嘱预防性使用抗癫痫药物。 4.有癫痫发作史者避免声、光等刺激。	1.发作时避免患者受伤,保持呼吸道通畅、吸氧,预防窒息、误吸,遵医嘱予地西泮静脉注射控制发作。 2.抗癫痫药物治疗。 3.药物治疗无效者可考虑手术。

并发症	预防	护理
应激性溃疡	1.应认识到脑出血患者发生应激性溃疡的风险较高,重症多于24小时内出现,应积极预防。 2.去除应激因素,纠正供氧不足问题,维持水、电解质、酸碱平衡,早期肠内营养支持等。 3.观察胃液的颜色、性状和量。 4.预防性使用抑制胃酸药物如奥美拉唑、埃索美拉唑等。	1.急性期禁食、胃肠减压,观察记录胃液颜色、形状和量。 2.呕血者预防窒息。 3.密切观察生命体征。 4.药物治疗:抑制胃酸药物、止血药等。 5.必要时及时输血,行局部治疗、内镜治疗或手术治疗等。
深静脉血栓形成和肺栓塞	1.脑出血患者发生深静脉血栓形成和肺栓塞的风险很高,女性较男性更高,应积极预防。 2.鼓励患者尽早活动,抬高腿部,进行预防血栓的相关锻炼。 3.尽量避免下肢静脉输液,尤其是瘫痪侧肢体。 4.应用外部压迫装置,如弹力袜与间歇性空气压缩装置。 5.高危患者遵医嘱予抗凝治疗,注意观察出血风险。	做好溶栓治疗和抗凝治疗等的护理监测。
压力性损伤	1.避免局部组织长期受压。 2.保持皮肤清洁干燥。 3.加强营养。 4.动作轻柔,避免破坏皮肤完整性。	在预防措施的基础上,结合伤口具体情况进行处理。

(7)基底节脑出血术后恢复期健康宣教:其一,脑出血患者致残率高,功能的恢复是一个漫长的过程,患者多需回归社区或家庭进行恢复,部分患者甚至易并发睡眠障碍和抑郁、焦虑等心理问题,因此需对患者及其家庭进行康复和护理相关健康宣教,提高生存质量,使患者早日回归家庭、回归社会。其二,脑出血与患者的生活方式密切相关,因此改变不良生活方式非常重要。调查显示在首次脑出血后患者复发的风险为 2.1%～3.7%,复发危险因素包括高血压、脑叶出血(提示脑淀粉样血管病可能性大)、高龄、饮酒、接受抗凝治疗、载脂蛋白 E 基因的等位基因携带者及 MRI 上多发出血灶等。因此应对患者做好恢复期健康宣教,改变不良生活方式,预防脑血管疾病的再次发生。护理措施:①恢复期血压管理,注意血压监测;根据医嘱应用药物控制血压在 18.7/12.0 kPa(140/90 mmHg)以下,用药需注意准时用药,不能擅自停药,如有不良反应,及时就诊。及时治疗可能并存的疾病,如冠心病、高血脂、动脉粥样硬化等。②饮食:低盐、低脂、低胆固醇、低热量饮食,多食蔬菜水果,以清淡、易消化饮食为宜。糖尿病者宜糖尿病饮食。③血糖管理:卒中患者中 15%～33%患有糖尿病,且 9.1%的卒中再发可归因于糖尿病。因此应监测并维持正常血糖,规范遵医嘱治疗糖尿病。④自我保健:坚持适量运动,不宜做重体力活动,戒烟限酒,情绪稳定,睡眠充足,劳逸结合,大便通畅,勿过度用力和屏气等。⑤坚持康复:需康复训练者,应认识到训练过程艰苦而漫长,应建立信心、耐心和恒心,在医师指导下循序渐进、持之以恒。⑥心理状态评估和支持:家属应予充分的家庭支持和心理支持,并及时发现患者的异常心理状态,及时就医干预。

三、丘脑出血

(一)概述

丘脑出血是脑出血中致残率和病死亡率较高的部位之一。丘脑出血死亡率占全部脑出血的13%,如破入脑室死亡率可达53%,存活者常遗留持续神经心理障碍,迟发性疼痛和运动异常等。丘脑是感觉系统的皮质下中枢,丘脑出血时因出血量的多少,病情发展速度,核损害部位和范围而临床表现不一。

(二)应用解剖

丘脑是间脑中最大的卵圆形灰质核团,位于第三脑室的两侧,左、右丘脑借灰质团块(称中间块)相连(图4-2)。丘脑是产生意识的核心器官,其功能就是合成发放丘觉。丘脑被丫形的白质板(称内髓板)分隔成前、内侧和外侧三大核群。丘脑的核团及其纤维联系。丘脑的血供来源较多,以椎-基底动脉系为主,颈内动脉为辅。较大的核团血供情况大致如下。丘脑外侧核:后半主要由大脑中动脉的丘脑膝状体动脉供应,前半(腹前核和腹外侧核等)由大脑后动脉的结节丘脑动脉供应;丘脑内侧核:后半主要由脉络膜后内侧动脉的丘脑支供应,前半由大脑后动脉的丘脑穿支动脉和后交通动脉的结节丘脑动脉供应。丘脑外侧核的血管疾病约占全部丘脑血管疾病的70%,大多是由于丘脑膝状体动脉和丘脑穿支动脉破裂所致。

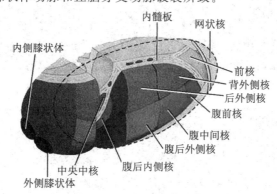

图 4-2 丘脑核团模式图

内侧膝状体外侧膝状体内髓板中央中核腹后内侧核腹后外侧核腹中间核腹前核后外侧核背外侧核前核网状核

(三)临床表现

1.眼症状

由于血肿压缩下丘脑和中脑扩展,可出现垂直性眼球运动障碍,双眼呈下视位(又称"落日眼"),双眼向鼻尖注视,即所谓的丘脑眼,亦可出现向病侧或向病灶侧的侧视麻痹,双瞳孔缩小,或病灶侧瞳孔小,往往可见 Horner 征。

2.语言障碍

优势半球丘脑出血常表现为各种形式的语言障碍,轻者为错语,重者为完全性的表达性失语、感觉性失语、混合性失语或命名性失语。

3.运动及感觉障碍

作为初期症状可有病灶对侧半身麻木,丘脑出血往往不同程度的直接或间接损伤内囊,因此多数病例不同程度地出现偏身障碍,可为一过性或持久性。一般感觉障碍比运动障碍为重,深感觉障碍比浅感觉障碍为重。可有小脑性共济失调,深感觉障碍性共济失调和不随意运动。重症病侧可反复出现去大脑强直发作,往往于压眶时诱发。

4.皮质功能障碍

可有计算力不佳,定向力障碍,智能减退,甚至痴呆。腹侧病变,可出现结构性失用症,失认及痛感缺失,可出现同向性偏盲和半侧空间忽视,丘脑内髓板以内的结构属于上升性网状激活系统,此部位受损可出现不同程度的意识障碍,有的一直表现为嗜睡状态。

5.脑室积血

此型出血破入脑室的发生率高,故脑脊液多呈血性。

(四)诊断

头颅 CT 平扫为首选检查。CT 可以快速准确检查出脑内出血的部位、范围和血肿量,以及血肿是否破入脑室(图 4-3,图 4-4)。

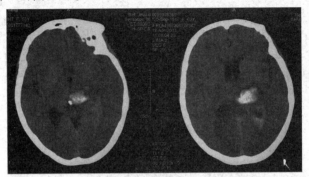

图 4-3　单纯丘脑出血

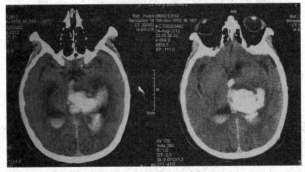

图 4-4　丘脑出血破入脑室

(五)治疗

1.非手术治疗

对于血肿量较小,一般情况良好,功能废损不严重的丘脑出血一般才用保守治疗。保守治疗注意重视颅内压的控制、血压的处理及循环呼吸系统的稳定三个至关重要的因素(同基底节区脑出血)。神经保护剂与神经营养剂的运用,促进脑功能恢复,预防癫痫发作及维持系统稳定对于防止出血、水肿及缺血的加重也尤为重要。

2.手术治疗

(1)手术适应证和禁忌证的选择。①钻孔脑室外引流。丘脑出血破入侧脑室合并梗阻性脑积水出血明显患者。②开颅手术。丘脑出血破入侧脑室血肿铸型,且有明显颅内高压;丘脑实质内血肿较大意识状态较差患者但尚有自主呼吸;丘脑血肿破入脑室合并梗阻性脑积水的患者;有明显颅内高压患者。③内科治疗的患者,应严密观察病情变化,若出现病情进行性加重,或复查CT发现血肿增大、出现脑积水征象,或难以用内科方法控制颅内压增高,应及时采取外科治疗。

(2)手术时机:主张超早期手术,应尽量在发病后6～7小时内行超早期手术。

(3)手术入路:侧脑室三角区入路(右侧)或顶间沟入路(左侧)。

(六)护理措施

1.术前护理难点及对策

丘脑出血患者病情一般较重,病情变化快,手术指证较少,术前需做好严密的评估和管理,方能使患者平稳度过术前等待时间,顺理进行手术。

(1)严密监护和观察病情,及时发现病情变化,评估再出血的危险因素,并做好血压、血糖、颅内压和体温等管理,尤其应早期积极静脉泵入降压:收缩压 20.0～29.3 kPa(150～220 mmHg),在没有急性降压禁忌证的情况下,数小时内降压至 17.3～18.7 kPa(130～140 mmHg)是安全的;收缩压＞29.3 kPa(220 mmHg),在密切监测血压的情况下,持续静脉输注药物控制血压可能是合理的。

(2)维持呼吸循环稳定,保持呼吸道通畅。

(3)积极遵医嘱进行术前准备。

2.术后护理难点及对策

(1)术后病情观察及护理:持续多参数监护,观察重点同基底节脑出血,应密切监测循环呼吸,注意患者的语言、肢体活动、情绪和头痛情况等。

(2)呼吸道的管理:做好人工气道相关护理,保持呼吸道通畅,维持机体氧供,预防和治疗肺部感染。

(3)中枢性高热的护理:丘脑下部有体温调节中枢,丘脑出血时体温调节中枢功能紊乱,患者容易出现中枢性高热,特点是无感染征象而体温持续在 39 ℃以上,甚至达到 42 ℃,脉搏不随着体温升高而加快,一般退烧药物难以降温。通常机体能耐受的温度为 40.5 ℃,高热既可加重原发病,又可以导致呼吸循环衰竭,消化道出血等并发症,出现中枢性高热时一般预后不良。因此,应采取积极有效的降温措施,降低患者死亡率。护理措施:①密切监测并记录患者体温,中枢性高热宜使用物理降温措施,如冰帽、冰袋,擦浴、灌肠等。物理降温效果差者也可采用静脉降温法,将 0～10 ℃低温液体静脉输入患者体内,降温有效率高。此外,也可采用冬眠合剂治疗。临床常采用冬眠合剂结合物理降温实施亚低温治疗,将体温降至 33～35 ℃,降温的同时可降低脑组织耗氧量,保护脑组织。

(4)亚低温治疗的护理:存在中枢性高热者,单纯药物降温效果通常不理想,可在严格掌握适应证和禁忌证的前提下实施亚低温治疗。护理措施:①脑温监测。直接测量可通过置入脑温探头进行,间接测量一般可采用监测肛温和鼻腔深部温度的方式,前者使用较多,应注意将肛温探头放入肛门6～10 cm。②遵医嘱用药,如肌内注射、静脉注射、静脉滴入或静脉泵入冬眠合剂,保持患者处于昏睡状态、四肢肌张力不增高、无寒战、无皮肤毛孔收缩、生命体征稳定。③物理降温:患者进入昏睡后采用物理降温措施,常用体表降温方式,如用冰袋、冰帽、降温毯等,4～12 小时内患者体温可降至 33～35 ℃。④复温:先停用物理降温,再逐渐停用冬眠合剂,益被自然复温,平均每 4 小时升高 1.2 ℃,持续 12 小时以上复温至 37 ℃。禁止复温过快,防止发生复温休克。

四、脑叶出血

(一)概述

脑叶出血的年发病率约为 8.4/10 万,约占自发性脑出血的 1/3,且随着年龄的增长发病率显著增加。脑叶出血是指大脑皮质及皮质下白质的出血,其病因,病理和临床表现等很多方面都有其特殊性,常常好发于顶叶,颞叶及枕叶,从解剖学上看是因为脑内微型动脉高度集中于此处。

脑叶出血的发病与很多因素有关,常见原因为脑淀粉样血管病(cerebral amyloid angiopathy,CAA)、脑血管畸形、高血压、抗凝治疗、梗死后出血、血液异常和肿瘤出血等。高血压不是脑叶出血的常见原因。大宗报告中尚未发现明确的病因,有报道仅 31% 的患者有慢性高血压,Kase 等的研究显示住院患者中 50% 有高血压,Broderick 等发现高血压所致的脑叶出血和其所导致的大脑深部,小脑和脑干的出血概率基本相同。Zia 等对社区人群进行跟踪随访研究,结果表明,高血压与脑叶出血和非脑叶出血均相关,但与后者的相关性更强。

(二)临床表现

自发性脑叶出血的症状依据于血肿的位置及大小。相对于其他形式的自发性脑出血,入院时患者伴有高血压和昏迷的频率较低。昏迷发病率低与血肿位于大脑周围结构组织有关。一般患者出现头痛、呕吐、畏光、癫痫和烦躁不安等症状,偏瘫少见,相应的脑叶神经缺损表现比较突出。有报道显示脑叶出血癫痫发生率高于非脑叶出血。一般认为脑叶出血患者出现头痛的可能较深部出血者多见,主要是因为脑叶出血易破入蛛网膜下腔,刺激脑膜而导致头痛。由于脑叶出血相对远离脑室系统,其继发脑室出血的发生率较低。若脑叶血肿扩大,颅内高压症状明显。

(三)诊断

头颅 CT 平扫为首选检查。CT 可以快速准确检查出脑内出血的部位、范围和血肿量,以及血肿是否破入脑室(图 4-5)。MRI 及 CTA 可以鉴别诊断脑血管畸形、肿瘤、颅内动脉瘤等。如果临床怀疑或者其他检查提示潜在的血管病变,应行 DSA 或 3D-CTA 以明确诊断。

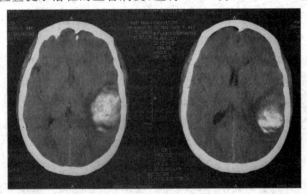

图 4-5　左侧颞顶叶出血

(四)手术治疗

1.手术适应证

脑叶大的出血主张手术治疗,认为有选择地手术治疗能使部分患者的预后得到改善。STICH 研究表明距皮层表面 1 cm 以内的血肿在发病后 96 小时内的手术治疗可能取得更好的临床预后,虽然这一研究的数据没有统计学差异。而对脑叶出血且 GCS 评分在 9~12 分之间的患者仍建议手术治疗。Broderick 等回顾性分析了 188 例幕上 ICH 患者,他们认为出血量能帮

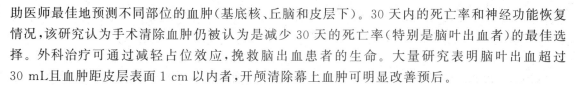

助医师最佳地预测不同部位的血肿(基底核、丘脑和皮层下)。30 天内的死亡率和神经功能恢复情况,该研究认为手术清除血肿仍被认为是减少 30 天的死亡率(特别是脑叶出血者)的最佳选择。外科治疗可通过减轻占位效应,挽救脑出血患者的生命。大量研究表明脑叶出血超过 30 mL 且血肿距皮层表面 1 cm 以内者,开颅清除幕上血肿可明显改善预后。

2.手术时机

对手术时机目前尚未达成共识。相关临床研究报告的从发病到手术的时间从 4～96 小时不等,从而使得比较不同的手术时机对预后的影响相当困难。对于脑叶出血,早期手术治疗是一种改善预后的方式。总的原则是,若血肿量超过 30 mL,占位效应明显,患者有颅内压增高的临床表现,早期手术对改善患者的预后具有重要意义。

3.手术要点

(1)骨瓣或骨窗开颅手术。必须考虑几个技术要点:①显微操作是必要的技术手段;②脑叶出血手术皮层切口应靠近血肿中心,距血肿最表浅处,注意避开语言中枢及重要功能区;③血肿中心部分先予以清除,尤其应小心避免血肿腔深部内囊纤维的损伤。

(2)定向钻孔抽吸术:非创伤性颅内血肿的治疗具有一定的疗效。通过 CT 和 MRI 的定位引导钻孔抽吸并同时应用血纤维蛋白肽类和机械辅助作用提高了疗效。有研究报道表明抽吸术具有良好的疗效。但该方法存在术后再出血的危险,尤其是在出血的高危期。

(3)神经内镜:已开始应用于脑内血肿的治疗。一项随机、前瞻性研究对内镜术和最佳的内科治疗做了比较,发现内镜治疗具有良好的疗效,所有患者血肿清除均超过 50％,其中 45％的患者可清除 70％以上的血肿,术后早期无死亡病例;再出血率仅为 4％。对于皮层下出血的患者,应用内镜术治疗在 6 个月时,达到良好效果者占 40％,对于皮层下出血量大于 50 cm³ 的患者,接受内镜治疗,能明显提高存活率。与保守疗法相比,神经功能的恢复比保守治疗要好,研究发现,当出血量较大时,内镜治疗可提高存活率,中等量出血时可提高神经功能恢复的概率。

(五)护理措施

1.术前护理难点及对策

(1)脑叶出血患者术前病情的观察和管理:精细的术前管理对于患者的预后和康复至关重要。做好病情观察及护理,密切观察和管理血压,早期积极静脉泵入降压药物:收缩压 20.0～29.3 kPa(150～220 mmHg),在没有急性降压禁忌证的情况下,数小时内降压至 17.3～18.7 kPa(130～140 mmHg)是安全的,收缩压＞29.3 kPa(220 mmHg),在密切监测血压的情况下,持续静脉输注药物控制血压可能是合理的。此外,做好颅内压和血糖管理,预防再出血,积极行急诊术前准备。

(2)脑叶出血患者癫痫的观察和护理:脑叶出血患者癫痫发生率高于非脑叶出血患者,可见任何类型的发作。早期可能由毒肿直接刺激或压迫皮层运动区导致缺血引起,脑水肿,急性颅内高压,缺氧和代谢紊乱等均可导致痛性放电。需认识到其发生特点,实施正确预防和护理措施。有明显发作倾向者可遵医嘱预防性使用抗癫痫药物,通过药物治疗,绝大多数癫痫发作能得到理想控制,预后较好。癫痫急性发作时应积极正确地保护和抢救患者。

(3)脑叶出血患者的安全管理:相应部位脑叶出血可引起神经缺损症状,如存在视野缺损、癫痫、精神障碍的患者。可能存在跌倒、坠床、受伤、走失、自伤等风险,感觉障碍者存在烫伤、冻伤等风险,因此,应加强安全管理。护理措施:①交代患者家属 24 小时留陪 1 人,如有特殊事件需报告护士。②健康指导:告知患者及家属疾病的特点、可能发生的风险及风险防范措施,取得家

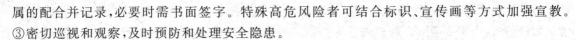

属的配合并记录,必要时需书面签字。特殊高危风险者可结合标识、宣传画等方式加强宣教。③密切巡视和观察,及时预防和处理安全隐患。

2.术后护理难点及对策

(1)脑叶出血患者术后管理:密切的术后管理对于患者的预后至关重要。术后管理包括病情观察及护理、呼吸道管理、体温管理、并发症预防和护理、饮食及营养护理、恢复期健康宣教等。尤其需注意癫痫的观察和护理,做好患者的安全管理。

(2)脑叶出血患者的康复指导和护理:脑叶出血患者相对其他脑出血患者,症状一般较轻,但是功能障碍症状较明显,如偏瘫、失语、感觉障碍等,需要长期的治疗和康复。做好肢体、语言、感觉等相关功能康复。

(五)预后

脑叶出血预后好于深部出血。但复发性脑叶出血常常提示预后不佳。一般而言,脑叶血肿经手术治疗可明显降低病死率和致残率。年龄是影响预后的重要因素,超过 60 岁的预后较差。

五、脑室出血

(一)概述

脑室内出血(intraventricular hemorrhage,IVH)是脑出血(ICH)中的重要亚型,根据出血原因不同又分为原发性脑室内出血(primary intraventricular hemorrhage,PIVH)和继发性脑室内出血(secondary intraventricular hemorrhage,SIVH)。Darby 等将 PIVH 定义为出血仅在脑室内或脑室壁室管膜下 15 mm 以内来源的出血,SIVH 为室管膜外 15 mm 以外的脑实质出血破入脑室。PIVH 较 SIVH 的发病率低。

高血压病是继发性脑室内出血的主要原因,90% 以上的患者有高血压病史。有 40% 的原发性脑室内出血患者的病因是血管病,包括动脉瘤和烟雾病。烟雾病是原发性脑室内出血的重要原因,占 28.6%～55%,其次是血管畸形和动脉瘤。对于原发性脑室内出血的患者,有条件的医院,在患者病情允许的情况下应尽早行 DSA 造影或 CTA 检查,明确病因,针对病因治疗,预后较好。

(二)应用解剖

侧脑室和第三脑室位置深在,完全由神经结构包裹,大脑内形态弯曲,不同脑叶的形状和大小有差异,且脑室壁还有重要运动、感觉和视觉传导通路和自主神经、内分泌中枢等,所以这一部位的手术具有很大挑战性。每侧侧脑室为一 C 形的腔,围绕丘脑。每侧侧脑室分为五部分:额角、颞角、枕角、体部和房部。每一部分具有内侧壁、外侧壁、顶壁和底壁。丘脑位于侧脑室的中央,每侧侧脑室围绕丘脑的上方、下方和后面,侧脑室的体部位于丘脑的上方,房部和枕部位于丘脑的后面,颞角位于丘脑的下外侧面。丘脑的上表面构成侧脑室体部的底壁,丘脑枕的后表面构成房部的前壁,丘脑的下表面位于颞角顶壁的内侧缘,丘脑出血极易破入侧脑室。尾状核是一个包绕在丘脑周围的 C 形细胞团块,为侧脑室壁的重要组成部分,分为头部、体部和尾部。尾状核头部突入侧脑室额角和体的外侧壁,体部构成部分房部的外侧壁,尾部从房部延伸到颞角的顶壁,与颞角尖端的杏仁核相延续,尾状核出血常经额角破入脑室。穹隆是另一个侧脑室壁上围绕在丘脑周围的 C 型结构。穹隆的体部将第三脑室的顶壁与侧脑室体部的底壁分开。胼胝体参与侧脑室各个壁的构成,由前向后分为嘴部、膝部、体部和压部,嘴部构成额角的底壁,膝部和体部形成侧脑室额角和体部的顶壁。

第三脑室位于胼胝体和侧脑室体部的下方,蝶鞍、垂体和中脑的上方,两侧大脑半球、两侧丘脑和两侧下丘脑之间。它与 Willis 环以及分支、Galen 静脉及其属支关系密切。第三脑室是一个漏斗形腔隙,通过前上方的室间孔和侧脑室相通,通过中脑导水管与第四脑室相通。三脑室有一个顶壁、一个底壁、一个前壁、一个后壁和两个外侧壁。第三脑室的外侧壁是由丘脑和下丘脑构成,尤以丘脑出血极易破入第三脑室。

第四脑室是小脑和脑干之间的宽篷状中线孔腔,其头侧通过中脑导水管连接第三脑室,尾侧通过正中孔连接枕大池,外侧通过外侧孔连接桥小脑角。

与侧脑室和脉络裂关系最密切的动脉是脉络膜前后动脉,该动脉供应侧脑室和第三脑室内的脉络丛。颈内动脉、大脑前后动脉、前后交通动脉都发出穿支分布到侧脑室和第三脑室各个壁。大脑深部的静脉系统回流入室管膜下的管道,穿过侧脑室和第三脑室的壁,汇聚于大脑内静脉、基底静脉和大脑大静脉。小脑上动脉与第四脑室顶壁的上半部关系密切,小脑后下动脉则主要与顶壁的下半部关系密切,基底动脉和椎动脉发出许多穿支至第四脑室底。第四脑室内无重要的静脉,关系最密切的静脉为小脑与脑干之间裂隙内的静脉,以及小脑脚表面的静脉。

(三)临床表现

多数患者在发病前有明显的诱因如情绪激动、用力活动、洗澡、饮酒等,多为急性起病,少数可呈亚急性或慢性起病。患者发病后多有意识障碍,部分患者可有中枢性高热,持续 40 ℃以上,呼吸急促,去皮质强直及瞳孔变化,极少数患者可呈濒死状态。

一般表现:视出血部位及出血量多少而异,轻者可表现为头痛、头晕、恶心、呕吐、血压升高、脑膜刺激征等;重者表现为意识障碍、癫痫发作、高热、肌张力高、双侧病理反射征;晚期可出现脑疝、去脑强直和呼吸、循环障碍以及自主神经系统紊乱;部分患者可伴有上消化道出血、急性肾衰竭、肺炎等并发症。

原发性脑室内出血除具有一般表现外与继发脑室内出血相比尚有以下特点:①意识障碍相对较轻;②可亚急性或慢性起病;③定位体征不明显;④以认知功能、定向力障碍和精神症状为常见。

因原发出血部位不同其临床表现各异:护理措施:①位于内囊前肢的血肿极易破入脑室,临床表现相对较轻;②位于内囊后肢前 2/3 的血肿,由于距脑室相对较远,当血肿穿破脑室时,脑实质破坏严重,临床表现为突然昏迷,偏瘫,在主侧半球可有失语、病理反射阳性、双眼球向病灶侧凝视;③位于内囊后肢后 1/3 的血肿,多有感觉障碍和视野变化;④丘脑出血表现为意识障碍、偏瘫、一侧肢体麻木、双眼上视困难、高烧、尿崩症、病理反射阳性等;⑤小脑出血表现为头痛、头晕、恶心、呕吐、颈强直、共济失调等;重者出现意识障碍、呼吸衰竭等;⑥脑干出血轻者表现为头痛、眼花、呕吐、后组脑神经损伤、颈强直等;重者深昏迷、交叉瘫、双侧瞳孔缩小、呼吸衰竭等。

(四)诊断

首选 CT 检查,CT 可以明确出血部位、出血量及有无梗阻性脑积水(图 4-6,图 4-7),为临床评估提供可靠依据。针对原发性脑室内出血患者,应行血管检查明确病因,首选 DSA 造影,若患者病情较重,则行 CTA/MRA 检查。

(五)治疗

1.一般治疗

(1)控制血压:应用药物控制血压,但要避免血压下降过快、过低[降幅应低于基础血压的 20%,收缩压 18.7~21.3 kPa(140~160 mmHg),舒张压 12.0~13.3 kPa(90~100 mmHg)]。

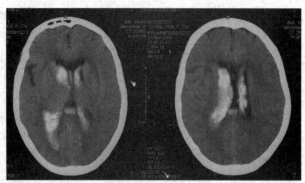

图 4-6　单纯脑室出血

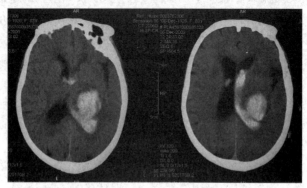

图 4-7　丘脑出血破入脑室

（2）处理颅内压增高：应常规行颅内压监测。若出现颅压增高，应使用甘露醇等药物脱水以降低颅内压。

（3）维持水和电解质平衡。

（4）意识障碍者应酌情考虑气管插管或切开。

（5）血管造影：由于高血压脑出血所致的继发性脑室出血无论临床上或影像学上均有异于动脉瘤或 AVM 的特征性表现，故血管造影只是在需要排除脑动静脉畸形、颅内动脉瘤或其他原因所致的脑内出血时方可采用。

（6）防止应激性溃疡药物的使用。

（7）神经营养治疗。

2.外科治疗

外科治疗的主要目标是迅速清除血肿的占位效应和由此而导致的继发性脑损害，但是手术却很少能改善神经功能。是否采取外科治疗措施必须针对每一位患者具体神经功能情况、出血量和部位、患者年龄以及患者本人和亲属对疾病的治疗的期望值来决定。

原发性脑室内出血，合并梗阻性脑积水患者，考虑钻孔引流术。继发性脑室内出血，根据出血原发部位不同，直接开颅清除血肿，有以下手术入路。护理措施：①经额角入路。尾状核出血破入脑室，选此入路，路径最短，直视下可有效清除尾状核及同侧侧脑室内血肿，若切开透明隔，可部分清除对侧侧脑室血肿（图 4-8）。②经顶间沟入路。由于丘脑出血位置深，周围重要神经结构复杂，此入路可较好地避开重要功能区，显微镜直视下可彻底清除丘脑及左侧侧脑室血肿（图 4-9）。③经三角区入路，丘脑出血破入脑室（右侧）（图 4-10）。④经枕下小脑蚓部入路（图 4-11）。

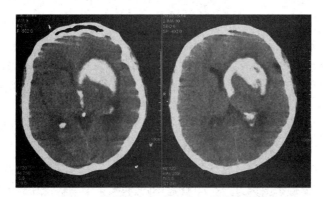

图 4-8 尾状核出血破入脑室,经额角入路

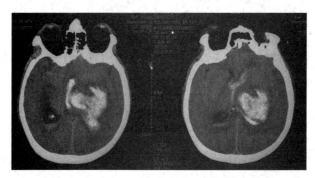

图 4-9 丘脑出血破入脑室,经顶间沟入路

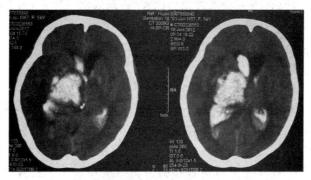

图 4-10 枕顶叶出血破入脑室,经三角区入路

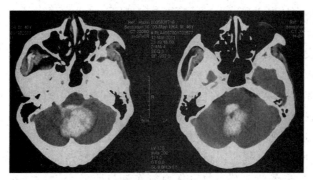

图 4-11 小脑及脑干出血破入第四脑室,经枕下小脑蚓部入路

(六)护理措施

1.术前护理难点及对策

(1)梗阻性脑积水的观察和护理:部分患者可出现梗阻性脑积水、颅内压增高,因此应密切观察和及时处理。对于病情较轻或进展缓慢者,遵医嘱应用利尿剂脱水,加强观察。对于进行性急性脑积水具有手术指征者,遵医嘱积极进行术前准备。

(2)高热的护理:病情较重者易出现高热,加重脑损伤,应积极处理。监测体温并遵医嘱予药物和物理降温,行亚低温治疗者应严密监护和护理。

(3)血压的管理:急性脑出血患者常伴有明显血压升高。在脑出血急性期,患者的血压高低是决定血肿是否进一步打大的重要因素。护理措施:①遵医嘱早期积极降压。②当收缩压>29.3 kPa(220 mmHg)时,应积极予静脉药物降压;收缩压为24.0~29.3 kPa(180~220 mmHg)时,可使用静脉降压药物控制血压。根据患者临床表现调整降压速度,21.3/12.0 kPa(160/90 mmHg)可作为参考降压目标值。③降压治疗期间应严格观察血压水平的变化,每隔5~15分钟进行血压监测。④对于库欣反应或中枢原因引起的异常高血压。不应单纯盲目降压,应积极处理原发病因,如脱水降低颅内压、手术清除占位或血肿、脑室钻孔引流手术等。

2.术后护理难点及对策

(1)脑室外引流的护理:对于部分梗阻性脑积水患者可行脑室外引流术,需做好观察和护理。脑室内出血、脑室外引流者,引流速度慢,易堵塞,应注意保持引流固定、通畅。如同时给患者使用了溶栓药物,应观察引流液的颜色、性状和量是否较前增加,以及时发现继发性再出血。其余护理同脑室外引流常规。

(2)康复护理:患者多遗留不同程度神经功能障碍,如肢体瘫痪等,需长期康复治疗。应遵循科学原则,早期介入科学康复评估与锻炼。

六、小脑出血

(一)概述

自发性小脑出血(Spontaneous cerebellar hemorrhage,CH),是指非外伤引起的小脑实质的脑出血。为幕下脑出血中常见,且预后相对较好的类型。急性自发性小脑血肿的人群发病率尚不清楚,早年国外部分尸检报道大约为0.7%。从整个脑实质发病部位看,自发性小脑出血占所有自发性脑出血的5%~13%,这一数字与小脑组织重量在整个中枢神经系统中的比例接近。其发病率男性略高于女性,发病高峰年龄在60~80岁。小脑出血的死亡率报道相差较大,在20%~75%,在CT及MRI普及以前,这一数字可能更高,而手术患者死亡率为20%~50%。

(二)病理生理

高血压是所有自发性脑出血的最常见的因素,近年来,随着对脑血管淀粉样变(cerebral amyloid angiopathy,CAA)在脑出血疾病中的研究深入,过去人们认为的罕见发病原因,现在被认为是老年人脑叶出血非常重要的原因;此外,血管畸形也是引起小脑出血的重要原因之一;在国外资料中,梗死后出血在小脑出血中也不少见。目前认为小脑出血的部位通常发生于齿状核及其附近,表现为小脑半球的血肿,这是高血压引起自发性小脑出血最常见的部位。由于齿状核可由小脑所有动脉供血,所以很难确定出血责任动脉。位于小脑蚓部的出血,较易破入第四脑室与脑室相通,并常凸向脑桥被盖部。其出血责任血管多来自小脑上动脉或小脑后下动脉的远段分支,有时见动脉瘤。

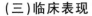

（三）临床表现

自发性小脑出血多急性起病，症状常发生在活动时。突发头痛、恶心、呕吐、头晕是常见首发症状，最常见的表现是患者突然站立或行走时跌倒，但无肢体偏瘫。头痛多表现为枕部疼痛，也有患者表现为额部头痛甚至球后部位的疼痛；呕吐症状也见于大部分患者；患者头晕症状多是真性眩晕（前庭性眩晕），在患者中也较常见。但三个症状并非同时见于大多数患者。此外患者还表现为构音障碍、耳鸣等症状，但是较之前的症状少见。同时小脑出血由于血肿压迫可能出现脑神经麻痹症状，表现为向同侧凝视麻痹、患侧周围性面瘫、眼球震颤及同侧角膜反射减弱。在清醒患者，如出现同侧步态或肢体共济失调、同侧同向性凝视麻痹和同侧周围性面瘫"三联征"时，常常提示小脑血肿的发生。

小脑出血的患者临床经过常常难以预料，入院时患者清醒或仅表现为嗜睡，短时间内可恶化为昏迷甚至死亡，这是区别于其他部位脑出血的临床特点之一。多数症状恶化的情况发生于患者发病 72 小时之内，但也有迟发恶化者，临床医师应予以高度警惕。单纯依靠患者入院时临床表现有时很难预测患者的临床过程。

（四）诊断

CT 扫描为诊断自发性小脑出血和确定其部位提供了简便、经济、迅速且准确的方法，MRI 也可作为小脑出血的诊断检查，但检查相对耗时且不够经济。急性血肿在 CT 表现为小脑部位的高密度影。CT 能够显示血肿是否破入脑室，脑干受压情况，以及是否存在脑积水。这些都为临床确定患者手术指征及预测患者病情变化及预后提供了很重要的信息。同时反复 CT 复查在病情变化较快的患者中是非常必要的，一旦发现血肿扩大或出现脑积水等征象，即应尽早进行手术治疗，以防止病情进一步恶化。

由于目前各种影像学检查手段，包括 CT、CTA、MRI 及 DSA 等检查的广泛应用，临床医师不仅能够早期发现小脑出血，并能够判断小脑出血原因，为下一步临床治疗提供足够的依据。自发性小脑出血需要与动脉瘤、血管畸形及肿瘤引起的小脑出血进行鉴别。

（五）治疗

1.手术指征与禁忌证

小脑出血的内科治疗方案基本同其他部位脑出血。

关于手术指征的选择上，小脑出血的患者，如出现临床神经功能恶化，或出现脑干受压和/或急性梗阻性脑积水表现时应尽早行血肿清除术。关于意识状态良好（GCS 评分≥13 分）的小脑出血患者是否手术目前仍有争议，由于患者术前意识状态与预后密切相关，同时小脑出血后临床变化过程难以预测，患者一旦出现昏迷后行手术治疗往往预后较差，故部分学者认为出现明显第四脑室受压情况时早期应积极手术治疗，不论患者神经功能是否明显恶化。部分学者则认为对于这类患者，如脑积水情况已得到控制，建议观察等待，一旦出现神经功能恶化，则行手术治疗，反之则行保守治疗。总之，对于此类患者是否手术，在病情恶化的风险、临床潜在的后果及手术风险三者间仔细衡量非常重要。

鉴于小脑出血多位于小脑半球齿状核附近，患者的临床症状表现最为重要的原因是颅压增高所致，其中颅后窝张力的明显增高常是致命性小脑扁桃体疝的主要原因，而因血肿占位效应所致的梗阻性脑积水又进一步加重了高颅压危象。我们认为对所有小脑出血的病例，除非已至濒死状态，均应采取积极手术清除血肿，尽可能挽救患者生命。

小脑出血的手术禁忌证基本同幕上部位脑出血，年龄并非小脑出血的绝对禁忌证，合并严重心肺功能疾病及凝血功能异常亦应力争纠正后行手术治疗。

2.手术时机

由于小脑出血的手术指征多以是否出现神经功能恶化情况作为判断标准，文献报道部分患者可能在发病数天甚至数周后行手术治疗，但是可以肯定的是，患者一旦出现进行性脑干功能紊乱时，应立即行颅后窝开颅手术清除血肿减压，以预防不可逆的脑干功能障碍。绝大多数学者均主张临床神经功能恶化前尽早手术，无论患者出血时间长短，都可获得相对良好的预后。

3.手术方式的选择

（1）单纯脑室外引流术：单纯脑室引流术仅适用于不能耐受全麻开颅患者；或血肿不大仅因破入第四脑室引起早期梗阻性脑积水者。

（2）开颅血肿清除术：根据血肿部位选择枕下开颅，枕骨骨窗约 4 cm×4 cm 大小，手术尽量清除小脑内及已破入脑室内积血，打通脑脊液循环，对于合并有脑积水患者建议同时行侧脑室外引流。如条件许可，可置入颅内压监护仪检测颅后窝压力变化情况，尽量将颅内压维持在一定范围以保证足够的脑灌注。开颅手术清除血肿优点在于：有效解除血肿占位效应及梗阻性脑积水，避免继发缺血性损害。随着显微外科及微创技术的不断进步，微创颅内血肿清除术已逐渐开展，术中行小骨窗（3 cm×3 cm）开颅，显微镜下操作，清除小脑内血肿并仔细止血，脑组织损伤小，术后并发症相对少，这在本院的临床实践中得到证实。

（3）内镜辅助下血肿清除术：过去神经内镜下血肿清除术多用于伴脑积水脑室内血肿清除，国外报道取得了较好效果。而内镜下小脑内血肿清除术的疗效仍处于探索阶段，内镜下小脑血肿清除术的经验提出，相对于传统开颅血肿清除术，内镜手术具有手术时间短，且能够缩短患者术后行脑室外引流的时间，并减少患者术后行永久分流的风险。但是由于颅后窝操作空间狭小，内镜下手术操作技术要求较高，能否推广应用还需更多的临床研究。

（4）环枕减压及血肿清除术：作枕下正中直切口，上缘于枕外隆凸上 2 cm，下缘达第 5～6 颈椎棘突水平，术中咬除枕骨鳞部、枕大孔后缘、寰椎后弓，广泛剪开硬脑膜，达到环枕减压的目的，继之清除血肿。其好处在于能有效地行颅后窝减压，并充分引流脑脊液，疏通脑脊液循环，但手术创伤较大，术后环枕稳定性受一定影响。此术式适用于血肿大且破入第四脑室、手术难以彻底清除血肿的患者。

4.并发症及预后

小脑出血可能发生的并发症及处理基本同幕上其他部位脑出血情况。不论手术与否，出血后应加强监护，严密观察，以便及时发现可能发生的再出血。

小脑出血的预后与术前意识状态，脑干功能受损程度，手术是否早期并有效缓解高颅压危象直接相关，但总体而言其预后较之脑干、丘脑等重要功能区的脑出血为好。

（六）护理措施

1.术前护理难点及对策

（1）病情观察及护理：小脑出血患者多病情较重，病情变化快，如血肿造成延髓直接受压或小脑扁桃体下疝易出现中枢性呼吸循环衰竭，需严密观察，及时抢救。病情观察及护理同基底节脑出血，尤其是早期积极强化降压。需注意的是应认识到患者病情变化的不可预料性，严密观察患者病情，识别颅内高压症状并及时通知医师处理，对于重症患者应备齐抢救用物，如出现呼吸衰竭，立即通知医师建立人工气道、呼吸机辅助呼吸，对于呼吸停止者立即行心肺复苏。复苏成功后遵医嘱行后续生命支持治疗。

(2)呼吸道管理:重症患者易出现呼吸衰竭,应加强呼吸道管理。注意观察患者的呼吸频率、节奏、氧饱和度等,必要时积极配合医师建立人工气道,行人工呼吸机辅助呼吸,做好相关护理,保持呼吸道通畅,预防肺部感染。

(3)安全管理:清醒患者多有严重眩晕、肢体共济失调等,易发生跌倒、坠床、受伤等,存在安全隐患。应加强安全管理。护理措施同脑叶出血。

2.术后护理难点及对策

(1)呼吸道管理:小脑位于幕下,出血本身导致脑水肿,加上手术加重患者脑水肿,术后患者极易发生中枢性呼吸循环衰竭甚至幕下脑疝,需行呼吸机辅助呼吸者易并发肺部感染,因此,呼吸道相关护理极为重要。持续多参数监护,密切监测,备齐抢救用物,严密观察,及时抢救。其余同术前。

(2)术后的心理状态评估和干预:脑出血后抑郁并不少见,其发生多与生物学和社会心理学因素有关,如出血部位、神经功能缺损严重程度、自理能力情况、认知障碍、社会家庭和个人因素等,例如,神经功能缺损严正者发病率更高,女性患者明显高于男性。因此,应及时识别其发生抑郁的危险因素,评估并进行干预。护理措施:①营造良好的环境,与患者建立有效的沟通方式,及时评估其心理状态并适当引导,建立良好的社会支持系统,帮助其树立信心。②如患者出现抑郁情绪,可遵医嘱及时予药物治疗和心理支持,并督促患者按规定服药,认真观察治疗效果和药物的不良反应。

(3)术后的安全管理:多数患者术后仍存在共济失调,平衡能力存在问题,需长期持续康复。回归家庭康复时,发生跌倒、坠床,受伤的风险更大,因此应做好安全管理。护理措施同术前。

七、脑干出血

(一)概述

脑干出血部位最常见的部位是脑桥,其次为中脑和延髓。在 CT 应用于临床以前,脑桥以外的脑干出血常与脑干梗死混淆。直到头颅 CT 应用于临床诊断后,才有中脑和延髓出血的病例报道。但即便进行 CT 检查,脑桥的小出血也可能被漏诊。脑干出血的病理机制是继发性血管损害,最常见的原因是高血压,由此产生的出血导致脑干功能严重损害,患者预后很差。

(二)应用解剖

脑干自下而上由延髓、脑桥和中脑组成,位于颅底内面的斜坡上,上方以视束为界,下方经枕骨大孔与脊髓相连续。脑桥和延髓的背面与小脑相连,它们之间的室腔称为第四脑室。第Ⅲ～Ⅻ对脑神经自脑干发出。延髓长约 3 cm,是脊髓到脑的过渡部,上端借横行的延髓脑桥沟与脑桥为界,下接脊髓并与脊髓的沟、裂相连;脑桥位于脑干的中部,其腹侧面膨隆称脑桥基底部,是由大量横行纤维和部分纵行纤维组成,基底部正中有纵行的基底沟,容纳基底动脉;中脑腹侧面上界为视束,下界为脑桥上缘,两侧有粗大的由纵行纤维构成的隆起,称大脑脚底。第四脑室系位于延髓、脑桥和小脑之间的室腔,形似帐篷。第四脑室上通中脑水管,下通延髓下部和脊髓的中央管,并借脉络组织上的 1 个第四脑室正中孔和 2 个第四脑室外侧孔与蛛网膜下腔相通。脑干的血液供应来自椎-基底动脉系统。延髓动脉为椎动脉和它的分支发出的一些微细血管,分布到延髓及舌咽、迷走及副神经根。脑桥动脉从基底动脉后面或两侧发出,左、右侧各有 4～5 支,供应脑桥基底部及邻近结构。中脑动脉主要由大脑后动脉环部发出。

(三)临床表现

脑干出血的临床表现取决于血肿大小和出血的位置。大多数患者有头痛和局灶性脑干神经功能缺损。患者常伴有头痛呕吐,但与脑叶或小脑出血相比,头痛的发生率不高。由于出血的位置不同,患者可出现复视,共济失调,脑神经受损,眩晕,耳鸣,听觉过敏,震颤,构音障碍,肌张力障碍,高热,呼吸功能障碍,长束体征等。若出血量大可能迅速进展至昏迷。

1.脑桥出血

中央部位大的出血可导致意识障碍,并迅速进展至昏迷状态。临床特征主要是完全性瘫痪、去大脑强直和针尖样瞳孔、高热和过度换气。大部分患者通常在几小时内死亡。

2.中脑出血

自发性中脑出血很少见。常见的临床表现有动眼神经麻痹,垂直方向凝视麻痹和不规则瞳孔。

3.延髓出血

延髓出血在脑干出血中最为少见。延髓出血的临床表现包括眩晕、共济失调、后组脑神经功能异常,呼吸功能障碍。在出血后早期即可突然出现中枢性低通气,导致呼吸骤停。

(四)诊断

脑干出血是急性神经功能障碍的重要原因,准确的早期诊断,并给予相应的治疗,有助于降低残疾,在顶盖或基底部较小的出血可仅出现局灶性体征而不伴有意识障碍,需 CT 或 MR 扫描才能诊断。脑桥出血起病时的意识水平与 CT 血肿体积的大小,直接影响到预后(图 4-12,图 4-13)。目前认为 CT 是早期诊断脑干出血的最佳选择,CT 方便快捷,有利于患者的早期诊断和治疗,但 CT 受骨质伪影影响,其清晰度远逊于 MRI,故对所有脑干出血者,力争行 MRI 检查有利于诊断和鉴别诊断。

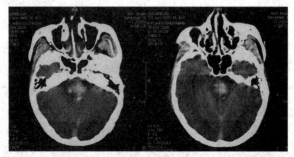

图 4-12　脑桥出血

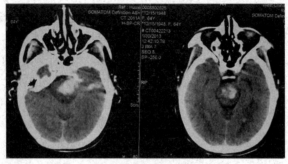

图 4-13　中脑出血

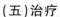

（五）治疗

对于高血压性脑干出血，既往认为其手术治疗价值很有限甚至列为手术禁忌而采用内科保守治疗，具体治疗原则同其他部位高血压脑出血。目前，对脑干出血的手术指针及禁忌证得出了共识：①意识状态为中度昏迷；②出血量超过脑干最大平面1/2；③有四脑室及中脑导水管受压或脑积水；④病情逐渐恶化，生命体征出现紊乱，尤其是呼吸变浅变慢。可考虑显微手术下清除血肿以缓解脑干受压。

下列情况则不考虑手术：①出血量少无意识障碍；②脑干出血少量，无明显脑室系统受阻；③深昏迷，双侧瞳孔散大固定；④无自主呼吸；⑤生命体征严重紊乱；⑥有其他手术相对禁忌。

手术入路选择应以距血肿最近为宜，以最短的手术路径，最小程度的脑干损伤，达到清除血肿，解除脑积水及颅内高压的目标。手术入路：血肿位于脑桥及延髓背侧，采用枕下正中入路。血肿位于脑桥腹外侧，采用经枕下-乙状窦后入路。血肿位于中脑或中脑脑桥交界部，采用颞下入路。

脑干出血患者常伴有意识障碍，为保持呼吸道通畅，有利排痰防止肺部感染、昏迷患者应行气管插管或气管切开。有肺部感染患者，应在细菌培养及药敏实验的指导下，尽早采用有效抗生素治疗。

（六）护理措施

1.术前护理难点及对策

（1）病情观察及护理：除脑出血常规病情观察外，血压和呼吸的变化对于脑干出血患者尤其重要。护理措施：①应早期积极静脉泵入降压，收缩压在20.0～29.3 kPa（150～220 mmHg），在没有急性降压禁忌证的情况下，数小时内降压至17.3～18.7 kPa（130～140 mmHg）是安全的；收缩压＞29.3 kPa（220 mmHg），在密切监测血压的情况下，持续静脉输注药物控制血压可能是合理的。②警惕生命体征突然变化：尤其应关注呼吸，做好呼吸骤停的抢救准备，一旦发生呼吸骤停，立刻予人工通气支持呼吸，尽早予以抢救。大多数脑干出血患者颅内压并不高（发生脑积水者除外），原因是其血肿量不大，但是相较于幕上出血。患者的临床症状反而更严重，所以单以颅内压判断患者病情并不安全。严密观察患者的意识、瞳孔、生命体征、神经系统体征，重点关注血压和呼吸变化，生命体征有任何异常变化要及时处理。

（2）梗阻性脑积水的观察和护理：中脑出血接近导水管者可致梗阻性脑积水，患者颅内压迅速增高，因此应密切观察和及时处理。病情较轻或进展缓慢者，遵医嘱应用利尿剂脱水，加强观察。进行性急性脑积水具有手术指征者，遵医嘱积极做好术前准备。

（3）脑干出血患者术前评估和管理：脑干出血患者病情一般较重，病情变化快，具备手术指征者较少，对于有手术指征者，需严密评估和管理，尽力维持生命体征，积极准备手术，挽救患者生命。护理措施：①严密监护和观察病情，及时发现病情变化，评估再出血的危险因素，并做好血压、血糖、颅内压和体温等管理。②呼吸循环衰竭是最危险的变化，应遵医嘱维持呼吸循环稳定，保持呼吸道通畅。③遵医嘱积极进行术前准备。

2.术后护理难点及对策

（1）术后病情观察及管理：脑干出血患者病情多较重，多需转入ICU监护。常存在各种异常病理生理表现，监护难度大。严密病情观察，多参数监护，及时处理病情变化。监测并管理好患者的血压、颅内压、血糖和体温等，病情平稳后及时予饮食及营养支持和康复护理。

（2）术后呼吸道管理：脑干出血患者意识障碍较重，患者多建立人工气道和呼吸机辅助通气，需加强呼吸道管理。保持呼吸道通畅,维持呼吸稳定,做好人工气道和呼吸机管理,预防和治疗肺部感染。

(3)术后并发症的预防和护理:脑干出血的并发症发生率高。其中肺部感染、应激性溃疡等严重并发症是脑干出血患者的主要死亡原因。做好相关并发症的预防和护理,包括肺部感染、应激性溃疡、中枢性高热、深静脉血栓等,重症患者还可能并发肾功能不全、水电解质平衡紊乱等。

(七)预后

脑干出血系脑出血中最严重的类型,其预后取决于出血部位,血肿量,患者的意识状态,全身情况及治疗时机等多种因素,严格掌握手术指针及手术时机是改善预后的关键。

(张 彭)

第二节 急性心肌梗死

急性心肌梗死(acute myocardial infarction,AMI)是急性心肌缺血性坏死,是在冠状动脉病变的基础上,发生冠状动脉血供急剧减少或中断,使相应的心肌严重而持久地急性缺血所致。原因通常是在冠状动脉粥样硬化病变的基础上继发血栓形成所致。非动脉粥样硬化所导致的心肌梗死可由感染性心内膜炎、血栓脱落、主动脉夹层形成、动脉炎等引起。

一、病因和发病机制

急性心肌梗死绝大多数(90%以上)是由于冠状动脉粥样硬化所致。由于冠状动脉有弥漫而广泛的粥样硬化病变,使管腔有超过75%的狭窄。侧支循环尚未充分建立。一旦由于管腔内血栓形成、劳力、情绪激动、休克、外科手术或血压剧升等诱因而导致血供进一步急剧减少或中断,使心肌严重而持久急性缺血达1小时以上,即可发生心肌梗死。

冠状动脉闭塞后约半小时,心肌开始坏死,1小时后心肌凝固性坏死,心肌间质充血、水肿、炎性细胞浸润。以后坏死心肌逐渐溶解,形成肌溶灶,随后渐有肉芽组织形成,坏死组织约有1~2周后开始吸收,逐渐纤维化,在6~8周形成瘢痕而愈合,即为陈旧性心肌梗死。坏死心肌波及心包可引起心包炎。心肌全层坏死,可产生心室壁破裂,游离壁破裂或室间隔穿孔,也可引起乳头肌断裂。若仅有心内膜下心肌坏死,在心室腔压力的冲击下,外膜下层向外膨出,形成室壁膨胀瘤,造成室壁运动障碍甚至矛盾运动,严重影响左心室射血功能。冠状动脉可有一支或几支闭塞而引起所供血区部位的梗死。

急性心肌梗死时,心脏收缩力减弱,顺应性减低,心肌收缩不协调,心排血量下降,严重时发生泵衰竭、心源性休克及各种心律失常,病死率高。

二、病理生理

主要出现左心室舒张和收缩功能障碍的一些血流动力学变化,其严重度和持续时间取决于梗死的部位、程度和范围。心脏收缩力减弱、顺应性减低、心肌收缩不协调,左心室压力曲线最大上升速度(dp/dt)减低,左心室舒张末期压增高、舒张和收缩末期容量增多。射血分数减低,心搏量和心排血量下降,心率增快或有心律失常,血压下降,静脉血氧含量降低。心室重构出现心壁厚度改变、心脏扩大和心力衰竭(先左心衰竭然后全心衰竭),可发生心源性休克。右心室梗死在心肌梗死患者中少见,其主要病理生理改变是右心衰竭的血流动力学变化,右心房压力增高,高于左心室舒张末期压,心排血量减低,血压下降。

急性心肌梗死引起的心力衰竭称为泵衰竭,按 Killip 分级法可分为Ⅰ级尚无明显心力衰竭;Ⅱ级有左心衰竭;Ⅲ级有急性肺水肿;Ⅳ级有心源性休克等不同程度或阶段的血流动力学变化。心源性休克是泵衰竭的严重阶段。但如兼有肺水肿和心源性休克则情况最严重。

三、临床表现

(一)病史

发病前常有明显诱因,如精神紧张、情绪激动、过度体力活动、饱餐、高脂饮食、糖尿病未控制、感染、手术、大出血、休克等。少数在睡眠中发病。约有半数以上的患者过去有高血压及心绞痛史。部分患者则无明确病史及先兆表现,首次发展即是急性心肌梗死。

(二)症状

1.先兆症状

急性心肌梗死多突然发病,少数患者起病症状轻微。约 1/2～2/3 的患者起病前 1～2 天至 1～2 周或更长时间有先兆症状,其中最常见的是稳定性心绞痛转变为不稳定型;或既往无心绞痛,突然出现心绞痛,且发作频繁,程度较重,用硝酸甘油难以缓解,持续时间较长。伴恶心、呕吐、血压剧烈波动。心电图显示 ST 段一时性明显上升或降低,T 波倒置或增高。这些先兆症状如诊断及时,治疗得当,约半数以上患者可免于发生心肌梗死;即使发生,症状也较轻,预后较好。

2.胸痛

胸痛为最早出现而突出的症状。其性质和部位多与心绞痛相似,但程度更为剧烈,呈难以忍受的压榨、窒息,甚至"濒死感",伴有大汗淋漓及烦躁不安。持续时间可长达 1～2 小时甚至 10 小时以上,或时重时轻达数天之久。用硝酸甘油无效,需用麻醉性镇痛药才能减轻。疼痛部位多在胸骨后,但范围较为广泛,常波及整个心前区,约 10% 的病例波及剑突下及上腹部或颈、背部,偶尔到下颌、咽部及牙齿处。约 25% 病例无明显的疼痛,多见于老年、糖尿病(由于感觉迟钝)或神志不清患者,或有急性循环衰竭者,疼痛被其他严重症状所掩盖。15%～20% 病例在急性期无症状。

3.心律失常

心律失常见于 75%～95% 的患者,多发生于起病后 1～2 周内,而以 24 小时内最多见。经心电图观察可出现各种心律失常,可伴乏力、头晕、晕厥等症状,且为急性期引起死亡的主要原因之一。其中最严重的心律失常是室性异位心律(包括频发性期前收缩、阵发性心动过速和颤动)。频发(>5 次/分),多源,成对出现,或 R 波落在 T 波上的室性早搏可能为心室颤动的先兆。房室传导阻滞和束支传导阻滞也较多见,严重者可出现完全性房室传导阻滞。室上性心律失常则较少见,多发生于心力衰竭患者。前壁心肌梗死易发生室性心律失常。下壁(膈面)梗死易发生房室传导阻滞。

4.心力衰竭

主要是急性左心衰竭,为心肌梗死后收缩力减弱或不协调所致,可出现呼吸困难、咳嗽、烦躁及发绀等症状。严重时两肺满布湿啰音,形成肺水肿,进一步则导致右心衰竭。右心室心肌梗死者可一开始就出现右心衰竭。

5.低血压和休克

仅于疼痛剧烈时血压下降,未必是休克。但如疼痛缓解而收缩压仍低于 10.7 kPa(80 mmHg),伴有烦躁不安、大汗淋漓、脉搏细快、尿量减少(<20 mL/h)、神志恍惚甚至晕厥时,则为休克,主要为心源性,由于心肌广泛坏死、心排血量急剧下降所致。而神经反射引起的血管扩张尚属次要,有些患者还有血容量不足的因素参与。

6.胃肠道症状

疼痛剧烈时,伴有频繁的恶心呕吐、上腹胀痛、肠胀气等,与迷走神经张力增高有关。

7.坏死物质吸收引起的症状

主要是发热,一般在发病后 1~3 天出现,体温 38 ℃左右,持续约 1 周。

(三)体征

(1)约半数患者心浊音界轻度至中度增大,有心力衰竭时较显著。

(2)心率多增快,少数可减慢。

(3)心尖区第一心音减弱,有时伴有奔马律。

(4)10%~20%的患者在病后 2~3 天出现心包摩擦音,多数在几天内又消失,是坏死波及心包面引起的反应性纤维蛋白性心包炎所致。

(5)心尖区可出现粗糙的收缩期杂音或收缩中晚期喀喇音,为二尖瓣乳头肌功能失调或断裂所致。

(6)可听到各种心律失常的心音改变。

(7)常见到血压下降到正常以下(病前高血压者血压可降至正常),且可能不再恢复到起病前水平。

(8)还可有休克、心力衰竭的相应体征。

(四)并发症

心肌梗死除可并发心力衰竭及心律失常外,还可有下列并发症。

1.动脉栓塞

动脉栓塞主要为左室壁血栓脱落所引起。根据栓塞的部位,可能产生脑部或其他部位的相应症状,常在起病后 1~2 周发生。

2.心室膨胀瘤

梗死部位在心脏内压的作用下,显著膨出。心电图常示持久的 ST 段抬高。

3.心肌破裂

心肌破裂少见。可在发病 1 周内出现,患者常突然休克甚至造成死亡。

4.乳头肌功能不全

乳头肌功能不全的病变可分为坏死性与纤维性 2 种,在发生心肌梗死后,心尖区突然出现响亮的全收缩期杂音,第一心音减低。

5.心肌梗死后综合征

心肌梗死后综合征发生率约 10%,于心肌梗死后数周至数月内出现,可反复发生,表现为发热、胸痛、心包炎、胸膜炎或肺炎等症状、体征,可能为机体对坏死物质的变态反应。

四、诊断要点

(一)诊断标准

诊断 AMI 必须至少具备以下标准中的两条。

(1)缺血性胸痛的临床病史,疼痛常持续 30 分钟以上。

(2)心电图的特征性改变和动态演变。

(3)心肌坏死的血清心肌标记物浓度升高和动态变化。

(二)诊断步骤

对疑为 AMI 的患者,应争取在 10 分钟内完成。

(1)临床检查(问清缺血性胸痛病史,如疼痛性质、部位、持续时间、缓解方式、伴随症状;查明心、肺、血管等的体征)。

(2)描记 18 导联心电图(常规 12 导联加 $V_7 \sim V_9$,$V_{3R} \sim V_{5R}$),并立即进行分析、判断。

(3)迅速进行简明的临床鉴别诊断后做出初步诊断(老年人突发原因不明的休克、心力衰竭、上腹部疼痛伴胃肠道症状、严重心律失常或较重而持续性胸痛或胸闷,应慎重考虑有无本病的可能)。

(4)对病情做出基本评价并确定即刻处理方案。

(5)继之尽快进行相关的诊断性检查和监测,如血清心肌标记物浓度的检测,结合缺血性胸痛的临床病史、心电图的特征性改变,做出 AMI 的最终诊断。此外,尚应进行血常规、血脂、血糖、凝血时间、电解质等检测,二维超声心动图检查,床旁心电监护等。

(三)危险性评估

(1)伴下列任一项者,如高龄(>70 岁)、既往有心肌梗死史、心房颤动、前壁心肌梗死、心源性休克、急性肺水肿或持续低血压等可确定为高危患者。

(2)病死率随心电图 ST 段抬高的导联数的增加而增加。

(3)血清心肌标记物浓度与心肌损害范围呈正相关,可助估计梗死面积和患者预后。

五、鉴别诊断

(一)不稳定型心绞痛

疼痛的性质、部位与心肌梗死相似,但发作持续时间短、次数频繁、含服硝酸甘油有效。心电图的改变及酶学检查是与心肌梗死鉴别的主要依据。

(二)急性肺动脉栓塞

大块的栓塞可引起胸痛、呼吸困难、咯血、休克,但多出现右心负荷急剧增加的表现如有心室增大、P_2 亢进、分裂和有心衰体征。无心肌梗死时的典型心电图改变和血清心肌酶的变化。

(三)主动脉夹层

该病也具有剧烈的胸痛,有时出现休克,其疼痛常为撕裂样,一开始即达高峰,多放射至背部、腹部、腰部及下肢。两上肢的血压和脉搏常不一致是本病的重要体征。可出现主动脉瓣关闭不全的体征,心电图和血清心肌酶学检查无 AMI 时的变化。X 线和超声检查可出现主动脉明显增宽。

(四)急腹症

急性胆囊炎、胆石症、急性坏死性胰腺炎、溃疡病穿孔等常出现上腹痛及休克的表现,但应有相应的腹部体征,心电图及酶学检查有助于鉴别。

（五）急性心包炎

尤其是非特异性急性心包炎,也可出现严重胸痛、心电图 ST 段抬高,但该病发病前常有上呼吸道感染,呼吸和咳嗽时疼痛加重,早期即有心包摩擦音。无心电图的演变及酶学异常。

六、处理

（一）治疗原则

改善冠状动脉血液供给,减少心肌耗氧,保护心脏功能,挽救因缺血而濒死的心肌,防止梗死面积扩大,缩小心肌缺血范围,及时发现、处理、防治严重心律失常、泵衰竭和各种并发症,防止猝死。

（二）院前急救

流行病学调查发现,50%的患者发病后 1 小时在院外猝死,死因主要是可救治的心律失常。因此,院前急救的重点是尽可能缩短患者就诊延误的时间和院前检查、处理、转运所用的时间;尽量帮助患者安全、迅速地转送到医院;尽可能及时给予相关急救措施,如嘱患者停止任何主动性活动和运动,舌下含化硝酸甘油,高流量吸氧,镇静止痛(吗啡或哌替啶),必要时静脉注射利多卡因,或给予除颤治疗和心肺复苏;缓慢性心律失常给予阿托品肌内注射或静脉注射;及时将患者情况通知急救中心或医院,在严密观察、治疗下迅速将患者送至医院。

（三）住院治疗

急诊室医师应力争在 10～20 分钟内完成病史、临床检数记录 18 导联心电图,尽快明确诊断。对 ST 段抬高者应在 30 分钟内收住冠心病监护病房(CCU)并开始溶栓,或在 90 分钟内开始行急诊 PTCA 治疗。

1.休息

患者应卧床休息,保持环境安静,减少探视,防止不良刺激。

2.监测

在冠心病监护室进行心电图、血压和呼吸的监测 5～7 天,必要时进行床旁血流动力学监测,以便于观察病情和指导治疗。

3.护理

第一周完全卧床,加强护理,对进食、漱洗、大小便、翻身等,都需要别人帮助。第二周可从床上坐起,第三至第四周可逐步离床和室内缓步走动。但病重或有并发症者,卧床时间宜适当延长。食物以易消化的流质或半流质为主,病情稳定后逐渐改为软食。便秘 3 天者可服轻泻剂或用甘油栓等,必须防止用力大便造成病情突变。焦虑、不安患者可用地西泮等镇静剂。禁止吸烟。

4.吸氧

在急性心肌梗死早期,即便未合并有左心衰竭或肺疾病,也常有不同程度的动脉低氧血症。其原因可能由于细支气管周围水肿,使小气道狭窄,增加小气道阻力,气流量降低,局部换气量减少,特别是两肺底部最为明显。有些患者虽未测出动脉低氧血症,由于增加肺间质液体,肺顺应性一过性降低,而有气短症状。因此,应给予吸氧,通常在发病早期用鼻塞给氧 24～48 小时,3～5 L/min。有利于氧气运送到心肌,可能减轻气短、疼痛或焦虑症状。在严重左心衰竭、肺水肿和并有机械并发症的患者,多伴有严重低氧血症,需面罩加压给氧或气管插管并机械通气。

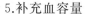

5.补充血容量

心肌梗死患者,由于发病后出汗,呕吐或进食少,以及应用利尿药等因素,引起血容量不足和血液浓缩,从而加重缺血和血栓形成,有导致心肌梗死面积扩大的危险。因此,如每天摄入量不足,应适当补液,以保持液体出入量的平衡。一般可用极化液。

6.缓解疼痛

AMI 时,剧烈胸痛使患者交感神经过度兴奋,产生心动过速、血压升高和心肌收缩力增强,从而增加心肌耗氧量。并易诱发快速性室性心律失常,应迅速给予有效镇痛药。本病早期疼痛是难以区分坏死心肌疼痛和可逆性心肌缺血疼痛,二者常混杂在一起。先予含服硝酸甘油,随后静脉滴注硝酸甘油,如疼痛不能迅速缓解,应即用强的镇痛药,吗啡和哌替啶最为常用。吗啡是解除急性心肌梗死后疼痛最有效的药物。其作用于中枢阿片受体而发挥镇痛作用,并阻滞中枢交感神经冲动的传出,导致外周动、静脉扩张,从而降低心脏前后负荷及心肌耗氧量。通过镇痛,减轻疼痛引起的应激反应,使心率减慢。1 次给药后10～20 分钟发挥镇痛作用,1～2 小时作用最强,持续 4～6 小时。通常静脉注射吗啡 3 mg,必要时每 5 分钟重复1次,总量不宜超过 15 mg。吗啡治疗剂量时即可发生不良反应,随剂量增加,发生率增加。不良反应有恶心、呕吐、低血压和呼吸抑制。其他不良反应有眩晕、嗜睡、表情淡漠、注意力分散等。一旦出现呼吸抑制,可每隔3 分钟静脉注射纳洛酮(有拮抗吗啡的作用),剂量为 0.4 mg,总量不超过 1.2 mg。一般用药后呼吸抑制症状可很快消除,必要时采用人工辅助呼吸。哌替啶有消除迷走神经作用和镇痛作用,其血流动力学作用与吗啡相似,75 mg 哌替啶相当于 10 mg 吗啡,不良反应有致心动过速和呕吐作用,但较吗啡轻。可用阿托品 0.5 mg 对抗之。临床上可肌内注射 25～75 mg,必要时 2～3 小时重复,过量出现麻醉作用和呼吸抑制,当引起呼吸抑制时,也可应用纳洛酮治疗。对重度烦躁者可应用冬眠疗法,经肌内注射哌替啶25 mg异丙嗪 12.5 mg,必要时 4～6 小时重复 1 次。

中药可用复方丹参滴丸,麝香保心丸口服,或复方丹参注射液 16 mL 加入 5%葡萄糖液250～500 mL中静脉滴注。

(四)再灌注心肌

起病 3～6 小时内,使闭塞的冠状动脉再通,心肌得到再灌注,濒临坏死的心肌可能得以存活或使坏死范围缩小,预后改善,是一种积极的治疗措施。

1.急诊溶栓治疗

溶栓治疗是 20 世纪 80 年代初兴起的一项新技术,其治疗原理是针对急性心肌梗死发病的基础,即大部分穿壁性心肌梗死是由于冠状动脉血栓性闭塞引起的。血栓是由凝血酶原在异常刺激下被激活,形成凝血酶,使纤维蛋白原转化为纤维蛋白,然后与其他有形成分如红细胞、血小板一起形成的。机体内存在一个纤维蛋白溶解系统,它是由纤维蛋白溶解原和内源性或外源性激活物组成的。在激活物的作用下,纤维蛋白溶酶原被激活,形成纤维蛋白溶酶,它可以溶解稳定的纤维蛋白血栓,还可以降解纤维蛋白原,促使纤维蛋白裂解、使血栓溶解。但是纤维蛋白溶酶的半衰期很短,要想获得持续的溶栓效果,只有依靠连续输入外源性补给激活物的办法。现在临床常用的纤溶激活物有两大类,一类为非选择性纤溶剂,如链激酶、尿激酶。它们除了激活与血栓相关的纤维蛋白溶酶原外,还激活循环中的纤溶酶原,导致全身的纤溶状态,因此可以引起出血并发症。另一类为选择性纤溶剂,有重组组织型纤溶酶原激活剂(rt-Pa),单链尿激酶型纤溶酶原激活剂(SCUPA)及乙酰纤溶酶原-链激酶激活剂复合物(APSAC)。它们选择性的激活与血栓有关的纤溶酶原,而对循环中的纤溶酶原仅有中等度的作用。这样可以避免或减少出血并发症的发生。

(1)溶栓疗法的适应证:①持续性胸痛超过半小时,含服硝酸甘油片后症状不能缓解。②相邻两个或更多导联 ST 段抬高>0.2 mV。③发病 6 小时内,或虽超过 6 小时,患者仍有严重胸痛,并且 ST 段抬高的导联有 R 波者,也可考虑溶栓治疗。

(2)溶栓治疗的禁忌证:①近 10 天内施行过外科手术者,包括活检、胸腔或腹腔穿刺和心脏体外按压术等。②10 天内进行过动脉穿刺术者。③颅内病变,包括出血、梗死或肿瘤等。④有明显出血或潜在的出血性病变,如溃疡性结肠炎、胃十二指肠溃疡或有空洞形成的肺部病变。⑤有出血性或脑栓死倾向的疾病,如各种出血性疾病、肝肾疾病、心房纤颤、感染性心内膜炎、收缩压>24.0 kPa(180 mmHg),舒张压>14.7 kPa(110 mmHg)等。⑥妊娠期和分娩后前 10 天。⑦在半年至 1 年内进行过链激酶治疗者。⑧年龄>65 岁,因为高龄患者溶栓疗法引起颅内出血者多,而且冠脉再通率低于中年。

链激酶(Streptokinase SK):SK 是 C 类乙型链球菌产生的酶,在体内将前活化素转变为活化素,后者将纤溶酶原转变为纤溶酶。有抗原性,用前需做皮肤过敏试验。静脉滴注常用量为 50~100 万单位加入 5%葡萄糖液 100 mL 内,30~60 分钟滴完,后每小时给予 10 万单位,滴注 24 小时。治疗前半小时肌内注射异丙嗪 25 mg,加少量(2.5~5.0 mg)地塞米松同时滴注可减少变态反应的发生。用药前后进行凝血方面的化验检查,用量大时尤应注意出血倾向。冠脉内注射时先做冠脉造影,经导管向闭塞的冠状动脉内注入硝酸甘油 0.2~0.5 mg,后注入 SK 2 万单位,继之每分钟 2 000~4 000 U,共 30~90 分钟,至再通后继用每分钟 2 000 U,共 30~60 分钟。患者胸痛突然消失,ST 段恢复正常,心肌酶峰值提前出现为再通征象,可每分钟注入 1 次造影剂观察是否再通。

尿激酶(Urokinase UK):作用于纤溶酶原使之转变为纤溶酶。本品无抗原性,作用较 SK 弱。50~100 万单位静脉滴注,60 分钟滴完。冠状动脉内应用时每分钟 6 000 U 持续 1 小时以上至溶栓后再维持 0.5~1 小时。

组织型重组纤维蛋白溶酶原激活剂(rt-PA):本品对血凝块有选择性,故疗效高于 SK。冠脉内滴注 0.375 mg/kg,持续 45 分钟。静脉滴注用量为 0.75 mg/kg,持续 90 分钟。

其他制剂还有单链尿激酶型纤维蛋白溶酶原激活剂(SCUPA),异化纤维蛋白溶酶原链激酶激活剂复合物(APSAC)等。

(3)以上溶栓剂的选择:文献资料显示,用药 2~3 小时的开通率 rt-PA 为 65%~80%,SK 为 65%~75%,UK 为 50%~68%,APSAC 为 68%~70%。究竟选用哪一种溶栓剂,不能根据以上的数据武断的选择,而应根据患者的病变范围、部位、年龄、起病时间的长短及经济情况等因素选择。比较而言,如患者年轻(年龄小于 45 岁)、大面积前壁 AMI、到达医院时间较早(2 小时内)、无高血压,应首选 rt-PA;如果年龄较大(大于 70 岁)、下壁 AMI、有高血压,应选 SK 或 UK。由于 APSAC 的半衰期最长(70~120 分钟),因此它可在患者家中或救护车上一次性快速静脉注射;rt-PA 的半衰期最短(3~4 分钟),需静脉持续滴注 90~180 分钟;SK 的半衰期为 18 分钟,给药持续时间为 60 分钟;UK 半衰期为 40 分钟,给药时间为 30 分钟。SK 与 APSAC 可引起低血压和变态反应,UK 与 rt-PA 无这些不良反应。rt-PA 需要联合使用肝素,SK、UK、APSAC 除具有纤溶作用外,还有明显的抗凝作用,不需要积极使用静脉肝素。另外,rt-PA 价格较贵,SK、UK 较低廉。以上这些因素在临床选用溶栓剂时应予以考虑。

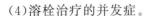

（4）溶栓治疗的并发症。

出血：①轻度出血，皮肤、黏膜、肉眼及显微镜下血尿、或小量咯血、呕血等（穿刺或注射部位少量瘀斑不作为并发症）。②重度出血：大量咯血或消化道大出血，腹膜后出血等引起失血性休克或低血压，需要输血者。③危及生命部位的出血：颅内、蛛网膜下腔、纵隔内或心包出血。

再灌注心律失常，注意其对血流动力学的影响。

一过性低血压及其他的变态反应。溶栓治疗急性心梗的价值是肯定的。加速血管再通，减少和避免冠脉早期血栓性再堵塞，可望进一步增加疗效。已证实有效的抗凝治疗可加速血管再通和有助于保持血管通畅。今后研究应着重于改进治疗方法或使用特异性溶栓剂，以减少纤维蛋白分解、防止促凝血活动和纤溶酶原偷窃；研制合理的联合使用的药物和方法。如此，可望使现已明显降低的急性心梗死亡率进一步下降。

2.经皮腔内冠状动脉成形术（PTCA）

（1）直接 PTCA（direct PTCA）：急性心肌梗死发病后直接做 PTCA。指征：静脉溶栓治疗有禁忌证者；合并心源性休克者（急诊 PTCA 挽救生命是作为首选治疗）；诊断不明患者，如急性心肌梗死病史不典型或左束支传导阻滞（LBBB）者，可从直接冠状动脉造影和 PTCA 中受益；有条件在发病后数小时内行 PTCA 者。

（2）补救性 PTCA（rescue PTCA）：在发病 24 小时内，静脉溶栓治疗失败，患者胸痛症状不缓解时，行急诊 PTCA，以挽救存活的心肌，限制梗死面积进一步扩大。

（3）半择期 PTCA（semi-elective PTCA）：溶栓成功患者在梗死后 7～10 天内，有心肌缺血指征或冠脉再闭塞者。

（4）择期 PTCA（elective PTCA）：在急性心肌梗死后 4～6 周，用于再发心绞痛或有心肌缺血客观指征，如运动试验、动态心电图、^{201}Tl 运动心肌断层显像等证实有心肌缺血。

（5）冠状动脉旁路移植术（CABG）：适用于溶栓疗法及 PTCA 无效，而仍有持续性心肌缺血；急性心肌梗死合并有左房室瓣关闭不全或室间隔穿孔等机械性障碍需要手术矫正和修补，同时进行 CABG；多支冠状动脉狭窄或左冠状动脉主干狭窄。

（五）缩小梗死面积

AMI 是心肌氧供/氧需的严重失衡，纠正这种失衡，就能挽救濒死的心肌，限制梗死的扩大，有效地减少并发症和改善患者的预后。控制心律失常，适当补充血容量和治疗心力衰竭，均有利于减少梗死区。目前多主张采用以下几种药物。

1.扩血管药物

扩血管药物必须应用于梗死初期的发展阶段，即起病后 4～6 小时之内。一般首选硝酸甘油静脉滴注或异山梨酯舌下含化，也可在皮肤上用硝酸甘油贴片或软膏。使用时应注意：静脉给药最好有血流动力学监测，当肺动脉楔嵌压小于 2.0～2.4 kPa，动脉压正常或增高时，其疗效较好，反之，则可使病情恶化；应从小剂量开始，在应用过程中保持肺动脉楔嵌压不低于 2.0 kPa（2.0～2.4 kPa 之间），且动脉压不低于正常低限，以保证必需的冠状动脉灌注。

2.β受体阻滞剂

大量临床资料表明，在 AMI 发生后的 4～12 小时内，给普萘洛尔或阿普洛尔、阿替洛尔、美托洛尔等药治疗（最好是早期静脉内给药），常能达到明显降低患者的最高血清酶（CPK，CK-MB 等）水平，提示有限制梗死范围扩大的作用。但因这些药的负性肌力、负性频率作用，临床应用时，当心率低于每分钟 60 次，收缩压≤14.6 kPa，有心衰及下壁心梗者应慎用。

3.右旋糖酐-40 及复方丹参等活血化瘀药物

一般可选用右旋糖酐-40 每天静脉滴注 250～500 mL,7～14 天为 1 个疗程。在右旋糖酐-40 内加入活血化瘀药物如血栓通 4～6 mL、川芎嗪 80～160 mg 或复方丹参注射液 12～30 mL,疗效更佳。心功能不全者右旋糖酐-40 者慎用。

4.极化液(GIK)

GIK 可减少心肌坏死,加速缺血心肌的恢复。但近几年因其效果不显著,已趋向不用,仅用于 AMI 伴有低血容量者。其他改善心肌代谢的药物有维生素 C(3～4 g)、辅酶 A(50～100 U)、肌苷(0.2～0.6 g)、维生素 B_6(50～100 mg),每天 1 次静脉滴注。

5.其他

有人提出用大量激素(氢化可的松 150 mg/kg)或透明质酸酶(每次 500 U/kg,每 6 小时 1 次,每天 4 次),或用钙通道阻滞剂(硝苯地平 20 mg,每 4 小时 1 次)治疗 AMI,但对此分歧较大,尚无统一结论。

(六)严密观察,及时处理并发症

1.左心功能不全

AMI 时左心功能不全因病理生理改变的程度不同,可表现轻度肺淤血、急性左心衰(肺水肿)、心源性休克。

(1)急性左心衰(肺水肿)的治疗:可选用吗啡、利尿剂(呋塞米等)、硝酸甘油(静脉滴注),尽早口服 ACEI 制剂(以短效制剂为宜)。肺水肿合并严重高血压时应静脉滴注硝普钠,由小剂量(10 μg/min)开始,据血压调整剂量。伴严重低氧血症者可行人工机械通气治疗。洋地黄制剂在 AMI 发病 24 小时内不主张使用。

(2)心源性休克:在严重低血压时应静脉滴注多巴胺 5～15 μg/(kg·min),一旦血压升至 12.0 kPa(90 mmHg)以上,则可同时静脉滴注多巴酚丁胺 3～10 μg/(kg·min),以减少多巴胺用量。如血压不升应使用大剂量多巴胺[≥15 μg/(kg·min)]。大剂量多巴胺无效时,可静脉滴注去甲肾上腺素 2～8 μg/min。轻度低血压时,可用多巴胺或与多巴酚丁胺合用。药物治疗无效者,应使用主动脉内球囊反搏(IABP)。AMI 合并心源性休克提倡 PTCA 再灌注治疗。中药可酌情选用独参汤、参附汤、生脉散等。

2.抗心律失常

急性心肌梗死约有 90% 以上出现心律失常,绝大多数发生在梗死后 72 小时内,不论是快速性或缓慢性心律失常,对急性心肌梗死患者均可引起严重后果。因此,及早发现心律失常,特别是严重的心律失常前驱症状,并给予积极的治疗。

(1)对出现室性早搏的急性心肌梗死患者,均应严密心电监护及处理。频发的室性早搏或室速,应以利多卡因 50～100 mg 静脉注射,无效时 5～10 分钟可重复,控制后以每分钟 1～3 mg 静脉滴注维持,情况稳定后可改为药物口服;美西律 150～200 mg,普鲁卡因胺 250～500 mg,溴苄胺 100～200 mg 等,6 小时 1 次维持。

(2)对已发生室颤应立即行心肺复苏术,在进行心脏按压和人工呼吸的同时争取尽快实行电除颤,一般首次即采取较大能量(200～300 J)争取 1 次成功。

(3)对窦性心动过缓如心率小于每分钟 50 次,或心率在每分钟 50～60 次但合并低血压或室性心律失常,可以阿托品每次 0.3～0.5 mg 静脉注射,无效时 5～10 分钟重复,但总量不超过 2 mg。也可以氨茶碱 0.25 g 或异丙基肾上腺素 1 mg 分别加入 300～500 mL 液体中静脉滴注,

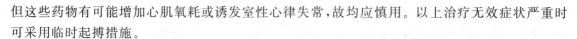

但这些药物有可能增加心肌氧耗或诱发室性心律失常,故均应慎用。以上治疗无效症状严重时可采用临时起搏措施。

(4)对房室传导阻滞一度和二度量型者,可应用肾上腺皮质激素、阿托品、异丙肾上腺素治疗,但应注意其不良反应。对三度及二度二型者宜行临时心脏起搏。

(5)对室上性快速心律失常可选用 β 阻滞剂、洋地黄类(24 小时内尽量不用)、维拉帕米、胺碘酮、奎尼丁、普鲁卡因胺等治疗,对阵发性室上性、房颤及房扑药物治疗无效可考虑直流同步电转复或人工心脏起搏器复律。

3.机械性并发症的处理

(1)心室游离壁破裂:可引起急性心包填塞致突然死亡,临床表现为电-机械分离或心脏停搏,常因难以即时救治而死亡。亚急性心脏破裂应积极争取冠状动脉造影后行手术修补及血管重建术。

(2)室间隔穿孔:伴血流动力学失代偿者,提倡在血管扩张剂和利尿剂治疗及 IABP 支持下,早期或急诊手术治疗。如穿孔较小,无充血性心力衰竭,血流动力学稳定,可保守治疗,6 周后择期手术。

(3)急性二尖瓣关闭不全:急性乳头肌断裂时突发左心衰竭和/或低血压,主张用血管扩张剂、利尿剂及 IABP 治疗,在血流动力学稳定的情况下急诊手术。因左心室扩大或乳头肌功能不全者,应积极应用药物治疗心力衰竭,改善心肌缺血并行血管重建术。

(七)恢复期处理

住院 3～4 周后,如病情稳定,体力增进,可考虑出院。近年主张出院前作症状限制性运动负荷心电图、放射性核素和/或超声显像检查,如显示心肌缺血或心功能较差,宜行冠状动脉造影检查考虑进一步处理。心室晚电位检查有助于预测发生严重室性心律失常的可能性。

七、护理

(一)护理评估

1.病史

发病前常有明显诱因,如精神紧张、情绪激动、过度体力活动、饱餐、高脂饮食、糖尿病未控制、感染、手术、大出血、休克等。少数在睡眠中发病。约有半数以上的患者过去有高血压及心绞痛史。部分患者则无明确病史及先兆表现,首次发展即是急性心肌梗死。

2.身体状况

(1)先兆:约半数以上患者在梗死前数天至数周,有乏力、胸部不适、活动时心悸、气急、心绞痛等,最突出为心绞痛发作频繁,持续时间较长,疼痛较剧烈,甚至伴恶心、呕吐、大汗、心动过缓,硝酸甘油疗效差等,特称为梗前先兆。应警惕近期内发生心肌梗死的可能,要及时住院治疗。

(2)症状:急性心肌梗死的临床表现与梗死的大小、部位、发展速度及原来心脏的功能情况等有关。①疼痛是最常见的起始症状。典型的疼痛部位和性质与心绞痛相似,但疼痛更剧烈,诱因多不明显,持续时间较长,多在 30 分钟以上,也可达数小时或更长,休息和含服硝酸甘油多不能缓解。患者常烦躁不安、出汗、恐惧,或有濒死感。老年人、糖尿病患者及脱水、休克患者常无疼痛。少数患者以休克、急性心力衰竭、突然晕厥为始发症状。部分患者疼痛位于上腹部,或者疼痛放射至下颌、颈部、背部上方,易被误诊,应与相关疾病鉴别。②全身症状:有发热和心动过速等。发热由坏死物质吸收所引起,一般在疼痛后24～48 小时出现,体温一般在 38 ℃左右,持续约 1 周。③胃肠道症状:常伴有恶心、呕吐、肠胀气和消化不良,特别是下后壁梗死者。重症者可发生呃逆。④心律失常:见于 $75\% \sim 95\%$ 的患者,以发病 24 小时内最多见,可伴心悸、乏力、头晕、晕厥等症状。其中以室性心律失常居多,可出现室性期前收缩、室性心动过速、心室颤动或加速性心室自主心律。如出现频发的、成对的、多源的和 R 落在 T 的室性期前收缩,或室性心动过速,常为心室颤动的先兆。室颤是急性心肌梗死早期主要的死因。室上性心律失常则较少,多发生在心力衰竭者中。缓慢型心律失常中以房室传导阻滞最为常见,束支传导阻滞和窦性心动过缓也较多见。⑤低血压和休克:见于 $20\% \sim 30\%$ 的患者。疼痛期的血压下降未必是休克。如疼痛缓解后收缩压仍低于 $10.7 \mathrm{~kPa}(80 \mathrm{~mmHg})$,伴有烦躁不安、面色苍白、皮肤湿冷、大汗淋漓、脉细而快、少尿、精神迟钝、甚或昏迷者,则为休克表现。休克多在起病后数小时至 1 周内发生,主要是心源性,为心肌收缩力减弱、心排血量急剧下降所致,尚有血容量不足、严重心律失常、周围血管舒缩功能障碍和酸中毒等因素参与。⑥心力衰竭:主要为急性左心衰竭。可在发病最初的几天内发生,或在疼痛、休克好转阶段出现。是因为心肌梗死后心脏收缩力显著减弱或不协调所致。患者可突然出现呼吸困难、咳泡沫痰、发绀等,严重时可发生急性肺水肿,也可继而出现全心衰竭。

(3)体征。①一般情况:患者常呈焦虑不安或恐惧,手抚胸部,面色苍白,皮肤潮湿,呼吸增快;如左心功能不全时呼吸困难,常采半卧位或咯粉红色泡沫痰;发生休克时四肢厥冷,皮肤有蓝色斑纹。多数患者于发病第 2 天体温升高,一般在 38 ℃左右,1 周内退至正常。②心脏:心脏浊音界可轻至中度增大;心率增快或减慢;可有各种心律失常;心尖部第一心音常减弱,可出现第三或第四音奔马律;一般听不到心脏杂音,二尖瓣乳头肌功能不全或腱索断裂时心尖部可听到明显的收缩期杂音;室间隔穿孔时,胸骨左缘可闻及响亮的全收缩期杂音;发生严重的左心衰竭时,心尖部也可闻及收缩期杂音;$1\% \sim 20\%$ 的患者可在发病 $1 \sim 3$ 天内出现心包摩擦音,持续数天,少数可持续 1 周以上。③肺部:发病早期肺底可闻及少数湿啰音,常在 $1 \sim 2$ 天内消失,啰音持续存在或增多常提示左心衰竭。

3.实验室及其他检查

(1)心电图:可起到定性、定位、定期的作用。透壁性心肌梗死典型改变:出现异常、持久的 Q 波或 QS 波。损伤型 ST 段的抬高,弓背向上与 T 波融合形成单向曲线,起病数小时之后出现,数天至数周回到基线。T 波改变:起病数小时内异常增高,数天至 2 周左右变为平坦,继而倒置。但约有 15% 病例心电图表现不典型,其原因为小灶梗死,多处或对应性梗死,再发梗死,心内膜下梗死及伴室内传导阻滞,心室肥厚或预激综合征等。以上情况可不出现坏死性 Q 波,只表现为 QRS 波群高度、ST 段、T 波的动态改变。另外,右心肌梗死,真后壁和局限性高侧壁心肌梗死,常规导联中不显示梗死图形,应加做特殊导联以明确诊断。

(2)心向量图:当心电图不能肯定诊断为心肌梗死时,往往可通过心向量图得到证实。

(3)超声心动图:超声心动图并不用来诊断急性心肌梗死,但对探查心肌梗死的各种并发症极有价值,尤其是室间隔穿孔破裂,乳头肌或腱索断裂或功能不全造成的二尖瓣关闭不全、脱垂、室壁瘤和心包积液。

(4)放射性核素检查:放射性核素心肌显影及心室造影 ^{99m} 锝及 ^{131} 碘等形成热点成像或 ^{201} 铊 ^{42} 钾等冷点成像可判断梗死的部位和范围。用门电路控制 γ 闪烁照相法进行放射性核素血池显像,可观察壁动作及测定心室功能。

(5)心室晚电位(LPs):心肌梗死时 LPs 阳性率为 $28\% \sim 58\%$,其出现不似陈旧性心梗稳定,但与室速与室颤有关,阳性者应进行心电监护及予以有效治疗。

(6)磁共振成像(MRI技术):易获得清晰的空间隔像,故对发现间隔段运动障碍、间隔心肌梗死并发症较其他方法优越。

(7)血常规:白细胞计数上升,达(10~20)×10⁹/L,中性粒细胞增至75%~90%。

(8)红细胞沉降率:增快,可持续1~3周。

(9)血清酶学检查:心肌细胞内含有大量的酶,受损时这些酶进入血液,测定血中心肌酶谱对诊断及估计心肌损害程度有十分重要的价值。①血清肌酸磷酸激酶(CPK):发病4~6小时在血中出现,24小时达峰值,后很快下降,2~3天消失。②乳酸脱氢酶(LDH)在起病8~10小时后升高,达到高峰时间在2~3天,持续1~2周恢复正常。其中CPK的同工酶CPK-MB和LDH的同工酶CDH,诊断的特异性最高,其增高程度还能更准确地反映梗死的范围。

(10)肌红蛋白测定:血清肌红蛋白升高出现时间比CPK略早,约在4小时,多数24小时即恢复正常;尿肌红蛋白在发病后5~40小时开始排泄,持续时间平均达83小时。

(二)护理目标

(1)患者疼痛减轻。

(2)患者能遵医嘱服药,说出治疗的重要性。

(3)患者的活动量增加、心率正常。

(4)生命体征维持在正常范围。

(5)患者看起来放松。

(三)护理措施

1.一般护理

(1)安置患者于冠心病监护病房(CCU),连续监测心电图、血压、呼吸5~7天,对行漂浮导管检查者做好相应护理,询问患者有无心悸、胸闷、胸痛、气短、乏力、头晕等不适。

(2)病室保持安静、舒适,限制探视,有计划地护理患者,减少对患者的干扰,保证患者充足的休息和睡眠时间,防止任何不良刺激。据病情安置患者于半卧位或平卧位。第1~3天绝对卧床休息,翻身、进食、洗漱、排便等均由护理人员帮助料理;第4~6天可在床上活动肢体,无并发症者可在床上坐起,逐渐过渡到坐在床边或椅子上,每次20分钟,每天3~5次,鼓励患者深呼吸;第1~2周后开始在室内走动,逐步过渡到室外行走;第3~4周可试着上下楼梯或出院。病情严重或有并发症者应适当延长卧床时间。

(3)介绍本病知识和监护室的环境。关心、尊重、鼓励、安慰患者,以和善的态度回答患者提出的问题,帮助其树立战胜疾病的信心。

(4)给予低钠、低脂、低胆固醇、无刺激、易消化的饮食,少量多餐,避免进食过饱。

(5)心肌梗死患者由于卧床休息、消化功能减退、哌替啶或吗啡等止痛药物的应用,使胃肠功能和膀胱收缩无力抑制,易发生便秘和尿潴留。应予以足够的重视,酌情给予轻泻剂,嘱患者排便时勿屏气,避免增加心脏负担和导致附壁血栓脱落。排便不畅时宜加用开塞露,对5天无大便者可保留灌肠或给低压盐水灌肠。对排尿不畅者,可采用物理或诱导法,协助排尿,必要时行导尿。

(6)吸氧:氧治疗可提高改善低氧血症,有利于心肌梗死的康复。急性期给患者高流量吸氧,持续48小时。氧流量在每分钟3~5 L,病情变化可延长吸氧时间。待疼痛减轻,休克解除,可减低氧流量。注意鼻导管的通畅,24小时更换1次。如果合并急性左心衰竭,出现重度低氧血症时。死亡率较高,可采用加压吸氧或酒精除泡沫吸氧。

(7)防止血栓性静脉炎或深部静脉血栓形成:血栓性静脉炎表现为受累静脉局部红、肿、痛,可延伸呈条索状,多因反复静脉穿刺输液和多种药物输注所致。所以行静脉穿刺时应严格无菌操作,患者感觉输液局部皮肤疼痛或红肿,应及时更换穿刺部位,并予以热敷或理疗。下肢静脉血栓形成一般在血栓较大引起阻塞时才出现患肢肤色改变,皮肤温度升高和可凹性水肿。应注意每天协助患者做被动下肢活动 2～3 次,注意下肢皮肤温度和颜色的变化避免选用下肢静脉输液。

2.病情观察与护理

急性心肌梗死系危重疾病、应早期发现危及患者生命的先兆表现,如能得到及时处理,可使病情转危为安。故需严密观察以下情况:

(1)血压:始发病时应 0.5～1 小时测量一次血压,随血压恢复情况逐步减少测量次数为每天 4～6 次,基本稳定后每天 1～2 次。若收缩压在 12.0 kPa(90 mmHg)以下,脉压减小,且音调低落,要注意患者的神志状态、脉搏、面色、皮肤色泽及尿量等,是否有心源性休克的发生。此时,在通知医师的同时,对休克者采取抗休克措施,如补充血容量,应用升压药、血管扩张剂及纠正酸中毒,避免脑缺氧,保护肾功能等。有条件者应准备好中心静脉压测定装置或漂浮导管测定肺微血管楔嵌压设备,以正确应用输液量及调节液体滴速。

(2)心率、心律:在冠心病监护病房(CCU)进行连续的心电、呼吸监测,在心电监测示波屏上,应注意观察心率及心律变化。及时检出可能作为恶性心动过速先兆的任何室性期前收缩,以及室颤或完全性房室传导阻滞,严重的窦性心动过缓,房性心律失常等,如发现室性早搏:①每分钟 5 次以上。②呈二、三联律。③多原性期前收缩。④室性早搏的 R 波落在前一次主搏的 T 波之上,均为转变阵发性室性心动过速及心室颤动的先兆,易造成心搏骤停。遇有上述情况,在立即通知医师的同时,需应用相应的抗心律失常药物,并准备好除颤器和人工心脏起搏器,协同医师抢救处理。

(3)胸痛:急性心肌梗死患者常伴有持续剧烈的胸痛,因此,应注意观察患者的胸痛程度,因剧烈胸痛可导致低血压,加重心肌缺氧,扩大梗死面积,引起心力衰竭、休克及心律失常。常用的止痛剂有罂粟碱肌内注射或静脉滴注,硝酸甘油 0.6 mg 含服,疼痛较重者可用哌替啶或吗啡。在护理中应注意可能出现的药物不良反应,同时注意观察血压、尿量、呼吸及一般状态,确保用药的安全。

(4)呼吸急促:注意观察患者的呼吸状态,对有呼吸急促的患者应注意观察血压,皮肤黏膜的血循环情况,肺部体征的变化及血流动力学和尿量的变化。发现患者有呼吸急促,不能平卧,烦躁不安,咳嗽,咯泡沫样血痰时,立即取半坐位,给予吸氧,准备好快速强心、利尿剂,配合医师按急性心力衰竭处理。

(5)体温:急性心肌梗死患者可有低热,体温在 37.0～38.5 ℃,多持续 3 天左右。如体温持续升高,1 周后仍不下降,应疑有继发肺部或其他部位感染,及时向医师报告。

(6)意识变化:如发现患者意识恍惚,烦躁不安,应注意观察血流动力学及尿量的变化。警惕心源性休克的发生。

(7)器官栓塞:在急性心肌梗死第 1、第 2 周内,注意观察组织或脏器有无发生栓塞现象。因左心室内附壁血栓可脱落,而引起脑、肾、四肢、肠系膜等动脉栓塞,应及时向医师报告。

(8)心室膨胀瘤:在心肌梗死恢复过程中,心电图表现虽有好转,但患者仍有顽固性心力衰竭或心绞痛发作,应疑有心室膨胀瘤的发生。这是由于在心肌梗死区愈合过程中,心肌被结缔组织所替代,成为无收缩力的薄弱纤维瘢痕区。该区内受心腔内的压力而向外呈囊状膨出,造成心室膨胀瘤。应配合医师进行 X 线检查以确诊。

(9)心肌梗死后综合征:需注意在急性心肌梗死后 2 周、数月甚至 2 年内,可并发心肌梗死后综合征。表现为肺炎、胸膜炎和心包炎征象,同时也有发热、胸痛、血沉和白细胞数升高现象,酷似急性心肌梗死的再发。这是由于坏死心肌引起机体自身免疫变态反应所致。如心肌梗死的特征性心电图变化有好转现象又有上述表现时,应做好 X 线检查的准备,配合医师做出鉴别诊断。因本病应用激素治疗效果良好,若因误诊而用抗凝药物,可导致心腔内出血而发生急性心包填塞。故应严密观察病情,在确诊为本病后,应向患者及家属做好解释工作,解除顾虑,必要时给患者应用镇痛及镇静剂;做好休息、饮食等生活护理。

(四)健康教育

(1)注意劳逸结合,根据心功能进行适当的康复锻炼。

(2)避免紧张、劳累、情绪激动、饱餐、便秘等诱发因素。

(3)节制饮食,禁忌烟酒、咖啡、酸辣刺激性食物,多吃蔬菜、蛋白质类食物,少食动物脂肪、胆固醇含量较高的食物。

(4)按医嘱服药,随身常备硝酸甘油等扩张冠状动脉药物,定期复查。

(5)指导患者及家属,病情突变时,采取简易应急措施。

(张 彭)

第三节 休 克

休克是一个由多种病因引起的以循环障碍为主要特征的急性循环衰竭。在休克时,由于组织的灌注不良,而引起组织血、氧及营养物质供应不充足,并产生代谢方面的异常。细胞代谢异常将导致细胞的功能异常、炎性递质释放和细胞损伤。如果组织的灌注能得以迅速恢复,细胞的损伤将可得到控制;如果细胞的损伤和代谢功能方面的异常严重或广泛,则休克就不可逆转。因此,对于休克的现代解释为持续的、血液灌注不足的多器官功能障碍综合征(multiple organ dysfunction syndrome,MODS)的亚临床病变。休克典型的临床表现是意识障碍、皮肤苍白、湿冷、血压下降、脉压减小、脉搏细速、发绀及尿少等。

一、病因

(一)血容量不足

由于大量出血(内出血或外出血)、失水(呕吐、腹泻、大量排尿等)、失血浆(烧伤、腹膜炎、创伤、炎症)等原因,血容量突然减少。

(二)创伤

创伤多因撕裂伤、挤压伤、爆炸伤、冲击波伤引起内脏、肌肉和中枢神经系统损伤。此外骨折和手术亦可引起创伤性休克,属神经源性休克。

（三）感染

细菌、真菌、病毒、立克次体、衣原体、原虫等感染,亦称中毒性休克。

（四）变态反应

某些药物或生物制品使机体发生变态反应,尤其是青霉素过敏,常引起血压下降、喉头水肿、支气管痉挛、呼吸极度困难甚至死亡。

（五）心源性因素

心源性因素常继发于急性心肌梗死、心脏压塞、心瓣膜口堵塞、心肌炎、心肌病变和严重心律失常等。

（六）神经源性因素

剧痛、麻醉意外、脑脊髓损伤等刺激,致使反射性周围血管扩张,有效血容量相对减少。

二、分类

休克分类方法很多,目前尚无一致的意见。传统的休克分类法主要按病因及病理生理学分类。

（一）按病因分类

(1)失血性休克(低血容量性休克)。

(2)感染性休克。

(3)心源性休克。

(4)过敏性休克。

(5)神经源性休克。

(6)内分泌性休克(黏液性水肿、嗜铬细胞瘤和肾上腺皮质功能不全等)。

(7)伴血流阻塞的休克(肺栓塞、夹层动脉瘤)。

（二）按病理生理学分类

根据血流动力学机制、血容量分布的改变,Weil 提出了一种新的休克早期分类的方法(表 4-2)。

表 4-2　休克分类

休克类型	特征
Ⅰ.低血容量性	
A.外源性	出血引起的全血丢失,烧伤、炎症引起的血浆丧失,腹泻、脱水引起的电解质丧失
B.内源性	炎症、创伤、过敏、嗜铬细胞瘤、蜇刺毒素作用引起的血浆外渗
Ⅱ.心源性	心肌梗死、急性二尖瓣关闭不全、室间隔破裂、心力衰竭、心律失常
Ⅲ.阻塞性(按解剖部位)	
A.腔静脉	压迫
B.心包	填塞
C.心腔	环状瓣膜血栓形成、心房黏液瘤
D.肺动脉	栓塞
E.主动脉	夹层动脉瘤

续表

休克类型	特征
Ⅳ.血流分布性(机制不十分清楚)	
1.高或正常阻力(静脉容量增加,心排血量正常或降低)	杆菌性休克(革兰氏阴性肠道杆菌)、巴比妥类药物中毒、神经节阻滞(容量负荷后)、颈脊髓横断
2.低阻力(血管扩张、体循环动静脉短路伴正常高心排血量)	炎症(革兰氏阳性菌肺炎)、腹膜炎、反应性充血

传统的分类方法过于繁杂,完全可以将这些种类的休克浓缩集中,以便于临床分类与治疗。美国克氏外科学(第15版)中将休克按病原分类的方法,克服了传统分类法的不利方面,有明显的优越性。但在实际临床应用时,仍会有一定的限制,因为常有休克患者的病因包括多种致病因素,如创伤休克者可能同时伴有败血症,或同时存在神经方面的因素,判断这种患者的休克分类是比较困难的,故在临床诊断和治疗各种休克时,一定要综合分析判断其病因病原,以便使患者得到最有效的治疗。以下将参考新的休克分类法进行叙述。

(1)低血容量性休克:出血和血浆容量丢失。

(2)心源性休克:本身因素和外来因素。

(3)神经源性休克。

(4)血管源性休克:①全身性炎症反应综合征、感染(脓毒血症)、非感染;②过敏;③肾上腺皮质功能不全;④创伤。

三、休克的分期

不同原因造成的休克过程是十分复杂的,不论什么原因造成的心功能不全及外周组织器官的灌注差,均可产生一系列组织低灌注的临床症状。休克的发生是有一定阶段性的,了解其各个阶段的特点和临床表现对于指导抢救治疗是非常有益的。一般情况下,休克时微循环的变化分为三个阶段。

(一)缺血缺氧期

由于组织的低灌注,使氧供明显减少。此期心排血量明显下降,临床表现为血压下降、脉压小、脉搏频速、尿量减少、心烦气躁、皮肤苍白、出冷汗、四肢发凉、四肢末梢出现轻度缺氧性发绀等。参与此期机体代偿的病理生理机制有如下几个方面。

1.交感-肾上腺髓质系统兴奋

由于该系统的激活,使内源性儿茶酚胺类物质的释放增加,以利增加心肌收缩力、增快心率、收缩外周血管使血压回升。

2.肾素-血管紧张素系统的作用

该系统兴奋后肾素的释放增多,在血管紧张素转化酶的作用下,肾素转化为血管紧张素Ⅱ和血管紧张素Ⅲ,在精氨酸加压素(arginine vasopressin,AVP)和肾上腺释放的醛固酮协同作用下,使腹腔脏器和外周大血管的阻力增加,血压回升。

3.血管活性脂的作用

细胞膜磷脂在磷脂酶 A_2 作用下生成的几种具有广泛生物活性的物质:血小板激活因子(PAF)、花生四烯酸环氧合代谢产物中的血栓素(TXA_2)、脂氧合代谢产物白三烯(LTC4,

LTD4，LTE4，LTB4)，可使全身的微血管收缩，但同时也有抑制心肌的作用。

4.溶酶体水解酶-心肌抑制因子系统

在该系统的作用下，溶酶体膜不稳定以致肠、肝、胰释放溶酶体酶类。胰腺则产生心肌抑制因子(MDF)并可使腹腔脏器小血管收缩。该系统的激活也可以代偿性地使回心血量增加以达到回升血压的目的。

此阶段是休克的早期代偿阶段，如果病变不十分严重，或其他因素干扰较小及原有的病因解除得好，那么患者的情况经紧急处理与对症对因治疗后可较快好转。例如，患者是因为外伤后所造成的大失血等原因而致休克，在此休克的代偿期给予补充血容量和有效的伤部处理止痛等，患者的休克状态可以很快恢复到正常循环功能。但如果是严重感染后的细菌内外毒素所造成的休克，由于病因不可能马上解除，因此有可能休克的治疗效果就不那么明显或迅速。此期的正确判定与治疗是十分重要的，如果不能很好地控制病情，而使之进入淤血缺氧期(即失代偿期)，则治疗的难度更大。

(二)淤血缺氧期

此期是指休克进入失代偿期，由于缺氧情况的进一步加重，组织的灌注状态更加不好，由于明显的缺氧代谢，致组织器官产生酸中毒现象，各器官的功能进一步减退，机体的代偿功能也明显转向失代偿，其临床表现为血压下降、脉搏细速、四肢末梢表现为严重的发绀及皮肤花斑、全身湿冷，尿量减少等。参与此期的病理生理机制有如下几个方面。

1.氢离子的作用

由于组织的供氧不足，造成严重的酸性代谢产物增加，同时也由于血供不足而造成酸性代谢产物不能及时排出，血液中缓冲物质减少、肾功能不全和肺功能不全等，氢离子大量蓄积，致使体内的各种酶类的功能下降、器官功能不全，此时机体的心血管系统对于各种药物的敏感性明显下降而疗效不佳，休克的程度逐渐加重。

2.血管活性物质的作用

由于各种致病因子的作用，血压降低和炎性物质的进一步刺激，前列腺素的释放增加，组胺、缓激肽、腺苷、PAF等逐渐增多，而且代偿期的几个加压系统功能不全，升血压物质，心血管系统对于血管活性物质的反应减弱致使全身的血管扩张、血小板趋于聚集而使微循环状态更差甚至造成微循环衰竭。

3.自由基的作用

由于组织的严重缺氧和酸中毒，使之产生大量的氧自由基和羟自由基，促使脂质过氧化加剧，对于组织细胞造成严重的损伤而加重器官的功能不全或衰竭。

4.其他

由于血管内皮细胞的损伤，使白细胞易于附壁黏着，大量的细胞因造成血管功能的改变，使毛细血管后阻力增加，加重微循环的障碍。

淤血缺氧期是休克的严重病变期，此期内如果不能除去病因和进行有效的对症治疗，将不可避免地使休克进入终末期，即 DIC 期。因此，在此期的救治过程中，要确实地除去病因，纠正缺氧与酸中毒，使病情向好的方面转化，而不使之进入下一期。

(三)微循环凝血期(DIC 期)

微循环凝血期是休克的终末期，由于微血管内广泛血栓形成，使组织已经无法得到充分的血供氧供，也不能排出体内或组织器官的酸性代谢产物，各器官的功能已基本走向衰竭。临床表现为患者严重的烦躁不安,有的患者表现为意识不清或出现昏迷等,血压显著下降甚至测不到、肺出血或消化道出血、皮肤出现出血点或者瘀斑、无尿。患者于此期已处于濒死状态。化验室检查显示凝血因子减少、血小板减少、3P试验阳性等。

四、临床表现

按照休克的发病过程可分为休克代偿期、休克抑制期和休克失代偿期,或称休克早期、休克期和休克晚期。

(一)休克代偿期

当血容量丧失未超过总血容量的20%时,机体处于代偿阶段,患者的中枢神经系统兴奋性提高,交感神经的活动增强,患者表现为精神紧张、兴奋、烦躁不安,面色苍白、四肢湿冷、脉搏细速、呼吸增快血压正常或稍高,但脉压缩小,肾血管收缩,尿量减少,每小时尿量<30 mL,在此期间如能及时正确处理,补足血容量,休克可迅速纠正,反之,如处理不当导致病情发展,进入休克抑制期。

(二)休克抑制期

当血容量丧失达到总血容量的20%~40%时,患者由兴奋转为抑制,表现为神志淡漠、反应迟钝,口唇和肢端发绀。皮肤出现花斑纹,四肢厥冷,出冷汗,脉搏细速,血压下降,收缩压下降至10.7 kPa(80 mmHg)以下病情严重时,全身皮肤黏膜明显发绀,脉搏摸不清,无创血压测不到,体内组织严缺氧,大量乳酸及有机酸增加。出现代谢性酸中毒。若抢救及时仍可好转,若处理不当,病情迅速恶化,出现进行性呼吸困难。脉速或咳出粉红色痰,动脉血氧分压降至8.0 kPa(60 mmHg)以下虽大量给氧也不能改善呼吸困难症状,提示已发生呼吸窘迫综合征,如皮肤、黏膜出现瘀斑或发生消化道出血,则表示病情已发展至弥散性血管内凝血阶段,常继发有心、脑、肾等器官的功能衰竭而死亡。

(三)休克失代偿期

当血容量丧失超过总血容量的40%,由于组织缺少血液灌注,细胞因严重缺氧而发生变性坏死;加之严重的酸中毒又可使细胞内的溶酶体膜破裂,释出的溶酶体酶(如蛋白水解酶等)和某些休克动因(如脂多糖等)都可使细胞发生严重的乃至不可逆的损害,从而使包括脑、心在内的各重要器官的功能代谢障碍也更加严重,这样就给治疗造成极大的困难,故本期又称休克难治期。

五、治疗

尽管引起休克的原因不同,但都有共同的病理生理变化,即存在有效循环血量不足,微循环障碍和程度不同的体液代谢变化,故治疗的原则是针对引起休克的原因和休克不同发展阶段的生理紊乱,争取相应的治疗。

(一)一般措施

一般措施包括积极处理引起休克的原发伤、病。适当应用镇痛剂。采取头和躯干抬高20°~30°,下肢抬高15°~20°体位,以增加回心血量,减轻呼吸负荷。及早建立静脉通路,并注意保温。病情危重者,可考虑作气管内插管或气管切开。休克患者气管内插管和机械通气的指征如下。

(1)每分通气量<9~12 L/min 或>18 L/min。

(2)潮气量<4~5 mL/kg。

(3)肺活量<10~12 mL/kg。

（4）$PaCO_2 > 6.0$ kPa（45 mmHg），合并代谢性酸中毒；或 $PaCO_2 > 6.7 \sim 7.3$ kPa（50～55 mmHg），碳酸氢盐正常。

（5）吸入氧浓度为 40% 时，$PaO_2 < 8.0$ kPa（60 mmHg）；或吸入氧浓度为 100% 时，$PaO_2 < 26.7$ kPa（200 mmHg）。

（6）呼吸频率 $> 30 \sim 35$ 次/分。

（7）呼吸困难。

（二）补充血容量

纠正休克引起的组织低灌注及缺氧的关键，应在连续监测动脉血压、尿量和 CVP 的基础上，结合患者皮肤温、末梢循环、脉搏幅度及毛细血管充盈时间等微循环情况，观察补充血容量的效果。通常首先采用晶体液，但由于其维持扩容作用的时间仅 1 小时左右，故还应准备全血、血浆、压缩红细胞、清蛋白或血浆增量剂等胶体液输注。也有用 3%～7.5% 高渗溶液进行休克复苏治疗。通过高渗液的渗透压作用，吸出组织间隙和肿胀细胞内的水分，从而起到扩容的效果；高钠还可增加碱储备及纠正酸中毒。

（三）积极处理原发病

外科疾病引起的休克，如内脏大出血的控制、坏死肠袢切除、消化道穿孔修补和脓液引流等，多存在需手术处理的原发病变。应在尽快恢复有效循环血量后，及时施行手术处理原发病变，才能有效地治疗休克。紧急情况下，应在积极抗休克的同时施行手术，以保障抢救时机。

（四）纠正酸碱平衡失调

由于休克患者组织灌注不足和细胞缺氧，常伴有不同程度的酸中毒，而酸性内环境均抑制心肌、血管平滑肌和肾功能。在休克早期，又可能因过度通气，引起低碳酸血症、呼吸性碱中毒。根据血红蛋白氧解离曲线的规律，碱中毒使血红蛋白氧解离曲线左移，氧不易从血红蛋白中释出，可使组织缺氧加重。故不主张早期使用碱性药物。而酸性环境有利于氧与血红蛋白解离，从而增加组织供氧。机体在获得充足血容量和微循环改善后，轻度酸中毒得到缓解而不需再用碱性药。但重度休克合并酸中毒经扩容治疗不满意时，仍需使用碱性药物。用药前需保证呼吸功能正常，以免引起 CO_2 潴留和继发呼吸性酸中毒。给药后应按血气分析的结果调整剂量。

（五）血管活性药物的应用

严重休克时，单靠扩容治疗不易迅速改善循环和升高血压。若血容量已基本补足，但循环状态仍未好转表现为发绀、皮肤湿冷时，则应选用下列血管活性药物。

1.血管收缩剂

血管收缩剂包括去甲肾上腺素、间羟胺和多巴胺等。

去甲肾上腺素是以兴奋 α 受体为主、轻度兴奋 β 受体的血管收缩剂，能兴奋心肌，收缩血管，升高血压及增加冠状动脉血流量，作用时间短。常用量为 $0.5 \sim 2.0$ mg，加入 5% 葡萄糖溶液 100 mL 静脉滴注。

间羟胺间接兴奋 α、β 受体，对心脏和血管的作用同去甲肾上腺素，但作用弱，维持时间约 30 分钟。常用量 $2 \sim 10$ mg 肌内注射或 $2 \sim 5$ mg 静脉注射；也可 $10 \sim 20$ mg 加入 5% 葡萄糖溶液 100 mL 静脉滴注。

多巴胺是最常用的血管收缩剂，具有兴奋 α、β_1 和多巴胺受体作用，其药理作用与剂量有关。当剂量每分钟 < 10.0 μg/kg 时，主要作用 β_1 受体，可增强心肌收缩力和增加 CO，并扩张肾和胃肠道等内脏器官血管；剂量每分钟 > 15 μg/kg 时则为 α 受体作用，增加外周血管阻力；抗休克时主要用其强心和扩张内脏血管的作用,宜采取小剂量。为提升血压,可将小剂量多巴胺与其他缩血管药物合用,从而不增加多巴胺的剂量。

多巴酚丁胺对心肌的正性肌力作用较多巴胺强,能增加 CO,降低 PCWP,改善心泵功能。常用量为每分钟 $2.5\sim10.0\ \mu g$。小剂量有轻度缩血管作用。

异丙肾上腺素是能增强心肌收缩和提高心率的 β 受体兴奋剂,剂量 $0.1\sim0.2$ mg 溶于 100 mL 输液中。但对心肌有强大收缩作用和容易发生心律失常,不能用于心源性休克。

2.血管扩张剂

血管扩张剂分 α 受体阻滞剂和抗胆碱能药两类。α 受体阻滞剂包括酚妥拉明、酚苄明等,能解除去甲肾上腺素所引起的小血管收缩和微循环淤滞并增强左室收缩力。

抗胆碱能药物包括阿托品、山莨菪碱和东莨菪碱。临床上较多用于休克治疗的是山莨菪碱(人工合成品为 654-2),可对抗乙酰胆碱所致平滑肌痉挛使血管舒张,起到改善微循环的作用。用法是每次 10 mg,每 15 分钟一次,静脉注射,或者每小时 $40\sim80$ mg 持续泵入,直到临床症状改善。

硝普钠也是一种血管扩张剂,作用于血管平滑肌,能同时扩张小动脉和小静脉,但对心脏无直接作用。剂量为 100 mL 液体中加入 $5\sim10$ mg 静脉滴注。滴速应控制在每分钟 $20\sim100\ \mu g$,以防其中的高铁离子转变为亚铁离子。用药超过 3 天者应每天检测血硫氰酸盐浓度,血硫氰酸盐浓度超过 12.8% 时即应停药。

3.强心药

强心药包括兴奋 α 和 β 肾上腺素能受体兼有强心功能的药物,如多巴胺和多巴酚丁胺等,其他还有可增强心肌收缩力,减慢心率作用的强心苷,如毛花苷 C。当在中心静脉压监测下,输液量已充分,当动脉压仍低而其中心静脉压显示已达 1.5 kPa(15 cmH$_2$O)以上时,可经静脉注射毛花苷 C 行快速洋地黄化(每天 0.8 mg),首次剂量 0.4 mg 缓慢静脉注射,有效时可再给维持量。

休克时应结合当时的主要病情选择血管活性药物,如休克早期主要病情与毛细血管前微血管痉挛有关;后期则与微静脉和小静脉痉挛有关。固应采用血管扩张剂配合扩容治疗。在扩容尚未完成时,如有必要,可适量使用血管收缩剂,应抓紧时间扩容,所用血管收缩剂的剂量不宜太大,时间不能太长。

为了兼顾各重要脏器的灌注水平,常将血管收缩剂与扩张剂联合应用。例如,去甲肾上腺素每分钟 $0.1\sim0.5\ \mu g/kg$ 和硝普钠每分钟 $1.0\sim10.0\ \mu g/kg$ 联合静脉滴注,可增加心脏指数 30%,减少外周阻力 45%,使血压提高到 10.7 kPa(80 mmHg)以上,尿量维持在每天 40 mL 以上。

(六)皮质类固醇和其他药物的应用

皮质类固醇可用于感染性休克及其他较严重的休克。其作用主要如下。

(1)阻断 α 受体兴奋作用,使血管扩张,降低外周血管阻力,改善微循环。

(2)保护细胞内溶酶体,防止溶酶体破裂。

(3)增强心肌收缩力,增加心排血量。

(4)增进线粒体功能和防止白细胞凝集。

(5)促进糖异生,使乳酸转化为葡萄糖,减轻酸中毒。一般主张应用大剂量,静脉滴注,一次滴完。为了防止多用皮质类固醇后可能产生的不良反应,一般只用 $1\sim2$ 次。

(七)治疗 DIC 改善微循环

对诊断明确的 DIC,可用肝素抗凝,成人首次可用 10 000 U(1 mg 相当于 125 U 左右),一般

1.0 mg/kg,6 小时一次;有时还使用抗纤溶药如氨甲苯酸、氨基己酸,抗血小板黏附和聚集的阿司匹林、双嘧达莫和小分子右旋糖酐。

(八)营养支持

休克患者行合理的营养支持有助于保护胃肠黏膜完整性、提高免疫功能、促进伤口愈合和减少脓毒血症的发生。严重创伤或感染时,机体呈高分解状态,每天所供热量应在(125～146 kJ/kg)。发生呼吸衰竭时,碳水化合物供给过多会加重二氧化碳潴留,可用长链脂肪酸来提供部分热量。增加蛋白质供应以维持正氮平衡。补充各种维生素和微量元素。维生素 C 和维生素 E 是氧自由基清除剂,可适当增加用量。

肠道淋巴组织控制病原菌的局部免疫反应。休克时,缺血、应激和应用抗生素、H_2受体阻断剂、抗酸药和糖皮质激素治疗常破坏肠道免疫防御功能,易发生细菌易位。长期肠外营养可导致胃肠黏膜萎缩。肠道营养能刺激 IgA 和黏液分泌,保护胃肠黏膜免遭损伤,防止细菌易位和脂多糖吸收进入血液循环。只要胃肠功能存在,可开始肠道营养。

其他类药物:①钙通道阻滞剂如维拉帕米、硝苯地平和地尔硫草等,具有防止钙离子内流、保护细胞结构与功能的作用;②吗啡类拮抗剂纳洛酮,可改善组织血液灌流和防止细胞功能异常;③氧自由基清除剂如超氧化物歧化酶(SOD),能减轻缺血再灌注损伤中氧自由基对组织的破坏作用;④调节体内前列腺素(PGS),如输注依前列醇(PGI_2)以改善微循环。

六、病情监测和护理

根据病因,结合临床表现,通过监测,不但可了解患者病情变化和治疗反应,为休克的早期诊治争取有利时机,为调整治疗方案提供客观依据。

(一)病情监测

1.一般监测

(1)精神状态:脑组织有效血液灌流和全身循环状况的反映。例如,患者意识清楚,对外界的刺激能正常反应,说明患者循环血量已基本恢复;相反,若患者表情淡漠、不安、谵妄或嗜睡和昏迷,反映大脑因循环不良而发生障碍。

(2)皮肤温度、色泽:体现灌流情况的标志。如患者的四肢暖,皮肤干,轻压甲床或口唇时,局部暂时缺血呈苍白,松压后色泽迅速转为正常,可判断末梢循环已恢复、休克好转;反之说明休克情况仍存在。

(3)血压:维持血压稳定在休克治疗中十分重要。但是,血压并不是反映休克程度最敏感的指标。例如,心排血量已有明显下降时,血压的下降常滞后约 40 分钟;当心排血量尚未完全恢复时,血压可已趋正常。因此,在判断病情时,还应兼顾其他的参数进行综合分析。在观察血压情况时,还要强调定时测量、比较血压情况。通常认为收缩压＜12.0 kPa(90 mmHg)、脉压＜2.7 kPa(20 mmHg)是休克的表现;血压回升、脉压增大则是休克好转的征象。

(4)脉率:脉率的变化多出现在血压变化之前。脉率已恢复且肢体温暖者,虽血压还较低,但常表示休克趋向好转。常用脉率/收缩压计算休克指数,帮助判定休克的有无及轻重。指数为0.5 多表示无休克;＞1.0～1.5 有休克;＞2.0 为严重休克。

(5)尿量:反映肾血液灌注情况的有用指标。早期休克和休克复苏不完全的表现通常是少尿。对疑有休克或已确诊者,应观察每小时尿量,必要时留置导尿管。尿量＜25 mL/h、比重增加者表明仍存在肾血管收缩和供血量不足;血压正常但尿量仍少且比重偏低者,提示有急性肾衰竭可能。当尿量维持在30 mL/h以上时,则休克已得到纠正。此外,创伤危重患者复苏时使用高渗溶液者可能有明显的利尿作用;涉及垂体后叶的颅脑损伤可出现尿崩现象;尿路损伤可导致少尿与无尿。判断病情时应予注意。

2.特殊监测

(1)中心静脉压(CVP):中心静脉压代表右心房或者胸腔段腔静脉内压力的变化,一般比动脉压要早,反映全身血容量及心功能状况。CVP 的正常值为 $0.5\sim1.2$ kPa($5\sim12$ cmH$_2$O)。当 CVP＜0.5 kPa时,表示血容量不足;高于 1.5 kPa(15 cmH$_2$O)时,则提示心功能不全、肺循环阻力增高或静脉血管床过度收缩;若 CVP 超过 2.0 kPa(20 cmH$_2$O),则表示存在充血性心力衰竭。临床实践中,通常进行连续测定,动态观察其变化趋势以准确反映右心前负荷的情况(表 4-3)。

表 4-3　休克时中心静脉压与血压变化的关系及处理原则

CVP	血压	原因	处理原则
低	低	血容量相对不足	充分补液
低	正常	心收缩力良好,血容量相对不足	适当补液,注意改善心功能
高	低	心功能不全或血容量相对过多	强心剂、纠正酸中毒和扩张血管
高	正常	容量血管过度收缩,肺循环阻力增高	扩张血管
正常	低	心功能不全或血容量不足	补液试验

(2)肺毛细血管楔压(PCWP):应用 Swan-Ganz 漂浮导管可测得肺动脉(PAP)和肺毛细血管楔压(PCWP),可反映左心房、左心室压和肺静脉。PCWP 的正常值为 $0.8\sim2.0$ kPa($6\sim15$ mmHg),与左心房内压接近;PAP 的正常值为 $1.3\sim2.9$ kPa($10\sim22$ mmHg)。PCWP 增高常见于肺循环阻力增高如肺水肿时,PCWP 低于正常值反映血容量不足(较 CVP 敏感)。因此,临床上当发现 PCWP 增高时,即使 CVP 尚属正常,也应限制输液量以免发生或加重肺水肿。此外,还可在作 PCWP 时获得血标本进行混合静脉血气分析,了解肺内通气/灌流比或肺内动静脉分流的变化情况。但必须指出,肺动脉导管技术是一项有创性检查,有发生严重并发症的可能(发生率为 3％～5％),故应当严格掌握适应证。

(3)心排血量(CO)和心脏指数(CI):CO 是心率和每搏排出量的乘积,可经 Swan-Ganz 倒灌应用热稀释法测出。成人 CO 的正常值为每分钟 $4\sim6$ L;单位体表面积上的 CO 便称作心脏指数(CI),正常值为每分钟 $2.5\sim3.5$ L/m^2。此外,还可按下列公式计算出总外周血管阻力(SVR):SVR＝(平均动脉压－中心静脉压)/心排血量×80。

SVR 正常值为 $100\sim130$ kPa。S/L 了解和监测上述各参数对于抢救休克时及时发现和调整异常的血流动力学有重要意义。CO 值通常在休克时均较正常值有所降低;有的感染性休克时却可能高于正常值。因此,在临床实践中,测定患者的 CO 值并结合正常值。

(二)休克护理

1.一般护理

(1)将患者安置在单间病房,室温 $22\sim28$ ℃,湿度 70％左右,保持通风良好,空气新鲜。

(2)设专人护理,护理人员不离开患者身边,保持病室安静,避免过多搬动患者,建立护理记录,详细记录病情变化及用药。

(3)体位:休克患者体位很重要,最有利的体位是头和腿均适当抬高30°,松解患者紧身的领口、衣服,使患者平卧,立即测量患者的血压、脉搏、呼吸,并在以后每 5～10 分钟重复 1 次,直至平稳。

(4)保温:大多数患者有体温下降、怕冷等表现,需要适当保暖,但不需在体表加温,不用热水袋。因体表加温可使皮肤血管扩张,减少了生命器官的血液供应,破坏了机体调节作用,对抗休克不利。但在感染性休克持续高热时,可采用降温措施,因低温能降低机体对氧的消耗。

(5)吸氧与保持呼吸道通畅:休克患者都有不同程度缺氧症状,应给予氧气吸入。吸入氧浓度 40% 左右,并保持气道通畅。必要时,可以建立人工气道。用鼻导管或面罩吸氧时,尤应注意某些影响气道通畅的因素,如舌后坠,有颌面、颅底骨折,咽部血肿,鼻腔出血的患者,吸入异物及呕吐物后的患者;气道灼伤,变态反应引起的喉头水肿的患者;颈部血肿压迫气管及严重的胸部创伤的患者,为防止出现气道梗阻,应给予必要的急救护理措施。如用舌钳将舌头拉出;清除患者口中异物、分泌物;使患者侧卧头偏向一侧;尽可能建立人工气道,确保呼吸道通畅。

(6)输液:开放两条及以上静脉通路,尽快进行静脉输液。必要时,可采用中心静脉置管输液。深静脉适宜快速输液,浅表静脉适宜均匀而缓慢地滴入血管活性药物或其他需要控制滴速的药物。输液前要采集血标本进行有关化验,并根据病情变化随时调整药物。低血容量性休克且无心脏疾病的患者,速度可适当加快,老年人或有心肺疾病者速度不宜过快,避免发生急性肺水肿。抗休克时,输液药物繁多,要注意药物间的配伍禁忌、药物浓度及滴速。此外,抢救过程中常有大量的临时口头医嘱,用药后及时记录,且执行前后应及时查对,避免差错。意识不清、烦躁不安患者输液时,肢体应以夹板固定。输液装置上应写出床号、姓名、药名及剂量等。

(7)记录液体出入量:密切观察病情变化,准确记录 24 小时液体出入量,以供补液计划作参考。放置导尿管,以观察和记录单位时间尿量,扩容的有效指标是每小时尿量维持在 30 mL 以上。

2.临床护理

(1)判断休克的前期、加重期和好转期护理人员通过密切观察病情,及早发现与判断休克的症状,与医师密切联系,做到及早给予治疗。

休克前期:护理人员要及早判断患者病情,在休克症状未充分表现之前,就给予治疗,往往可以使病情向有利方面转化,避免因治疗不及时而导致病情恶化。患者意识清醒,烦躁不安,恶心、呕吐,略有发绀或面色苍白,肢体湿冷,出冷汗,心搏加快,但脉搏尚有力,收缩压可接近正常,但不稳定,遇到这些情况,应考虑到休克有早期表现,及时采取措施,使患者病情向好的方面发展。

休克加重期:表现为烦躁不安,表情淡漠,意识模糊甚至昏迷,皮肤发紫,冷汗,或出现出血点,瞳孔反射迟钝,脉搏细弱,血压下降,脉压变小,尿少或无尿。此时,医护人员必须密切合作,采取各种措施,想方设法挽救患者生命。

休克好转期:表现为神志逐渐转清、表情安静、皮肤转为红润和出冷汗停止,脉搏有力且变慢,呼吸平稳而规则,脉压增大,血压回升,尿量增多且每小时多于 30 mL,皮肤及肢体变暖。

(2)迅速除去病因,积极采取相应措施:临床上多种多样的原因可导致休克,积极而又迅速除去病因占重要地位。如立即对开放伤口进行包扎、止血和固定伤肢,抗过敏、抗感染治疗,给予镇静、镇痛药物,使患者能安静接受治疗等。如过敏性休克患者,在医师未到之前,应立即给予皮下或肌内注射 0.1% 肾上腺素 1 mL,并且给予氧气吸入及建立输液通道。如外科疾病,内脏出血、肠坏死、急性化脓性胆管炎等及妇产科前置胎盘、宫外孕大出血等。应一方面及时地恢复有效循环血量;另一方面要积极地除去休克的病因,即施行手术才能挽救患者生命。护理人员在抗休克治疗的同时,必须迅速做好术前准备,立即将患者送至手术室进行手术。

(3)输液的合理安排:护理人员在执行医嘱时,要注意输液速度及量与质的合理安排,开始输液时决定量和速度比决定补什么溶液更为重要。在紧急情况下,血源困难抢救休克时,可立即大量迅速输入生理盐水。输入单纯的晶体液虽然能补充血容量,但由于晶体液很快转移到血管外,不能有效地维持血管内的血容量。应将该晶体液与胶体液交替输入,以便保持血管胶体渗透压来维持血容量。在输入血管收缩剂或血管扩张剂时,如去甲肾上腺素、多巴胺等,因这些药物刺激性强,对注射局部容易产生坏死,而休克患者反应迟钝,故护理患者要特别谨慎,经常观察输液局部变化,发现异常要及时处理和更换部位。

(4)仔细观察病情变化:休克是一个严重的变化多端的动态过程,要取得最好的治疗效果,必须注意加强临床护理中的动态观察。护理人员在精心护理的过程中,从病床边可以随时获得可靠的病情进展的重要指标。关键是对任何细微的变化都不能放过,同时,要作出科学的判断。其观察与判断的内容具体叙述如下。

意识表情:患者的意识表情的变化能反映中枢神经系统血液灌流情况。脑组织灌注不足、缺氧,表现为烦躁、神志淡漠、意识模糊或昏迷等。严重休克时细胞反应降低,患者由兴奋转为抑制,表示脑缺氧加重病情恶化。患者经治疗后意识转清楚,反应良好,提示循环改善。早期休克患者有时需要心理护理,耐心劝慰患者,使之配合治疗与护理。另外对谵妄、烦躁和意识障碍者,应给予适当约束加用床档,以防坠床发生意外。

末梢循环:患者皮肤色泽、温度和湿度能反映体表的血液灌注情况。正常人轻压指甲或唇部时,局部因暂时缺血而呈苍白色,松压后迅速转为红润。轻压口唇、甲床苍白色区消失时间超过1秒,为微循环灌注不足或有疲滞现象。休克时患者面色苍白、皮肤湿冷表明病情较重,患者皮色从苍白转为发绀,则提示进入严重休克,由发绀又出现皮下瘀点、瘀斑,注射部位渗血,则提示有 DIC 的可能,应立即与医师联系。如果患者四肢温暖,皮肤干燥,压口唇或指甲后苍白消失快(<1 秒),迅速转为红润,表明血液灌注良好,休克好转。

颈静脉和周围静脉:颈静脉和周围静脉充盈常提示高血容量的情况。休克时,由于血容量锐减,静脉瘪陷,当休克得到纠正时,颈静脉和周围静脉充盈,若静脉怒张则提示补液量过多或心功能不全。

体温:休克患者体温常低于正常,但感染性休克有高热。护理时应注意保暖,如盖被、低温电热毯或空气调温等,但不宜用热水袋加温,以免烫伤和使皮肤血管扩张,加重休克。高热患者可以采用冰袋、冰帽或低温等渗盐水灌肠等方法进行物理降温,也可配合室内通风或药物降温法。

脉搏:休克时脉率增快,常出现于血压下降之前。随着病情恶化,脉率加速,脉搏变细弱甚至摸不到。若脉搏逐渐增强,脉率转为正常,脉压由小变大,提示病情好转。为准确起见,有时需结合心脏听诊和心电图监测。若心率超过每分钟 150 次或高度房室传导阻滞等可降低心排血量,值得注意。

呼吸:注意呼吸次数,有无节律变化,呼吸增速、变浅和不规则,说明病情恶化;反之,呼吸频率、节律及深浅度逐渐恢复正常,提示病情好转。呼吸增至每分钟 30 次以上或降至每分钟 8 次以下,表示病情危重。应保持呼吸道通畅,有分泌物及时吸出,鼻导管给氧时用每分钟 6~8 L 的高流量(氧浓度 40%~50%),输入氧气应通过湿化器或在患者口罩处盖上湿纱布,以保持呼吸道湿润,防止黏膜干燥。每 2~4 小时检查鼻导管是否通畅。行气管插管或切开、人工辅助通气的患者,更应注意全面观察机器工作状态和患者反应两方面的变化。每 4~6 小时测量全套血流动力学指标、呼吸功能及血气分析 1 次。高流量用氧者停用前应先降低流量，逐渐停用，使呼吸中枢逐渐兴奋，不能骤停吸氧。

瞳孔：正常瞳孔两侧等大、圆形。双侧瞳孔不等大应警惕脑疝的发生。如双侧瞳孔散大，对光反射减弱或消失，说明脑组织缺氧，病情危重。

血压与脉压：观察血压的动态变化对判断休克有重要作用。脉压越低，说明血管痉挛程度越重。而脉压增大，则说明血管痉挛开始解除，微循环趋向好转。此外，在补充血容量后，血流改善，血压也必然上升。通常认为上肢收缩压低于 12.0 kPa（90 mmHg）、脉压小于 2.7 kPa（20 mmHg），且伴有毛细血管灌流量减少症状，如肢端厥冷、皮肤苍白等是休克存在的证据。休克过程中，血流和血压是成正比的。因此，对休克患者的血压观察不能忽视。但治疗休克原则的目的在于改善全身组织血液灌注，恢复机体的正常代谢。不能单纯以血压高低来判断休克的治疗效果。在休克早期或代偿期，由于交感神经兴奋，儿茶酚胺释放，舒张压升高，而收缩压则无明显改变，故应注意脉压下降和交感兴奋的征象。相反，如使用血管扩张剂或硬膜外麻醉时，收缩压 12.0 kPa 左右而脉压正常（4.0～5.3 kPa），且无其他循环障碍表现，则为非休克状态。此外，平时患高血压的患者，发生休克后收缩压仍可能大于 16.0 kPa（120 mmHg），但组织灌注已不足。因此，应了解患者基础血压。致休克因素使收缩压降低 20% 以上时考虑休克。重度休克患者，袖带测压往往不准确，可用桡动脉穿刺直接测压。休克治疗过程，定时测压，对判断病情、指导治疗很有价值。若血压逐渐下降甚至不能测知，且脉压减小，则说明病情加重。血压回升到正常值，或血压虽低，但脉搏有力，手足转暖，则休克趋于好转。

尿量：观察尿量就是观察肾功能的变化，也是护理人员对休克患者重点观察的内容之一。尿量和尿比重是反映肾脏毛细血管的灌流量，也是内脏血液流量的一个重要指标。在休克过程，长时间的低血容量和低血压，或使用了大量血管收缩剂后，可使肾脏灌流量不足，肾缺血而影响肾功能。此时，患者肾小球滤过率严重下降，临床出现少尿或无尿。如经扩容治疗后，尿量仍每小时少于 25 mL，应与医师联系，协助医师进行利尿试验。用 20% 甘露醇溶液 100～200 mL 于 15～30 分钟内静脉滴注，或用呋塞米 20～40 mg 于 1～2 分钟内静脉注入。如不能使尿量改善，则表示已发生肾衰竭。此时应立即控制入量，补液应十分慎重。急性肾衰竭时，肾小管分泌钾的功能下降，同时大量组织破坏，蛋白质分解代谢亢进，钾从细胞内大量溢出进入细胞外液，故急性肾衰竭少尿期，血钾必然升高。当血钾升高超过 7 mmol/L 时，如不积极治疗，可发生各种心室颤动和心搏停止，因此要限制钾的摄入。反复测定血钾、钠、氯，根据化验报告和尿量的情况来考虑钾的应用。可给予碳酸氢钠纠正酸中毒，使钾离子再进入细胞内，或给予葡萄糖加胰岛素静脉滴入，可使血清钾离子暂时降低。如果经过治疗尿量稳定在每小时 30 mL 以上时，提示休克好转。因此，严格、认真记录尿量极为重要。

其他。除此之外，还应注意并发症的观察，休克肺、心力衰竭、肾衰竭及 DIC 是休克死亡的常见并发症。①成人呼吸窘迫综合征（ARDS，又称休克肺）：应注意观察有无进行性呼吸困难、呼吸频率加快（每分钟 >35 次）；有无进行性严重缺氧，经一般氧疗不能纠正，$PaO_2 < 9.3$ kPa（70 mmHg）并有进行性下降的趋势。特别常见于原有心、肾功能不全的患者，过度输入非胶体溶液更易发生。如有上述表现立即报告医师，及时处理。②急性肾衰竭：如血容量已基本补足，血压已回升接近正常或已达正常，而尿量仍 <20 mL/h，并对利尿剂无反应者，应考虑急性肾衰竭的可能。③心功能不全：如血容量已补足，中心静脉压达 1.2 kPa（12 cmH$_2$O），又无酸中毒存在，而患者血压仍未回升，则提示心功能不全，尤其老年人或原有慢性心脏病的患者有发生急性

肺水肿的可能,应立即减慢输液速度或暂停输液。④DIC:如休克时间较长的患者,应注意观察皮肤有无痕点、瘀斑或血尿、便血等,如有以上出血表现,则需考虑并发 DIC,应立即取血作血小板、凝血酶原时间、纤维蛋白原等检查,并协助医师进行抗凝治疗。

(5)应用血管活性药物的护理。①开始用升压药或更换升压药时血压常不稳定,应每5～10 分钟测量血压 1 次,有条件的连续监测动脉压。随血压的高低调节药物浓度。对升压药较敏感的患者,收缩压可由测不到而突然升高甚至可达26.7 kPa(200 mmHg)。在患者感到头痛、头晕、烦躁不安时应立即停药,并报告医师。用升压药必须从最低浓度且慢速开始,每 5 分钟测血压 1 次,待血压平稳及全身情况改善后,改为 30 次/分,并按药物浓度及剂量计算输入量。②静脉滴注升压药时,切忌使药物外渗,以免导致局部组织坏死。③长期输液的患者,应每 24 小时更换 1 次输液管,并注意保护血管及穿刺点。选择血管时先难后易,先下后上。输液肢体应适当制动,但必须松紧合适,以免回流不畅。

(6)预防肺部感染:病房内定期空气消毒并控制探视,定期湿化消毒。避免交叉感染,进行治疗操作时,注意遮挡,适当暴露以免受凉。如有人工气道,注意口腔护理,鼓励患者有效咳痰。痰不易咳出时,行雾化吸入。不能咳痰者及时吸痰,保证呼吸道通畅,以防止肺部并发症。

(7)心理护理:经历休克繁多而紧急的抢救后,患者受强烈刺激,易使患者倍感自己病情危重与面临死亡而产生恐惧、焦虑、紧张和烦躁不安。这时亲属的承受能力、应变能力也随之下降,则将严重影响与医护人员的配合。因此,护士应积极主动配合医疗,认真、准确无误地执行医嘱;紧急情况下医护人员也要保持镇静,快而有序、忙而不乱地进行抢救工作,以稳定患者及家属的情绪,并取得他们的信赖感和主动配合;待患者病情稳定后,及时做好安慰和解释工作,使患者积极配合治疗及护理,树立战胜疾病的信心;保持安静、整洁舒适的环境,减少噪声,让患者充分休息;应将患者病情的危险性和治疗、护理方案及期望治疗前途告诉患者家属,在让他们心中有数的同时,协助医护人员做好患者的心理支持,以利于早日康复。

（张　彭）

第五章

呼吸内科护理

第一节 急性呼吸道感染

急性呼吸道感染通常包括急性上呼吸道感染和急性气管-支气管炎。急性上呼吸道感染是鼻腔、咽或喉部急性炎症的总称。常见病原体为病毒,仅有少数由细菌引起。本病全年皆可发病,但冬春季节多发,具有一定的传染性,有时引起严重的并发症,应积极防治。急性气管-支气管炎是指感染、物理、化学、过敏等因素引起的气管-支气管黏膜的急性炎症。可由急性上呼吸道感染蔓延而来。多见于寒冷季节或气候多变时,或气候突变时多发。

一、护理评估

(一)病因及发病机制

1.急性上呼吸道感染

急性上呼吸道感染有 70%～80% 由病毒引起。其中主要包括流感病毒、副流感病毒、呼吸道合胞病毒、腺病毒、鼻病毒等。由于感染病毒类型较多,又无交叉免疫,人体产生的免疫力较弱且短暂,同时在健康人群中有病毒携带者,故一个人可有多次发病。细菌感染占 20%～30%,可直接或继病毒感染之后发生,以溶血性链球菌最为多见,其次为流感嗜血杆菌、肺炎球菌和葡萄球菌等。偶见革兰氏阴性杆菌。当全身或呼吸道局部防御功能降低时,尤其是年老体弱或有慢性呼吸道疾病者更易患病,原先存在于上呼吸道或外界侵入的病毒和细菌迅速繁殖,引起本病。通过含有病毒的飞沫或被污染的用具传播,引起发病。

2.急性气管-支气管炎

(1)感染:由病毒、细菌直接感染,或急性上呼吸道病毒(如腺病毒、流感病毒)、细菌(如流感嗜血杆菌、肺炎链球菌)感染迁延而来,也可在病毒感染后继发细菌感染。亦可为衣原体和支原体感染。

(2)物理、化学性因素:过冷空气、粉尘、刺激性气体或烟雾的吸入使气管-支气管黏膜受到急性刺激和损伤,引起本病。

(3)变态反应:花粉、有机粉尘、真菌孢子等的吸入及对细菌蛋白质过敏等,均可引起气管-支

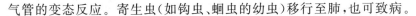

气管的变态反应。寄生虫(如钩虫、蛔虫的幼虫)移行至肺,也可致病。

(二)健康史

有无受凉、淋雨、过度疲劳等使机体抵抗力降低等情况,应注意询问本次起病情况,既往健康情况,有无呼吸道慢性疾病史等。

(三)身体状况

1.急性上呼吸道感染

急性上呼吸道感染主要症状和体征个体差异大,根据病因不同可有不同类型,各型症状、体征之间无明显界定,也可互相转化。

(1)普通感冒:又称急性鼻炎或上呼吸道卡他,以鼻咽部卡他症状为主要表现,俗称"伤风"。成人多为鼻病毒所致,起病较急,初期有咽干、咽痒或咽痛,同时或数小时后有打喷嚏、鼻塞、流清水样鼻涕,2～3天后分泌物变稠,伴咽鼓管炎可引起听力减退,伴流泪、味觉迟钝、声嘶、少量咳嗽、低热不适、轻度畏寒和头痛。检查可见鼻腔黏膜充血、水肿、有分泌物,咽部轻度充血。如无并发症,一般经5～7天痊愈。

(2)流行性感冒(简称流感)则由流感病毒引起,起病急,鼻咽部症状较轻,但全身症状较重,伴高热、全身酸痛和眼结膜炎症状。而且常有较大或大范围的流行。

流行性感冒应及早应用抗流感病毒药物:起病1～2天内应用抗流感病毒药物治疗,才能取得最佳疗效。目前抗流感病毒药物包括离子通道 M_2 阻滞剂和神经氨酸酶抑制剂两类。离子通道 M_2 阻滞剂:包括金刚烷胺和金刚乙胺,主要对甲型流感病毒有效。金刚烷胺类药物是治疗甲型流感的首选药物,有效率达 70%～90%。金刚烷胺的不良反应有神经质、焦虑、注意力不集中和轻微头痛等中枢神经系统不良反应,一般在用药后几小时出现,金刚乙胺的毒性作用较小。胃肠道反应主要为恶心和呕吐,停药后可迅速消失。肾功能不全的患者需要调整金刚烷胺的剂量,对于老年人或肾功能不全者需要密切监测不良反应。神经氨酸酶抑制剂:奥司他韦(商品名达菲),作用机制是通过干扰病毒神经氨酸酶保守的唾液酸结合位点,从而抑制病毒的复制,对A(包括H5N1)和B不同亚型流感病毒均有效。奥司他韦成人每次口服75 mg,每天2次,连服5天,但须在症状出现2天内开始用药。奥司他韦不良反应少,一般为恶心、呕吐等消化道症状,也有腹痛、头痛、头晕、失眠、咳嗽、乏力等不良反应的报道。

(3)病毒性咽炎和喉炎:临床特征为咽部发痒、不适和灼热感、声嘶、讲话困难、咳嗽、咳嗽时咽喉疼痛,无痰或痰呈黏液性,有发热和乏力,伴有咽下疼痛时,常提示有链球菌感染,体检发现咽部明显充血和水肿、局部淋巴结肿大且触痛,提示流感病毒和腺病毒感染,腺病毒咽炎可伴有眼结膜炎。

(4)疱疹性咽峡炎:主要由柯萨奇病毒 A 引起,夏季好发。有明显咽痛、常伴有发热,病程约一周。体检可见咽充血,软腭、腭垂、咽和扁桃体表面有灰白色疱疹及浅表溃疡,周围有红晕。多见儿童,偶见于成人。

(5)咽结膜热:常为柯萨奇病毒、腺病毒等引起。夏季好发,游泳传播为主,儿童多见。表现为发热、咽痛、畏光、流泪、咽及结膜明显充血。病程 4～6 天。

(6)细菌性咽-扁桃体炎多由溶血性链球菌感染所致,其次为流感嗜血杆菌、肺炎球菌、葡萄球菌等引起。起病急,咽痛明显、伴畏寒、发热,体温超过 39 ℃。检查可见咽部明显充血,扁桃体充血肿大,其表面有黄色点状渗出物,颌下淋巴结肿大伴压痛,肺部无异常体征。

本病如不及时治疗可并发急性鼻窦炎、中耳炎、急性气管-支气管炎。部分患者可继发病毒性心肌炎、肾炎、风湿热等。

2.急性气管-支气管炎

急性气管-支气管炎起病较急,常先有急性上呼吸道感染的症状,继之出现干咳或少量黏液性痰,随后可转为黏液脓性或脓性痰液,痰量增多,咳嗽加剧,偶可痰中带血。全身症状一般较轻,可有发热,38 ℃左右,多于 3~5 天后消退。咳嗽、咳痰为最常见的症状,常为阵发性咳嗽,咳嗽、咳痰可延续 2~3 周才消失,如迁延不愈,则可演变为慢性支气管炎。呼吸音常正常或增粗,两肺可听到散在干、湿啰音。

(四)实验室及其他检查

1.血常规

病毒感染者白细胞正常或偏低,淋巴细胞比例升高;细菌感染者白细胞计数和中性粒细胞增高,可有核左移现象。

2.病原学检查

可做病毒分离和病毒抗原的血清学检查,确定病毒类型,以区别病毒和细菌感染。细菌培养及药物敏感试验,可判断细菌类型,并可指导临床用药。

3.X 线检查

胸部 X 线片多无异常改变。

二、主要护理诊断及医护合作性问题

(一)舒适的改变

鼻塞、流涕、咽痛、头痛与病毒和/或细菌感染有关。

(二)潜在并发症

鼻窦炎、中耳炎、心肌炎、肾炎、风湿性关节炎。

三、护理目标

患者躯体不适缓解,日常生活不受影响;体温恢复正常;呼吸道通畅;睡眠改善;无并发症发生或并发症被及时控制。

四、护理措施

(一)一般护理

注意隔离患者,减少探视,避免交叉感染。患者咳嗽或打喷嚏时应避免对着他人。患者使用的餐具、痰盂等用具应按规定消毒,或用一次性器具,回收后焚烧弃去。多饮水,补充足够的热量,给予清淡易消化、高热量、丰富维生素、富含营养的食物。避免刺激性食物,戒烟、酒。患者以休息为主,特别是在发热期间。部分患者往往因剧烈咳嗽而影响正常的睡眠,可给患者提供容易入睡的休息环境,保持病室适宜温度、湿度和空气流通。保证周围环境安静,关闭门窗。指导患者运用促进睡眠的方式,如睡前泡脚、听音乐等。必要时可遵医嘱给予镇咳、祛痰或镇静药物。

(二)病情观察

关注疾病流行情况、鼻咽部发生的症状、体征及血常规和胸部 X 线改变。注意并发症,如耳痛、耳鸣、听力减退、外耳道流脓等提示中耳炎;如头痛剧烈、发热、伴脓涕、鼻窦有压痛等提示鼻窦炎;如在恢复期出现胸闷、心悸、眼睑水肿、腰酸和关节痛等提示心肌炎、肾炎或风湿性关节炎,应及时就诊。

(三)对症护理

1.高热护理

体温超过 37.5 ℃,应每 4 小时测体温 1 次,观察体温过高的早期症状和体征,体温突然升高或骤降时,应随时测量和记录,并及时报告医师。体温＞39 ℃时,要采取物理降温。降温效果不好可遵照医嘱选用适当的解热剂进行降温。患者出汗后应及时处理,保持皮肤的清洁和干燥,并注意保暖。鼓励多饮水。

2.保持呼吸道通畅

清除气管、支气管内分泌物,减少痰液在气管、支气管内的聚积。指导患者采取舒适的体位进行有效咳嗽。观察咳痰情况,如痰液较多且黏稠,可嘱患者多饮水,或遵照医嘱给予雾化吸入治疗,以湿润气道、利于痰液排出。

(四)用药护理

1.对症治疗

选用抗感冒复合剂或中成药减轻发热、头痛,减少鼻、咽充血和分泌物,如对乙酰氨基酚(扑热息痛)、银翘解毒片等。干咳者可选用右美沙芬、喷托维林(咳必清)等;咳嗽有痰可选用复方氯化铵合剂、溴己新(必嗽平),或雾化祛痰。咽痛者可含服喉片或草珊瑚片等。气喘者可用平喘药,如特布他林、氨茶碱等。

2.抗病毒药物

早期应用抗病毒药有一定疗效,可选用利巴韦林、奥司他韦、金刚烷胺、吗啉胍和抗病毒中成药等。

3.抗菌药物

如有细菌感染,最好根据药物敏感试验选择有效抗菌药物治疗,常可选用大环内酯类、青霉素类、氟喹诺酮类及头孢菌素类。

根据医嘱选用药物,告知患者药物的作用、可能发生的不良反应和服药的注意事项,如按时服药;应用抗生素者,注意观察有无迟发变态反应发生;对于应用解热镇痛药者注意避免大量出汗引起虚脱等。发现异常及时就诊等。

(五)心理护理

急性呼吸道感染预后良好,多数患者于一周内康复,仅少数患者可因咳嗽迁延不愈而发展为慢性支气管炎,患者一般无明显心理负担。但如果咳嗽较剧烈,加之伴有发热,可能会影响患者的休息、睡眠,进而影响工作和学习,个别患者产生急于缓解咳嗽等症状的焦虑情绪。护理人员应与患者进行耐心、细致的沟通,通过对病情的客观评价,解除患者的心理顾虑,建立治疗疾病的信心。

(六)健康指导

1.疾病知识指导

帮助患者和家属掌握急性呼吸道感染的诱发因素及本病的相关知识,避免受凉、过度疲劳,注意保暖;外出时可戴口罩,避免寒冷空气对气管、支气管的刺激。积极预防和治疗上呼吸道感染,症状改变或加重时应及时就诊。

2.生活指导

平时应加强耐寒锻炼,增强体质,提高机体免疫力。有规律生活,避免过度劳累。室内空气保持新鲜、阳光充足。少去人群密集的公共场所。戒烟、酒。

五、护理评价

患者舒适度改善,睡眠质量提高,未发生并发症或发生后被及时控制。

（杨庆荣）

第二节　慢性支气管炎

慢性支气管炎是由于感染或非感染因素引起气管、支气管黏膜及其周围组织的慢性非特异性炎症。临床以咳嗽、咳痰或伴有喘息反复发作为特征,每年持续 3 个月以上,且连续 2 年以上。

一、病因和发病机制

慢性支气管炎的病因极为复杂,迄今尚有许多因素还不够明确,往往是多种因素长期相互作用的综合结果。

(一)感染

病毒、支原体和细菌感染是本病急性发作的主要原因。病毒感染以流感病毒、鼻病毒、腺病毒和呼吸道合胞病毒常见;细菌感染以肺炎链球菌、流感嗜血杆菌、卡他莫拉菌和葡萄球菌常见。

(二)大气污染

化学气体如氯气、二氧化氮、二氧化硫等刺激性烟雾,空气中的粉尘等均可刺激支气管黏膜,使呼吸道清除功能受损,为细菌入侵创造条件。

(三)吸烟

吸烟为本病发病的主要因素。吸烟时间的长短与吸烟量决定发病率的高低,吸烟者的患病率较不吸烟者高 2～8 倍。

(四)过敏因素

喘息型支气管患者,多有过敏史。患者痰中嗜酸性粒细胞和组胺的含量及血中 IgE 明显高于正常。此类患者实际上应属慢性支气管炎合并哮喘。

(五)其他因素

气候变化,特别是寒冷空气对慢支的病情加重有密切关系。自主神经功能失调,副交感神经功能亢进,老年人肾上腺皮质功能减退,慢性支气管炎的发病率增加。维生素 C 缺乏,维生素 A 缺乏,易患慢性支气管炎。

二、临床表现

(一)症状

患者常在寒冷季节发病,出现咳嗽、咳痰,尤以晨起显著,白天多于夜间。病毒感染痰液为白色黏液泡沫状,继发细菌感染,痰液转为黄色或黄绿色黏液脓性,偶可带血。慢性支气管炎反复发作后,支气管黏膜的迷走神经感受器反应性增高,副交感神经功能亢进,可出现过敏现象而发生喘息。

(二)体征

早期多无体征。急性发作期可有肺底部闻及干、湿啰音。喘息型支气管炎在咳嗽或深吸气后可闻及哮鸣音,发作时,有广泛哮鸣音。

(三)并发症

(1)阻塞性肺气肿:为慢性支气管炎最常见的并发症。

(2)支气管肺炎:慢性支气管炎蔓延至支气管周围肺组织中,患者表现寒战、发热、咳嗽加剧、痰量增多且呈脓性;白细胞总数及中性粒细胞增多;胸部 X 线片显示双下肺野有斑点状或小片阴影。

(3)支气管扩张。

三、诊断

(一)辅助检查

1.血常规

白细胞总数及中性粒细胞数可升高。

2.胸部 X 线检查

单纯型慢性支气管炎,X 线检查阴性或仅见双下肺纹理增多、增粗、模糊、呈条索状或网状。继发感染时为支气管周围炎症改变,表现为不规则斑点状阴影,重叠于肺纹理之上。

3.肺功能检查

早期病变多在小气道,常规肺功能检查多无异常。

(二)诊断要点

凡咳嗽、咳痰或伴有喘息,每年发作持续 3 个月,连续 2 年或 2 年以上者,并排除其他心、肺疾病(如肺结核、肺尘埃沉着病、支气管哮喘、支气管扩张、肺癌、肺脓肿、心脏病、心功能不全等)、慢性鼻咽疾病后,即可诊断。如每年发病不足 3 个月,但有明确的客观检查依据(如胸部 X 线检查、肺功能等)亦可诊断。

(三)鉴别诊断

1.支气管扩张

多于儿童或青年期发病,常继发于麻疹、肺炎或百日咳后,并有咳嗽、咳痰反复发作的病史,合并感染时痰量增多,并呈脓性或伴有发热,病程中常反复咯血。在肺下部周围可闻及不易消散的湿啰音。晚期重症患者可出现杵状指(趾)。胸部 X 线片上可见双肺下野纹理粗乱或呈卷发状。薄层高分辨 CT(HRCT)检查有助于确诊。

2.肺结核

活动性肺结核患者多有午后低热、消瘦、乏力、盗汗等中毒症状。咳嗽痰量不多,常有咯血。老年肺结核的中毒症状多不明显,常被慢性支气管炎的症状所掩盖而误诊。胸部 X 线片上可发现结核病灶,部分患者痰结核菌检查可获阳性。

3.支气管哮喘

支气管哮喘常为特质性患者或有过敏性疾病家族史,多于幼年发病。一般无慢性咳嗽、咳痰史。哮喘多突然发作,且有季节性,血和痰中嗜酸性粒细胞常增多,治疗后可迅速缓解。发作时双肺布满哮鸣音,呼气延长,缓解后可消失,且无症状,但气道反应性仍增高。慢性支气管炎合并哮喘的患者,病史中咳嗽、咳痰多发生在喘息之前,迁延不愈较长时间后伴有喘息,且咳嗽、咳痰的症状多较喘息更为突出,平喘药物疗效不如哮喘等可资鉴别。

4.肺癌

肺癌多发生于 40 岁以上的男性,并有多年吸烟史的患者,刺激性咳嗽常伴痰中带血和胸痛。胸部 X 线检查肺部常有块影或反复发作的阻塞性肺炎。痰脱落细胞及支气管镜等检查,可明确诊断。

5.慢性肺间质纤维化

慢性咳嗽,咳少量黏液性非脓性痰,进行性呼吸困难,双肺底可闻及爆裂音(Velcro 啰音),严重者发绀并有杵状指。胸部 X 线检查见中下肺野及肺周边部纹理增多紊乱呈网状结构,其间见弥漫性细小斑点阴影。肺功能检查呈限制性通气功能障碍,弥散功能降低,PaO_2 下降。肺活检是确诊的手段。

四、治疗

(一)急性发作期及慢性迁延期的治疗

以控制感染、祛痰、镇咳为主,同时解痉平喘。

1.抗感染药物

及时、有效、足量使用抗生素,感染控制后及时停用,以免产生细菌耐药或二重感染。一般患者可按常见致病菌用药。可选用青霉素 G 80 万单位肌内注射;复方磺胺甲噁唑(SMZ),每次 2 片,2 次/天;阿莫西林 2～4 g/d,分3～4 次口服;氨苄西林 2～4 g/d,分 4 次口服;头孢氨苄 2～4 g/d 或头孢拉定1～2 g/d,分 4 次口服;头孢呋辛 2 g/d 或头孢克洛 0.5～1 g/d,分 2～3 次口服。亦可选择新一代大环内酯类抗生素,如罗红霉素,0.3 g/d,2 次口服。抗菌治疗疗程一般7～10 天,反复感染病例可适当延长。严重感染时,可选用氨苄西林、环丙沙星、氧氟沙星、阿米卡星、奈替米星或头孢菌素类联合静脉滴注给药。

2.祛痰镇咳药

刺激性干咳者不宜单用镇咳药物,否则痰液不易咳出。可给盐酸溴环己胺醇 30 mg 或羧甲基半胱氨酸 500 mg,3 次/天,口服。乙酰半胱氨酸(富露施)及氯化铵甘草合剂均有一定的疗效。α-糜蛋白酶雾化吸入亦有消炎祛痰的作用。

3.解痉平喘

解痉平喘主要为解除支气管痉挛,利于痰液排出。常用药物为氨茶碱 0.1～0.2 g,8 小时 1 次,口服;丙卡特罗 50 mg,2 次/天;特布他林 2.5 mg,2～3 次/天。慢性支气管炎有可逆性气道阻塞者应常规应用支气管舒张剂,如异丙托溴铵(异丙阿托品)气雾剂、特布他林等吸入治疗。阵发性咳嗽常伴不同程度的支气管痉挛,应用支气管扩张药后可改善症状,并有利于痰液的排出。

(二)缓解期的治疗

应以增强体质,提高机体抗病能力和预防发作为主。

(三)中药治疗

采取扶正固本原则,按肺、脾、肾的虚实辨证施治。

五、护理措施

(一)常规护理

1.环境

保持室内空气新鲜,流通,安静,舒适,温湿度适宜。

2.休息

急性发作期应卧床休息,取半卧位。

3.给氧

持续低流量吸氧。

4.饮食

给予高热量、高蛋白、高维生素易消化的食物。

(二)专科护理

1.解除气道阻塞,改善肺泡通气

及时清除痰液,神志清醒患者应鼓励咳嗽,痰稠不易咳出时,给予雾化吸入或雾化泵药物喷入,减少局部淤血水肿,以利痰液排出。危重体弱患者,定时更换体位,叩击背部,使痰易于咳出,餐前应给予胸部叩击或胸壁震荡。方法:患者取侧卧位,护士两手手指并拢,手背隆起,指关节微屈,自肺底由下向上,由外向内叩拍胸壁,震动气管,边拍边鼓励患者咳嗽,以促进痰液的排出,每侧肺叶叩击 3~5 分钟。对神志不清者,可进行机械吸痰,需注意无菌操作,抽吸压力要适当,动作轻柔,每次抽吸时间不超过 15 秒,以免加重缺氧。

2.合理用氧,减轻呼吸困难

根据缺氧和二氧化碳潴留的程度不同,合理用氧,一般给予低流量、低浓度、持续吸氧,如病情需要提高氧浓度,应辅以呼吸兴奋剂刺激通气或使用呼吸机改善通气,吸氧后如呼吸困难缓解、呼吸频率减慢、节律正常、血压上升、心率减慢、心律正常、发绀减轻、皮肤转暖、神志转清、尿量增加等,表示氧疗有效。若呼吸过缓,意识障碍加深,需考虑二氧化碳潴留加重,必要时采取增加通气量措施。

(杨庆荣)

第三节　慢性阻塞性肺疾病

慢性阻塞性肺疾病(chronic obstructive pulmonary disease,COPD)是一种以不完全可逆性气流受限为特征,呈进行性发展的肺部疾病。COPD 是呼吸系统疾病中的常见病和多发病,由于其患者数多,死亡率高,社会经济负担重,已成为一个重要的公共卫生问题。在世界范围内,COPD 的死亡率居所有死因的第四位。根据世界银行/世界卫生组织发表的研究,截至 2020 年,COPD 已成为世界疾病经济负担的第五位。在我国,COPD 同样是严重危害人民群体健康的重要慢性呼吸系统疾病,我国北部及中部地区农村 102 230 名成人调查显示,COPD 约占 15 岁以上人群的 3%,近年来对我国 7 个地区 20 245 名成年人进行调查,COPD 的患病率占40岁以上人群的 8.2%,患病率之高是十分惊人的。

COPD 与慢性支气管炎及肺气肿密切相关。慢性支气管炎(简称慢支)是指气管、支气管黏膜及其周围组织的慢性、非特异性炎症。如患者每年咳嗽、咳痰达 3 个月以上,连续两年或以上,并排除其他已知原因的慢性咳嗽,即可诊断为慢性支气管炎。阻塞性肺气肿(简称肺气肿)是指肺部终末细支气管远端气腔出现异常持久的扩张,并伴有肺泡壁和细支气管的破坏而无明显肺纤维化。当慢性支气管炎和/或肺气肿患者肺功能检查出现气流受限并且不能完全可逆时,可视为 COPD。如患者只有慢性支气管炎和/或肺气肿,而无气流受限,则不能视为 COPD,而视为 COPD 的高危期。支气管哮喘也具有气流受限。但支气管哮喘是一种特殊的气道炎症性疾病,其气流受限具有可逆性,它不属于 COPD。

一、护理评估

(一)病因及发病机制

确切的病因不清,可能与下列因素有关。

1.吸烟

吸烟是最危险的因素。国内外的研究均证明吸烟与慢支的发生有密切关系,吸烟者慢性支气管炎的患病率比不吸烟者高 2~8 倍,吸烟时间愈长,量愈大,COPD 患病率愈高。烟草中的多种有害化学成分,可损伤气道上皮细胞使巨噬细胞吞噬功能降低和纤毛运动减退;黏液分泌增加,使气道净化能力减弱;支气管黏膜充血水肿、黏液积聚,而易引起感染。慢性炎症及吸烟刺激黏膜下感受器,引起支气管平滑肌收缩,气流受限。烟草、烟雾还可使氧自由基增多,诱导中性粒细胞释放蛋白酶,抑制抗蛋白酶系统,使肺弹力纤维受到破坏,诱发肺气肿形成。

2.职业性粉尘和化学物质

职业性粉尘及化学物质,如烟雾、变应原、工业废气及室内污染空气等,浓度过大或接触时间过长,均可导致与吸烟无关的 COPD。

3.空气污染

大气污染中的有害气体(如二氧化硫、二氧化氮、氯气等)可损伤气道黏膜,并有细胞毒作用,使纤毛清除功能下降,黏液分泌增多,为细菌感染创造条件。

4.感染

感染是 COPD 发生发展的重要因素之一。长期、反复感染可破坏气道正常的防御功能,损伤细支气管和肺泡。主要病毒为流感病毒、鼻病毒和呼吸道合胞病毒等;细菌感染以肺炎链球菌、流感嗜血杆菌、卡他莫拉菌及葡萄球菌为多见,支原体感染也是重要因素之一。

5.蛋白酶-抗蛋白酶失衡

蛋白酶对组织有损伤和破坏作用;抗蛋白酶对弹性蛋白酶等多种蛋白酶有抑制功能。在正常情况下,弹性蛋白酶与其抑制因子处于平衡状态。其中 α_1-抗胰蛋白酶(α_1-AT)是活性最强的一种。蛋白酶增多和抗蛋白酶不足均可导致组织结构破坏产生肺气肿。

6.其他

机体内在因素如呼吸道防御功能及免疫功能降低、自主神经功能失调、营养、气温的突变等都可能参与 COPD 的发生、发展。

(二)病理生理

COPD 的病理改变主要为慢性支气管炎和肺气肿的病理改变。COPD 对呼吸功能的影响,早期病变仅局限于细小气道,表现为闭合容积增大。病变侵入大气道时,肺通气功能明显障碍;随肺气肿的日益加重,大量肺泡周围的毛细血管受膨胀的肺泡挤压而退化,使毛细血管大量减少,肺泡间的血流量减少,导致通气与血流比例失调,使换气功能障碍。由通气和换气功能障碍引起缺氧和二氧化碳潴留,进而发展为呼吸衰竭。

(三)健康史

询问患者是否存在引起慢支的各种因素如感染、吸烟、大气污染、职业性粉尘和有害气体的长期吸入、过敏等;是否有呼吸道防御功能及免疫功能降低、自主神经功能失调等。

（四）身体状况

1.主要症状

（1）慢性咳嗽:晨间起床时咳嗽明显,白天较轻,睡眠时有阵咳或排痰。随病程发展可终生不愈。

（2）咳痰:一般为白色黏液或浆液性泡沫痰,偶可带血丝,清晨排痰较多。急性发作伴有细菌感染时,痰量增多,可有脓性痰。

（3）气短或呼吸困难:早期仅在体力劳动或上楼等活动时出现,随着病情发展逐渐加重,日常活动甚至休息时也感到气短。它是COPD的标志性症状。

（4）喘息和胸闷:重度患者或急性加重时出现喘息,甚至静息状态下也感气促。

（5）其他:晚期患者有体重下降,食欲减退等全身症状。

2.护理体检

早期可无异常,随疾病进展慢性支气管炎病例可闻及干啰音或少量湿啰音。有喘息症状者可在小范围内出现轻度哮鸣音。肺气肿早期体征不明显,随疾病进展出现桶状胸,呼吸活动减弱,触觉语颤减弱或消失;叩诊呈过清音,心浊音界缩小或不易叩出,肺下界和肝浊音界下移,听诊心音遥远,两肺呼吸音普遍减弱,呼气延长,并发感染时,可闻及湿啰音。

3.COPD严重程度分级

根据第一秒用力呼气容积占用力肺活量的百分比（$FEV_1/FVC\%$）、第一秒用力呼气容积占预计值百分比（$FEV_1\%$预计值）和症状对COPD的严重程度做出分级。

Ⅰ级:轻度,$FEV_1/FVC<70\%$、$FEV_1\geq80\%$预计值,有或无慢性咳嗽、咳痰症状。

Ⅱ级:中度,$FEV_1/FVC<70\%$、50%预计值$\leq FEV_1<80\%$预计值,有或无慢性咳嗽、咳痰症状。

Ⅲ级:重度,$FEV_1/FVC<70\%$、30%预计值$\leq FEV_1<50\%$预计值,有或无慢性咳嗽、咳痰症状。

Ⅳ级:极重度,$FEV_1/FVC<70\%$、$FEV_1<30\%$预计值或 $FEV_1<50\%$预计值,伴慢性呼吸衰竭。

4.COPD病程分期

COPD按病程可分为急性加重期和稳定期,前者指在短期内咳嗽、咳痰、气短和/或喘息加重、脓痰量增多,可伴发热等症状;稳定期指咳嗽、咳痰、气短症状稳定或轻微。

5.并发症

COPD可并发慢性呼吸衰竭、自发性气胸、慢性肺源性心脏病。

（五）实验室及其他检查

1.肺功能检查

肺功能检查是判断气流受限的主要客观指标,对COPD诊断、严重程度评价、疾病进展、预后及治疗反应等有重要意义。第一秒用力呼气容积（FEV_1）占用力肺活量（FVC）的百分比（$FEV_1/FVC\%$）是评价气流受限的敏感指标。第一秒用力呼气容积（FEV_1）占预计值百分比（$FEV_1\%$预计值）,是评估COPD严重程度的良好指标。当 $FEV_1/FVC<70\%$及 $FEV_1<80\%$预计值者,可确定为不能完全可逆的气流受限。FEV_1的逐渐减少,大致提示肺部疾病的严重程度和疾病进展的阶段。

肺气肿呼吸功能检查示残气量增加,残气量占肺总量的百分比增大,最大通气量低于预计值的80%;第一秒时间肺活量常低于60%;残气量占肺总量的百分比增大,往往超过40%;对阻塞性肺气肿的诊断有重要意义。

2.胸部X线检查

早期胸片可无变化,可逐渐出现肺纹理增粗、紊乱等非特异性改变,肺气肿的典型X线表现为胸廓前后径增大,肋间隙增宽,肋骨平行,膈低平。两肺透亮度增加,肺血管纹理减少或有肺大泡征象。X线检查对COPD诊断特异性不高。

3.动脉血气分析

早期无异常,随病情进展可出现低氧血症、高碳酸血症、酸碱平衡失调等,用于判断呼吸衰竭的类型。

4.其他

COPD合并细菌感染时,血白细胞数增高,核左移。痰培养可能检出病原菌。

(六)心理、社会评估

COPD由于病程长、反复发作,每况愈下,给患者带来较重的精神和经济负担,病现焦虑、悲观、沮丧等心理反应,甚至对治疗丧失信心。病情一旦发展到影响工作和会导致患者心理压力增加,生活方式发生改变,也会影响到工作,甚至因无法工作孤独。

二、主要护理诊断及医护合作性问题

(一)气体交换受损

气体交换受损与气道阻塞、通气不足、呼吸肌疲劳、分泌物过多和肺泡呼吸有关。

(二)清理呼吸道无效

清理呼吸道无效与分泌物增多而黏稠、气道湿度减低和无效咳嗽有关。

(三)低效性呼吸形态

低效性呼吸形态与气道阻塞、膈肌变平及能量不足有关。

(四)活动无耐力

活动无耐力与疲劳、呼吸困难、氧供与氧耗失衡有关。

(五)营养失调,低于机体需要量

营养失调,低于机体需要量与食欲降低、摄入减少、腹胀、呼吸困难、痰液增多关。

(六)焦虑

焦虑与健康状况的改变、病情危重、经济状况有关。

三、护理目标

患者痰能咳出,喘息缓解;活动耐力增强;营养得到改善;焦虑减轻。

四、护理措施

(一)一般护理

1.休息和活动

患者采取舒适的体位,晚期患者宜采取身体前倾位,使辅助呼吸肌参与呼吸。发热、咳喘时应卧床休息,视病情安排适当的活动量,活动以不感到疲劳、不加重症状为宜。室内保持合适的

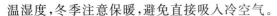

温湿度,冬季注意保暖,避免直接吸入冷空气。

2.饮食护理

呼吸功的增加可使热量和蛋白质消耗增多,导致营养不良。应制订出高热量、高蛋白、高维生素的饮食计划。正餐进食量不足时,应安排少量多餐,避免餐前和进餐时过多饮水。餐后避免平卧,有利于消化。为减少呼吸困难,保存能量,患者饭前至少休息30分钟。每天正餐应安排在患者最饥饿、休息最好的时间。指导患者采用缩唇呼吸和腹式呼吸减轻呼吸困难。为促进食欲,提供给患者舒适的就餐环境和喜爱的食物,餐前及咳痰后漱口,保持口腔清洁;腹胀的患者应进软食,细嚼慢咽。避免进食产气的食物,如汽水、啤酒、豆类、马铃薯和胡萝卜等;避免易引起便秘的食物,如油煎食物、干果、坚果等。如果患者通过进食不能吸收足够的营养,可应用胃管或全胃肠外营养。

(二)病情观察

观察咳嗽、咳痰的情况,痰液的颜色、量及性状,咳痰是否顺畅;呼吸困难的程度,能否平卧,与活动的关系,有无进行性加重;患者的营养状况、肺部体征及有无慢性呼吸衰竭、自发性气胸、慢性肺源性心脏病等并发症产生。监测动脉血气分析和水、电解质、酸碱平衡情况。

(三)氧疗的护理

呼吸困难伴低氧血症者,遵医嘱给予氧疗。一般采用鼻导管持续低流量吸氧,氧流量1～2 L/min。对COPD慢性呼吸衰竭者提倡进行长期家庭氧疗(LTOT)。LTOT为持续低流量吸氧,它能改变疾病的自然病程,改善生活质量。LTOT是指一昼夜吸入低浓度氧15小时以上,并持续较长时间,使 $PaO_2 \geqslant 8.0$ kPa(60 mmHg)或 SaO_2 升至90%的一种氧疗方法。LTOT指征:① $PaO_2 \leqslant 7.3$ kPa(55 mmHg)或 $SaO_2 \leqslant 88\%$,有或没有高碳酸血症。② PaO_2 7.3～8.0 kPa(55～60 mmHg)或 $SaO_2 < 88\%$,并有肺动脉高压、心力衰竭所致的水肿或红细胞增多症(血细胞比容>0.55)。LTOT对血流动力学、运动耐力、肺生理和精神状态均会产生有益的影响,从而提高COPD患者的生活质量和生存率。

COPD患者因长期二氧化碳潴留,主要靠缺氧刺激呼吸中枢,如果吸入高浓度的氧,反而会导致呼吸频率和幅度降低,引起二氧化碳潴留。而持续低流量吸氧,维持 $PaO_2 \geqslant 8.0$ kPa(60 mmHg),既能改善组织缺氧,也可防止因缺氧状态解除而抑制呼吸中枢。护理人员应密切注意患者吸氧后的变化,如观察患者的意识状态、呼吸的频率及幅度、有无窒息或呼吸停止和动脉血气复查结果。氧疗有效指标:患者呼吸困难减轻、呼吸频率减慢、发绀减轻、心率减慢、活动耐力增加。

(四)用药护理

1.稳定期治疗用药

(1)支气管舒张药:短期应用以缓解症状,长期规律应用预防和减轻症状。常选用 β_2 肾上腺素受体激动剂、抗胆碱药、氨茶碱或其缓(控)释片。

(2)祛痰药:对痰不易咳出者可选用盐酸氨溴索或羧甲司坦。

2.急性加重期的治疗用药

使用支气管舒张药及对低氧血症者进行吸氧外,应根据病原菌类型及药物敏感情况合理选用抗生素治疗。如给予 β-内酰胺类/β-内酰胺酶抑制剂;第二代头孢菌素、大环内酯类或喹诺酮类。如出现持续气道阻塞,可使用糖皮质激素。

3.遵医嘱用药

遵医嘱应用抗生素,支气管舒张药,祛痰药物,注意观察疗效及不良反应。

(五)呼吸功能锻炼

COPD 患者需要增加呼吸频率来代偿呼吸困难,这种代偿多数是依赖于辅助呼吸肌参与呼吸,即胸式呼吸,而非腹式呼吸。然而胸式呼吸的有效性要低于腹式呼吸,患者容易疲劳。因此,护理人员应指导患者进行缩唇呼气、腹式呼吸、膈肌起搏(体外膈神经电刺激)、吸气阻力器等呼吸锻炼,以加强胸、膈呼吸肌肌力和耐力,改善呼吸功能。

1.缩唇呼吸

缩唇呼吸的技巧是通过缩唇形成的微弱阻力来延长呼气时间,增加气道压力,延缓气道塌陷。患者闭嘴经鼻吸气,然后通过缩唇(吹口哨样)缓慢呼气,同时收缩腹部。吸气与呼气时间比为 1∶2 或 1∶3。缩唇大小程度与呼气流量,以能使距口唇 15～20 cm 处,与口唇等高点水平的蜡烛火焰随气流倾斜又不至于熄灭为宜。

2.膈式或腹式呼吸

患者可取立位、平卧位或半卧位,两手分别放于前胸部和上腹部。用鼻缓慢吸气时,膈肌最大程度下降,腹肌松弛,腹部凸出,手感到腹部向上抬起。呼气时用口呼出,腹肌收缩,膈肌松弛,膈肌随腹腔内压增加而上抬,推动肺部气体排出,手感到腹部下降。

另外,可以在腹部放置小枕头、杂志或书锻炼腹式呼吸。如果吸气时,物体上升,证明是腹式呼吸。缩唇呼吸和腹式呼吸每天训练 3～4 次,每次重复 8～10 次。腹式呼吸需要增加能量消耗,因此,指导患者只能在疾病恢复期(如出院前)进行训练。

(六)心理护理

COPD 患者因长期患病,社会活动减少、经济收入降低等方面发生的变化,容易形成焦虑和压抑的心理状态,失去自信,躲避生活。也可由于经济原因,患者可能无法按医嘱常规使用某些药物,只能在病情加重时应用。医护人员应详细了解患者及其家庭对疾病的态度,关心体贴患者,了解患者心理、性格、生活方式等方面发生的变化,与患者和家属共同制订和实施康复计划,定期进行呼吸肌功能锻炼、合理用药等,减轻症状,增强患者战胜疾病的信心;对表现焦虑的患者,教会患者缓解焦虑的方法,如听轻音乐、下棋、做游戏等娱乐活动,以分散注意力,减轻焦虑。

(七)健康指导

1.疾病知识指导

使患者了解 COPD 的相关知识,识别和消除使疾病恶化的因素,戒烟是预防 COPD 的重要且简单易行的措施,应劝导患者戒烟;避免粉尘和刺激性气体的吸入;避免和呼吸道感染患者接触,在呼吸道传染病流行期间,尽量避免去人群密集的公共场所。指导患者要根据气候变化,及时增减衣物,避免受凉感冒。学会识别感染或病情加重的早期症状,尽早就医。

2.康复锻炼

使患者理解康复锻炼的意义,充分发挥患者进行康复的主观能动性,制订个体化的锻炼计划,选择空气新鲜、安静的环境,进行步行、慢跑、气功等体育锻炼。在潮湿、大风、严寒气候时,避免室外活动。教会患者和家属依据呼吸困难与活动之间的关系,判断呼吸困难的严重程度,以便合理的安排工作和生活。

3.家庭氧疗

对实施家庭氧疗的患者,护理人员应指导患者和家属做到以下几点。

(1)了解氧疗的目的、必要性及注意事项;注意安全,供氧装置周围严禁烟火,防止氧气燃烧爆炸;吸氧鼻导管需每天更换,以防堵塞,防止感染;氧疗装置定期更换、清洁、消毒。

(2)告诉患者和家属宜采取低流量、低浓度(氧流量 1～2 L/min 或氧浓度 25%～29%)吸氧,且每天吸氧的时间不宜少于 15 小时,因夜间睡眠时,部分患者低氧血症更为明显,故夜间吸氧不宜间断;监测氧流量,防止随意调高氧流量。

4.心理指导

引导患者适应慢性病并以积极的心态对待疾病,培养生活乐趣,如听音乐、培养养花种草等爱好,以分散注意力,减少孤独感,缓解焦虑、紧张的精神状态。

五、护理评价

氧分压和二氧化碳分压维持在正常范围内;能坚持药物治疗;能演示缩唇呼吸和腹式呼吸技术;呼吸困难发作时能采取正确体位,使用节能法;清除过多痰液,保持呼吸道通畅;使用控制咳嗽方法;增加体液摄入;减少症状恶化;根据身高和年龄维持正常体重;减少急诊就诊和入院的次数。

(杨庆荣)

第四节 支气管哮喘

支气管哮喘是一种慢性气管炎症性疾病,其支气管壁存在以肥大细胞、嗜酸性粒细胞和T淋巴细胞为主的炎性细胞浸润,可经治疗缓解或自然缓解。本病多发于青少年,儿童多于成人,城市多于农村。近年的流行病学显示,哮喘的发病率或病死率均有所增加,我国哮喘发病率为 1%～2%。支气管哮喘的病因较为复杂,大多在遗传因素的基础上,受到体内外多种因素激发而发病,并反复发作。

一、临床表现

(一)症状和体征

典型的支气管哮喘,发作前多有鼻痒、打喷嚏、流涕、咳嗽、胸闷等先兆症状,进而出现呼气性的呼吸困难伴喘鸣,患者被迫呈端坐呼吸,咳嗽、咳痰。发作持续几十分钟至数小时后自行或经治疗缓解。此为速发性哮喘反应。迟发性哮喘反应时,患者气管呈持续高反应性状态,上述表现更为明显,较难控制。

少数患者可出现哮喘重度或危重度发作,表现为重度呼气性呼吸困难、焦虑、烦躁、端坐呼吸、大汗淋漓、嗜睡或意识模糊,经应用一般支气管扩张药物不能缓解。此类患者不及时救治,可危及生命。

(二)辅助检查

1.血液检查

嗜酸性粒细胞、血清总免疫球蛋白 E(IgE)及特异性免疫球蛋白 E 均可增高。

2.胸部 X 线检查

哮喘发作期由于肺脏充气过度,肺部透亮度增高,合并感染时可见肺纹理增多及炎症阴影。

3.肺功能检查

哮喘发作期有关呼气流速的各项指标,如第一秒用力呼气容积(FEV)、最大呼气流速峰值(PEF)等均降低。

二、治疗原则

本病的防治原则是去除病因,控制发作和预防发作。控制发作应根据患者发作的轻重程度,抓住解痉、抗炎两个主要环节,迅速控制症状。

(一)解痉

哮喘轻、中度发作时,常用氨茶碱稀释后静脉注射或加入液体中静脉滴注。根据病情吸入或口服β_2受体激动剂。常用的β_2受体激动剂气雾吸入剂有特布他林、沙丁胺醇等。

哮喘重度发作时,应及早静脉给予足量氨茶碱及琥珀酸氢化可的松或甲泼尼松龙琥珀酸钠,待病情得到控制后再逐渐减量,改为口服泼尼松龙,或根据病情吸入糖皮质激素,应注意不宜骤然停药,以免复发。

(二)抗感染

肺部感染的患者,应根据细菌培养及药敏结果选择应用有效抗生素。

(三)稳定内环境

及时纠正水、电解质及酸碱失衡。

(四)保证气管通畅

痰多而黏稠不易咳出或有严重缺氧及二氧化碳潴留者,应及时行气管插管吸出痰液,必要时行机械通气。

三、护理

(一)一般护理

(1)将患者安置在清洁、安静、空气新鲜、阳光充足的房间,避免接触变应原,如花粉、皮毛、油烟等。护理操作时防止灰尘飞扬。喷洒灭蚊蝇剂或某些消毒剂时要转移患者。

(2)患者哮喘发作呼吸困难时应给予适宜的靠背架或过床桌,让患者伏桌而坐,以帮助呼吸,减少疲劳。

(3)给予营养丰富的易消化的食物,多食蔬菜、水果,多饮水。同时注意保持大便通畅,减少因用力排便所致的疲劳。严禁食用与患者发病有关的食物,如鱼、虾、蟹等,并协助患者寻找变应原。

(4)危重期患者应保持皮肤清洁干燥,定时翻身,防止压疮发生。因大剂量使用糖皮质激素,应做好口腔护理,防止发生口腔炎。

(5)哮喘重度发作时,由于大汗淋漓,呼吸困难甚至有窒息感,所以患者极度紧张、烦躁、疲倦。要耐心安慰患者,及时满足患者需求,缓解紧张情绪。

(二)观察要点

1.观察哮喘发作先兆

如患者主诉有鼻、咽、眼部发痒及咳嗽、流鼻涕等黏膜过敏症状时,应及时报告医师采取措施,减轻发作症状,尽快控制病情。

2.观察药物毒性作用

氨茶碱 0.25 g 加入 25%~50% 葡萄糖注射液 20 mL 中静脉推注,时间至少要在 5 分钟以上,因浓度过高或推注过快可使心肌过度兴奋而产生心悸、惊厥、血压骤降等严重反应。使用时要现配现用,静脉滴注时,不宜和维生素 C、促皮质激素、去甲肾上腺素、四环素类等配伍。糖皮质激素类药物久用可引起钠潴留、血钾降低、消化道溃疡、高血压、糖尿病、骨质疏松、停药反跳等,须加强观察。

3.根据患者缺氧情况调整氧流量

一般为 3~5 L/min。保持气体充分湿化,氧气湿化瓶每天更换、消毒,防止医源性感染。

4.观察痰液黏稠度

哮喘发作患者由于过度通气,出汗过多,因而身体丢失水分增多,致使痰液黏稠形成痰栓,阻塞小支气管,导致呼吸不畅,感染难以控制。应通过静脉补液和饮水补足水分和电解质。

5.严密观察有无并发症

如自发性气胸、肺不张、脱水、酸碱失衡、电解质紊乱、呼吸衰竭、肺性脑病等并发症。监测动脉血气、生化指标,如发现异常需及时对症处理。

6.注意呼吸频率、深浅幅度和节律

重度发作患者喘鸣音减弱乃至消失,呼吸变浅,神志改变,常提示病情危急,应及时处理。

(三)家庭护理

1.增强体质,积极防治感染

平时注意增加营养,根据病情做适量体力活动,如散步、做简易操、打太极拳等,以提高机体免疫力。当感染发生时应及时就诊。

2.注意防寒避暑

寒冷可引起支气管痉挛,分泌物增加,同时感冒易致支气管及肺部感染。因此,冬季应适当提高居室温度,秋季进行耐寒锻炼防治感冒,夏季避免大汗,防止痰液过稠不易咳出。

3.尽量避免接触变应原

患者应戒烟,尽量避免到人员众多、空气污浊的公共场所。保持居室空气清新,室内可安装空气净化器。

4.防止呼吸肌疲劳

坚持进行呼吸锻炼。

5.稳定情绪

一旦哮喘发作,应控制情绪,保持镇静,及时吸入支气管扩张气雾剂。

6.家庭氧疗

家庭氧疗又称缓解期氧疗,对于患者的病情控制,存活期的延长和生活质量的提高有着重要意义。家庭氧疗时应注意氧流量的调节,严禁烟火,防止火灾。

7.缓解期处理

哮喘缓解期的防治非常重要,对于防止哮喘发作及恶化,维持正常肺功能,提高生活质量,保持正常活动量等均具有重要意义。哮喘缓解期患者,应坚持吸入糖皮质激素,可有效控制哮喘发作,吸入色甘酸钠和口服酮替酚亦有一定的预防哮喘发作的作用。

（杨庆荣）

第五节　支气管扩张

支气管扩张是指直径＞2 mm 的支气管由于管壁的肌肉和弹性组织破坏引起的慢性异常扩张。临床特点为慢性咳嗽、咳大量脓性痰和/或反复咯血。患者常有童年麻疹、百日咳或支气管肺炎等病史。随着人民生活条件的改善,麻疹、百日咳疫苗的预防接种,以及抗生素的应用,本病发病率已明显降低。

一、病因及发病机制

(一)支气管-肺组织感染和支气管阻塞

支气管-肺组织感染和支气管阻塞是支气管扩张的主要病因。感染和阻塞症状相互影响,促使支气管扩张的发生和发展。其中婴幼儿期支气管-肺组织感染是最常见的病因,如婴幼儿麻疹、百日咳、支气管肺炎等。

由于儿童支气管较细,易阻塞,且管壁薄弱,反复感染破坏支气管壁各层结构,尤其是平滑肌和弹性纤维的破坏削弱了对管壁的支撑作用。支气管炎使支气管黏膜充血、水肿、分泌物阻塞管腔,导致引流不畅而加重感染。支气管内膜结核、肿瘤、异物引起管腔狭窄、阻塞,也是导致支气管扩张的原因之一。由于左下叶支气管细长,且受心脏血管压迫引流不畅,容易发生感染,故支气管扩张左下叶比右下叶多见。肺结核引起的支气管扩张多发生在上叶。

(二)支气管先天性发育缺陷和遗传因素

此类支气管扩张较少见,如巨大气管-支气管症、Kartagener 综合征(支气管扩张、鼻窦炎和内脏转位)、肺囊性纤维化、先天性丙种球蛋白缺乏症等。

(三)全身性疾病

目前已发现类风湿关节炎、克罗恩病、溃疡性结肠炎、系统性红斑狼疮、支气管哮喘等疾病可同时伴有支气管扩张;有些不明原因的支气管扩张患者,其体液免疫和/或细胞免疫功能有不同程度的异常,提示支气管扩张可能与机体免疫功能失调有关。

二、临床表现

(一)症状

1.慢性咳嗽、大量脓痰

痰量与体位变化有关。晨起或夜间卧床改变体位时,咳嗽加剧、痰量增多。痰量多少可估计病情严重程度。感染急性发作时,痰量明显增多,每天可达数百毫升,外观呈黄绿色脓性痰,痰液静置后出现分层的特征:上层为泡沫;中层为脓性黏液;下层为坏死组织沉淀物。合并厌氧菌感染时痰有臭味。

2.反复咯血

50％～70％的患者有程度不等的反复咯血,咯血量与病情严重程度和病变范围不完全一致。大量咯血最主要的危险是窒息,应紧急处理。部分发生于上叶的支气管扩张,引流较好,痰量不多或无痰,以反复咯血为唯一症状,称为"干性支气管扩张"。

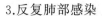

3.反复肺部感染

其特点是同一肺段反复发生肺炎并迁延不愈。

4.慢性感染中毒症状

反复感染者可出现发热、乏力、食欲减退、消瘦、贫血等,儿童可影响发育。

(二)体征

早期或干性支气管扩张多无明显体征,病变重或继发感染时在下胸部、背部常可闻及局限性、固定性湿啰音,有时可闻及哮鸣音;部分慢性患者伴有杵状指/趾。

三、辅助检查

(一)胸部 X 线检查

早期无异常或仅见患侧肺纹理增多、增粗现象。典型表现是轨道征和卷发样阴影,感染时阴影内出现液平面。

(二)胸部 CT 检查

管壁增厚的柱状扩张或成串成簇的囊状改变。

(三)纤维支气管镜检查

有助于发现患者出血的部位,鉴别腔内异物、肿瘤或其他支气管阻塞原因。

四、诊断要点

根据患者有慢性咳嗽、大量脓痰、反复咯血的典型临床特征,以及肺部闻及固定而局限性的湿啰音,结合儿童时期有诱发支气管扩张的呼吸道病史,一般可做出初步临床诊断。胸部影像学检查和纤维支气管镜检查可进一步明确诊断。

五、治疗要点

治疗原则是保持呼吸道引流通畅,控制感染,处理咯血,必要时手术治疗。

(一)保持呼吸道通畅

1.药物治疗

祛痰药及支气管舒张药具有稀释痰液、促进排痰作用。

2.体位引流

对痰多且黏稠者作用尤其重要。

3.经纤维支气管镜吸痰

若体位引流排痰效果不理想,可经纤维支气管镜吸痰及生理盐水冲洗痰液,也可局部注入抗生素。

(二)控制感染

控制感染是支气管扩张急性感染期的主要治疗措施。应根据症状、体征、痰液性状,必要时参考细菌培养及药物敏感试验结果选用抗菌药物。

(三)手术治疗

对反复呼吸道急性感染或大咯血,病变局限在一叶或一侧肺组织,经药物治疗无效,全身状况良好的患者,可考虑手术切除病变肺段或肺叶。

六、常用护理诊断

(一)清理呼吸道无效

咳嗽、大量脓痰、肺部湿啰音与痰液黏稠和无效咳嗽有关。

(二)有窒息的危险

与痰多、痰液黏稠或大咯血造成气道阻塞有关。

(三)营养失调

乏力、消瘦、贫血、发育迟缓与反复感染导致机体消耗增加,以及患者食欲缺乏、营养物质摄入不足有关。

(四)恐惧

精神紧张、面色苍白、出冷汗与突然或反复大咯血有关。

七、护理措施

(一)一般护理

1.休息与环境

急性感染或咯血时应卧床休息,大咯血患者需绝对卧床,取患侧卧位。病室内保持空气流通,维持适宜的温、湿度,注意保暖。

2.饮食护理

提供高热量、高蛋白、高维生素食物,发热患者给予高热量流质或半流质饮食,避免冰冷、油腻、辛辣食物诱发咳嗽。鼓励患者多饮水,每天 1 500 mL 以上,以稀释痰液。指导患者在咳痰后及进食前后用清水或漱口液漱口,保持口腔清洁,促进食欲。

(二)病情观察

观察痰液量、颜色、性质、气味和与体位的关系,记录 24 小时痰液排出量;定期测量生命体征,记录咯血量,观察咯血的颜色、性质及量;病情严重者需观察有无窒息前症状,发现窒息先兆,立即向医师汇报并配合处理。

(三)对症护理

1.促进排痰

(1)指导有效咳嗽和正确的排痰方法。

(2)采取体位引流者需依据病变部位选择引流体位,使病肺居上,引流支气管开口向下,利于痰液流出。一般于饭前 1 小时进行。引流时可配合胸部叩击,提高引流效果。

(3)必要时遵医嘱选用祛痰剂或 β_2 受体激动剂喷雾吸入,扩张支气管、促进排痰。

2.预防窒息

(1)痰液排除困难者,鼓励多饮水或雾化吸入,协助患者翻身、拍背或体位引流,以促进痰液排除,减少窒息发生的危险。

(2)密切观察患者的表情、神志、生命体征,观察并记录痰液的颜色、量与性质,及时发现和判断患者有无发生窒息的可能。如患者突然出现烦躁不安、神志不清,面色苍白或发绀、出冷汗、呼吸急促、咽喉部明显的痰鸣音,应警惕窒息的发生,并及时通知医师。

(3)对意识障碍、年老体弱、咳嗽咳痰无力、咽喉部明显的痰鸣音、神志不清者、突然大量呕吐物涌出等高危患者,立即做好抢救准备,如迅速备好吸引器、气管插管或气管切开等用物,积极配合抢救工作。

(四)心理护理

病程较长,咳嗽、咳痰、咯血反复发作或逐渐加重时,患者易产生焦虑、沮丧情绪。护士应多与其交谈,讲明支气管扩张反复发作的原因及治疗进展,帮助患者树立战胜疾病的信心,缓解焦虑不安情绪。咯血时医护人员应陪伴、安慰患者,帮助情绪稳定,避免因情绪波动加重出血。

(五)健康教育

1.疾病知识指导

帮助患者及家属了解疾病发生、发展与治疗、护理过程。与其共同制订长期防治计划。宣传防治百日咳、麻疹、支气管肺炎、肺结核等呼吸道感染的重要性;及时治疗上呼吸道慢性病灶;避免受凉,预防感冒;戒烟、减少刺激性气体吸入,防止病情恶化。

2.生活指导

讲明加强营养对机体康复的作用,使患者能主动摄取必需的营养素,以增强机体抗病能力。鼓励患者参加体育锻炼,建立良好的生活习惯,劳逸结合,以维护心、肺功能状态。

3.用药指导

向患者介绍常用药物的用法和注意事项,观察疗效及不良反应。指导患者及家属学习和掌握有效咳嗽、胸部叩击、雾化吸入和体位引流的方法,以利于长期坚持,控制病情的发展;了解抗生素的作用、用法和不良反应。

4.自我监测指导

定期复查。嘱患者按医嘱服药,教患者学会观察药物的不良反应。教会患者识别病情变化的征象,观察痰液量、颜色、性质、气味和与体位的关系,并记录 24 小时痰液排出量。如有咯血、窒息先兆,立即前往医院就诊。

(杨庆荣)

第六节 肺 炎

一、概述

肺炎是指终末气道、肺泡和肺间质的炎症,可由病原微生物、理化因素、免疫损伤、过敏及药物所致。细菌性肺炎是最常见的肺炎,也是最常见的感染性疾病之一。尽管新的强效抗生素不断投入应用,但其发病率和病死率仍很高,其原因可能有社会人口老龄化、吸烟人群的低龄化、伴有基础疾病、免疫功能低下,加之病原体变迁、医院获得性肺炎发病率增加、病原学诊断困难、抗生素的不合理使用导致细菌耐药性增加和部分人群贫困化加剧等因素有关。

(一)分类

肺炎可按解剖、病因或患病环境加以分类。

1.解剖分类

(1)大叶性(肺泡性)肺炎:为肺实质炎症,通常并不累及支气管。病原体先在肺泡引起炎症,经肺泡间孔向其他肺泡扩散,导致部分或整个肺段、肺叶发生炎症改变。致病菌多为肺炎链球菌。

(2)小叶性(支气管)肺炎:指病原体经支气管入侵,引起细支气管、终末细支气管和肺泡的炎症。病原体有肺炎链球菌、葡萄球菌、病毒、肺炎支原体及军团菌等。常继发于其他疾病,如支气管炎、支气管扩张、上呼吸道病毒感染及长期卧床的危重患者。

(3)间质性肺炎:以肺间质炎症为主,病变累及支气管壁及其周围组织,有肺泡壁增生及间质水肿。可由细菌、支原体、衣原体、病毒或肺孢子菌等引起。

2.病因分类

(1)细菌性肺炎:如肺炎链球菌、金黄色葡萄球菌、甲型溶血性链球菌、肺炎克雷伯杆菌、流感嗜血杆菌、铜绿假单胞菌、棒状杆菌、梭形杆菌等引起的肺炎。

(2)非典型病原体所致肺炎:如支原体、军团菌和衣原体等。

(3)病毒性肺炎:如冠状病毒、腺病毒、呼吸道合胞病毒、流感病毒、麻疹病毒、巨细胞病毒、单纯疱疹病毒等。

(4)真菌性肺炎:如白念珠菌、曲霉、放射菌等。

(5)其他病原体所致的肺炎:如立克次体(如 Q 热立克次体)、弓形虫(如鼠弓形虫)、寄生虫(如肺包虫、肺吸虫、肺血吸虫)等。

(6)理化因素所致的肺炎:如放射性损伤引起的放射性肺炎、胃酸吸入、药物等引起的化学性肺炎等。

3.患病环境分类

由于病原学检查阳性率低,培养结果滞后,病因分类在临床上应用较为困难,目前多按肺炎的获得环境分成两类,有利于指导经验治疗。

(1)社区获得性肺炎(community acquired pneumonia,CAP)是指在医院外罹患的感染性肺实质炎症,也称院外肺炎,包括具有明确潜伏期的病原体感染而在入院后平均潜伏期内发病的肺炎。常见致病菌为肺炎链球菌、流感嗜血杆菌、卡他莫拉菌和非典型病原体。

(2)医院获得性肺炎(hospital acquired pneumonia,HAP)简称医院内肺炎,是指患者入院时既不存在、也不处于潜伏期,而于入院 48 小时后在医院(包括老年护理院、康复院等)内发生的肺炎,也包括出院后 48 小时内发生的肺炎。无感染高危因素患者的常见病原体依次为肺炎链球菌、流感嗜血杆菌、金黄色葡萄球菌、铜绿假单胞菌、大肠埃希菌、肺炎克雷伯杆菌等;有感染高危因素患者的常见病原体依次为金黄色葡萄球菌、铜绿假单胞菌、肠杆菌属、肺炎克雷伯杆菌等。

(二)病因及发病机制

正常的呼吸道免疫防御机制(支气管内黏液-纤毛运载系统、肺泡巨噬细胞防御的完整性等)使气管隆凸以下的呼吸道保持无菌。肺炎的发生主要由病原体和宿主两个因素决定。如果病原体数量多、毒力强和/或宿主呼吸道局部和全身免疫防御系统损害,即可发生肺炎。病原体可通过空气吸入、血行播散、邻近感染部位蔓延、上呼吸道定植菌的误吸引起社区获得性肺炎。医院获得性肺炎还可通过误吸胃肠道的定植菌(胃食管反流)和通过人工气道吸入环境中的致病菌引起。

二、肺炎链球菌肺炎

肺炎链球菌肺炎或称肺炎球菌肺炎,是由肺炎链球菌或称肺炎球菌所引起的肺炎,约占社区获得性肺炎的半数以上。通常急骤起病,以高热、寒战、咳嗽、血痰及胸痛为特征。胸部 X 线片呈肺段或肺叶急性炎性实变,近年来因抗菌药物的广泛使用,致使本病的起病方式、症状及 X 线

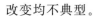

改变均不典型。

肺炎链球菌为革兰氏染色阳性球菌,多成双排列或短链排列。有荚膜,其毒力大小与荚膜中的多糖结构及含量有关。根据荚膜多糖的抗原特性,肺炎链球菌可分为86个血清型。成人致病菌多属1~9及12型,以第3型毒力最强,儿童则多为6、14、19及23型。肺炎链球菌在干燥痰中能存活数月,但在阳光直射1小时,或加热至52 ℃,10分钟即可杀灭,对石炭酸等消毒剂亦甚敏感。机体免疫功能正常时,肺炎链球菌是寄居在口腔及鼻咽部的一种正常菌群,其带菌率常随年龄、季节及免疫状态的变化而有差异。机体免疫功能受损时,有毒力的肺炎链球菌入侵人体而致病。肺炎链球菌除引起肺炎外,少数可发生菌血症或感染性休克,老年人及婴幼儿的病情尤为严重。

本病以冬季与初春多见,常与呼吸道病毒感染相伴行。患者常为原先健康的青壮年或老年与婴幼儿,男性较多见。吸烟者、痴呆者、慢性支气管炎、支气管扩张、充血性心力衰竭、慢性病患者,以及免疫抑制宿主均易受肺炎链球菌侵袭。肺炎链球菌不产生毒素,不引起原发性组织坏死或形成空洞。其致病力是由于有高分子多糖体的荚膜对组织的侵袭作用,首先引起肺泡壁水肿,出现白细胞与红细胞渗出,含菌的渗出液经肺泡间孔向肺的中央部分扩展,甚至累及几个肺段或整个肺叶,因病变开始于肺的外周,故叶间分界清楚,易累及胸膜,引起渗出性胸膜炎。

病理改变有充血期、红肝变期、灰肝变期及消散期。表现为肺组织充血水肿,肺泡内浆液渗出及红、白细胞浸润,白细胞吞噬细菌,继而纤维蛋白渗出物溶解、吸收、肺泡重新充气。在肝变期病理阶段实际上并无确切分界,经早期应用抗菌药物治疗,此种典型的病理分期已很少见。病变消散后肺组织结构多无损坏,不留纤维瘢痕。极个别患者肺泡内纤维蛋白吸收不完全,甚至有成纤维细胞形成,形成机化性肺炎。老年人及婴幼儿感染可沿支气管分布(支气管肺炎)。若未及时使用抗菌药物,5%~10%的患者可并发脓胸,10%~20%的患者因细菌经淋巴管、胸导管进入血循环,可引起脑膜炎、心包炎、心内膜炎、关节炎和中耳炎等肺外感染。

(一)护理评估

1.健康史

肺炎的发生与细菌的侵入和机体防御能力的下降有关。吸入口咽部的分泌物或空气中的细菌、周围组织感染的直接蔓延、菌血症等均可成为细菌入侵的途径;吸烟、酗酒、年老体弱、长期卧床、意识不清、吞咽和咳嗽反射障碍、慢性或重症患者、长期使用糖皮质激素或免疫抑制剂、接受机械通气及大手术者均可因机体防御机制降低而继发肺炎。注意询问患者起病前是否存在机体抵抗力下降、呼吸道防御功能受损的因素,了解患者既往的健康状况。

2.身体状况

发病前常有受凉、淋雨、疲劳、醉酒、病毒感染史,多有上呼吸道感染的前驱症状。

(1)主要症状:起病多急骤,高热、寒战,全身肌肉酸痛,体温通常在数小时内升至39~40 ℃,高峰在下午或傍晚,或呈稽留热,脉率随之增速。可有患侧胸部疼痛,放射到肩部或腹部,咳嗽或深呼吸时加剧。痰少,可带血或呈铁锈色,食欲锐减,偶有恶心、呕吐、腹痛或腹泻,易被误诊为急腹症。

(2)护理体检:患者呈急性病容,面颊绯红,鼻翼翕动,皮肤灼热、干燥,口角及鼻周有单纯疱疹;病变广泛时可出现发绀。有败血症者,可出现皮肤、黏膜出血点,巩膜黄染。早期肺部体征无明显异常,仅有胸廓呼吸运动幅度减小,叩诊稍浊,听诊可有呼吸音减低及胸膜摩擦音。肺实变时叩诊浊音、触觉语颤增强并可闻及支气管呼吸音。消散期可闻及湿啰音。心率增快,有时心律不齐。重症患者有肠胀气,上腹部压痛多与炎症累及膈胸膜有关。重症感染时可伴休克、急性呼吸窘迫综合征及神经精神症状,表现为神志模糊、烦躁、呼吸困难、嗜睡、谵妄、昏迷等。累及脑膜时有颈抵抗及出现病理性反射。

本病自然病程 1～2 周。发病 5～10 天,体温可自行骤降或逐渐消退;使用有效的抗菌药物后可使体温在 1～3 天内恢复正常。患者的其他症状与体征亦随之逐渐消失。

(3)并发症:肺炎链球菌肺炎的并发症近年来已很少见。严重败血症或毒血症患者易发生感染性休克,尤其是老年人。表现为血压降低、四肢厥冷、多汗、发绀、心动过速、心律失常等,而高热、胸痛、咳嗽等症状并不突出。其他并发症有胸膜炎、脓胸、心包炎、脑膜炎和关节炎等。

3.实验室及其他检查

(1)血常规检查:血白细胞计数(10～20)×10^9/L,中性粒细胞多在 80% 以上,并有核左移,细胞内可见中毒颗粒。年老体弱、酗酒、免疫功能低下者的白细胞计数可不增高,但中性粒细胞的百分比仍增高。

(2)痰直接涂片做革兰氏染色及荚膜染色镜检:发现典型的革兰氏染色阳性、带荚膜的双球菌或链球菌,即可初步做出病原诊断。

(3)痰培养:24～48 小时可以确定病原体。痰标本送检应注意器皿洁净无菌,在抗菌药物应用之前漱口后采集,取深部咳出的脓性或铁锈色痰。

(4)聚合酶链反应(PCR)检测及荧光标记抗体检测:可提高病原学诊断率。

(5)血培养:10%～20% 的患者合并菌血症,故重症肺炎应做血培养。

(6)细菌培养:如合并胸腔积液,应积极抽取积液进行细菌培养。

(7)X 线检查:早期仅见肺纹理增粗,或受累的肺段、肺叶稍模糊。随着病情进展,肺泡内充满炎性渗出物,表现为大片炎症浸润阴影或实变影,在实变阴影中可见支气管充气征,肋膈角可有少量胸腔积液。在消散期,X 线显示炎性浸润逐渐吸收,可有片状区域吸收较快,呈现"假空洞"征,多数病例在起病 3～4 周后才完全消散。老年患者肺炎病灶消散较慢,容易出现吸收不完全而成为机化性肺炎。

4.心理-社会评估

肺炎起病多急骤,短期内病情严重,加之高热和全身中毒症状明显,患者及家属常深感不安。当出现严重并发症时,患者会表现出忧虑和恐惧。

(二)主要护理诊断及医护合作性问题

1.体温过高

与肺部感染有关。

2.气体交换受损

与肺部炎症、痰液黏稠等引起呼吸面积减少有关。

3.清理呼吸道无效

与胸痛、气管、支气管分泌物增多、黏稠及疲乏有关。

4.疼痛

胸痛与肺部炎症累及胸膜有关。

5.潜在并发症

感染性休克。

(三)护理目标

体温恢复正常范围;患者呼吸平稳,发绀消失;症状减轻呼吸道通畅;疼痛减轻,感染控制未发生休克。

(四)护理措施

1.一般护理

(1)休息与环境:保持室内空气清新,病室保持适宜的温、湿度,环境安静、清洁、舒适。限制患者活动,限制探视,避免因谈话过多影响体力。要集中安排治疗和护理活动,保证足够的休息,减少氧耗量,缓解头痛、肌肉酸痛、胸痛等症状。

(2)体位:协助或指导患者采取合适的体位。对有意识障碍患者,如病情允许可取半卧位,增加肺通气量;或侧卧位,以预防或减少分泌物吸入肺内。为促进肺扩张,每2小时变换体位1次,减少分泌物淤积在肺部而引起并发症。

(3)饮食与补充水分:给予高热量、高蛋白质、高维生素、易消化的流质或半流质食物,以补充高热引起的营养物质消耗。宜少食多餐,避免压迫膈肌。若有明显麻痹性肠梗阻或胃扩张,应暂时禁食,遵医嘱给予胃肠减压,直至肠蠕动恢复。鼓励患者多饮水(1~2 L/d),来补充发热、出汗和呼吸急促所丢失的水分,并利于痰液排出。轻症者无须静脉补液,脱水严重可遵医嘱补液,补液有利于加快毒素排泄和热量散发,尤其是食欲差或不能进食者。心脏病或老年人应注意补液速度,过快过多易导致急性肺水肿。

2.病情观察

监测患者神志、体温、呼吸、脉搏、血压和尿量,并做好记录。尤其应注意密切观察体温的变化。观察有无呼吸困难及发绀,及时适宜给氧。重点观察儿童、老年人、久病体弱者的病情变化,注意是否伴有感染性休克的表现。观察痰液颜色、性状和量,如肺炎球菌肺炎呈铁锈色,葡萄球菌肺炎呈粉红色乳状,厌氧菌感染者痰液多有恶臭等。

3.对症护理

(1)高热护理:寒战时注意保暖,及时添加被褥,给予热水袋时防止烫伤。高热时采用温水擦浴、冰袋、冰帽等物理降温措施,以逐渐降温为宜,防止虚脱。患者大汗时,及时协助擦汗和更换衣物,避免受凉。必要时遵医嘱使用退烧药。必要时遵医嘱静脉补液,补充因发热丢失的水分和盐,加快毒素排泄的热量散发。心脏病患者或老年人应注意补液速度,避免过快导致急性肺水肿。

(2)咳嗽、咳痰的护理:协助和鼓励患者有效咳嗽、排痰,及时清除口腔和呼吸道内痰液、呕吐物。痰液黏稠不易咳出时,在病情允许情况下可扶患者坐起,给予拍背,协助咳痰,遵医嘱应用祛痰药及超声雾化吸入,稀释痰液,促进痰的排出。必要时吸痰,预防窒息。吸痰前,注意告知病情。

(3)气急发绀的护理:监测动脉血气分析值,给予吸氧,提高血氧饱和度,改善发绀,增加患者的舒适度。氧流量一般为每分钟4~6 L,若为COPD患者,应给予低流量、低浓度、持续吸氧。注意观察患者呼吸频率、节律、深度等变化,皮肤色泽和意识状态有无改变,如果病情恶化,准备气管插管和呼吸机辅助通气。

(4)胸痛的护理:维持患者舒适的体位。患者胸痛时,常随呼吸、咳嗽加重,可采取患侧卧位,在咳嗽时可用枕头等物夹紧胸部,必要时用宽胶布固定胸廓,以降低胸廓活动度,减轻疼痛。疼痛剧烈者,遵医嘱应用镇痛、止咳药,缓解疼痛和改善肺通气,如口服可待因。此外可用物理止痛和中药止痛擦剂。物理止痛,如按摩、针灸、经皮肤电刺激止痛穴位或局部冷敷等,可降低疼痛的敏感性。中药经皮肤吸收,无创伤,且发挥药效快,对轻度疼痛效果好。中药止痛擦剂具有操作简便、安全、毒性作用小、无药物依赖现象等优点。

(5)其他:鼓励患者经常漱口,做好口腔护理。口唇疱疹者局部涂液状石蜡或抗病毒软膏,防止继发感染。烦躁不安、谵妄、失眠者酌情使用地西泮或水合氯醛,禁用抑制呼吸的镇静药。

4.感染性休克的护理

(1)观察休克的征象:密切观察生命体征、实验室检查和病情的变化。发现患者神志模糊、烦躁、发绀、四肢湿冷、脉搏细数、脉压变小、呼吸浅快、面色苍白、尿量减少(每小时少于 30 mL)等休克早期症状时,及时报告医师,采取救治措施。

(2)环境与体位:应将感染性休克的患者安置在重症监护室,注意保暖和安全。取仰卧中凹位,抬高头胸部 20°,抬高下肢约 30°,有利于呼吸和静脉回流,增加心排血量。尽量减少搬动。

(3)吸氧:应给高流量吸氧,维持动脉氧分压在 8.0 kPa(60 mmHg)以上,改善缺氧状况。

(4)补充血容量:快速建立两条静脉通路,遵医嘱给予右旋糖酐或平衡液以维持有效血容量,降低血液的黏稠度,防止弥散性血管内凝血。随时监测患者一般情况、血压、尿量、尿比重、血细胞比容等;监测中心静脉压,作为调整补液速度的指标,中心静脉压<0.5 kPa(5 cmH$_2$O)可放心输液,达到1.0 kPa(10 cmH$_2$O)应慎重。以中心静脉压不超过 1.0 kPa(10 cmH$_2$O)、尿量每小时在 30 mL 以上为宜。补液不宜过多过快,以免引起心力衰竭和肺水肿。若血容量已补足而24 小时尿量仍<400 mL、尿比重<1.018 时,应及时报告医师,注意是否合并急性肾衰竭。

(5)纠正酸中毒:有明显酸中毒可静脉滴注 5% 的碳酸氢钠,因其配伍禁忌较多,宜单独输入。随时监测和纠正电解质和酸碱失衡等。

(6)应用血管活性药物的护理:遵医嘱在应用血管活性药物,如多巴胺、间羟胺(阿拉明)时,滴注过程中应注意防止液体溢出血管外,引起局部组织坏死和影响疗效。可应用输液泵单独静脉输入血管活性药物,根据血压随时调整滴速,维持收缩压在 12.0~13.3 kPa(90~100 mmHg),保证重要器官的血液供应,改善微循环。

(7)对因治疗:应联合、足量应用强有力的广谱抗生素控制感染。

(8)病情转归观察:随时监测和评估患者意识、血压、脉搏、呼吸、体温、皮肤、黏膜、尿量的变化,判断病情转归。如患者神志逐渐清醒、皮肤及肢体变暖、脉搏有力、呼吸平稳规则、血压回升、尿量增多,预示病情已好转。

5.用药护理

遵医嘱及时使用有效抗感染药物,注意观察药物疗效及不良反应。

(1)抗菌药物治疗:一经诊断即应给予抗菌药物治疗,不必等待细菌培养结果。首选青霉素 G,用药途径及剂量视病情轻重及有无并发症而定:对于成年轻症患者,可用 240 万 U/d,分 3 次肌内注射,或用普鲁卡因青霉素每 12 小时肌内注射 60 万 U。病情稍重者,宜用青霉素 G 240 万~480 万 U/d,分次静脉滴注,每 6~8 小时 1 次;重症及并发脑膜炎者,可增至 1 000 万~3 000 万 U/d,分 4 次静脉滴注。对青霉素过敏者或耐青霉素或多重耐药菌株感染者,可用呼吸氟喹诺酮类、头孢噻肟或头孢曲松等药物,多重耐药菌株感染者可用万古霉素、替考拉宁等。药物治疗48~72 小时后应对病情进行评价,治疗有效表现为体温下降、症状改善、白细胞计数逐渐降低或恢复正常等。如用药72 小时后病情仍无改善,需及时报告医师并做相应处理。

(2)支持疗法:患者应卧床休息,注意补充足够蛋白质、热量及维生素。密切监测病情变化,注意防止休克。剧烈胸痛者,可酌情用少量镇痛药,如可待因 15 mg。不用阿司匹林或其他解热药,以免过度出汗、脱水及干扰真实热型,导致临床判断错误。鼓励每天饮水 1～2 L,轻症患者不需常规静脉输液,确有失水者可输液,保持尿比重在 1.020 以下,血清钠保持在 145 mmol/L 以下。重症患者[PaO_2＜8.0 kPa(60 mmHg)或有发绀]应给氧。若有明显麻痹性肠梗阻或胃扩张,应暂时禁食、禁饮和胃肠减压,直至肠蠕动恢复。烦躁不安、谵妄、失眠者酌用地西泮 5 mg 或水合氯醛 1～1.5 g,禁用抑制呼吸的镇静药。

(3)并发症的处理:经抗菌药物治疗后,高热常在 24 小时内消退,或数天内逐渐下降。若体温降而复升或 3 天后仍不降者,应考虑肺炎链球菌的肺外感染,如脓胸、心包炎或关节炎等。持续发热的其他原因尚有耐青霉素的肺炎链球菌(PRSP)或混合细菌感染、药物热或并存其他疾病。肿瘤或异物阻塞支气管时,经治疗后肺炎虽可消散,但阻塞因素未除,肺炎可再次出现。10％～20％的肺炎链球菌肺炎伴发胸腔积液者,应酌情取胸液检查及培养以确定其性质。若治疗不当,约 5％并发脓胸,应积极排脓引流。

6.心理护理

患病前健康状态良好的患者会因突然患病而焦虑不安;病情严重或患有慢性基础疾病的患者则可能出现消极、悲观和恐慌的心理反应。要耐心给患者讲解疾病的有关知识,解释各种症状和不适的原因,讲解各项诊疗、护理操作目的、操作程序和配合要点,使患者清楚大部分肺炎治疗、预后良好。询问和关心患者的需要,鼓励患者说出内心感受,与患者进行有效的沟通。帮助患者祛除不良心理反应,树立治愈疾病的信心。

7.健康指导

(1)疾病知识指导:让患者及家属了解肺炎的病因和诱因,有皮肤疖、痈、伤口感染、毛囊炎、蜂窝织炎时应及时治疗。避免受凉、淋雨、酗酒和过度疲劳,特别是年老体弱和免疫功能低下者,如糖尿病、慢性肺病、慢性肝病、血液病、营养不良、艾滋病等。天气变化时随时增减衣服,预防上呼吸道感染。可注射流感或肺炎免疫疫苗,使之产生免疫力。

(2)生活指导:劝导患者要注意休息,劳逸结合,生活有规律。保证摄取足够的营养物质,适当参加体育锻炼,增强机体抗病能力。对有意识障碍、慢性病、长期卧床者,应教会家属注意帮助患者经常改变体位、翻身、拍背,协助并鼓励患者咳出痰液,有感染征象时及时就诊。

(3)出院指导:出院后需继续用药者,应指导患者遵医嘱按时服药,向患者介绍所服药物的疗效、用法、疗程、不良反应,不能自行停药或减量。教会患者观察疾病复发症状,如出现发热、咳嗽、呼吸困难等不适表现时,应及时就诊。告知患者随诊的时间及需要准备的有关资料,如胸部 X 线片等。

(五)护理评价

患者体温恢复正常;能进行有效咳嗽,痰容易咳出,显示咳嗽次数减少或消失,痰量减少;休克发生时及时发现并给予及时的处理。

三、其他类型肺炎

(一)葡萄球菌肺炎评估

葡萄球菌肺炎是由葡萄球菌引起的急性肺部化脓性炎症。葡萄球菌的致病物质主要是毒素与酶,具有溶血、坏死、杀白细胞和致血管痉挛等作用。其致病力可用血浆凝固酶来测定,阳性者致病力较强,是化脓性感染的主要原因。但其他凝固酶阴性的葡萄球菌亦可引起感染。随着医院内感染的增多,由凝固酶阴性葡萄球菌引起的肺炎也不断增多。

医院获得性肺炎中,葡萄球菌感染占 11%～25%。常发生于有糖尿病、血液病、艾滋病、肝病或慢性阻塞性肺疾病等原有基础疾病者。若治疗不及时或不当,病死率甚高。

1.临床表现

起病多急骤,寒战、高热,体温高达 39～40 ℃,胸痛,咳大量脓性痰,带血丝或呈脓血状。全身肌肉和关节酸痛,精神萎靡,病情严重者可出现周围循环衰竭。院内感染者常起病隐袭,体温逐渐上升,咳少量脓痰。老年人症状可不明显。

早期可无体征,晚期可有双肺散在湿啰音。病变较大或融合时可出现肺实变体征。但体征与严重的中毒症状和呼吸道症状不平行。

2.实验室及其他检查

(1)血常规:白细胞计数及中性粒细胞显著增加,核左移,有中毒颗粒。

(2)细菌学检查:痰涂片可见大量葡萄球菌和脓细胞,血、痰培养多为阳性。

(3)X 线检查:胸部 X 线显示短期内迅速多变的特征,肺段或肺叶实变,可形成空洞,或呈小叶状浸润,可有单个或多个液气囊腔,2～4 周后完全消失,偶可遗留少许条索状阴影或肺纹理增多等。

3.治疗要点

治疗要点为早期清除原发病灶,强有力的抗感染治疗,加强支持疗法,预防并发症。通常首选耐青霉素酶的半合成青霉素或头孢菌素,如苯唑西林、头孢呋辛等。对甲氧西林耐药株(MRSA)可用万古霉素、替考拉宁等治疗。疗程 2～3 周,有并发症者需 4～6 周。

(二)肺炎支原体肺炎评估

肺炎支原体肺炎是由肺炎支原体引起的呼吸道和肺部的急性炎症。常同时有咽炎、支气管炎和肺炎。肺炎支原体是介于细菌和病毒之间,兼性厌氧、能独立生活的最小微生物。健康人吸入患者咳嗽、打喷嚏时喷出的口鼻分泌物可感染,即通过呼吸道传播。病原体通常吸附宿主呼吸道纤毛上皮细胞表面,不侵入肺实质,抑制纤毛活动和破坏上皮细胞。其致病性可能与患者对病原体及其代谢产物的变态反应有关。

支原体肺炎占非细菌性肺炎的 1/3 以上,或各种原因引起的肺炎的 10%。以秋冬季发病较多,可散发或小流行,患者以儿童和青年人居多,婴儿间质性肺炎亦应考虑本病的可能。

1.临床表现

通常起病缓慢,潜伏期 2～3 周,症状主要为乏力、咽痛、头痛、咳嗽、发热、食欲缺乏、肌肉酸痛等。多为刺激性咳嗽,咳少量黏液痰,发热可持续 2～3 周,体温恢复正常后可仍有咳嗽。偶伴有胸骨后疼痛。

可见咽部充血、颈部淋巴结肿大等体征。肺部可无明显体征,与肺部病变的严重程度不相称。

2.实验室及其他检查

(1)血常规:血白细胞计数正常或略增高,以中性粒细胞为主。

(2)免疫学检查:起病 2 周后,约 2/3 的患者冷凝集试验阳性,滴度效价大于 1:32,尤以滴度逐渐升高更有价值。约半数患者对链球菌 MG 凝集试验阳性。还可评估肺炎支原体直接检测、支原体 IgM 抗体、免疫印迹法和聚合酶链反应(PCR)等检查结果。

(3)X 线检查:肺部可呈多种形态的浸润影,呈节段性分布,以肺下野为多见,有的从肺门附

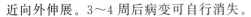

近向外伸展。3～4周后病变可自行消失。

3.治疗要点

肺炎支原体肺炎首选大环内酯类抗生素,如红霉素。疗程一般为2～3周。

(三)病毒性肺炎评估

病毒性肺炎评估是由上呼吸道病毒感染,向下蔓延所致的肺部炎症。常见病毒为甲、乙型流感病毒、腺病毒、副流感病毒、呼吸道合胞病毒和冠状病毒等。患者可同时受一种以上病毒感染,气道防御功能降低,常继发细菌感染。病毒性肺炎为吸入性感染,常有气管-支气管炎。呼吸道病毒通过飞沫与直接接触而迅速传播,可暴发或散发流行。

病毒性肺炎约占需住院的社区获得性肺炎的8％,大多发生于冬春季节。密切接触的人群或有心肺疾病者、老年人等易受感染。

1.临床表现

一般临床症状较轻,与支原体肺炎症状相似。起病较急,发热、头痛、全身酸痛、乏力等较突出。有咳嗽、少痰或白色黏液痰、咽痛等症状。老年人或免疫功能受损的重症患者,可表现为呼吸困难、发绀、嗜睡、精神萎靡,甚至并发休克、心力衰竭和呼吸衰竭,严重者可发生急性呼吸窘迫综合征。

本病常无显著的胸部体征,病情严重者有呼吸浅速、心率增快、发绀,以及肺部干、湿啰音。

2.实验室及其他检查

(1)血常规:白细胞计数正常、略增高或偏低。

(2)病原体检查:呼吸道分泌物中细胞核内的包涵体可提示病毒感染,但并非一定来自肺部。需进一步评估下呼吸道分泌物或肺活检标本培养是否分离出病毒。

(3)X线检查:可见肺纹理增多,小片状或广泛浸润。病情严重者,显示双肺呈弥漫性结节浸润,而大叶实变及胸腔积液者不多见。

3.治疗要点

病毒性肺炎以对症治疗为主,板蓝根、黄芪、金银花、连翘等中药有一定的抗病毒作用。对某些重症病毒性肺炎应采用抗病毒药物,如选用利巴韦林(病毒唑)、阿昔洛韦(无环鸟苷)等。

(四)真菌性肺炎评估

肺部真菌感染是最常见的深部真菌病。真菌感染的发生是机体与真菌相互作用的结果,最终取决于真菌的致病性、机体的免疫状态及环境条件对机体与真菌之间关系的影响。广谱抗生素、糖皮质激素、细胞毒药物及免疫抑制剂的广泛使用,人免疫缺陷病毒(HIV)感染和艾滋病增多使肺部真菌感染的机会增加。

真菌多在土壤中生长,孢子飞扬于空气中,极易被人体吸入而引起肺真菌感染(外源性);或使机体致敏。引起表现为支气管哮喘的过敏性肺泡炎。有些真菌为寄生菌,如念珠菌和放线菌,当机体免疫力降低时可引起感染。静脉营养疗法的中心静脉插管如留置时间过长。白念珠菌能在高浓度葡萄糖中生长,引起念珠菌感染中毒症。空气中到处有曲霉属孢子,在秋冬及阴雨季节,储藏的谷草发热霉变时更多。若大量吸入可能引起急性气管-支气管炎或肺炎。

1.临床表现

真菌性肺炎多继发于长期应用抗生素、糖皮质激素、免疫抑制剂、细胞毒药物或因长期留置导管、插管等诱发,其症状和体征无特征性变化。

2.实验室及其他检查

(1)真菌培养:其形态学辨认有助于早期诊断。

(2)X线检查:可表现为支气管肺炎、大叶性肺炎、弥漫性小结节及肿块状阴影和空洞。

3.治疗要点

真菌性肺炎目前尚无理想的药物,两性霉素 B 对多数肺部真菌仍为有效药物,但由于其不良反应较多,使其应用受到限制。其他药物尚有氟胞嘧啶、米康唑、酮康唑、制霉菌素等也可选用。

(五)重症肺炎评估

目前重症肺炎还没有普遍认同的标准,各国诊断标准不一,但都注重肺部病变的范围、器官灌注和氧合状态。我国制定的重症肺炎标准:①意识障碍。②呼吸频率>30 次/分。③PaO_2<8.0 kPa(60 mmHg),PO_2/FiO_2<300,需行机械通气治疗。④血压<12.0/8.0 kPa(90/60 mmHg)。⑤胸片显示双侧或多肺叶受累,或入院 48 小时内病变扩大≥50%。⑥少尿:尿量每小时<20 mL,或每 4 小时<80 mL,或急性肾衰竭需要透析治疗。

(杨庆荣)

第七节 肺 脓 肿

肺脓肿是由多种病原菌引起肺实质坏死的肺部化脓性感染。早期为肺组织的化脓性炎症,继而坏死、液化,由肉芽组织包绕形成脓肿。高热、咳嗽和咳大量脓臭痰为其临床特征。本病可见于任何年龄,青壮年男性及年老体弱有基础疾病者多见。自抗生素广泛应用以来,发病率有明显降低。

一、护理评估

(一)病因及发病机制

急性肺脓肿的主要病原体是细菌,常为上呼吸道、口腔的定植菌,包括需氧、厌氧和兼性厌氧菌。厌氧菌感染占主要地位,较重要的厌氧菌有核粒梭形杆菌、消化球菌等。常见的需氧和兼性厌氧菌为金黄色葡萄球菌、化脓链球菌(A 组溶血性链球菌)、肺炎克雷伯杆菌和铜绿假单胞菌等。免疫力低下者,如接受化学药物治疗(化疗)、白血病或艾滋病患者其病原菌也可为真菌。根据不同病因和感染途径,肺脓肿可分为以下 3 种类型。

1.吸入性肺脓肿

吸入性肺脓肿是临床上最多见的类型,病原体经口、鼻、咽吸入致病,误吸为最主要的发病原因。正常情况下,吸入物可由呼吸道迅速清除,但当由于受凉、劳累等诱因导致全身或局部免疫力下降时;在有意识障碍,如全身麻醉或气管插管、醉酒、脑血管意外时,吸入的病原菌即可致病。此外,也可由上呼吸道的慢性化脓性病灶,如扁桃体炎、鼻窦炎、牙槽脓肿等脓性分泌物经气管被吸入肺内致病。吸入性肺脓肿发病部位与解剖结构有关,常为单发性,由于右主支气管较陡直,且管径较粗大,因而右侧多发。病原体多为厌氧菌。

2.继发性肺脓肿

继发性肺脓肿可继发于:①某些肺部疾病如细菌性肺炎、支气管扩张、空洞型肺结核、支气管肺癌、支气管囊肿等感染。②支气管异物堵塞也是肺脓肿尤其是小儿肺脓肿发生的重要因素。③邻近器官的化脓性病变蔓延至肺，如食管穿孔感染、膈下脓肿、肾周围脓肿及脊柱脓肿等波及肺组织引起肺脓肿。阿米巴肝脓肿可穿破膈肌至右肺下叶，形成阿米巴肺脓肿。

3.血源性肺脓肿

因皮肤外伤感染、痈、疖、骨髓炎、静脉吸毒、感染性心内膜炎等肺外感染病灶的细菌或脓毒性栓子经血行播散至肺部引起小血管栓塞，产生化脓性炎症、组织坏死导致肺脓肿。金黄色葡萄球菌、表皮葡萄球菌及链球菌为常见致病菌。

(二)病理

肺脓肿早期为含致病菌的污染物阻塞细支气管，继而形成小血管炎性栓塞，进而致病菌繁殖引起肺组织化脓性炎症、坏死，形成肺脓肿，继而肺坏死组织液化破溃经支气管部分排出，形成有气液平的脓腔。另因病变累及部位不同，可并发支气管扩张、局限性纤维蛋白性胸膜炎、脓胸、脓气胸、支气管胸膜瘘等。急性肺脓肿经积极治疗或充分引流，脓腔缩小甚至消失，或仅剩少量纤维瘢痕。如治疗不彻底或支气管引流不畅，炎症持续存在，超过3个月以上称为慢性肺脓肿。

(三)健康史

多数吸入性肺脓肿患者有齿、口咽部的感染灶，故要了解患者是否有口腔、上呼吸道慢性感染病灶如龋齿、化脓性扁桃体炎、鼻窦炎、牙周溢脓等；或手术、劳累、受凉等；是否应用了大量抗生素。

(四)身体状况

1.症状

急性肺脓肿患者，起病急，寒战、高热，体温高达 39～40 ℃，伴有咳嗽、咳少量黏液痰或黏液脓性痰，典型痰液呈黄绿色、脓性，有时带血。炎症累及胸膜可引起胸痛。伴精神不振、全身乏力、食欲减退等全身毒性症状。如感染未能及时控制，于发病后 10～14 天可突然咳出大量脓臭痰及坏死组织，痰量可达300～500 mL/d，痰静置后分三层。厌氧菌感染时痰带腥臭味。一般在咳出大量脓痰后，体温明显下降，全身毒性症状随之减轻。约1/3 的患者有不同程度的咯血，偶有中、大量咯血而突然窒息死亡者。部分患者发病缓慢，仅有一般的呼吸道感染症状。血源性肺脓肿多先有原发病灶引起的畏寒、高热等全身脓毒血症的表现。经数天或数周后出现咳嗽、咳痰，痰量不多，极少咯血。慢性肺脓肿患者除咳嗽、咳脓痰、不规则发热、咯血外，还有贫血、消瘦等慢性消耗症状。

2.体征

肺部体征与肺脓肿的大小、部位有关。早期病变较小或位于肺深部，多无阳性体征；病变发展较大时可出现肺实变体征，有时可闻及异常支气管呼吸音；病变累及胸膜时，可闻及胸膜摩擦音或胸腔积液体征。慢性肺脓肿常有杵状指/趾、消瘦、贫血等。血源性肺脓肿多无阳性体征。

(五)实验室及其他检查

1.实验室检查

急性肺脓肿患者血常规白细胞计数明显增高，中性粒细胞在 90% 以上，多有核左移和中毒颗粒。慢性肺脓肿血白细胞数可稍升高或正常，红细胞和血红蛋白减少。血源性肺脓肿患者的血培养可发现致病菌。并发脓胸时，可做胸腔脓液培养及药物敏感试验。

2.痰细菌学检查

气道深部痰标本细菌培养可有厌氧菌和/或需氧菌存在。血培养有助于确定病原体和选择有效的抗菌药物。

3.影像学检查

胸部 X 线片早期可见肺部炎性阴影,肺脓肿形成后,脓液排出,脓腔出现圆形透亮区和气液平面,四周有浓密炎症浸润。炎症吸收后遗留有纤维条索状阴影。慢性肺脓肿呈厚壁空洞,周围有纤维组织增生及邻近胸膜增厚。CT 能更准确定位及发现体积较小的脓肿。

4.纤维支气管镜检查

纤维支气管镜检查有助于明确病因、病原学诊断及治疗。

(六)心理、社会评估

部分肺脓肿患者起病多急骤,畏寒、高热伴全身中毒症状明显,厌氧菌感染时痰有腥臭味等,使患者及家属常深感不安。患者会表现出忧虑、悲观、抑郁和恐惧。

二、主要护理诊断及医护合作性问题

(一)体温过高

与肺组织炎症性坏死有关。

(二)清理呼吸道无效

与脓痰聚积有关。

(三)营养失调,低于机体需要量

与肺部感染导致机体消耗增加有关。

(四)气体交换受损

与气道内痰液积聚、肺部感染有关。

(五)潜在并发症

咯血、窒息、脓气胸、支气管胸膜瘘。

三、护理目标

体温降至正常,营养改善,呼吸系统症状减轻或消失,未发生并发症。

四、护理措施

(一)一般护理

保持室内空气流通、适宜温湿度、阳光充足。晨起、饭后、体位引流后及睡前协助患者漱口,做好口腔护理。鼓励患者多饮水,进食高热量、高蛋白、高维生素等营养丰富的食物。

(二)病情观察

观察痰的颜色、性状、气味和静置后是否分层。准确记录 24 小时排痰量。当大量痰液排出时,要注意观察患者咳痰是否顺畅,咳嗽是否有力,避免脓痰引起窒息;当痰液减少时,要观察患者中毒症状是否好转,若中毒症状严重,提示痰液引流不畅,做好脓液引流的护理,以保持呼吸道通畅。若发现血痰,应及时报告医师,咯血量较多时,应严密观察体温、脉搏、呼吸、血压及神志的变化,准备好抢救药品和用品,嘱患者患侧卧位,头偏向一侧,警惕大咯血或窒息的突然发生。

(三)用药及体位引流护理

肺脓肿治疗原则是抗生素治疗和痰液引流。

1.抗生素治疗

吸入性肺脓肿一般选用青霉素,对青霉素过敏或不敏感者可用林可霉素、克林霉素或甲硝唑等药物。开始给药采用静脉滴注,体温通常在治疗后 3～10 天降至正常,然后改为肌内注射或口服。如抗生素有效,宜持续 8～12 周,直至胸片上空洞和炎症完全消失,或仅有少量稳定的残留纤维化。若疗效不佳,要注意根据细菌培养和药物敏感试验结果选用有效抗菌药物。遵医嘱使用抗生素、祛痰药、支气管扩张剂等药物,注意观察疗效及不良反应。

2.痰液引流

痰液引流可缩短病程,提高疗效。无大咯血、中毒症状轻者可进行体位引流排痰,每天 2～3 次,每次 10～15 分钟。痰黏稠者可用祛痰药、支气管舒张药或生理盐水雾化吸入以利脓液引流。有条件应尽早应用纤维支气管镜冲洗及吸引治疗,脓腔内还可注入抗生素,加强局部治疗。

3.手术治疗

内科积极治疗 3 个月以上效果不好,或有并发症可考虑手术治疗。

(四)心理护理

向患者及家属及时介绍病情,解释各种症状和不适的原因,说明各项诊疗、护理操作目的、操作程序和配合要点。由于疾病带来口腔脓臭气味使患者害怕与人接近,在帮助患者口腔护理的同时消除患者的紧张心理。主动关心并询问患者的需要,使患者增加治疗的依从性和信心,指导患者正确对待本病,使其勇于说出内心感受,并积极进行疏导。教育患者家属配合医护人员做好患者的心理指导,使患者树立治愈疾病的信心,以促进疾病早日康复。

(五)健康指导

1.疾病知识指导

指导患者及家属了解肺脓肿发生、发展、治疗和有效预防方面的知识。积极治疗肺炎、皮肤疖、痈或肺外化脓性等原发病灶。教会患者练习深呼吸,鼓励患者咳嗽并采取有效的咳嗽方式进行排痰,保持呼吸道的通畅,促进病变的愈合。对重症患者做好监护,教育家属及时发现病情变化,并及时向医师报告。

2.生活指导

指导患者生活要有规律,注意休息,劳逸结合,应增加营养物质的摄入。提倡健康的生活方式,重视口腔护理,在晨起、饭后、体位引流后、晚睡前要漱口、刷牙,防止污染分泌物误吸入下呼吸道。鼓励平日多饮水,戒烟、酒。保持环境整洁、舒适,维持适宜的室温与湿度,注意保暖,避免受凉。

3.用药指导

抗生素治疗非常重要,但需要时间较长,为防止病情反复,应遵从治疗计划。指导患者及家属根据医嘱服药,向患者讲解抗生素等药物的用药疗程、方法、不良反应,发现异常及时向医师报告。

4.加强易感人群护理

对意识障碍、慢性病、长期卧床者,应注意指导家属协助患者经常变换体位、翻身、拍背促进痰液排出,疑有异物吸入时要及时清除。有感染征象时应及时就诊。

五、护理评价

患者体温平稳,呼吸系统症状消失,营养改善,无并发症发生或发生后及时得到处理。

（杨庆荣）

第六章

心内科护理

第一节 心律失常

正常心律起源于窦房结，并沿正常房室传导系统顺序激动心房和心室，频率为60～100次/分（成人），节律基本规则。心律失常是指心脏冲动的起源、频率、节律、传导速度和传导顺序等异常。

一、分类

心律失常按其发生机制分为冲动形成异常和冲动传导异常两大类。

（一）冲动形成异常

1.窦性心律失常

（1）窦性心动过速。

（2）窦性心动过缓。

（3）窦性心律不齐。

（4）窦性停搏等。

2.异位心律

（1）主动性异位心律：①期前收缩（房性、房室交界区性、室性）。②阵发性心动过速（房性、房室交界区性、室性）。③心房扑动、心房颤动。④心室扑动、心室颤动。

（2）被动性异位心律：①逸搏（房性、房室交界区性、室性）。②逸搏心律（房性、房室交界区性、室性）。

（二）冲动传导异常

1.生理性

干扰及房室分离。

2.病理性

（1）窦房传导阻滞。

（2）房内传导阻滞。

（3）房室传导阻滞。

（4）室内传导阻滞（左、右束支及左束支分支传导阻滞）。

3.房室间传导途径异常

预激综合征。

此外，临床上依据心律失常发作时心率的快慢分为快速性心律失常和缓慢性心律失常。

二、病因及发病机制

（一）生理因素

健康人均可发生心律失常，特别是窦性心律失常和期前收缩等。情绪激动、精神紧张、过度疲劳、大量吸烟、饮酒、喝浓茶或咖啡等常为诱发因素。

（二）器质性心脏病

各种器质性心脏病是引发心律失常的最常见原因，以冠心病、心肌病、心肌炎、风湿性心脏病多见，尤其发生心力衰竭或心肌梗死时。

（三）非心源性疾病

除了心脏病外，其他系统的严重疾病，均可引发心律失常，如急性脑血管病、甲状腺功能亢进、慢性阻塞性肺病等。

（四）其他

电解质紊乱（低钾血症、低钙血症、高钾血症等）、药物作用（洋地黄、肾上腺素等）、心脏手术或心导管检查、中暑、电击伤等均可引发心律失常。

心律失常发生的基本原理是由于多种原因引起心肌细胞的自律性、兴奋性、传导性改变，导致心脏冲动形成异常、冲动传导异常，或两者兼而有之。

三、诊断要点

通过病史、体征可以做出初步判定。确定心律失常的类型主要依靠心电图，某些心律失常尚需做心电生理检查。

（一）病史

心律失常的诊断应从详尽采集病史入手，让患者客观描述发生心悸等症状时的感受。症状的严重程度取决于心律失常对血流动力学的影响，轻者可无症状或出现心悸、头晕；严重者可诱发心绞痛、心力衰竭、晕厥甚至猝死，增加心血管病死亡的危险性。

（二）体格检查

体格检查包括心脏视诊、触诊、叩诊、听诊的全面检查，并注意检查患者的神志、血压、脉搏频率及节律。

（三）辅助检查

心电图是诊断心律失常最重要的一项无创性检查技术。应记录多导联心电图，并记录能清楚显示P波导联的心电图长条以备分析，通常选择 II 或 V_1 导联。其他辅助诊断的检查还有动态心电图、运动试验和食管心电图等。临床心电生理检查，如食管心房调搏检查、心室内心电生理检查对明确心律失常的发病机制、治疗、预后均有很大帮助。

四、各种心律失常的概念、临床意义及心电图特点

(一)窦性心律失常

正常心脏起搏点位于窦房结,由窦房结发出冲动引起的心律称窦性心律,成人频率为60～100次/分。正常窦性心律的心电图特点(图6-1):①P波在Ⅰ、Ⅱ、aVF导联直立,aVR导联倒置。②PR间期0.12～0.20秒。③PP间期之差<0.12秒。窦性心律的频率可因年龄、性别、体力活动等不同有显著差异。

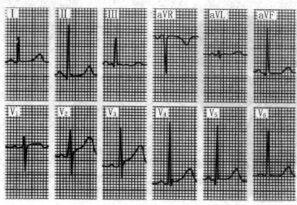

图6-1　正常心电图

1.窦性心动过速

(1)成人窦性心律的频率超过100次/分,称为窦性心动过速,其心率的增快和减慢是逐渐改变的。

(2)心电图特点(图6-2)为窦性心律,PP间期<0.60秒,成人频率大多在100～180次/分。

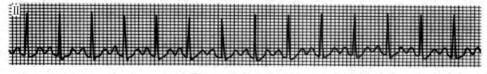

图6-2　窦性心动过速

(3)窦性心动过速一般不需特殊治疗。治疗主要针对原发病和去除诱因,必要时可应用β受体阻滞剂(如普萘洛尔)或镇静剂(如地西泮)。

2.窦性心动过缓

(1)成人窦性心律的频率低于60次/分,称为窦性心动过缓。

(2)心电图特点(图6-3)为窦性心律,PP间期>1.0秒。常伴窦性心律不齐,即PP间期之差>0.12秒。

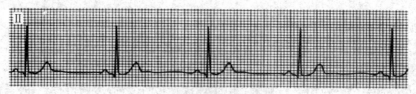

图6-3　窦性心动过缓

(3)无症状的窦性心动过缓通常无须治疗。因心率过慢出现头晕、乏力等心排血量不足症状时,可用阿托品、异丙肾上腺素等药物,必要时需行心脏起搏治疗。

3.窦性停搏

(1)窦性停搏是指窦房结冲动形成暂停或中断,导致心房及心室活动相应暂停的现象,又称窦性静止。

(2)心电图特点(图6-4)为一个或多个PP间期显著延长,而长PP间期与窦性心律的基本PP间期之间无倍数关系,其后可出现交界性或室性逸搏或逸搏心律。

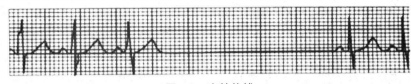

图6-4 窦性停搏

(3)窦性停搏可由迷走神经张力增高或洋地黄、胺碘酮、钾盐、乙酰胆碱等药物,高钾血症、心肌炎、心肌病、冠心病等引起。临床症状轻重不一,轻者无症状或偶尔出现心搏暂停,重者可发生阿-斯综合征甚至死亡。

4.病态窦房结综合征

(1)病态窦房结综合征(SSS),简称病窦综合征。由窦房结及其邻近组织病变引起的窦房结起搏功能和/或窦房结传导功能障碍,从而产生多种心律失常的综合表现。

(2)病窦综合征常见病因为冠心病、心肌病、心肌炎,亦可见于结缔组织病、代谢性疾病及家族性遗传性疾病等,少数病因不明。主要临床表现为心动过缓所致脑、心、肾等脏器供血不足症状,尤以脑供血不足症状为主。轻者表现为头晕、心悸、乏力、记忆力减退等,重者可发生短暂晕厥或阿-斯综合征。部分患者合并短阵室上性快速性心律失常发作(慢-快综合征),进而可出现心悸、心绞痛或心力衰竭。

(3)心电图特点(图6-5):①持续而显著的窦性心动过缓(<50次/分)。②窦性停搏和/或窦房传导阻滞。③窦房传导阻滞与房室传导阻滞并存。④心动过缓-心动过速综合征,又称慢-快综合征,是指心动过缓与房性快速性心律失常(如房性心动过速、心房扑动、心房颤动)交替发作,房室交界区性逸搏心律。

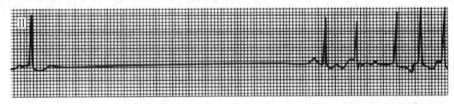

图6-5 病态窦房结综合征(慢-快综合征)

(4)积极治疗原发疾病。无症状者,不必给予治疗,仅定期随访观察;反复出现严重症状及心电图大于3秒长间歇者宜首选安装人工心脏起搏器。慢-快综合征应用起搏器治疗后,患者仍有心动过速发作,则可同时用药物控制快速性心律失常发作。

(二)期前收缩

期前收缩又称过早搏动,简称早搏,是指窦房结以外的异位起搏点发出的过早冲动引起的心脏搏动。根据异位起搏点的部位不同可分为房性、房室交界性和室性。早搏可偶发或频发,如每个窦性搏动后出现一个早搏,称为二联律;每两个窦性搏动后出现一个早搏,称三联律。在同一导联上如室性早搏的形态不同,称为多源性室性早搏。

期前收缩可见于健康人,其发生与情绪激动、过度疲劳、过量饮酒或吸烟、饮浓茶、咖啡等有关。冠心病急性心肌梗死、风湿性心瓣膜病、心肌病、心肌炎等各种心脏病常可引起。此外,药物毒性作用,电解质紊乱,心脏手术或心导管检查均可引起期前收缩。

1.临床意义

偶发的期前收缩一般无症状,部分患者可有漏跳的感觉。频发的期前收缩由于影响心排血量,可引起头痛、乏力、晕厥等;原有心脏病者可诱发或加重心绞痛或心力衰竭。听诊心律不规则,期前收缩的第一心音增强,第二心音减弱或消失。脉搏触诊可发现脉搏脱落。

2.心电图特点

(1)房性期前收缩(图 6-6):提前出现的房性异位 P' 波,其形态与同导联窦性 P 波不同;P'R 间期>0.12 秒;P' 波后的 QRS 波群有 3 种可能:①与窦性心律的 QRS 波群相同。②因室内差异性传导出现宽大畸形的 QRS 波群。③提前出现的 P' 波后无 QRS 波群,称为未下传的房性期前收缩;多数为不完全性代偿间歇(即期前收缩前后窦性 P 波之间的时限常短于 2 个窦性 PP 间期)。

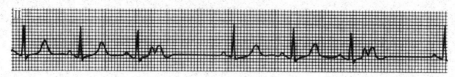

图 6-6　房性期前收缩

(2)房室交界区性期前收缩(图 6-7):提前出现的 QRS 波群,其形态与同导联窦性心律 QRS 波群相同,或因室内差异性传导而变形。逆行 P 波(Ⅰ、Ⅱ、aVF 导联倒置,aVR 导联直立)有 3 种可能:①P' 波位于 QRS 波群之前,P'R 间期<0.12 秒。②P' 波位于 QRS 波群之后,RP' 间期<0.20 秒。③P' 波埋于 QRS 波群中,QRS 波群之前后均看不见 P' 波;多数为完全性代偿间期(即期前收缩前后窦性 P 波之间的时限等于2 个窦性 PP 间期)。

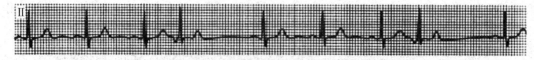

图 6-7　房室交界性期前收缩

(3)室性期前收缩(图 6-8):①提前出现的 QRS 波群宽大畸形,时限>0.12 秒。②QRS 波群前无相关的 P 波。③T 波方向与 QRS 波群主波方向相反。④多数为完全性代偿间歇。

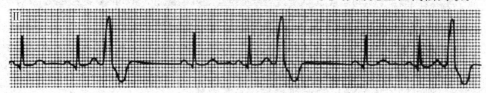

图 6-8　室性期前收缩

3.治疗要点

(1)病因治疗:积极治疗原发病,解除诱因。如改善心肌供血,控制心肌炎症,纠正电解质紊乱,避免情绪激动或过度疲劳等。

(2)药物治疗:无明显自觉症状或偶发的期前收缩者,一般无须抗心律失常药物治疗,可酌情使用镇静剂,如地西泮等。如频繁发作,症状明显或有器质性心脏病者,必须积极治疗。根据期前收缩的类型选用不同的药物。房性期前收缩、交界性期前收缩可选用维拉帕米、普罗帕酮、莫雷帕酮或β受体阻滞剂等药物。室性期前收缩选用β受体阻滞剂、美西律、普罗帕酮、莫雷帕酮等药物。

(3)其他:急性心肌梗死早期发生的室性期前收缩可选用利多卡因,洋地黄中毒引起的室性期前收缩者首选苯妥英钠。

(三)阵发性心动过速

阵发性心动过速是一种阵发性快速而规律的异位心律,是由3个或3个以上连续发生的期前收缩形成,根据异位起搏点的部位不同可分为房性、房室交界性和室性阵发性心动过速。由于房性、房室交界性阵发性心动过速在临床上难以区别,故统称为阵发性室上性心动过速(PSVT)。阵发性室上性心动过速常见于无器质性心脏病者,其发作与体位改变、情绪激动、过度疲劳、烟酒过量等有关。阵发性室性心动过速多见于心肌病变广泛而严重的患者,如冠心病发生急性心肌梗死时;其次是心肌病、心肌炎、二尖瓣脱垂、心瓣膜病等。

1.临床意义

(1)阵发性室上性心动过速突然发作、突然终止,持续时间长短不一。发作时患者常有心悸、焦虑、紧张、乏力,甚至诱发心绞痛、心功能不全、晕厥或休克。症状轻重取决于发作时的心率、持续时间和有无心脏病变等。听诊心律规则,心率150~250次/分,心尖部第一心音强度不变。

(2)阵发性室性心动过速症状轻重取决于室速发作的频率、持续时间、有无器质性心脏病及心功能状况。非持续性室速(发作时间<30秒)患者通常无症状或仅有心悸;持续性室速患者常伴明显血流动力学障碍与心肌缺血,可出现低血压、晕厥、心绞痛、休克或急性肺水肿。听诊心律略不规则,心率常在100~250次/分。如发生完全性房室分离,则第一心音强度不一致。

2.心电图特点

(1)阵发性室上性心动过速(图6-9):①3个或3个以上连续而迅速地室上性早搏,频率范围达150~250次/秒,节律规则。②P波不易分辨。③绝大多数患者QRS波群形态与时限正常。

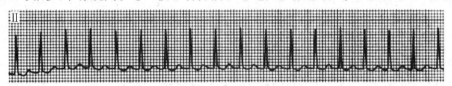

图6-9 阵发性室上性心动过速

(2)阵发性室性心动过速(图6-10):①3个或3个以上连续而迅速地室性早搏,频率范围达100~250次/分,节律较规则或稍有不齐。②QRS波群形态畸形,时限>0.12秒,有继发ST-T改变。③如有P波,则P波与QRS波无关,且其频率比QRS频率缓慢。④常可见心室夺获与室性融合波。

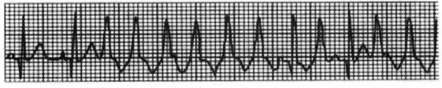

图6-10 阵发性室性心动过速

3.治疗要点

(1)阵发性室上性心动过速。急性发作时治疗:①刺激迷走神经可起到减慢心率、终止发作的作用。方法包括刺激悬雍垂诱发恶心、呕吐;深吸气后屏气,再用力做呼气动作(Valsalva 动作);颈动脉窦按摩等。上述方法可重复多次使用。②药物终止发作:当刺激迷走神经无效时,可采用维拉帕米或三磷酸腺苷(ATP)静脉注射。

预防复发:除避免诱因外,发作频繁者可选用地高辛、长效钙通道阻滞剂、长效普萘洛尔等药物。对于反复发作或药物治疗无效者,可考虑施行射频消融术。该方法具有安全、迅速、有效且能治愈心动过速的优点,可作为预防发作的首选方法。

(2)阵发性室性心动过速:由于室速多发生于器质性心脏病者,往往导致血流动力学障碍,甚至发展为室颤,应严密观察予以紧急处理,终止其发作。

一般遵循的原则:无器质性心脏病者发生的非持续性室速,如无症状,无须进行治疗;持续性室速发作,无论有无器质性心脏病,均应给予治疗;有器质性心脏病的非持续性室速亦应考虑治疗。药物首选利多卡因,静脉注射 100 mg,有效后可予静脉滴注维持。其他药物如普罗帕酮、胺碘酮也有疗效。如使用上述药物无法终止发作,且患者已出现低血压、休克、脑血流灌注不足等危险表现,应立即给予同步直流电复律。

(四)扑动与颤动

当自发性异位搏动的频率超过阵发性心动过速的范围时,形成扑动或颤动。根据异位起搏点的部位不同可分为心房扑动(简称房扑)与心房颤动(简称房颤),心室扑动(简称室扑)与心室颤动(简称室颤)。房颤是成人最常见的心律失常之一,远较房扑多见,二者发病率之比为(10～20):1,绝大多数见于各种器质性心脏病,其中以风湿性心瓣膜病最为常见。室扑与室颤是最严重的致命性心律失常,室扑多为室颤的前奏,而室颤则是导致心源性猝死的常见心律失常,也是心脏病或其他疾病临终前的表现。

1.临床意义

(1)心房扑动与心房颤动:房扑和房颤的症状取决于有无器质性心脏病、基础心功能及心室率的快慢。如心室率不快且无器质性心脏病者可无症状;心室率快者可有心悸、胸闷、头晕、乏力等。房颤时心房有效收缩消失,心排血量减少 25%～30%,加之心室率增快,对血流动力学影响较大,导致心排血量、冠状循环及脑部供血明显减少,引起心力衰竭、心绞痛或晕厥;还易引起心房内附壁血栓的形成,部分血栓脱落可引起体循环动脉栓塞,以脑栓塞最常见。体检时房扑的心室律可规则或不规则。房颤时,听诊第一心音强弱不等,心室律绝对不规则;心室率较快时,脉搏短绌(脉率慢于心率)明显。

(2)心室扑动与心室颤动:室扑和室颤对血流动力学的影响均等于心室停搏,其临床表现无差别,二者具有下列特点。①意识突然丧失,常伴有全身抽搐,持续时间长短不一;②心音消失,脉搏触不到,血压测不出;③呼吸不规则或停止;④瞳孔散大,对光反射消失。

2.心电图特点

(1)心房扑动心电图特征(图 6-11):①P 波消失,代之以 250～350 次/分,间隔均匀,形状相似的锯齿状心房扑动波(F 波)。②F 波与 QRS 波群成某种固定的比例,最常见的比例为2:1房室传导,有时比例关系不固定,则引起心室律不规则。③QRS 波群形态一般正常,伴有室内差异性传导者 QRS 波群可增宽、变形。

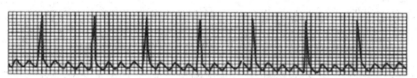

图 6-11　心房扑动(2∶1 房室传导)

(2)心房颤动心电图特征(图 6-12):①P 波消失,代之以大小不等、形态不一、间期不等的心房颤动波(f 波),频率为 350～600 次/分。②RR 间期绝对不等。③QRS 波群形态通常正常,当心室率过快,发生室内差异性传导时,QRS 波群增宽、变形。

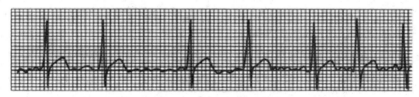

图 6-12　心房颤动

(3)心室扑动的心电图特点(图 6-13):P-QRS-T 波群消失,代之以 150～300 次/分波幅大而较规则的正弦波(室扑波)图形。

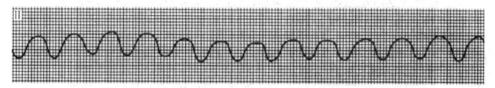

图 6-13　心室扑动

(4)心室颤动的心电图特点(图 6-14):P-QRS-T 波群消失,代之以形态、振幅与间隔绝对不规则的颤动波(室颤波),频率为 150～500 次/分。

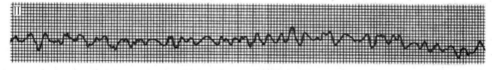

图 6-14　心室颤动

3.治疗要点

(1)心房扑动和颤动:房扑或房颤伴有较快心室率时,可使用洋地黄类药物减慢心室率,以保持血流动力学的稳定,此法可以使有些房扑或房颤转为窦性心律。其他药物如维拉帕米、地尔硫䓬等也能起到终止房扑、房颤的作用。对于持续性房颤的患者,符合条件者可采用药物如奎尼丁、胺碘酮等进行复律。无效时可使用电复律。

(2)心室扑动和颤动:室扑或室颤发生后,如果不迅速采取抢救措施,患者一般在 3～5 分钟内死亡,因此必须争分夺秒、尽快恢复有效心律。一旦心电监测确定为心室扑动或颤动时,立即采用除颤器进行非同步直流电除颤,同时配合胸部按压及人工呼吸等心肺复苏术,并经静脉注射利多卡因及其他复苏药物如肾上腺素等。

(五)房室传导阻滞

房室传导阻滞(AVB)是指冲动从心房传到心室的过程中,冲动传导的延迟或中断。根据病因不同,其阻滞部位可发生在房室结、房室束及束支系统内,按阻滞程度可分为 3 类。常见器质性心脏病,偶尔一度和二度Ⅰ型房室传导阻滞可见于健康人,与迷走神经张力过高有关。

1.临床意义

(1)一度房室传导阻滞:指传导时间延长(PR 间期延长);患者多无自觉症状,听诊时第一心音可略为减弱。

(2)二度房室传导阻滞:指心房冲动部分不能传入心室(心搏脱漏);心搏脱漏仅偶尔出现时,患者多无症状或偶有心悸,如心搏脱漏频繁心室率缓慢时,可有乏力、头晕甚至短暂晕厥;听诊有心音脱漏,触诊脉搏脱落,若为 2∶1 传导阻滞,则可听到慢而规则的心室率。

(3)三度房室传导阻滞:指心房冲动全部不能传入心室;患者症状取决于心室率的快慢,如心室率过慢,心排血量减少,导致心脑供血不足,可出现头晕、疲乏、心绞痛、心力衰竭等,如心室搏动停顿超过 15 秒可引起晕厥、抽搐,即阿-斯综合征发生,严重者可猝死;听诊心律慢而规则,心室率多为 35~50 次/分,第一心音强弱不等,间或闻及心房音及响亮清晰的第一心音(大炮音)。

2.心电图特点

(1)一度房室传导阻滞心电图特征(图 6-15):①PR 间期延长,成人>0.20 秒(老年人>0.21 秒);②每个 P 波后均有 QRS 波群。

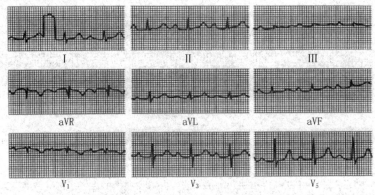

图 6-15　一度房室传导阻滞

(2)二度房室传导阻滞:按心电图表现可分为Ⅰ型和Ⅱ型。

二度Ⅰ型房室传导阻滞心电图特征(图 6-16):①PR 间期在相继的心搏中逐渐延长,直至发生心室脱漏,脱漏后的第一个 PR 间期缩短,如此周而复始。②相邻的 RR 间期进行性缩短,直至 P 波后 QRS 波群脱漏。③心室脱漏造成的长 RR 间期小于两个 PP 间期之和。

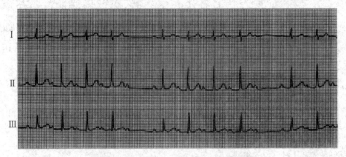

图 6-16　二度Ⅰ型房室传导阻滞

二度Ⅱ型房室传导阻滞心电图特征(图 6-17):①PR 间期固定不变(可正常或延长);②数个

P波之后有一个QRS波群脱漏,形成2:1、3:1、3:2等不同比例房室传导阻滞;③QRS波群形态一般正常,亦可有异常。

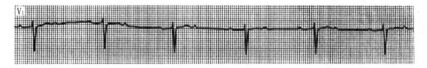

图6-17 二度Ⅱ型房室传导阻滞

如果二度Ⅱ型房室传导阻滞下传比例≥3:1时,称为高度房室传导阻滞。

(3)三度房室传导阻滞心电图特征(图6-18):①P波与QRS波群各有自己的规律,互不相关,呈完全性房室分离。②心房率>心室率。③QRS波群形态和时限取决于阻滞部位,如阻滞位于希氏束及其附近,心室率约40~60次/分,QRS波群正常。④如阻滞部位在希氏束分叉以下,心室率可在40次/分以下,QRS波群宽大畸形。

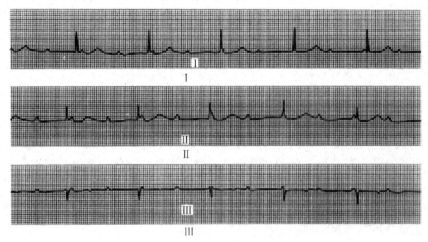

图6-18 三度房室传导阻滞

3.治疗要点

(1)病因治疗:积极治疗引起房室传导阻滞的各种心脏病,纠正电解质紊乱,停用有关药物,解除迷走神经过高张力等。一度或二度Ⅰ型房室传导阻滞,心室率不太慢(>50次/分)且无症状者,仅需病因治疗,心律失常本身无须进行治疗。

(2)药物治疗:二度Ⅱ型或三度房室传导阻滞,心室率慢并影响血流动力学,应及时提高心室率以改善症状,防止发生阿-斯综合征。常用药物:①异丙肾上腺素持续静脉滴注,使心室率维持在60~70次/分,对急性心肌梗死患者要慎用。②阿托品静脉注射,适用于阻滞部位位于房室结的患者。

(3)人工心脏起搏治疗:对心室率低于40次/分,症状严重者,特别是曾发生过阿-斯综合征者,应首选安装人工心脏起搏器。

五、常见护理诊断

(一)活动无耐力

活动无耐力与心律失常导致心排血量减少有关。

（二）焦虑

焦虑与心律失常致心跳不规则、停跳及反复发作、治疗效果不佳有关。

（三）潜在并发症

心力衰竭、猝死。

六、护理措施

（一）一般护理

1.体位与休息

当心律失常发作患者出现胸闷、心悸、头晕等不适时，应采取高枕卧位、半卧位或其他舒适体位，尽量避免左侧卧位。有头晕、晕厥发作或曾有跌倒病史者应卧床休息，加强生活护理。

2.饮食护理

给予清淡易消化、低脂和富于营养的饮食，且少量多餐，避免刺激性饮料。心力衰竭患者应限制钠盐摄入，对服用利尿剂者应鼓励多进食富含钾盐的食物，避免出现低钾血症而诱发心律失常。

（二）病情观察

（1）评估心律失常可能引起的临床症状，如心悸、乏力、胸闷、头晕、晕厥等，注意观察和询问这些症状的程度、持续时间及给患者日常生活带来的影响。

（2）定期测量心率和心律，判断有无心动过速、心动过缓、期前收缩、房颤等心律失常发生。对于房颤患者，两名护士应同时测量患者心率和脉率一分钟，并记录，以观察脉短绌的变化发生情况。

（3）心电图检查是判断心律失常类型及检测心律失常病情变化的最重要的手段，护士应掌握心电图机的使用方法，在患者心律失常突然发作时及时描记心电图并表明日期和时间。行 24 小时动态心电图检查的患者，应嘱其保持平素的生活和活动，并记录症状出现的时间及当时所从事的活动，以利于发现病情及查找病因。

（4）对持续心电监测的患者，应注意观察是否出现心律失常及心律失常的类型、发作次数、持续时间、治疗效果等情况。当患者出现频发、多源性室性早搏、RonT 现象、阵发性室性心动过速、二度Ⅱ型及三度房室传导阻滞时，应及时通知医师。

（三）用药护理

严格遵医嘱按时按量应用抗心律失常药物，静脉注射抗心律失常药物时速度应缓慢，静脉滴注速度严格按医嘱执行。用药期间严密监测脉率、心律、心率、血压及患者的反应，及时发现因用药而引起的新的心律失常和药物中毒，做好相应的护理。

1.奎尼丁

毒性反映较重，可致心力衰竭、窦性停搏、房室传导阻滞、室性心动过速等心脏毒性反应，故在给药前要测量血压、心率、心律，如有血压低于 12.0/8.0 kPa（90/60 mmHg），心率慢于 60 次/分，或心律不规则时需告知医师。

2.普罗帕酮

普罗帕酮可引起恶心、呕吐、眩晕、视物模糊、房室传导阻滞，诱发和加重心力衰竭等。餐时或餐后服用可减少胃肠道刺激。

3.利多卡因

利多卡因有中枢抑制作用和心血管系统不良反应，剂量过大可引起震颤、抽搐，甚至呼吸抑

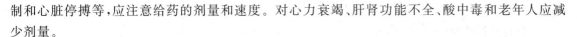

制和心脏停搏等,应注意给药的剂量和速度。对心力衰竭、肝肾功能不全、酸中毒和老年人应减少剂量。

4.普萘洛尔

普萘洛尔可引起低血压、心动过缓、心力衰竭等,并可加重哮喘与慢性阻塞性肺部疾病。在给药前应测量患者的心率,当心率低于 50 次/分时应及时停药。糖尿病患者可能引起低血糖、乏力。

5.胺碘酮

胺碘酮可致胃肠道反应、肝功能损害、心动过缓、房室传导阻滞,久服可影响甲状腺功能和引起角膜碘沉着,少数患者可出现肺纤维化,是其最严重的不良反应。

6.维拉帕米

维拉帕米可出现低血压、心动过缓、房室传导阻滞等。严重心力衰竭、高度房室传导阻滞及低血压者禁用。

7.腺苷

腺苷可出现面部潮红、胸闷、呼吸困难,通常持续时间小于 1 分钟。

(四)特殊护理

当患者发生较严重心律失常时应采取如下护理措施。

(1)嘱患者卧床休息,保持情绪稳定,以减少心肌耗氧量和对交感神经的刺激。

(2)给予鼻导管吸氧,改善因心律失常造成血流动力学改变而引起的机体缺氧。立即建立静脉通道,为用药、抢救做好准备。

(3)准备好纠正心律失常的药物、其他抢救药品及除颤器、临时起搏器等。对突然发生室扑或室颤的患者,应立即施行非同步直流电除颤。

(4)遵医嘱给予抗心律失常药物,注意药物的给药途径、剂量、给药速度,观察药物的作用效果和不良反应。用药期间严密监测心电图、血压,及时发现因用药而引起的新的心律失常。

(五)健康教育

1.疾病知识指导

向患者及家属讲解心律失常的常见病因、诱因及防治知识,使患者和家属能充分了解该疾病,而与医护人员配合共同控制疾病。

2.生活指导

快速心律失常患者应改变不良的生活习惯,如吸烟、饮酒、喝咖啡、浓茶等;避开造成精神紧张激动的环境,保持乐观稳定的情绪,分散注意力,不要过分注意心悸的感受。使患者和亲属明确无器质性心脏病的良性心律失常对人的影响主要是心理因素。帮助患者协调好活动与休息,根据心功能情况合理安排,注意劳逸结合。运动有诱发心律失常的危险,建议做较轻微的运动或最好在有家人陪同的条件下运动。心动过缓者应避免屏气用力的动作,以免兴奋迷走神经而加重心动过缓。

3.用药指导

让患者认识服药的重要性,按医嘱继续服用抗心律失常药物,不可自行减量或撤换药物。教会患者观察药物疗效和不良反应,必要时提供书面材料,嘱有异常时及时就医。对室上性阵发性心动过速的患者和家属,教会采用刺激迷走神经的方法,如刺激咽后壁诱发恶心;深吸气后屏气再用力呼气,上述方法可终止或缓解室上速。教会患者家属徒手心肺复苏的方法,以备紧急需要时应用。

4.自我监测指导

教会患者及家属测量脉搏的方法,每天至少1次,每次应在1分钟以上并做好记录。告诉患者和家属何时应来医院就诊:①脉搏过缓,少于60次/分,并有头晕、目眩、或黑矇。②脉搏过快,超过100次/分,休息及放松后仍不减慢。③脉搏节律不齐,出现漏搏、期前收缩超过5次/分。④原本整齐的脉搏出现脉搏忽强忽弱、忽快忽慢的现象。⑤应用抗心律失常药物后出现不良反应。出现上述情形应及时就诊,并能按时随诊复查。

(王光慧)

第二节 心力衰竭

心力衰竭是由于心脏收缩机能和/或舒张功能障碍,不能将静脉回心血量充分排出心脏,造成静脉系统淤血及动脉系统血液灌注不足,而出现的综合征。

一、病因

(一)基本病因

1.心肌损伤

任何大面积(大于心室面积的40%)的心肌损伤都会导致心脏收缩及/或舒张功能的障碍。

2.心脏负荷过重

压力负荷(后负荷)过重,心脏排血阻力增大,心排血量降低,心室收缩期负荷过度,引起心室肥厚性心力衰竭;容量负荷(前负荷)过重,心脏舒张期容量增大,心排血量减低,引起心室扩张性心力衰竭。

3.机械障碍

腱索或乳头肌断裂,心室间隔穿孔,心脏瓣膜严重狭窄或关闭不全等引起的心脏机械功能衰退,导致心力衰竭。

4.心脏负荷不足

心脏负荷不足如缩窄性心包炎,大量心包积液,限制性心肌病等,使静脉血液回心受限,因而心室心房充盈不足,腔静脉及门脉系统淤血,心排血量减低。

5.血液循环容量过多

血液循环容量过多如静脉过多过快输液,尤其在无尿少尿时超量输液,急性或慢性肾炎引起高度水钠潴留,高度水肿等均引起血液循环容量急剧膨胀而致心力衰竭。

(二)诱发因素

1.感染

感染可增加基础代谢,增加机体耗氧,增加心脏排血量而诱发心力衰竭,尤其呼吸道感染较多见。

2.体力过劳

正常心脏在体力活动时,随身体代谢增高心脏排血量也随之增加。而有器质性心脏病患者体力活动时,心率增快,心肌耗氧量增加,心排血量减少,冠状动脉血液灌注不足,导致心肌缺血,心慌气急,诱发心力衰竭。

3.情绪激动

情绪激动促使儿茶酚胺释放,心率增快,心肌耗氧增加,动脉与静脉血管痉挛,增加心脏前后负荷而诱发心力衰竭。

4.妊娠与分娩

风湿性心脏病或先天性心脏病患者,心功能低下,在妊娠 32～34 周,分娩期及产褥期最初 3 天内心脏负荷最重,易诱发心力衰竭。

5.动脉栓塞

心脏病患者长期卧床,静脉系统长期处于淤血状态,容易形成血栓,一旦血栓脱落导致肺栓塞,加重肺循环阻力诱发心力衰竭。

6.水、钠摄入量过多

心功能减退时,肾脏排水排钠机能减弱,如果水、钠摄入量过多可引起水钠潴留,血容量扩增。

7.心律失常

心动过速可使心脏无效收缩次数增加而加重心脏负荷;心脏舒张期缩短使心室充盈受限进而降低心排血量,同时心脏氧渗透期缩短不利于心肌代谢。

8.冠脉痉挛

冠状动脉粥样硬化易发生冠脉痉挛,引起心肌缺血导致心脏收缩或舒张功能障碍。

9.药物反应

因用药或停药不当导致的心力衰竭或心力衰竭恶化不在少数。慢性心力衰竭不该停用强心剂而停用,服用过量洋地黄、利尿药或抗心律失常药,都可导致心力衰竭恶化。

二、病理生理

(一)心脏的代偿机制

正常心脏有比较充足的储备能力,以适应一般生活需要所增加的心脏负担。当心脏功能减退,心排血量降低不足以供应机体需要时,机体将同时通过神经、体液等机制进行调整,力争恢复心排血量。

(1)反射性交感神经兴奋,迷走神经抑制,代偿性心率加快及心肌收缩力加强,以维持心排血量。由于交感神经兴奋,周围血管及,小动脉收缩可使血压维持正常而不随心排血量降低而下降;小静脉收缩可使静脉回心血量增加,从而使心搏血量增加。

(2)心肌肥厚:长期的负荷加重,使心肌肥厚和心室扩张,维持心排血量。然而,扩大和肥厚的心脏虽然完成较多的工作,但它耗氧量也随之增加,可是心肌内毛细血管数量并没有相应的增加,所以扩大肥厚的心肌细胞相对的供血不足。

(3)心率增快:心率加快在一定范围内使心排血量增加,但如果心率太快则心脏舒张期显著缩短,使心室充盈不足,导致心排血量降低及静脉淤血加重。

(二)心脏的失代偿机制

当心脏储备力耗损至不能适应机体代谢的需要时,心功能便由代偿转为失代偿阶段,即心力衰竭。

心力衰竭时,心排血量相对或绝对的降低,一方面供给各器官的血流不足,引起各器官组织的功能改变,血液重新分配,首先为保证心、脑、肾血液供应,皮肤、内脏、肌肉的供血相应有较大的减少。肾血流量减少时,可使肾小球滤过率降低和肾素分泌增加,进而促使肾上腺皮质的醛固酮分泌增加,引起水、钠潴留,血容量增加,静脉和毛细血管充血和压力增加。另一方面,心脏收缩力减弱,不能完全排出静脉回流的血液,心室收缩末期残留血量增多,心室舒张末期压力升高,遂使静脉回流受阻,引起静脉淤血和静脉压力升高,从而引起外周毛细血管的漏出增加,水分渗入组织间隙引起各脏器淤血水肿;肝脏淤血时对醛固酮的灭活减少;以及抗利尿激素分泌增加,肾排水量进一步减少,水、钠潴留进一步加重,这也是水肿发生和加重的原因。

根据心脏代偿功能发挥的情况及失代偿的程度,可将心力衰竭分为三度,或心功能Ⅳ级。

Ⅰ级:有心脏病的客观证据,而无呼吸困难,心悸,水肿等症状。(心功能代偿期)

Ⅱ级:日常劳动并无异常感觉,但稍重劳动即有心悸,气急等症状。(心力衰竭Ⅰ度)

Ⅲ级:普通劳动亦有症状,但休息时消失。(心力衰竭Ⅱ度)

Ⅳ级:休息时也有明显症状,甚至卧床仍有症状。(心力衰竭Ⅲ度)

三、临床表现

心力衰竭在早期可仅有一侧衰竭,临床上以左心衰竭为多见,但左心衰竭后,右心也相继发生功能损害,最后导致全心力衰竭。临床表现的轻重,常依病情发展的快慢和患者的耐受能力的不同而不同。

(一)左心力衰竭

1.呼吸困难

轻症患者自觉呼吸困难,重者同时有呼吸困难和短促的征象。早期仅发生于劳动或运动时,休息后很快消失。这是由于劳动促使回心血量增加,肺淤血加重的缘故。随着病情加重,轻度劳动即感到呼吸困难,严重者休息时亦感呼吸困难,以致被迫采取半卧位或坐位,为端坐呼吸。

2.阵发性呼吸困难

多发生于夜间,故又称为阵发性夜间性呼吸困难。患者常在熟睡中惊醒,出现严重呼吸困难及窒息感,被迫坐起,咳嗽频繁,咯粉红色泡沫样痰液。轻者数分钟,重者经1~2小时逐渐停止。阵发性呼吸困难的发生原因:①睡眠时平卧位,回心血量增加,超过左心负荷的限度,加重了肺淤血。②睡眠时,膈肌上升,肺活量减少。③夜间迷走神经兴奋性增高,使冠状动脉和支气管收缩,影响了心肌的血液供应,发生支气管痉挛,降低心肌收缩性能和肺通气量,肺淤血加重。④熟睡时中枢神经敏感度降低,因此,肺淤血必须达到一定程度后方能使患者因气喘惊醒。

3.急性肺水肿

急性肺水肿是左心衰竭的重症表现,是阵发性呼吸困难的进一步发展。常突然发生,呈端坐呼吸,表情焦虑不安,频频咳嗽,咯大量泡沫状或血性泡沫性痰液,严重时可有大量泡沫样液体由鼻涌出,面色苍白,口唇青紫,皮肤湿冷,两肺布满湿啰音及哮鸣音,血压可下降,甚至休克。

4.咳嗽和咯血

咳嗽和咯血为肺泡和支气管黏膜淤血所致,多与呼吸困难并存,咯白色泡沫样黏痰或血性痰。

5.其他症状

可有疲乏无力、失眠、心悸、发绀等。严重患者脑缺氧缺血时可出现陈-施呼吸、嗜睡、眩晕、

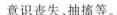

意识丧失、抽搐等。

6.体征

除原有心脏病体征外,可有舒张期奔马律、交替脉、肺动脉瓣区第2心音亢进。轻症肺底部可听到散在湿性啰音,重症则湿啰音满布全肺。有时可伴哮鸣音。

7.X线及其他检查

X线检查,可见左心扩大及肺淤血,肺纹理增粗。急性肺水肿时可见由肺门伸向肺野呈蝶形的云雾状阴影。心电图检查可出现心率快及左心室肥厚图形。臂舌循环时间延长(正常10～15秒),臂肺时间正常(4～8秒)。

(二)右心衰竭

1.水肿

皮下水肿是右心衰竭的典型症状。在水肿出现前,由于体内已有钠、水潴留,体液潴留达5 kg以上才出现水肿,故多只有体重增加。水肿多先见于下肢,卧床患者则在腰,背及骶部等低重部位明显,呈凹陷性水肿。重症则波及全身。水肿多于傍晚发生或加重,休息一夜后消失或减轻,伴有夜间尿量增加。这是由于夜间休息时,回心血量比白天活动时增多,心脏能将静脉回流血量排出,心室收缩末期残留血量减少,静脉和毛细血管压力有所减轻,因而水肿减轻或消退。

少数患者可出现胸腔积液和腹水。胸腔积液可同时见于左、右两侧胸腔,但以右侧较多,其原因不甚明了。由于壁层胸膜静脉回流体静脉,而脏层胸膜静脉血流入肺静脉,因而胸腔积液多见于左、右心力衰竭并存时。腹水多由心源性肝硬化引起。

2.颈静脉怒张和内脏淤血

坐位或半卧位时可见颈静脉怒张,其出现常较皮下水肿或肝大出现为早,同时可见舌下、手臂等浅表静脉异常充盈。肝大并压痛可先于皮下水肿出现。长期肝淤血,缺氧,可引起肝细胞变性、坏死,并发展为心源性肝硬化,肝功能检查异常或出现黄疸。若有三尖瓣关闭不全并存,肝脏触诊呈扩张性搏动。胃肠道淤血常引起消化不良,食欲减退,腹胀,恶心和呕吐等症状。肾淤血致尿量减少,尿中可有少量蛋白和细胞。

3.发绀

右心衰竭患者多有不同程度发绀,首先见于指端,口唇和耳郭,较单纯左心功能不全者为显著,其原因除血红蛋白在肺部氧合不全外,与血流缓慢,组织自身毛细血管中吸取较多的氧而使还原血红蛋白增加有关。严重贫血者则不出现发绀。

4.神经系统症状

神经系统可有神经过敏、失眠、嗜睡等症状。重者可发生精神错乱,可能是脑出血,缺氧或电解质紊乱等原因引起。

5.心脏及其他检查

主要为原有心脏病体征,由于右心衰竭常继发于左心衰竭的基础上,因而左、右心均可扩大。右心扩大引起了三尖瓣关闭不全时,在三尖瓣音区可听到收缩期吹风样杂音。静脉压增高。臂肺循环时间延长,因而臂舌循环时间也延长。

(三)全心力衰竭

左、右心功能不全的临床表现同时存在,但患者或以左心衰竭的表现为主或以右心衰竭的表现为主,左心衰竭肺充血的临床表现可因右心衰竭的发生而减轻。

四、护理

(一)护理要点

(1)减轻心脏负担,预防心力衰竭的发生。

(2)合理使用强心,利尿,扩血管药物,改善心功能。

(3)密切观察病情变化,及时救治急性心力衰竭。

(4)健康教育。

(二)减轻心脏负担,预防心力衰竭

休息可减少全身肌肉活动,减少氧的消耗,也可减少静脉回心血量及减慢心率,从而减轻心脏负担。根据患者病情适当安排其生活和劳动,可以尽量减轻心脏负荷。对于轻度心力衰竭患者,可仅限制其体力活动,并规定充分的午睡时间或较正常人多一些的夜间睡眠时间。较重的心力衰竭患者均应卧床休息,并尽可能使卧床休息患者的体位舒适。当心力衰竭表现有明显改善时,应尽快允许和鼓励患者逐渐恢复体力活动,恢复体力活动的速度和程度视患者心力衰竭的严重程度和发作时间的长短及患者对治疗的反应等而定。如心脏功能已完全恢复正常或接近正常,则每天可作轻度的体力活动。

饮食应少食多餐,给予低热量、多维生素、易消化食物,避免过饱,加重心脏负担。目前由于利尿剂应用方便。对钠盐限制不必过于严格,一般轻度心力衰竭患者每天摄入食盐 5 g 左右(正常人每天摄入食盐 10 g 左右),中度心力衰竭患者给予低盐饮食(含钠 2~4 g),重度心力衰竭患者给予无钠饮食。如果经一般限盐、利尿,病情未能很好控制者,则应进一步严格限盐,摄入量不超过 1 g。饮水量一般不加限制,仅在并发稀释性低钠血症者,限制每天入水量 500 mL 左右。

(三)合理使用强心药物并观察毒性反应

洋地黄类强心苷是目前治疗心力衰竭的主要药物,能直接加强心肌收缩力,增加心排血量,从而使心脏收缩末期残余血量减少,舒张末期压力下降,有利于缓解各器官的淤血,增加尿量,减慢心率。常用的给药方法:负荷量加维持量,在短期内,1~3 天给予一定的负荷量,以后每天用维持量,适用于急性心力衰竭,较重的心力衰竭或需尽快控制病情的患者;单用维持量,近年来证实,洋地黄类药物治疗剂量的大小与其增强心肌收缩力作用呈线性关系,故对较轻的心力衰竭和易发生中毒的患者可用较小的剂量,而不采用惯用的洋地黄负荷量法,尤其对慢性心力衰竭更适用。

洋地黄用量的个体差异大,且治疗剂量与中毒剂量较接近,故用药期间需要密切观察洋地黄的毒性反应。洋地黄毒性反应有以下几种。①消化道反应:食欲缺乏、恶心、呕吐、腹泻等。②神经系统反应:头痛、眩晕,视觉改变(黄视或绿视)。③心脏反应:可发生各种心律失常,常见的心律失常类型为:室性期前收缩,尤其是呈二联、三联或呈多源性者。其他有房性心动过速伴有房室传导阻滞,交界性心动过速,各种不同程度的房室传导阻滞,室性心动过速,心房纤维颤动等。④血清洋地黄含量:放射性核素免疫法测定血清地高辛含量<2.0 ng/mL,或洋地黄毒苷<20 μg/mL 为安全剂量。中毒者多数大于以上浓度。

使用洋地黄类药物时注意事项:①服药前要先了解病史,如询问已用洋地黄情况,利尿剂的使用情况及电解质浓度如何,如果存在低钾,低镁易诱发洋地黄中毒。②心力衰竭反复发作,严重缺氧,心脏明显扩大的患者对洋地黄药物耐受性差,宜小剂量使用。③询问有无合并使用增加或降低洋地黄敏感性的药物,如普萘洛尔、利血平、利尿剂、抗甲状腺药物、维拉帕米、胺碘酮、肾

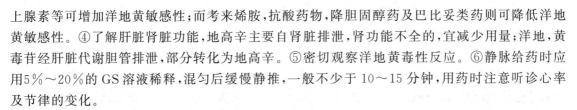

上腺素等可增加洋地黄敏感性;而考来烯胺,抗酸药物,降胆固醇药及巴比妥类药则可降低洋地黄敏感性。④了解肝脏肾脏功能,地高辛主要自肾脏排泄,肾功能不全的,宜减少用量;洋地黄毒苷经肝脏代谢胆管排泄,部分转化为地高辛。⑤密切观察洋地黄毒性反应。⑥静脉给药时应用5%～20%的 GS 溶液稀释,混匀后缓慢静推,一般不少于 10～15 分钟,用药时注意听诊心率及节律的变化。

(四)观察应用利尿剂后的反应

慢性心力衰竭患者,首选噻嗪类药,采用间歇用药,即每周固定服药 2～3 天,停用 4～5 天。若无效可加服氨苯蝶啶或螺内酯。如果上两药联用效果仍不理想可以呋塞米代替噻嗪类药物。急性心力衰竭或肺水肿者,首选呋塞米或利尿酸钠或撒利尿等快速利尿药。在应用利尿剂 1 小时后,静脉缓慢注射氨茶碱0.25 g,可增加利尿效果。应用利尿剂后要密切观察尿量,每天测体重,准确记录 24 小时液体出入量,大量利尿者应测血压,脉搏和抽血查电解质,观察有无利尿过度引起的脱水,低血容量和电解质紊乱的表现,尤其是应用排钾利尿剂后有无乏力、恶心、呕吐、腹胀等低钾表现。对于利尿反应差者,应找出利尿不佳的原因,如了解肾脏功能情况,是否存在低血压、低血钾、低血镁或稀释性低钠血症,及用药是否合理等。

(五)合理使用扩血管药物并观察用药反应

血管扩张剂可以扩张周围小动脉,减轻心脏排血时的阻力,而减轻心脏后负荷;又可以扩张周围静脉,减少回心血量,减轻心脏前负荷,进而改善心功能。常用的扩张静脉为主的药物有硝酸甘油、硝酸酯类及吗啡类药物;扩张动脉为主的药物有平胺唑啉,肼苯达嗪、硝苯地平;兼有扩张动脉和静脉的药物有硝普钠、哌唑嗪及卡托普利等。在开始使用血管扩张剂时,要密切观察病情和用药前后血压,心率的变化,慎防血管扩张过度,心脏充盈不足,血压下降,心率加快等不良反应。用血管扩张药注意,应从小剂量开始,用药前后对比心率,血压变化情况或床边监测血流动力学。根据具体情况,每 5～10 分钟测量 1 次,若用药后血压较用药前降低 1.3～2.7 kPa,应谨慎调整药物浓度或停用。

(六)急性肺水肿的救治及护理

急性肺水肿为急性左心功能不全或急性左心衰竭的主要表现。多因突发严重的左心室排血不足或左心房排血受阻引起肺静脉及肺毛细血管压力急剧升高所致。当肺毛细血管压升高超过血浆胶体渗透压时,液体即从毛细血管漏到肺间质、肺泡甚至气道内,引起肺水肿。典型发作表现为突然严重气急,每分钟呼吸可达 30～40 次,端坐呼吸,阵阵咳嗽,面色苍白,大汗,常咯出泡沫样痰,严重者可从口腔和鼻腔内涌出大量粉红色泡沫液体。发作时心率、脉搏增快,血压在起始时可升高,以后降至正常或低于正常。两肺内可闻及广泛的水泡音和哮鸣音。心尖部可听到奔马律。

1.治疗原则

(1)减少肺循环血量和静脉回心血量。

(2)增加心搏量,包括增强心肌收缩力和降低周围血管阻力。

(3)减少血容量。

(4)减少肺泡内液体漏出,保证气体交换。

2.护理措施

(1)使患者取坐位或半卧位,两腿下垂,减少下肢静脉回流,减少回心血量。

(2)立即皮下注射吗啡 10 mg 或哌替啶 50～100 mg,使患者安静及减轻呼吸困难。但对昏迷、严重休克、有呼吸道疾病或痰液极多者忌用,年老,体衰,瘦小者应减量。

(3)改善通气-换气功能,轻度肺水肿早期高流量氧气吸入,开始是 2～3 L/min,以后逐渐增至4～6 L/min,氧气湿化瓶内加 75%乙醇或选用有机硅消泡沫剂,以降低肺泡内泡沫的表面张力,使泡沫破裂,改善通气功能。肺水肿明显出现即应作气管插管进行加压辅助呼吸,改善通气与氧的弥散,减少肺内分流,提高血氧分压。肺水肿基本控制后,可采用呼吸机间歇正压呼吸,如果动脉血氧分压<9.31 kPa时,可改为持续正压呼吸。

(4)速给西地兰 0.4 mg 或毒毛旋花子甙 K 0.25 mg,加入葡萄糖溶液中缓慢静推。

(5)快速利尿,如呋塞米 20～40 mg 或利尿酸钠 25 mg 静脉注射。

(6)静脉注射氨茶碱 0.25 g 用 50%葡萄糖液 20～40 mL 稀释后缓慢注入,减轻支气管痉挛,增加心肌收缩力和促进尿液排出。

(7)氢化可的松 100～200 mg 或地塞米松 10 mg 溶于葡萄糖中静脉注射。

(七)健康教育

随着人们生活水平的不断提高,人们对生活质量的要求也越来越高。心力衰竭的转归及治愈程度将直接影响患者的生活质量,预防心力衰竭发生以保证患者的生活质量就显得更为重要。首先要避免诱发因素,如气候转换时要预防感冒,及时添加衣服;以乐观的态度对待生活,情绪平稳,不要大起大落过于激动;体力劳动不要过重;适当掌握有关的医学知识以便自我保健等。其次,对已明确心功能Ⅱ级、Ⅲ级的患者要按一般治疗标准,合理正确按医嘱服用强心、利尿、扩血、管药物,注意休息和营养,并定期门诊随访。

(王光慧)

第三节 心 绞 痛

心绞痛是冠状动脉供血不足,心肌急剧的、暂时的缺血与缺氧所引起的临床综合征。其特点为阵发性的前胸压榨性疼痛感觉,主要位于胸骨后部,可放射至心前区和左上肢,常发生于劳动或情绪激动时,持续数分钟,休息或用硝酸酯制剂后消失。

一、病因和发病机制

本病多见于男性,多数患者在 40 岁以上,劳累、情绪激动、饱食、受寒、阴雨天气、急性循环衰竭等为常见诱因。除冠状动脉粥样硬化外,本病还可由主动脉瓣狭窄或关闭不全、梅毒性主动脉炎、原发性肥厚型心肌病、先天性冠状动脉畸形、风湿性冠状动脉炎等引起。

对心脏予以机械性刺激并不引起疼痛,但心肌缺血与缺氧则引起疼痛。当冠状动脉的供血与心肌的需血之间发生矛盾,冠状动脉血流量不能满足心肌代谢的需要,引起心肌急剧的、暂时的缺血与缺氧时,即产生心绞痛。

心肌耗氧的多少由心肌张力、心肌收缩强度和心率所决定。心肌张力＝左室收缩压(动脉收缩压)×心室半径。心肌收缩强度和心室半径经常不变,因此常用"心率×收缩压"(即二重乘积)作为估计心肌氧耗的指标。心肌能量的产生要求大量的氧供,心肌细胞摄取血液氧含量的65%～75%,而身体其他组织则仅摄取 10%～25%,因此心肌平时对血液中氧的吸收已接近于最大量,氧需要增加时已难以从血液中更多地摄取氧,只能依靠增加冠状动脉的血流量来提供。在正常情况下,冠状循环有很大的储备力,其血流量可增加到休息时的6~7倍。缺氧时,冠状动脉也扩张,能使其流量增加4~5倍。动脉粥样硬化而致冠状动脉狭窄或部分分支闭塞时,其扩张性减弱,血流量减少,且对心肌的供血量相对地比较稳定。心肌的血液供给如减低到尚能应付心脏平时的需要,则休息时可无症状。一旦心脏负荷突然增加,如劳累、激动、左心衰竭等,使心肌张力增加(心腔容积增加、心室舒张末期压力增高)、心肌收缩力增加(收缩压增高、心室压力曲线量大压力随时间变化率增加)和心率增快等而致心肌氧耗量增加时,心肌对血液的需求增加;或当冠状动脉发生痉挛(如吸烟过度或神经体液调节障碍)时,冠状动脉血流量进一步减少;或在突然发生循环血流量减少的情况下(如休克、极度心动过速等),心肌血液供求之间的矛盾加深,心肌血液供给不足,遂引起心绞痛。严重贫血的患者,在心肌供血量虽未减少的情况下,可由于红细胞减少,血液携氧量不足而引起心绞痛。

在多数情况下,劳累诱发的心绞痛常在同一"心率×收缩压"值的水平上发生。

产生疼痛的直接因素,可能是在缺血缺氧的情况下,心肌内积聚过多的代谢产物,如乳酸、丙酮酸、磷酸等酸性物质;或类似激肽的多肽类物质,刺激心脏内自主神经的传入纤维末梢,经第1~5胸交感神经节和相应的脊髓段,传至大脑,产生疼痛的感觉。这种痛觉反应在与自主神经进入水平相同脊髓的脊神经所分布的皮肤区域,即胸骨后及两臂的前内侧与小指,尤其是在左侧,而多不在心脏解剖位置处。有人认为,在缺血区内富有神经供应的冠状血管的异常牵拉和收缩,可以直接产生疼痛冲动。

病理解剖检查显示心绞痛的患者,至少有一支冠状动脉的主支管腔显著狭窄达横切面的75%以上。有侧支循环形成者,则冠状动脉的主支有更严重的阻塞才会发生心绞痛。另一方面,冠状动脉造影发现5%~10%的心绞痛患者,其冠状动脉的主要分支无明显病变,提示这些患者的心肌血供和氧供不足,可能是冠状动脉痉挛、冠状循环的小动脉病变、血红蛋白和氧的离解异常、交感神经过度活动、儿茶酚胺分泌过多或心肌代谢异常等所致。

患者在心绞痛发作之前,常有血压增高、心率增快、肺动脉压增高和肺毛细血管压增高的变化,反映心脏和肺的顺应性减低,发作时可有左心室收缩力和收缩速度降低、喷血速度减慢、左心室收缩压下降、心搏量和心排血量降低、左心室舒张末期压和血容量增加等左心衰竭的病理生理变化。左心室壁可呈收缩不协调或部分心室壁有收缩减弱的现象。

二、临床表现

(一)症状

1.典型发作

突然发生的胸骨后上、中段可波及心前区压榨性、闷胀性或窒息性疼痛,可放射至左肩、左上肢前内侧及无名指和小指。重者有濒死的恐惧感和冷汗,往往迫使患者停止活动。疼痛历时1~5分钟,很少超过15分钟,休息或含化硝酸甘油多在1~2分钟内(很少超过5分钟)缓解。

2.不典型发作

(1)疼痛部位可出现在上腹部、颈部、下颌、左肩胛部或右前胸、左大腿内侧等。

(2)疼痛轻微或无疼痛,而出现胸部闷感、胸骨后烧灼感等,称心绞痛的相当症状。上述症状亦应为发作型,休息或含化硝酸甘油可缓解。

心前区刺痛,手指能明确指出疼痛部位,以及持续性疼痛或胸闷,多不是心绞痛。

（二）体征

平时一般无异常体征。心绞痛发作时可出现心率增快、血压增高、表情焦虑、出汗,有时出现第四或第三心音奔马律,可有暂时性心尖区收缩期杂音(乳头肌功能不全)。

（三）心绞痛严重程度的分级

根据加拿大心血管学会分类分为四级。①Ⅰ级:一般体力活动(如步行和登楼)不受限,仅在强、快或长时间劳力时发生心绞痛。②Ⅱ级:一般体力活动轻度受限。快步、饭后、寒冷或刮风中、精神应激或醒后数小时内步行或登楼;步行两个街区以上、登楼一层以上和爬山,均引起心绞痛。③Ⅲ级:一般体力活动明显受限,步行1～2个街区,登楼一层引起心绞痛。④Ⅳ级:一切体力活动都引起不适,静息时可发生心绞痛。

三、分型

（一）劳累性心绞痛

劳累性心绞痛由活动和其他可引起心肌耗氧增加的情况下而诱发。

1.稳定型劳累性心绞痛特点

(1)病程＞1个月。

(2)胸痛发作与心肌耗氧量增加多有固定关系,即心绞痛阈值相对不变。

(3)诱发心绞痛的劳力强度相对固定,并可重复。

(4)胸痛发作在劳力当时,被迫停止活动,症状可缓解。

(5)心电图运动试验多呈阳性。

此型冠脉固定狭窄度超过管径70％,多支病变居多,冠脉动力性阻塞多不明显,粥样斑块无急剧增大或破裂出血,故临床病情较稳定。

2.初发型劳力性心绞痛特点

(1)病程＜1个月。

(2)年龄较轻。

(3)男性居多。

(4)临床症状差异大。①轻型:中等度劳力时偶发。②重型:轻微用力或休息时频发,梗死前心绞痛为回顾性诊断。

此型单支冠脉病变多,侧支循环少,因冠脉痉挛或粥样硬化进展迅速,斑块破裂出血,血小板聚集,甚至有血栓形成,导致病情不稳定。

3.恶化型劳累性心绞痛特点

(1)心绞痛发作次数、持续时间、疼痛程度在短期内突然加重。

(2)活动耐量较以前明显降低。

(3)日常生活中轻微活动均可诱发,甚至安静睡眠时也可发作。

(4)休息或用硝酸甘油对缓解疼痛作用差。

(5)发作时心电图有明显的缺血性 ST-T 改变。

(6)血清心肌酶正常。

此型多属多支冠脉严重粥样硬化,并存在左主干病变,病情突然恶化可能因斑块脂质浸润急剧增大或破裂或出血,血小板凝聚血栓形成,使狭窄管腔更堵塞,至活动耐量减少。

(二)自发性心绞痛

心绞痛发作与心肌耗氧量增加无明显关系,而与冠状血流储备量减少有关,可单独发生或与劳累性心绞痛并存。与劳累性心绞痛相比,疼痛持续时间一般较长,程度较重,且不易为硝酸甘油所缓解。包括以下几种。

1.卧位型心绞痛特点

(1)有较长的劳累性心绞痛史。

(2)平卧时发作,多在午夜前,即入睡1~2小时内发作。

(3)发作时需坐起甚至需站立。

(4)疼痛较剧烈,持续时间较长。

(5)发作时 ST 段下降显著。

(6)预后差,可发展为急性心肌梗死或发生严重心律失常而死亡。

此型发生机制尚有争论,可能与夜梦、夜间血压降低或发生未被察觉的左心室衰竭,以致狭窄的冠状动脉远端心肌灌注不足;或平卧时静脉回流增加,心脏工作量增加,需氧增加等有关。

2.变异型心绞痛特点

(1)发病年龄较轻。

(2)发作与劳累或情绪多无关。

(3)易于午夜到凌晨时发作。

(4)几乎在同一时刻呈周期性发作。

(5)疼痛较重,历时较长。

(6)发作时心电图示有关导联的 ST 段抬高,与之相对应的导联则 ST 段可压低。

(7)含化硝酸甘油可使疼痛迅速缓解,抬高的 ST 段随之恢复。

(8)血清心肌酶正常。

本型心绞痛是由于在冠状动脉狭窄的基础上,该支血管发生痉挛,引起一片心肌缺血所致。冠状动脉造影正常的患者,也可由于该动脉痉挛而引起。冠状动脉痉挛可能与 α 肾上腺素能受体受到刺激有关,患者迟早会发生心心肌梗死。

3.中间综合征

中间综合征亦称急性冠状动脉功能不全。

(1)心绞痛发作持续时间长,可达 30 分钟至 1 小时以上。

(2)常在休息或睡眠中发作。

(3)心电图、放射性核素和血清学检查无心肌坏死的表现。本型心绞痛其性质介于心绞痛与心肌梗死之间,常是心肌梗死的前奏。

4.梗死后心绞痛

梗死后心绞痛是急性心肌梗死发生后 1 月内(不久或数周)又出现的心绞痛。由于供血的冠状动脉阻塞发生心肌梗死,但心肌尚未完全坏死,一部分未坏死的心肌处于严重缺血状态下又发生疼痛,随时有再发生梗死的可能。

(三)混合性心绞痛

混合性心绞痛的特点包括以下两点。

(1)劳累性与自发性心绞痛并存,如兼有大支冠状动脉痉挛,除劳累性心绞痛外可并存变异型心绞痛,如兼有中等大冠脉收缩则劳累性心绞痛可在通常能耐受的劳动强度以下发生。

（2）心绞痛阈值可变性大,临床表现为在当天不同时间、当年不同季节的心绞痛阈值有明显变化,如伴有 ST 段压低的心绞痛患者运动能力的昼夜变化,或一天中首次劳累性发作的心绞痛。劳累性心绞痛患者遇冷诱发及餐后发作的心绞痛多属此型。

此类心绞痛为一支或多支冠脉有临界固定狭窄病变限制了最大冠脉储备力,同时有冠脉痉挛收缩的动力性阻塞使血流减少,故心肌耗氧量增加与心肌供氧量减少两个因素均可诱发心绞痛。

近年"不稳定型心绞痛"一词在临床上被广泛应用,指介于稳定型劳累性心绞痛与急性心肌梗死和猝死之间的中间状态。它包括了除稳定型劳累性心绞痛外的上述所有类型的心绞痛,还包括冠状动脉成形术后心绞痛、冠状动脉旁路术后心绞痛等新近提出的心绞痛类型。其病理基础是在原有病变基础上发生冠状动脉内膜下出血、粥样硬化斑块破裂、血小板或纤维蛋白凝集、形成血栓、冠状动脉痉挛等。

四、辅助检查

(一)心电图

1.静息时心电图

约半数患者在正常范围,也可有非特异性 ST-T 异常或陈旧性心肌梗死图形,有时有房室或束支传导阻滞、期前收缩等。

2.心绞痛发作时心电图

绝大多数患者可出现暂时性心肌缺血引起的 ST 段移位;ST 段水平或下斜压低≥1 mm,ST 段抬高≥2 mm(变异型心绞痛);T 波低平或倒置,平时 T 波倒置者发作时变直立(伪改善)。可出现各种心律失常。

3.心电图负荷试验

用于心电图正常或可疑时。有双倍二级梯运动试验(master 试验)、活动平板运动试验、蹬车试验、潘生丁试验、心房调搏和异丙肾上腺素静脉滴注试验等。

4.动态心电图

24 小时持续记录以证实胸痛时有无心电图缺血改变及无痛性禁忌缺血发作。

(二)放射性核素检查

1.^{201}铊(^{201}Tl)心肌显像或兼作负荷(运动)试验

休息时铊显像所示灌注缺损主要见于心肌梗死后瘢痕部位。而缺血心肌常在心脏负荷后显示灌注缺损,并在休息后复查出现缺损区再灌注现象。近年用^{99m}Tc-MIBI 作心肌灌注显像(静息或负荷)取得良好效果。

2.放射性核素心腔造影

静脉内注射焦磷酸亚锡被细胞吸附后,再注射^{99m}Tc,即可使红细胞被标记上放射性核素,得到心腔内血池显影。可测定左心室射血分数及显示室壁局部运动障碍。

(三)超声心动图

二维超声心动图可检出部分冠状动脉左主干病变,结合运动试验可观察到心室壁节段性运动异常,有助于心肌缺血的诊断,静息状态下心脏图像阴性,尚可通过负荷试验确定,近年三维、经食管、血管内和心内超声检查增加了其诊断的阳性率和准确性。

(四)心脏 X 线检查

无异常发现或见心影增大、肺充血等。

(五)冠状动脉造影

冠状动脉造影可直接观察冠状动脉解剖及病变程度与范围是确诊冠心病的最可靠方法。但它是一种有一定危险的有创检查,不宜作为常规诊断手段。其主要指征如下。

(1)胸痛疑似心绞痛不能确诊者。

(2)内科治疗无效的心绞痛,需明确冠状病变情况而考虑手术者。

(六)激发试验

为诊断冠脉痉挛,常用冷加压、过度换气及麦角新碱作激发试验,前两种试验较安全,但敏感性差,麦角新碱可引起冠脉剧烈收缩,仅适用于造影时冠脉正常或固定狭窄病变低于 50% 的可疑冠脉痉挛患者。

五、诊断

根据典型的发作特点和体征,含用硝酸甘油后缓解,结合年龄和存在冠心病易患因素,除其他原因所致的心绞痛外,一般即可建立诊断。下列几方面有助于临床上判别心绞痛。

(一)性质

心绞痛应是压榨紧缩、压迫窒息、沉重闷胀性疼痛,而非刀割样尖锐痛或抓痛、短促的针刺样或触电样痛或昼夜不停的胸闷感觉。其实也并非"绞痛"。在少数患者可为烧灼感、紧张感或呼吸短促伴有咽喉或气管上方紧窄感。疼痛或不适感开始时较轻,逐渐增剧,然后逐渐消失,很少为体位改变或呼吸所影响。

(二)部位

疼痛或不适处常位于胸骨或其邻近,也可发生在上腹部至咽部之间的任何水平处,但极少在咽部以上。有时可位于左肩或左臂,偶尔也可位于右臂、下颌、下颈椎、上胸椎、左肩胛骨间或肩胛骨上区,然而位于左腋下或左胸下者很少。对于疼痛或不适感分布的范围,患者常需用整个手掌或拳头来指示,仅用一手指的指端来指示者极少。

(三)时限

为 1~15 分钟,多数 3~5 分钟,偶有达 30 分钟的(中间综合征除外)。疼痛持续仅数秒钟或不适感(多为闷感)持续整天或数天者均不似心绞痛。

(四)诱发因素

以体力劳累为主,其次为情绪激动,再次为寒冷环境、进冷饮及身体其他部位的疼痛。在体力活动后而不是在体力活动的当时发生的不适感,不似心绞痛。体力活动再加情绪激动,则更易诱发,自发性心绞痛可在无任何明显诱因下发生。

(五)硝酸甘油的效应

舌下含用硝酸甘油片如有效,心绞痛应于 1~2 分钟内缓解(也有需 5 分钟的,要考虑到患者可能对时间的估计不够准确),对卧位型的心绞痛,硝酸甘油可能无效。在评定硝酸甘油的效应时,还要注意患者所用的药物是否已经失效或接近失效。

(六)心电图

发作时心电图检查可见以 R 波为主的导联中,ST 段压低,T 波平坦或倒置(变异型心绞痛者则有关导联 ST 段抬高),发作过后数分钟内逐渐恢复。心电图无改变的患者可考虑做负荷试验。发作不典型者,诊断要依靠观察硝酸甘油的疗效和发作时心电图的改变;如仍不能确诊,可多次复查心电图、心电图负荷试验或 24 小时动态心电图连续监测,如心电图出现阳性变化或负荷试验诱致心绞痛发作时亦可确诊。

六、鉴别诊断

(一)X 综合征

目前临床上被称为 X 综合征的有两种情况:一是 Kemp 所提出的原因未明的心绞痛,二是 Keaven 所提出的与胰岛素抵抗有关的代谢失常。心绞痛需与 Kemp 的 X 综合征相鉴别。X 综合征目前被认为是小的冠状动脉舒缩功能障碍所致,以反复发作劳累性心绞痛为主要表现,疼痛亦可在休息时发生,发作时或负荷后心电图可示心肌缺血表现、核素心肌灌注可示灌注缺损、超声心动图可示节段性室壁运动异常。但本病多见于女性,冠心病的易患因素不明显,疼痛症状不甚典型,冠状动脉造影阴性,左心室无肥厚表现,麦角新碱试验阴性,治疗反应不稳定而预后良好则与冠心病心绞痛不同。

(二)心脏神经官能症

多发于青年或更年期的女性患者,心前区刺痛或经常性胸闷,与体力活动无关,常伴心悸及叹息样呼吸,手足麻木等。过度换气或自主神经功能紊乱时可有 T 波低平或倒置,但心电图心得安试验或氯化钾试验时 T 波多能恢复正常。

(三)急性心肌梗死

本病疼痛部位与心绞痛相仿,但程度更剧烈,持续时间多在半小时以上,硝酸甘油不能缓解。常伴有休克、心律失常及心力衰竭;心电图面向梗死部位的导联 ST 段抬高,常有异常 Q 波;血清心肌酶增高。

(四)其他心血管病

如主动脉夹层形成、主动脉窦瘤破裂、主动脉瓣病变、肥厚型心肌病、急性心包炎等。

(五)颈胸疾病

如颈椎病、胸椎病、肋软骨炎、肩关节周围炎、胸肌劳损、肋间神经痛、带状疱疹等。

(六)消化系统疾病

如食管裂孔疝、贲门痉挛、胃及十二指肠溃疡、急性胰腺炎、急性胆囊炎及胆石症等。

七、治疗

预防主要是防止动脉粥样硬化的发生和发展。治疗原则是改善冠状动脉的供血和减轻心肌的耗氧,同时治疗动脉粥样硬化。

(一)发作时的治疗

1.休息

发作时立刻休息,一般患者在停止活动后症状即可消除。

2.药物治疗

较重的发作,可使用作用快的硝酸酯制剂。这类药物除扩张冠状动脉、降低其阻力、增加其血流量外,还通过对周围血管的扩张作用,减少静脉回心血量,降低心室容量、心腔内压、心排血量和血压,减低心脏前后负荷和心肌的需氧,从而缓解心绞痛。

(1)硝酸甘油:可用 0.3~0.6 mg 片剂,置于舌下含化,使其迅速为唾液所溶解而吸收,1~

2 分钟即开始起作用，约半小时后作用消失，对约 92％的患者有效，其中 76％在 3 分钟内见效。延迟见效或完全无效时提示患者并非患冠心病或患严重的冠心病，也可能所含的药物已失效或未溶解，如属后者可嘱患者轻轻嚼碎后继续含化。长期反复应用可由于产生耐药性而效力减低，停用 10 天以上，可恢复有效性。近年还有喷雾剂和胶囊制剂，能达到更迅速起效的目的。不良反应有头昏、头胀痛、头部跳动感、面红、心悸等，偶尔有血压下降，因此第一次用药时，患者宜取平卧位，必要时吸氧。

（2）硝酸异山梨酯：可用 5～10 mg，舌下含化，2～5 分钟见效，作用维持 2～3 小时。或用喷雾剂喷到口腔两侧黏膜上，每次 1.25 mg，1 分钟见效。

（3）亚硝酸异戊酯：极易气化的液体，盛于小安瓿内，每安瓿 0.2 mL，用时以小手帕包裹敲碎，立即盖于鼻部吸入。作用快而短，在 10～15 秒内开始，几分钟即消失。本药作用与硝酸甘油相同，其降低血压的作用更明显，有引起晕厥的可能，目前多数学者不推荐使用。同类制剂还有亚硝酸辛酯。

在应用上述药物的同时，可考虑用镇静药。

（二）缓解期的治疗

宜尽量避免各种确知足以诱致发作的因素。调节饮食，特别是一次进食不应过饱，禁绝烟酒。调整日常生活与工作量；减轻精神负担；保持适当的体力活动，但以不致发生疼痛症状为度；有血脂质异常者积极调整血脂；一般不需卧床休息。在初次发作（初发型）或发作增多、加重（恶化型）或卧位型、变异型、中间综合征、梗死后心绞痛等，疑为心肌梗死前奏的患者，应予休息一段时间。

使用作用持久的抗心绞痛药物，应防止心绞痛发作，可单独选用、交替应用或联合应用下列作用持久的药物。

1.硝酸酯制剂

（1）硝酸异山梨酯。①硝酸异山梨酯：口服后半小时起作用，持续 3～5 小时，常用量为每 4～6 小时 10～20 mg，初服时常有头痛反应，可将单剂改为 5 mg，以后逐渐加量。②单硝酸异山梨酯：口服后吸收完全，解离缓慢，药效达 8 小时，常用量为每 8～12 小时 20～40 mg。近年倾向于应用缓释制剂减少服药次数，硝酸异山梨酯的缓释制剂 1 次口服作用持续 8 小时，可用 20～60 mg/8 小时；单硝酸异山梨酯的缓释制剂用量为 50 mg，每天 1～2 次。

（2）长效硝酸甘油制剂。①硝酸甘油缓释制剂：口服后使硝酸甘油部分药物得以逃逸肝脏代谢，进入体循环而发挥其药理作用。一般服后半小时起作用，时间可长达 8～12 小时，常用剂量为2.5 mg，每天 2 次。②硝酸甘油软膏和贴片制剂：前者为 2％软膏，均匀涂于皮肤上，每次直径 2～5 厘米，涂药 60～90 分钟起作用，维持 4～6 小时；后者每贴含药 20 mg，贴于皮肤上后 1 小时起作用，维持 12～24 小时。胸前或上臂皮肤为最合适于涂或贴药的部位。

患青光眼、颅内压增高、低血压或休克者不宜选用本类药物。

2.β肾上腺素能受体阻滞剂（β受体阻滞剂）

β受体有 β_1 和 β_2 两个亚型。心肌组织中 β_1 受体占主导地位而支气管和血管平滑肌中以 β_2 受体为主。所有 β受体阻滞剂对两型 β受体都能抑制，但对心脏有些制剂有选择性作用。它们具有阻断拟交感胺类对心率和心收缩力受体的刺激作用，减慢心率，降低血压，减低心肌收缩力和氧耗量，从而缓解心绞痛的发作。此外，还减低运动时血流动力的反应，使在同一运动量水平上心肌耗氧量减少；使不缺血的心肌区小动脉（阻力血管）缩小，从而使更多的血液通过极度扩张的侧支循环(输送血管)流入缺血区。国外学者建议用量要大。不良反应有心室射血时间延长和心脏容积增加,这虽可能使心肌缺血加重或引起心力衰竭,但其使心肌耗氧量减少的作用远超过其不良反应。

(1)普萘洛尔:每天 3～4 次,开始时每次 10 mg,逐步增加剂量,达每天 80～200 mg;其缓释制剂用 160 mg,1 次/天。

(2)氧烯洛尔:每天 3～4 次,每次 20～40 mg。

(3)阿普洛尔:每天 2～3 次,每次 25～50 mg。

(4)吲哚洛尔:每天 3～4 次,每次 5 mg,逐步增至 60 mg/d。

(5)索他洛尔:每天 2～3 次,每次 20 mg,逐步增至 200 mg/d。

(6)美托洛尔:每天 2 次,每次 25～100 mg;其缓释制剂用 200 mg,1 次/天。

(7)阿替洛尔:每天 2 次,每次 12.5～75.0 mg。

(8)醋丁洛尔:每天 200～400 mg,分 2～3 次服。

(9)纳多洛尔:每天 1 次,每次 40～80 mg。

(10)噻吗洛尔:每天 2 次,每次 5～15 mg。

本类药物有引起心动过缓、降低血压、抑制心肌收缩力、引起支气管痉挛等作用,长期应用有些可以引起血脂增高,故选用药物时和用药过程中要加以注意和观察。新的一代制剂中赛利洛尔具有心脏选择性 β_1 受体阻滞作用,同时部分的激动 β_2 受体。其减缓心率的作用较轻,甚至可使夜间心率增快;有轻度兴奋心脏的作用;有轻度扩张支气管平滑肌的作用;使血胆固醇、低密度脂蛋白和甘油三酯降低而高密度脂蛋白胆固醇增高;使纤维蛋白降低而纤维蛋白原增高;长期应用对血糖无影响,因而更适用于老年冠心患者。剂量为 200～400 mg,每天 1 次。我国患者对降受体阻滞剂的耐受性较差宜用低剂量。

β 受体阻滞剂可与硝酸酯合用,但要注意:①β 受体阻滞剂可与硝酸酯有协同作用,因而剂量应偏小,开始剂量尤其要注意减小,以免引起直立性低血压等不良反应。②停用 β 受体阻滞剂时应逐步减量,如突然停用有诱发心肌梗死的可能。③心功能不全,支气管哮喘及心动过缓者不宜用。由于其有减慢心律的不良反应,因而限制了剂量的加大。

3.钙通道阻滞剂

此类药物抑制钙离子进入细胞内,也抑制心肌细胞兴奋,收缩耦联中钙离子的利用。因而抑制心肌收缩,减少心肌耗氧;扩张冠状动脉,解除冠状动脉痉挛,改善心内膜下心肌的血供;扩张周围血管,降低动脉压,减轻心脏负荷;还降低血液黏度,抗血小板聚集,改善心肌的微循环。

(1)苯烷胺衍生物:最常用的是维拉帕米 80～120 mg,每天 3 次;其缓释制剂 240～480 mg,每天 1 次。不良反应有头晕、恶心、呕吐、便秘、心动过缓、PR 间期延长、血压下降等。

(2)二氢吡啶衍生物。①硝苯地平:10～20 mg,每 4～8 小时 1 次口服;舌下含用3～5分钟后起效;其缓释制剂用量为 20～40 mg,每天 1～2 次。②氨氯地平:5～10 mg,每天1次。③尼卡地平:10～30 mg,每天 3～4 次。④尼索地平:10～20 mg,每天 2～3 次。⑤非洛地平:5～20 mg,每天 1 次。⑥伊拉地平:2.5～10 mg,每 12 小时 1 次。

本类药物的不良反应有头痛、头晕、乏力、面部潮红、血压下降、心率增快、下肢水肿等,也可有胃肠道反应。

(3)苯噻氮唑衍生物:最常用的是地尔硫䓬,30～90 mg,每天 3 次,其缓释制剂用量为 45～90 mg,每天 2 次。

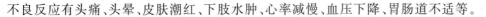

不良反应有头痛、头晕、皮肤潮红、下肢水肿、心率减慢、血压下降、胃肠道不适等。

以钙通道阻滞剂治疗变异型心绞痛的疗效最好。本类药可与硝酸酯同服,其中二氢吡啶衍生物类如硝苯地平尚可与β受体阻滞剂同服,但维拉帕米和地尔硫䓬与β受体阻滞剂合用时则有过度抑制心脏的危险。停用本类药时也宜逐渐减量然后停服,以免发生冠状动脉痉挛。

4.冠状动脉扩张剂

冠状动脉扩张剂为能扩张冠状动脉的血管扩张剂,从理论上说将能增加冠状动脉的血流,改善心肌的血供,缓解心绞痛。但由于冠心病时冠状动脉病变情况复杂,有些血管扩张剂如双嘧达莫,可能扩张无病变或轻度病变的动脉较扩张重度病变的动脉远为显著,减少侧支循环的血流量,引起所谓"冠状动脉窃血",增加了正常心肌的供血量,使缺血心肌的供血量反而更减少,因而不再用于治疗心绞痛。目前仍用的以下几种。

(1)吗多明:1~2 mg,每天 2~3 次,不良反应有头痛、面红、胃肠道不适等。

(2)胺碘酮:100~200 mg,每天 3 次,也用于治疗快速心律失常,不良反应有胃肠道不适、药疹、角膜色素沉着、心动过缓、甲状腺功能障碍等。

(3)乙氧黄酮:30~60 mg,每天 2~3 次。

(4)卡波罗孟:75~150 mg,每天 3 次。

(5)奥昔非君:8~16 mg,每天 3~4 次。

(6)氨茶碱:100~200 mg,每天 3~4 次。

(7)罂粟碱:30~60 mg,每天 3 次。

(三)中医中药治疗

根据祖国医学辨证论治,采用治标和治本两法。治标,主要在疼痛期应用,以"通"为主,有活血、化瘀、理气、通阳、化痰等法;治本,一般在缓解期应用,以调整阴阳、脏腑、气血为主,有补阳、滋阴、补气血、调理脏腑等法。其中以"活血化瘀"法(常用丹参、红花、川芎、蒲黄、郁金等)和"芳香温通"法(常用苏合香丸、苏冰滴丸、宽胸丸、保心丸、麝香保心丸等)最为常用。此外,针刺或穴位按摩治疗也有一定疗效。

(四)其他药物和非药物治疗

低分子右旋糖酐或羟乙基淀粉注射液:250~500 mL/d,静脉滴注 14~30 天为 1 个疗程,作用为改善微循环的灌流,可能改善心肌的血流灌注,可用于心绞痛的频繁发作。高压氧治疗增加全身的氧供应,可使顽固的心绞痛得到改善,但疗效不易巩固。体外反搏治疗可能增加冠状动脉的血供,也可考虑应用。兼有早期心力衰竭者,治疗心绞痛的同时宜用快速作用的洋地黄类制剂。鉴于不稳定型心绞痛的病理基础是在原有冠状动脉粥样硬化病变上发生冠状动脉内膜下出血、斑块破裂、血小板或纤维蛋白凝集形成血栓,近年对之采用抗凝血、溶血栓和抗血小板药物治疗,收到较好的效果。

(五)冠状动脉介入性治疗

1.经皮冠状动脉腔内成形术(PTCA)

PTCA 为用带球囊的心导管经周围动脉送到冠状动脉,在导引钢丝的引导下进入狭窄部位,向球囊内注入造影剂使之扩张,在有指征的患者中可收到与外科手术治疗同样的效果。过去认为理想的指征如下。

(1)心绞痛病程(<1 年)药物治疗效果不佳,患者失健。

(2)1 支冠状动脉病变,且病变在近端,无钙化或痉挛。

（3）有心肌缺血的客观证据。

（4）患者有较好的左心室功能和侧支循环。施行本术如不成功需作紧急主动脉-冠状动脉旁路移植手术。

近年随着技术的改进，经验的累积，手术指征：①治疗多支或单支多发病变。②治疗近期完全闭塞的病变，包括发病 6 小时内的急性心肌梗死。③治疗病情初步稳定 2～3 周后的不稳定型心绞痛。④治疗主动脉-冠状动脉旁路移植术后血管狭窄。无血供保护的左冠状动脉主干病变为用本手术治疗的禁忌。本手术即时成功率在 90% 左右，但术后 3～6 个月内，25%～35% 患者可再发生狭窄。

2.冠状动脉内支架安置术（ISI）

以不锈钢、钴合金或钽等金属和高分子聚合物制成的筛网状、含槽的管状和环绕状的支架，通过心导管置入冠状动脉，由于支架自行扩张或借球囊膨胀作用使其扩张，支撑在血管壁上，从而维持血管内血流畅通。用于以下几方面。

（1）改善 PTCA 的疗效，降低再狭窄的发生率，尤其适于 PTCA 扩张效果不理想者。

（2）PTCA 术时由于冠状动脉内膜撕脱、血管弹性而回缩、冠状动脉痉挛或血栓形成而出现急性血管闭塞者。

（3）慢性病变冠状动脉近于完全阻塞者。

（4）旁路移植血管段狭窄者。

（5）急性心肌梗死者。术后使用抗血小板治疗预防支架内血栓形成，目前认为新一代的抗血小板制剂——血小板 GPⅡb/Ⅲ受体阻滞剂有较好效果，可用阿昔单抗静脉注射，0.25 mg/kg，然后静脉滴注 10 μg/(kg·h)，共 12 小时；或依替巴肽静脉注射，180 μg/kg，然后，静脉滴注每分钟 2 μg/kg，共 96 小时；或替罗非班，静脉滴注每分钟 0.4 μg/kg，共 30 分钟，然后每分钟 0.1 μg/kg，滴注 48 小时。口服制剂有珍米洛非班，5～20 mg，每天 2 次。也可口服常用的抗血小板药物如阿司匹林、双嘧达莫、噻氯吡啶或较新的氯吡格雷等。

3.其他介入性治疗

尚有冠状动脉斑块旋切术、冠状动脉斑块旋切吸引术、冠状动脉斑块旋磨术、冠状动脉激光成形术等，这些在 PTCA 的基础上发展的方法，期望使冠状动脉再通更好，使再狭窄的发生率降低。近年还有用冠状动脉内超声、冠状动脉内放射治疗的介入性方法，其结果有待观察。

（六）运动锻炼疗法

谨慎安排进度适宜的运动锻炼有助于促进侧支循环的发展，提高体力活动的耐受量，改善症状。

（七）不稳定型心绞痛的处理

各种不稳定型心绞痛的患者均应住院卧床休息，在密切监护下，进行积极的内科治疗，尽快控制症状和防止发生心肌梗死。需取血测血清心肌酶和观察心电图变化以除外急性心肌梗死，并注意胸痛发作时的 ST 段改变。胸痛时可先含硝酸甘油 0.3～0.6 mg，如反复发作可舌下含硝酸异山梨酯 5～10 mg，每2 小时 1 次，必要时加大剂量，以收缩压不过于下降为度，症状缓解后改为口服。若无心力衰竭可加用β受体阻滞剂和/或钙通道阻滞剂，剂量可偏大些。胸痛严重而频繁或难以控制者，可静脉内滴注硝酸甘油，以1 mg溶于 5% 葡萄糖液 50～100 mL 中，开始时10～20 μg/min，需要时逐步增加至 100～200 μg/min；也可用硝酸异山梨酯 10 mg 溶于 5% 葡萄糖 100 mL 中，以 30～100 μg/min 静脉滴注。对发作时 ST 段抬高或有其他证据提示其发作

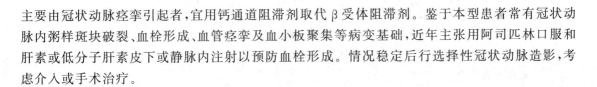

主要由冠状动脉痉挛引起者,宜用钙通道阻滞剂取代β受体阻滞剂。鉴于本型患者常有冠状动脉内粥样斑块破裂、血栓形成、血管痉挛及血小板聚集等病变基础,近年主张用阿司匹林口服和肝素或低分子肝素皮下或静脉内注射以预防血栓形成。情况稳定后行选择性冠状动脉造影,考虑介入或手术治疗。

八、护理

(一)护理评估

1.病史

询问有无高血压、高脂血症、吸烟、糖尿病、肥胖等危险因素,以及劳累、情绪激动、饱食、寒冷、吸烟、心动过速、休克等诱因。

2.身体状况

主要评估胸痛的特征,包括诱因、部位、性质、持续时间、缓解方式及心理感受等。典型心绞痛的特征:①发作在劳力等诱因的当时。②疼痛部位在胸骨体上段或中段之后,可波及心前区约手掌大小范围,甚至横贯前胸,界限不很清楚,常放射至左肩臂内侧达无名指和小指,或至颈、咽、下颌部。③疼痛性质为压迫、紧缩性闷痛或烧灼感,偶伴濒死感,迫使患者立即停止原来的活动,直至症状缓解。④疼痛一般持续3~5分钟,经休息或舌下含化硝酸甘油,几分钟内缓解,可数天或数周发作1次,或一天发作多次。⑤发作时多有紧张或恐惧,发作后有焦虑、多梦。

发作时体检常有心率加快、血压升高、面色苍白、冷汗,部分患者有暂时性心尖部收缩期杂音、舒张期奔马律、交替脉。

3.实验室及其他检查

(1)心电图检查:主要是在R波为主的导联上,ST段压低,T波平坦或倒置等。

(2)心电图负荷试验:通过增加心脏负荷及心肌氧耗量,激发心肌缺血性ST-T改变,有助于临床诊断和疗效评定等。常用的方法:饱餐试验、双倍阶梯运动试验及次极量运动试验(蹬车运动试验、活动平板运动试验)等。

(3)动态心电图:可以连续24小时记录心电图,观察缺血时的ST-T改变,有助于诊断、观察药物治疗效果及有无心律失常。

(4)超声波检查:二维超声显示左主冠状动脉及分支管腔可能变窄,管壁不规则增厚及回声增强。心绞痛发作时或运动后局部心肌运动幅度减低或无运动及心功能减低。超声多普勒于二尖瓣上取样,可测出舒张早期血液速度减低,舒张末期流速增加,表示舒张早期心肌顺应性减低。

(5)X线检查:冠心病患者在合并有高血压病或心功能不全时,可有心影扩大、主动脉弓屈曲延长;心力衰竭重时,可合并肺充血改变;有陈旧心肌梗死合并室壁瘤时,X线下可见心室反向搏动(记波摄影)。

(6)放射性核素检查:静脉注射^{201}铊,心肌缺血区不显像。^{201}铊运动试验以运动诱发心肌缺血,可使休息时无异常表现的冠心病患者呈现不显像的缺血区。

(7)冠状动脉造影:可发现中动脉粥样硬化引起的狭窄性病变及其确切部位、范围和程度,并能估计狭窄处远端的管腔情况。

(二)护理目标

(1)患者主诉疼痛次数减少,程度减轻。

(2)患者能够掌握活动规律并保持最佳活动水平,表现为活动后不出现心律失常和缺氧表现。心率、血压、呼吸维持在预定范围。

（3）患者能够运用有效的应对机制减轻或控制焦虑。

（4）患者能了解本病防治常识，说出所服用药物的名称、用法、作用和不良反应。

（5）无并发症发生。

（三）护理措施

1.一般护理

（1）患者应卧床休息，嘱患者避免突然用力的动作，饭后不宜进行体力活动，防止精神紧张、情绪激动、受寒、饱餐及吸烟酗酒，宜少量多餐，用清淡饮食，不宜进含动物脂肪及高胆固醇的食物。

对有恐惧和焦虑心理的患者，应向患者解释冠心病的性质，只要注意生活保健，坚持治疗，可以防止病情的发展；对情绪不稳者，可适当应用镇静剂。

（2）保持大小便通畅，做好皮肤及口腔的护理。

2.病情观察与护理

（1）不稳定型心绞痛患者应放监护室予以监护，密切观察病情和心电图变化，观察胸痛持续的时间、次数，并注意观察硝酸盐类等药物的不良反应。发现异常，及时报告医师，并协助相应的处理。

（2）患者心绞痛发作时，嘱其安静卧床休息，做心电图检查观察其 ST-T 的改变，并给予舌下含化硝酸甘油 0.6 mg，吸氧。对有频繁发作的心绞痛或属自发型心绞痛的患者，需提高警惕，用心电监护观察有无发展为心肌梗死。如有上述变化，应及时报告医师。

（四）健康教育

（1）患者及家属讲解有关疾病的病因及诱发因素，防止过度脑力劳动，适当参加体力活动；合理搭配饮食结构；肥胖者需限制饮食；戒烟酒。积极防治高血压、高脂血症和糖尿病。有上述疾病家族史的青年，应早期注意血压及血脂变化，争取早期发现，及时治疗。

（2）心绞痛症状控制后，应坚持服药治疗。避免导致心绞痛发作的诱因。对不经常发作者，需鼓励作适当的体育锻炼如散步、打太极拳等，这样有利于冠状动脉侧支循环的建立。随身携带硝酸甘油片或亚硝酸异戊酯等药物，以备心绞痛发作时自用。

（3）出院时指导患者根据病情调整饮食结构，坚持医师、护士建议的合理化饮食。教会家属正确测量血压、脉搏、体温的方法。教会患者及家属识别与自身有关的诱发因素，如吸烟，情绪激动等。

（4）出院带药，给患者提供有关的书面材料，指导患者正确用药。

（5）教会患者门诊随访知识。

（王光慧）

第四节　风湿性心脏病

风湿性心脏病简称风心病。本病多见于 20～40 岁，女性多于男性，约 1/3 的患者无典型风湿热病史。二尖瓣病变最常见，发生率为 95%～98%；主动脉瓣病变次之，发生率为 20%～

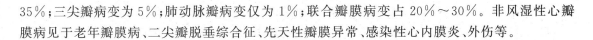

35%;三尖瓣病变为 5%;肺动脉瓣病变仅为 1%;联合瓣膜病变占 20%～30%。非风湿性心瓣膜病见于老年瓣膜病、二尖瓣脱垂综合征、先天性瓣膜异常、感染性心内膜炎、外伤等。

一、二尖瓣狭窄

(一)病因和发病机制

二尖瓣狭窄(MS)几乎均为风湿性,2/3 为女性,急性风湿热一般 10 年后(至少 2 年)才出现杂音,常于 25～30 岁时出现症状。先天性 MS 罕见,患儿的存活时间一般不超过 2 年。老年性二尖瓣狭窄患者并不罕见。占位性病变,如左心房黏液瘤或血栓形成很少导致 MS。

MS 是一种进行性损害性病变,狭窄程度随年龄增加而逐渐加重。无症状期为 10～20 年。多数患者在风湿热发作后 10 年内无狭窄的临床症状。在随后的 10 年内,多数患者可做出二尖瓣狭窄的诊断,但患者常无症状。正常二尖瓣瓣口面积为 4～6 cm^2,当瓣口缩小到 1.5～2.5 cm^2 时,才出现明显的血流动力学障碍,患者可感到劳累时心悸气促,此时患者一般在 20～40 岁。再过 10 年,当瓣口缩小到 1.1～1.5 cm^2 时,就会出现明显的左心衰竭症状。当瓣口小于 1.0 cm^2 时,肺动脉压明显升高,患者出现右心衰竭的症状和体征,随后因反复发作心力衰竭而死亡。

(二)临床表现

1.症状

MS 的临床表现主要有呼吸困难、咯血、咳嗽、心悸,少数患者可有胸痛、晕厥。合并快速性心房颤动、肺部感染等,可发生急性左心衰竭。有胸痛者,常提示合并冠心病、严重主动脉瓣病变或肺动脉高压(致右心室缺血)等。出现晕厥者少见,如反复发生晕厥多提示合并主动脉瓣狭窄、左心房球形血栓、并发肺栓塞或左心房黏液瘤等。由于患者左心房扩大和肺动脉扩张而挤压左喉返神经而引起声音嘶哑,压迫食管可引起吞咽困难。肺水肿为重度二尖瓣狭窄的严重并发症,患者突然出现重度呼吸困难,不能平卧,咳粉红色泡沫样痰,双肺布满啰音,如不及时抢救,往往致死。长期的肺淤血可引起肺动脉高压、右心衰竭而使患者出现颈静脉怒张、肝大、直立性水肿和胸腔积液、腹水等;右心衰竭发生后患者的呼吸困难减轻,发生急性肺水肿和大咯血的危险性减少。

MS 常并发心房颤动(发生率为 20%～60%,平均为 50%),主要见于病程晚期;房颤发生后心排血量减少 20% 左右,可诱发、加重心功能不全,甚至引起急性肺水肿。房颤发生后平均存活年限为 5 年左右,但也有存活长达 25 年以上者。由于房颤后心房内血流缓慢及淤滞,故易促发心房内血栓形成,血栓脱落后可引起栓塞。其他并发症有感染性心内膜炎(8%)、肺部感染等。

2.体征

查体可有二尖瓣面容——双颧绀红色,心尖区第一心音(S_1)亢进和开瓣音(如瓣膜钙化僵硬则第一心音减弱、开瓣音消失),心尖区有低调的隆隆样舒张中晚期杂音,常伴舒张期震颤。肺动脉高压时可有肺动瓣第二音(P_2)亢进,也可有肺动脉扩张及三尖瓣关闭不全的杂音。心房颤动特别是伴有较快心室率时,心尖区舒张期杂音可发生改变或暂时消失,心率变慢后杂音又重新出现。所谓"哑型 MS"是指有 MS 存在,但临床上未能闻及心尖区舒张期杂音,这种情况可见于快速性心房颤动、合并重度二尖瓣反流或主动脉瓣病变、心脏重度转位、合并肺气肿、肥胖及重度心功能不全等。

(三)诊断

1.辅助检查

(1)X 线:典型表现为二尖瓣型心脏,左心房大、右心室大、主动脉结小,食管下段后移,肺淤血,间质性肺水肿和含铁血黄素沉着等征象。

（2）心电图：可出现二尖瓣型 P 波,PTFV1（＋）,心电轴右偏和右心室肥厚。

（3）超声心动图：可确定狭窄瓣口面积及形态,M 型超声可见二尖瓣运动曲线呈典型"城垛样改变"。

2.诊断要点

查体发现心尖区隆隆样舒张期杂音、心尖区 S_1 亢进和开瓣音、P_2 亢进,可考虑 MS 的诊断。辅助检查可明确诊断。

依瓣口大小,将 MS 分为轻、中、重度；其瓣口面积分别为 1.5～2.0 cm^2、1.0～1.5 cm^2、小于 1.0 cm^2。

3.鉴别诊断

临床上应与下列情况的心尖区舒张期杂音相鉴别,如功能性 MS、左心房黏液瘤或左心房球形血栓、扩张型或肥厚型心肌病、三尖瓣狭窄、Austin-Flint 杂音、Carey-Coombs 杂音,以及甲状腺功能亢进、贫血、二尖瓣关闭不全、室缺等流经二尖瓣口的血流增加时产生的舒张期杂音。

（四）治疗

MS 患者左心室并无压力负荷或容量负荷过重,因此没有任何特殊的内科治疗。内科治疗的重点是针对房颤和防止血栓栓塞并发症。对出现肺淤血或肺水肿的患者,可慎用利尿药和静脉血管扩张药,以减轻心脏前负荷和肺淤血。洋地黄仅适用于控制快速性房颤时的心室率。β 受体阻滞剂仅适用于心房颤动并快速心室率或有窦性心动过速时。MS 的主要治疗措施是手术。

二、二尖瓣关闭不全

（一）病因和发病机制

二尖瓣关闭（MR）包括急性和慢性两种类型。急性二尖瓣关闭不全起病急,病情重。急性 MR 多为腱索断裂或乳头肌断裂引起,此外,感染性心内膜炎所致的瓣膜穿孔、二尖瓣置换术后发生的瓣周漏、MS 的闭式二尖瓣分离术或球囊扩张术的瓣膜撕裂等也可引起。慢性 MR 在我国以风心病为其最常见原因,在西方国家则以二尖瓣脱垂为常见原因。其他原因有冠心病、老年瓣膜病、感染性心内膜炎、左心室显著扩大、先天畸形、特发性腱索断裂、系统性红斑狼疮、类风湿关节炎、肥厚型梗阻性心肌病、心内膜心肌纤维化和左心房黏液瘤等。

急性 MR 时,左心房压急速上升,进而导致肺淤血,甚至急性肺水肿,相继出现肺动脉高压及右心衰竭；而左心室的前向排血量明显减少。慢性 MR 时,左心房顺应性增加,左心房扩大。同时扩大的左心房、左心室在较长时间内适应容量负荷增加,使左心房室压不至于明显上升,故肺淤血出现较晚。持续的严重过度负荷,终致左心衰竭,肺淤血、肺动脉高压、右心衰竭相继出现。

（二）临床表现

1.症状

轻度 MR 患者,如无细菌性心内膜炎等并发症,可无症状。最早症状常为活动后易疲乏,或体力活动后心悸、呼吸困难。当出现左心衰竭时,可表现为活动后呼吸困难或端坐呼吸,但较少发生肺水肿及咯血。一旦出现左心衰竭,多呈进行性加重,病情多难以控制。急性 MR 时,起病急,病情重,肺淤血,甚至急性肺水肿,相继出现肺动脉高压及右心衰竭。

2.体征

查体于心尖区可闻及全收缩期吹风样高调一贯性杂音,可伴震颤;杂音一般向左腋下和左肩胛下区传导。心尖冲动呈高动力型;瓣叶缩短所致重度关闭不全者,第一心音常减弱。

二尖瓣脱垂者的收缩期非喷射性喀喇音和收缩晚期杂音为本病的特征。凡使左心室舒张末期容积减少的因素,如从平卧位到坐位或直立位、吸入亚硝酸异戊酯等都可以使喀喇音提前和收缩期杂音延长;凡使左心室舒张末容积增加的因素,如下蹲、握拳、使用普萘洛尔等均使喀喇音出现晚和收缩期杂音缩短。严重的二尖瓣脱垂产生全收缩期杂音。

(三)诊断

1.辅助检查

(1)左心室造影:本病半定量反流严重程度的"金标准"。

(2)多普勒超声:诊断MR敏感性几乎达100%,一般将左心房内最大反流面积$<4\ cm^2$为轻度反流,$4\sim8\ cm^2$为中度反流,$>8\ cm^2$为重度反流。

(3)超声心动图:可显示二尖瓣形态特征,并提供心腔大小、心功能及并发症等情况。

2.诊断要点

MR的主要诊断依据为心尖区响亮而粗糙的全收缩期杂音,伴左心房、左心室增大。确诊有赖于超声心动图等辅助检查。

3.鉴别诊断

因非风湿性MR占全部MR的55%,加之其他心脏疾病也可在心尖区闻及收缩期杂音,故应注意鉴别。非风湿性MR杂音可见于房缺合并MR、乳头肌功能不全或断裂、室间隔缺损、三尖瓣关闭不全、主动脉瓣狭窄及关闭不全、二尖瓣腱索断裂或瓣叶穿孔、二尖瓣脱垂、二尖瓣环钙化、扩张型心肌病、直背综合征等。

(四)治疗

1.二尖瓣关闭不全

无症状的慢性MR、左心室功能正常时,并无公认的内科治疗。如无高血压,也无应用扩血管药或ACEI的指征。主要的治疗措施是手术。

2.二尖瓣脱垂

二尖瓣脱垂不伴有MR时,内科治疗主要是预防心内膜炎和防止栓塞。β受体阻滞剂可应用于二尖瓣脱垂患者伴有心悸、心动过速或伴交感神经兴奋增加的症状及有胸痛、忧虑的患者。

三、主动脉瓣狭窄

(一)病因和发病机制

主动脉瓣狭窄(AS)的主要原因是风湿性、先天性和老年退行性瓣膜病变。风湿性AS约占慢性风湿性心脏病的25%,男性多见,几乎均伴发二尖瓣病变和主动脉瓣关闭不全。

正常瓣口面积为大于或等于$3.0\ cm^2$。当瓣口面积减少一半时,收缩期无明显跨瓣压差;小于或等于$1.0\ cm^2$时,左心室收缩压明显增高,压差显著。左心室对慢性AS所致后负荷增加的代偿机制为进行性左心室壁向心性肥厚,顺应性降低,左心室舒张末期压力进行性增高;进而导致左心房代偿性肥厚,最终由于室壁应力增高、心肌缺血和纤维化而致左心衰竭。严重的AS致心肌缺血。

(二)临床表现

1.症状

AS 可多年无症状,一旦出现症状平均寿命仅 3 年。典型的 AS 三联症是晕厥、心绞痛和劳力性呼吸困难。呼吸困难是最常见的症状,约见于 90% 的患者,先是劳力性呼吸困难,进而发生端坐呼吸、阵发性夜间呼吸困难和急性肺水肿。心绞痛见于 60% 的有症状患者,多发生于劳累或卧床时,3%～5% 的患者可发生猝死。晕厥或晕厥先兆可见于 1/3 的有症状患者,可发生于用力或服用硝酸甘油时,表明 AS 严重。晕厥也可由心室纤颤引起。少部分患者可发生心律失常、感染性心内膜炎、体循环栓塞、胃肠道出血和猝死等。

2.体征

查体心尖部抬举性搏动十分有力且有滞留感,心尖部向左下方移位。80% 的患者于心底部主动脉瓣区可能触及收缩期震颤,反映跨膜压差＞5.3 kPa(40 mmHg)。典型的 AS 收缩期杂音在 3/6 级以上,为喷射性,呈递增-递减型,菱峰位于收缩中期,在胸骨右缘第 2 肋间及胸骨左缘第 3～4 肋间最清楚。主动脉瓣区第二心音减弱或消失。收缩压显著降低,脉压小,脉搏弱。高度主动脉瓣狭窄时,杂音可不明显,而心尖部可闻及第四心音,提示狭窄严重,跨膜压差在 9.3 kPa(70 mmHg)以上。

(三)诊断

1.辅助检查

(1)心电图:可表现为左心室肥厚、伴 ST-T 改变和左心房增大。

(2)超声心动图:有助于确定瓣口狭窄的程度和病因诊断。

(3)心导管检查:可测出跨瓣压差并据此计算出瓣口面积,＞1.0 cm² 为轻度狭窄,0.75～1.00 cm² 为中度狭窄,＜0.75 cm² 为重度狭窄。根据压差判断,则平均压差＞6.7 kPa(50 mmHg)或峰压差＞9.3 kPa(70 mmHg)为重度狭窄。

2.诊断和鉴别诊断

根据病史、主动脉瓣区粗糙而响亮的喷射性收缩期杂音和收缩期震颤,诊断多无困难。应鉴别是风湿性、先天性、老年钙化性 AS 或特发性肥厚型主动脉瓣下狭窄(IHSS)。病史、超声心动图等可助鉴别。

(四)治疗

无症状的 AS 患者并无特殊内科治疗,有症状的 AS 则必须手术。有肺淤血的患者,可慎用利尿药。ACEI 具有血管扩张作用,应慎用于瓣膜狭窄的患者,以免前负荷过度降低致心排血量减少,引起低血压、晕厥等。AS 患者亦应避免应用 β 受体阻滞剂等负性肌力药物。重度 AS 患者应选用瓣膜置换术。经皮主动脉球囊成形术尚不成熟,仅适用于不能手术患者的姑息治疗。

四、主动脉瓣关闭不全

(一)病因和发病机制

主动脉瓣关闭不全(AR)是由主动脉瓣和主动脉根部病变所引起,分急性与慢性两类。慢性 AR 的病因有风湿性、先天性畸形、主动脉瓣脱垂、老年瓣膜病变、主动脉瓣黏液变性、梅毒性 AR、升主动脉粥样硬化与扩张、马方综合征、强直性脊柱炎、特发性升主动脉扩张、严重高血压和/或动脉粥样硬化等,其中2/3的 AR 为风心病引起,单纯风湿性 AR 少见。

急性 AR 的原因:感染性心内膜炎、主动脉根部夹层或动脉瘤、由外伤或其他原因导致的主动脉瓣破裂或急性脱垂、AS行球囊成形术或瓣膜置换术的并发症。

急性AR时,心室舒张期血流从主动脉反流入左心室,左心室同时接受左心房和主动脉反流的血液,左心室急性扩张以适应容量过度负荷的能力有限,故左心室舒张压急剧上升,随之左心房压升高、肺淤血、肺水肿。同时,AR使心脏前向排血量减少。

慢性AR时,常缓慢发展、逐渐加重,故左心室有充足的时间进行代偿;使左心室能够在反流量达心排血量80%左右的情况下,多年不出现严重循环障碍的症状;晚期才出现心室收缩功能降低,左心衰竭。

(二)临床表现

1.症状

急性AR,轻者可无症状,重者可出现急性左心衰竭和低血压。慢性AR可多年(5~10年)无症状,首发症状可为心悸、胸壁冲撞感、心前区不适、头部强烈搏动感;随着左心功能减退,出现劳累后气急或呼吸困难,左心衰竭逐渐加重后,可随时发生阵发性夜间呼吸困难、肺水肿及端坐呼吸,随后发生右心衰竭。亦可发生心绞痛(较主动脉瓣狭窄少见)和晕厥。在出现左心衰竭后,病情呈进行性恶化,常于1~2年内死亡。

2.体征

查体在胸骨左缘第3~4肋间或胸骨右缘第2肋间闻及哈气样递减型舒张期杂音。该杂音沿胸骨左缘向下传导,达心尖部及腋前线,取坐位、前倾、深呼气后屏气最清楚。主动脉瓣区第二心音减弱或消失。脉压升高,有水冲脉,周围血管征常见。

(三)诊断

1.辅助检查

(1)X线胸片:表现为左心室、左心房大,心胸比率增大,左心室段延长及隆突,心尖向下延伸,心腰凹陷,心脏呈主动脉型,主动脉继发性扩张。

(2)心电图:表现为左心室肥厚伴劳损。

(3)超声心动图:可见主动脉增宽,AR时存在裂隙或瓣膜撕裂、穿孔等,二尖瓣前叶舒张期纤细扑动或震颤(为AR的可靠征象,但敏感性只有43%),左心室扩大,室间隔活动增强并向右移动等。

(4)心脏多普勒超声心动图:可显示血液自主动脉反流入左心室。

(5)主动脉根部造影:诊断本病的金标准,若注射造影剂后,造影剂反流到左心室,可确定AR的诊断,若左心室造影剂浓度低于主动脉内造影剂浓度,则提示为轻度AR;若两者浓度相近,则提示中度反流;若左心室浓度高于主动脉浓度,则提示重度反流。

2.诊断要点

如在胸骨左缘或主动脉瓣区有哈气样舒张期杂音,左心室明显增大,并有周围血管征,则AR之诊断不难确立。超声心动图、心脏多普勒超声心动和主动脉根部造影可明确诊断。风湿性AR常与AS并存,同时合并二尖瓣病变。

3.鉴别诊断

风湿性AR需与老年性和梅毒性AR、马方综合征及瓣膜松弛综合征、先天性主动脉瓣异常、细菌性心内膜炎、高血压和动脉粥样硬化性主动脉瓣病变、主动脉夹层、动脉瘤,以及外伤等所致的AR相鉴别。

(四)治疗

有症状的 AR 患者必须手术治疗,而不是长期内科治疗的对象。血管扩张药(包括 ACEI)应用于慢性 AR 患者,目的是减轻后负荷,增加前向心排血量而减轻反流,但是否能有效降低左心室舒张末容量,增加 LVEF 尚不肯定。

五、护理措施

注意休息,劳逸结合,避免过重体力活动。但在心功能允许情况下,可进行适量的轻体力活动或轻体力的工作。预防感冒、防止扁桃体炎、牙龈炎等。如果发生感染可选用青霉素治疗。对青霉素过敏者可选用红霉素或林可霉素治疗。心功能不全者应控制水分的摄入,饮食中适量限制钠盐,每天以 10 g 以下为宜,切忌食用盐腌制品。服用利尿剂者应吃些水果,如香蕉、橘子等。房颤的患者不宜做剧烈活动。应定期门诊随访;在适当时期要考虑行外科手术治疗,何时进行应由医师根据具体情况定。如需拔牙或做其他小手术,术前应采用抗生素预防感染。

(王光慧)

第五节　先天性心脏病

先天性心脏病简称"先心病",是胎儿时期心脏血管发育异常而致的畸形,是小儿时期最常见的心脏病。根据左右心腔或大血管间有无直接分流和临床有无青紫,可将先心病分为三大类:①左向右分流型(潜伏青紫型),常见有室间隔缺损、房间隔缺损、动脉导管未闭。②右向左分流型(青紫型),常见有法洛四联症和大动脉错位。③无分流型(无青紫型),常见有主动脉缩窄和肺动脉狭窄。

小儿先天性心脏病中最常见的是室间隔缺损、房间隔缺损、动脉导管未闭、肺动脉狭窄、法洛四联症和大动脉错位。

一、临床特点

(一)室间隔缺损

室间隔缺损(ventricular septal defect,VSD)为小儿最常见的先天性心脏病,缺损可单独存在,亦可为其他畸形的一部分。按缺损部位可分为室上嵴上方、室上嵴下方、三尖瓣后方、室间隔肌部 4 种类型。临床症状与缺损大小及肺血管阻力有关。大型 VSD(缺损 1~3 cm 者)可继发肺动脉高压,当肺动脉压超过主动脉压时,造成右向左分流而发绀,称为艾森曼格综合征。

1.症状

小型室间隔缺损可无症状;中型室间隔缺损易患呼吸道感染,或在剧烈运动时发生呼吸急促,生长发育多为正常,偶有心力衰竭;大型室间隔缺损在婴幼儿时期由于缺损较大,左向右分流量多超过肺循环量的 50%,使体循环内血量显著减少,而肺循环内明显充血,可于生后 1~3 个月即发生充血性心力衰竭,平时反复呼吸道感染、肺炎、哭声嘶哑、喂养困难、乏力、多汗等,并有生长发育迟缓。

2.体征

心前区隆起；胸骨左缘 3～4 肋间可闻及Ⅲ～Ⅳ/6 级全收缩期杂音，在心前区广泛传导；肺动脉第二心音显著增强或亢进。

3.辅助检查

(1)X 线检查：肺充血，心脏左室或左右室大；肺动脉段突出，主动脉结缩小。

(2)心电图：小型室间隔缺损，心电图多数正常；中等大小室间隔缺损示左心室增大或左右心室增大；大型室间隔缺损或有肺动脉高压时，心电图示左右心室增大。

(3)超声心动图：室间隔回声中断征象，左右心室增大。

(二)房间隔缺损

房间隔缺损(atrial septal defect，ASD)按病理解剖分为继发孔(第二孔)缺损和原发孔(第一孔)缺损，以继发孔缺损为多见。继发孔缺损为较常见的先天性心脏病之一，以女性较多见，缺损位于房间隔中部卵圆窝处，血流动力学特点为右心室舒张期负荷过重。原发孔缺损位于房间隔下端，是心内膜垫发育障碍未能与第一房间隔融合，常合并二尖瓣裂缺。

1.症状

在初生后及婴儿期大多无症状，偶有暂时性青紫。年龄稍大，症状渐渐明显，患儿发育迟缓，体格瘦小，易反复呼吸道感染，活动耐力减低，有劳累后气促、咳嗽等症状。左胸部常隆起，一般无青紫或杵状指(趾)。

2.体征

胸骨左缘第 2～3 肋间闻及柔和的喷射性收缩期杂音，肺动脉瓣区第二心音可增强或亢进、固定分裂。

3.辅助检查

(1)X 线检查：右心房、右心室扩大，主动脉结缩小，肺动脉段突出，肺血管纹理增多，肺门舞蹈。

(2)心电图：电轴右偏，完全性或不完全性右束支传导阻滞，右心房、右心室增大；原发孔ASD 常见电轴左偏及心室肥大。

(3)超声心动图：右心房右心室增大，右心室流出道增宽，室间隔与左心室后壁呈同向运动。二维切面可显示房间隔缺损的位置及大小。

(三)动脉导管未闭

动脉导管未闭(patent ductus arteriosus，PDA)是临床较常见的先天性心脏病，女性多于男性。开放的动脉导管位于肺总动脉分叉与主动脉之间，有管型、漏斗型和窗型，以漏斗型为多见。

1.症状

导管较细时，临床无症状。导管较粗时临床表现为反复呼吸道感染、肺炎，发育迟缓，早期即可发生心力衰竭。重症病例常有呼吸急促、心悸。临床无青紫，但若合并肺动脉高压，即出现青紫。

2.体征

胸骨左缘第 2 肋间可闻及粗糙、响亮、机器样的连续性杂音，向心前区、颈部及左肩部传导，肺动脉第二音亢进。脉压增宽，出现股动脉枪击音、毛细血管搏动和水冲脉。

3.辅助检查

(1)X 线检查：分流量小者，心影正常；分流量大者，多见左心房、左心室增大，主动脉结增宽，可有漏斗征,肺动脉段突出,肺血增多,重症病例左右心室均肥大。

(2)心电图:左心房、左心室增大或双心室肥大。

(3)超声心动图:左心房、左心室大,肺动脉与降主动脉之间有交通。

(四)法洛四联症

法洛四联症(tetralogy of Fallot,TOF)是临床上最常见的发绀型先天性心脏病,病变包括肺动脉狭窄、室间隔缺损、主动脉骑跨及右心室肥大,其中肺动脉狭窄程度是决定病情严重程度的主要因素。主动脉骑跨及室间隔缺损存在使体循环血液中混有静脉血,临床上出现发绀与缺氧,并代偿性引起红细胞增多现象。

1.症状

发绀是主要症状,它出现的时间早、晚和程度与肺动脉狭窄程度有关,多见于毛细血管丰富的浅表部位,如唇、指(趾)甲床、球结膜等。患儿活动后有气促、易疲劳、蹲踞等;并常有缺氧发作,表现为呼吸加快、加深,烦躁不安,发绀加重,持续数分钟至数小时,严重者可表现为神志不清、惊厥或偏瘫,死亡。发作多在清晨、哭闹、吸乳或用力后诱发,发绀严重者常有鼻出血和咯血。

2.体征

生长发育落后,全身发绀,眼结膜充血,杵状指(趾);多有行走不远自动蹲踞姿势或膝胸位。胸骨左缘第 2～4 肋间闻及粗糙收缩期杂音;肺动脉第二心音减弱。

3.辅助检查

(1)X 线检查:心影呈靴形,上纵隔增宽,肺动脉段凹陷,心尖上翘,肺纹理减少,右心房、右心室肥厚。

(2)心电图:电轴右偏,右心房、右心室肥大。

(3)超声心动图:显示主动脉骑跨及室间隔缺损,右心室流出道、肺动脉狭窄,右心室内径增大,左心室内径缩小。

(4)血常规:血红细胞数增多,一般在 $(5.0～9.0)×10^{12}/L$,血红蛋白 170～200 g/L,红细胞容积60%～80%。当有相对性贫血时,血红蛋白低于 150 g/L。

二、护理评估

(一)健康史

了解母亲妊娠史,在孕期最初 3 个月内有无病毒感染、放射线接触和服用过影响胎儿发育的药物,孕母是否有代谢性疾病。患儿出生有无缺氧、心脏杂音,出生后各阶段的生长发育状况。是否有下列常见表现:喂养困难,哭声嘶哑,易气促、咳嗽,青紫,蹲踞现象,突发性晕厥。

(二)症状、体征

评估患儿的一般情况,生长发育是否正常,皮肤发绀程度,有无气急、缺氧、杵状指(趾),有无哭声嘶哑,有无蹲踞现象,胸廓有无畸形。听诊心脏杂音位置、性质、程度,尤其要注意肺动脉第二心音的变化。评估有无肺部啰音及心力衰竭的表现。

(三)社会、心理

评估家长对疾病的认知程度和对治疗的信心。

(四)辅助检查

了解并分析 X 线、心电图、超声心动图、血液等检查结果。较复杂的畸形者还应了解心导管检查和心血管造影的结果。

三、常见护理问题

(一)活动无耐力
活动无耐力与氧的供需失调有关。

(二)有感染的危险
感染与机体免疫力低下有关。

(三)营养失调
低于机体需要量,与缺氧使胃肠功能障碍、喂养困难有关。

(四)焦虑
焦虑与疾病严重,花费大,预后难以估计有关。

(五)合作性问题
脑血栓、脑脓肿、心力衰竭、感染性心内膜炎、晕厥。

四、护理措施

(1)休息:制定适合患儿活动的生活制度,轻症无症状者与正常儿童一样生活,但要避免剧烈活动;有症状患儿应限制活动,避免情绪激动和剧烈哭闹;重症患儿应卧床休息,给予妥善的生活照顾。

(2)饮食护理:给予高蛋白、高热量、高维生素饮食,适当限制食盐摄入,并给予适量的蔬菜类粗纤维食品,以保证大便通畅。重症患儿喂养困难,应有耐心,少量多餐,以免导致呛咳、气促、呼吸困难等,必要时从静脉补充营养。

(3)预防感染:病室空气清新,穿着衣服冷热要适中,防止受凉,应避免与感染性疾病患儿接触。

(4)注意心率、心律、呼吸、血压变化,必要时使用监护仪监测。

(5)防止法洛四联症:患儿因哭闹、进食、活动、排便等引起缺氧发作,一旦发生可立即置于胸膝卧位,吸氧,遵医嘱应用普萘洛尔、吗啡和纠正酸中毒。

(6)青紫型先天性心脏病患儿由于血液黏稠度高,暑天、发热、吐泻时体液量减少,加重血液浓缩,易形成血栓,有造成重要器官栓塞的危险,因此应注意多饮水,必要时静脉输液。

(7)合并贫血者可加重缺氧,导致心力衰竭,须及时纠正。

(8)合并心力衰竭者按心力衰竭护理。

(9)做好心理护理关心患儿,建立良好护患关系,充分理解家长及患儿对检查、治疗、预后的期望心理,介绍疾病的有关知识、诊疗计划、检查过程、病室环境,消除恐惧心理。

(10)健康教育:①向家长讲述疾病的相关护理知识和各种检查的必要性,以取得配合。②指导患儿及家长掌握活动种类和强度。③告知家长如何观察病情变化,一旦发现异常(婴儿哭声无力,呕吐,不肯进食,手脚发软,皮肤出现花纹,较大患儿自诉头晕等),应立即呼叫。④向患儿及家长讲述重要药物如地高辛的作用及注意事项。

五、出院指导

(1)饮食宜高营养、易消化、少量多餐。人工喂养儿用柔软的奶头孔稍大的奶嘴,每次喂奶时间不宜过长。

（2）休息根据耐受力确立适宜的活动，以不出现乏力、气短为度，重者应卧床休息。

（3）避免感染居室空气新鲜，经常通风，不去公共场所、人群集中的地方。注意气候变化及时添减衣服，预防感冒。按时预防接种。

（4）发热、出汗时要给足水分，呕吐、腹泻时应到医院就诊补液，以免血液黏稠而发生脑血栓。

（5）保证休息，避免哭闹，减少外界刺激以预防晕厥的发生。当患儿在吃奶、哭闹或活动后出现气急、青紫加重或年长儿诉头痛、头晕时应立即将患儿取胸膝卧位并送医院。

（王光慧）

第七章

消化内科护理

第一节　反流性食管炎

反流性食管炎(reflux esophagitis,RE),是指胃、十二指肠内容物反流入食管所引起的食管黏膜炎症、糜烂、溃疡和纤维化等病变,甚至引起咽喉、气道等食管以外的组织损害。其发病男性多于女性,男女比例为(2～3)：1,发病率为 1.92%。随着年龄的增长,食管下段括约肌收缩力的下降,胃、十二指肠内容物自发性反流,而使老年人反流性食管炎的发病率有所增加。

一、病因与发病机制

(一)抗反流屏障削弱

食管下括约肌是指食管末端长 3～4 cm 的环形肌束。正常人静息时压力为 1.3～4.0 kPa(10～30 mmHg),为一高压带,防止胃内容物反流入食管。由于年龄的增长,机体老化导致食管下括约肌的收缩力下降引起食物反流。一过性食管下括约肌松弛也是反流性食管炎的主要发病机制。

(二)食管清除作用减弱

正常情况下,一旦发生食物的反流,大部分反流物通过 1～2 次食管自发和继发性的蠕动性收缩将食管内容物排入胃内,即容量清除,剩余的部分则由唾液缓慢地中和。老年人食管蠕动缓慢和唾液产生减少,影响了食管的清除作用。

(三)食管黏膜屏障作用下降

反流物进入食管后,可以凭借食管上皮表面黏液、不移动水层和表面 HCO_3^-、复层鳞状上皮等构成上皮屏障,以及黏膜下丰富的血液供应构成的后上皮屏障,发挥其抗反流物对食管黏膜损伤的作用。随着机体老化,食管黏膜逐渐萎缩,黏膜屏障作用下降。

二、护理评估

(一)健康史

询问患者的饮食结构及习惯、有无长期服用药物史。

(二)身体评估

1.反流症状

反酸、反食、反胃(指胃内容物在无恶心和不用力的情况下涌入口腔)、嗳气等,多在餐后明显或加重,平卧或躯体前屈时易出现。

2.反流物引起的刺激症状

胸骨后或剑突下烧灼感、胸痛、吞咽困难等。常由胸骨下段向上伸延,常在餐后 1 小时出现,平卧、弯腰或腹压增高时可加重。反流物刺激食管痉挛导致胸痛,常发生在胸骨后或剑突下。严重时可为剧烈刺痛,可放射到后背、胸部、肩部、颈部、耳后,有的酷似心绞痛的特点。

3.其他症状

咽部不适,有异物感、棉团感或堵塞感,可能与酸反流引起食管上段括约肌压力升高有关。

4.并发症

(1)上消化道出血:因食管黏膜炎症、糜烂及溃疡可以导致上消化道出血。

(2)食管狭窄:食管炎反复发作致使纤维组织增生,最终导致瘢痕性狭窄。

(3)Barrett 食管:在食管黏膜的修复过程中,食管-贲门交界处 2 cm 以上的食管鳞状上皮被特殊的柱状上皮取代,称之为 Barrett 食管。Barrett 食管发生溃疡时,又称 Barrett 溃疡。Barrett食管是食管癌的主要癌前病变,其腺癌的发生率较正常人高 30~50 倍。

(三)辅助检查

1.内镜检查

内镜检查是反流性食管炎最准确、最可靠的诊断方法,能判断其严重程度和有无并发症,结合活检可与其他疾病相鉴别。

2.24 小时食管 pH 监测

应用便携式 pH 记录仪在生理状态下对患者进行 24 小时食管 pH 连续监测,可提供食管是否存在过度酸反流的客观依据。在进行该项检查前 3 天,应停用抑酸药与促胃肠动力的药物。

3.食管吞钡 X 线检查

对不愿意接受或不能耐受内镜检查者行该检查。严重患者可发现阳性 X 线征。

(四)心理社会状况

反流性食管炎长期持续存在,病情反复、病程迁延,因此患者会出现食欲减退,体重下降,导致患者心情烦躁、焦虑;合并消化道出血时会使患者紧张、恐惧。应注意评估患者的情绪状态及对本病的认知程度。

三、常见护理诊断及问题

(一)疼痛:胸痛

与胃食管黏膜炎性病变有关。

(二)营养失调:低于机体需要量

与害怕进食、消化吸收不良等有关。

(三)有体液不足的危险

与合并消化道出血引起活动性体液丢失、呕吐及液体摄入量不足有关。

(四)焦虑

与病情反复、病程迁延有关。

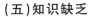

（五）知识缺乏

缺乏对反流性食管炎病因和预防知识的了解。

四、诊断要点与治疗原则

（一）诊断要点

临床上有明显的反流症状,内镜下有反流性食管炎的表现,食管过度酸反流的客观依据即可做出诊断。

（二）治疗原则

以药物治疗为主,对药物治疗无效或发生并发症者可做手术治疗。

1.药物治疗

目前多主张采用递减法,即开始使用质子泵抑制剂加促胃肠动力药,迅速控制症状,待症状控制后再减量维持。

（1）促胃肠动力药:目前主要常用的药物是西沙必利。常用量为每次 5～15 mg,每天 3～4 次,疗程为 8～12 周。

（2）抑酸药。①H$_2$ 受体拮抗剂（H$_2$RA）:西咪替丁 400 mg、雷尼替丁 150 mg、法莫替丁 20 mg,每天2 次,疗程为 8～12 周。②质子泵抑制剂（PPI）:奥美拉唑 20 mg、兰索拉唑 30 mg、泮托拉唑 40 mg、雷贝拉唑 10 mg 和埃索美拉唑 20 mg,一天 1 次,疗程为 4～8 周。③抗酸药:仅用于症状轻、间歇发作的患者作为临时缓解症状用。反流性食管炎有并发症或停药后很快复发者,需要长期维持治疗。H$_2$RA、西沙必利、PPI 均可用于维持治疗,其中以 PPI 效果最好。维持治疗的剂量因患者而异,以调整至患者无症状的最低剂量为合适剂量。

2.手术治疗

手术为不同式式的胃底折叠术。手术指征如下:①严格内科治疗无效;②虽经内科治疗有效,但患者不能忍受长期服药;③经反复扩张治疗后仍反复发作的食管狭窄;④确证由反流性食管炎引起的严重呼吸道疾病。

3.并发症的治疗

（1）食管狭窄:大部分狭窄可行内镜下食管扩张术治疗。扩张后予以长程 PPI 维持治疗可防止狭窄复发。少数严重瘢痕性狭窄需行手术切除。

（2）Barrett 食管:药物治疗是预防 Barrett 食管发生和发展的重要措施,必须使用 PPI 治疗及长期维持。

五、护理措施

（一）一般护理

为减少平卧时及夜间反流可将床头抬高 15～20 cm。避免睡前 2 小时内进食,白天进餐后亦不宜立即卧床。应避免食用使食管下括约肌压力降低的食物和药物,如高脂肪、巧克力、咖啡、浓茶及硝酸甘油、钙通道阻滞剂等。应戒烟及禁酒。减少一切影响腹压增高的因素,如肥胖、便秘、紧束腰带等。

（二）用药护理

遵医嘱给予药物治疗,注意观察药物的疗效及不良反应。

1.H₂ 受体拮抗剂

药物应在餐中或餐后即刻服用,若需同时服用抗酸药,则两药应间隔 1 小时以上。若静脉给药应注意控制速度,过快可引起低血压和心律失常。西咪替丁对雄性激素受体有亲和力,可导致男性乳腺发育、阳痿及性功能紊乱,应做好解释工作。该药物主要通过肾排泄,用药期间应监测肾功能。

2.质子泵抑制剂

奥美拉唑可引起头晕,应嘱患者用药期间避免开车或做其他必须高度集中注意力的工作。兰索拉唑的不良反应包括荨麻疹、皮疹、瘙痒、头痛、口苦、肝功能异常等,轻度不良反应不影响继续用药,较严重时应及时停药。泮托拉唑的不良反应较少,偶可引起头痛和腹泻。

3.抗酸药

该药在饭后 1 小时和睡前服用。服用片剂时应嚼服,乳剂给药前应充分摇匀。

抗酸剂应避免与奶制品、酸性饮料及食物同时服用。

(三)饮食护理

(1)指导患者有规律地定时进餐,饮食不宜过饱,选择营养丰富,易消化的食物。避免摄入过咸、过甜、过辣的刺激性食物。

(2)制定饮食计划:与患者共同制定饮食计划,指导患者及家属改进烹饪技巧,增加食物的色、香、味,刺激患者食欲。

(3)观察并记录患者每天进餐次数、量、种类,以了解其摄入营养素的情况。

六、健康指导

(一)疾病知识的指导

向患者及家属介绍本病的有关病因,避免诱发因素。保持良好的心理状态,平时生活要有规律,合理安排工作和休息时间,注意劳逸结合,积极配合治疗。

(二)饮食指导

指导患者加强饮食卫生和饮食营养,养成有规律的饮食习惯;避免过冷、过热、辛辣等刺激性食物及浓茶、咖啡等饮料;嗜酒者应戒酒。

(三)用药指导

根据病因及病情进行指导,嘱患者长期维持治疗,介绍药物的不良反应,如有异常及时复诊。

(徐小双)

第二节 胃 炎

胃炎是不同病因所致的胃黏膜慢性炎症,常伴有上皮损伤和细胞再生。按发病的缓急和病程长短可分为急性胃炎和慢性胃炎。发病率在胃病中居首位。最常引起胃黏膜炎症的药物是非甾体抗炎药(阿司匹林、吲哚美辛等),与幽门螺杆菌感染密切相关。

一、临床表现

(一)急性胃炎

急性胃炎常由服用非甾体抗炎药引起。以突发的呕血和/或黑便、上腹不适或隐痛为症状而就诊。内镜检查多数可发现胃黏膜急性糜烂出血的表现。

(二)慢性胃炎

慢性胃炎多由幽门螺杆菌感染引起。无特异性症状,部分患者有上腹痛或不适、食欲缺乏、反酸、嗳气、恶心等消化不良表现。

二、治疗

(一)急性胃炎

针对原发疾病和病因采取防治措施。积极抑制胃酸分泌,保护胃黏膜。

(二)慢性胃炎

根除幽门螺杆菌,对症用药。并抑酸或抗酸治疗,增强胃黏膜防御、动力促进剂等。

三、护理

(一)护理评估

1.生活习惯

了解患者是否饮食不规律,是否长期服用非甾体抗炎药,嗜好烟酒及刺激性食物。

2.消化道症状

了解腹部不适与进食的关系。有无反酸、胃灼热、腹胀等症状。

(二)护理措施

1.营养失调的护理

(1)急性发作期:有消化道出血症状者暂时禁食,由静脉补充足够的水分、能量及电解质。症状稍缓解后,可给予清淡流质饮食,如米汤、藕粉、薄面汤等。

(2)病情缓解期:给予易消化及无刺激的少渣半流质饮食,如大米粥、皮蛋肉末粥、蒸蛋羹。当病情进一步缓解时,可用少渣软食,如米饭、汤面等。

(3)恢复期:注意增加营养,可挑选一些富含生物价值高的蛋白质和维生素的食物,防止贫血和营养不良的发生,如猪肝、蛋黄、动物全血等富含血红素铁的食品,注意维生素 C 和 B 族维生素的补充,适量增加新鲜蔬菜和水果,促进铁吸收。注意培养良好的饮食习惯,少食多餐,定时定量,细嚼慢咽,避免暴饮暴食,忌吃油炸食品,少用咖啡、酒、辣椒、芥末、胡椒等刺激性调味品,食物要加工得细、碎、软、烂;烹调方法多采用蒸、煮、炖。

2.舒适度改变的护理

(1)病情观察:观察消化道症状如呕血、黑便的颜色、性质、量;观察腹痛或腹部不适的部位、持续时间和性质;观察用药后患者症状的改善情况。

(2)休息与活动:急性期卧床休息。病情缓解期合理安排休息与工作,生活规律,劳逸结合。

3.用药指导及效果观察

(1)质子泵抑制剂:埃索美拉唑、奥美拉唑、泮托拉唑等,应餐前服药,偶有胃肠道反应及头晕、嗜睡等中枢神经症状,用药期间避免开车或高空作业。

（2）抗幽门螺杆菌药：遵医嘱口服抗菌药物，根治幽门螺杆菌，达治愈标准。餐后口服，以减少对胃黏膜的损害。

（3）输注质子泵抑制剂、抗菌药物及营养药物时注意保护静脉和观察上述不良反应。

4.健康教育

（1）禁用或慎用阿司匹林等对胃黏膜有刺激作用的药物；应限制盐的摄入并补充新鲜的水果及蔬菜；长期饮用浓茶、咖啡、过冷、过热食物可损伤胃黏膜，应注意避免。

（2）加强饮食卫生和饮食营养。

（3）生活规律，避免劳累，适当锻炼，增强抵抗力。

（4）遵医嘱规律用药，不能私自减量或停用，根除幽门螺杆菌。

（5）定期复查，预防癌变。

（三）护理效果评估

（1）消化道症状减轻或消失。

（2）营养状况良好。

（3）知晓疾病诱因，远离不良因素。

（徐小双）

第三节　消化性溃疡

消化性溃疡主要指发生在胃和十二指肠的慢性溃疡，即胃溃疡和十二指肠溃疡，因溃疡的形成与胃酸/胃蛋白酶的消化作用有关而得名。溃疡的黏膜缺损超过黏膜肌层，不同于糜烂。

一、护理评估

（一）一般评估

1.患病及治疗经过

询问发病的有关诱因和病因，例如，发病是否与天气变化，饮食不当或情绪激动有关；有无暴饮暴食、喜食酸辣等刺激性食物的习惯；是否嗜烟酒；有无经常服用非甾体抗炎药史；家族中有无溃疡病者等。询问患者的病程经过，例如首次疼痛发作的时间，疼痛与进食的关系，是餐后还是空腹出现，有无规律，部位及性质如何，应用何种方法能缓解疼痛。曾做过何种检查和治疗，结果如何。

2.患者主诉与一般情况

询问患者有无恶心、呕吐、嗳气、反酸等其他消化道症状，有无呕血、黑便、频繁呕吐等症状。询问此次发病与既往有无变化，日常休息与活动如何等。

3.相关记录

腹痛、体重、体位、饮食、药物、液体出入量等记录结果。

（二）身体评估

1.头颈部

有无痛苦表情、消瘦、贫血貌等。

2.腹部

(1)上腹部有无固定压痛点,有无胃蠕动波,全腹有无压痛、反跳痛,有无腹肌紧张。

(2)有无空腹振水音,腹部有无肠鸣音变化(亢进、减弱或消失)。

3.其他

有无因腹部疼痛而发生的体位改变等。

(三)常用药物治疗效果的评估

1.抗酸药评估要点

(1)用药剂量、时间、用药的方法(静脉注射、口服)的评估与记录。

(2)有无磷缺乏症表现:食欲缺乏、软弱无力等症状,甚至有骨质疏松的表现。

(3)有无严重便秘、代谢性碱中毒与钠潴留,甚至肾损害。服用镁剂应注意有无腹泻。

2.H_2受体拮抗剂评估要点

(1)用药剂量、时间、用药的方法(静脉注射、口服)的评估与记录,静脉给药应注意控制速度,速度过快可引起低血压和心律失常。

(2)注意监测肝、肾功能,注意有无头痛、头晕、疲倦、腹泻及皮疹等反应,因药物可随母乳排出,哺乳期应停止用药。

3.质子泵抑制剂的评估要点

(1)患者自觉症状:有无头晕、腹泻等症状。

(2)有无皮肤等反应:例如荨麻疹、皮疹、瘙痒、头痛、口苦、肝功能异常等。

二、护理措施

(一)休息与活动

溃疡活动期且症状较重者,嘱其卧床休息几天至1~2周,可使疼痛等症状缓解。病情较轻者则应鼓励其适当活动,以分散注意力。

(二)指导缓解疼痛

注意观察及详细了解患者疼痛的规律和特点,并按其疼痛特点指导缓解疼痛的方法。如十二指肠溃疡表现为空腹痛或午夜痛,指导患者在疼痛前或疼痛时进食碱性食物(如苏打饼干等),或服用制酸剂。也可采用局部热敷或针灸止痛。

(三)合理饮食

选择营养丰富,易消化的食物。症状重者以面食为主。避免食用机械性和化学性刺激强的食物。以少食多餐为主,每天进食4~5次,避免过饱,进食宜细嚼慢咽,以增加唾液分泌,稀释和中和胃酸。

(四)用药护理

应严格按医嘱用药,并注意观察常用药的不良反应,发现问题及时处理。

(五)心理护理

多关心体贴患者,使者保持良好的情绪,因为过分焦虑和恐惧往往更易诱发和加重消化性溃疡。

(六)健康教育

1.帮助患者认识和去除病因

讲解引起和加重溃疡病的相关因素,指导其保持乐观情绪,规律生活。

2.饮食指导

建立合理的饮食习惯和结构,戒除烟酒,避免摄入刺激性食物。饮食宜清淡、易消化、富营养,少食多餐。

3.用药原则

指导患者按医嘱正确服药,学会观察药效及不良反应,不随便停药或减量,防止溃疡复发。指导患者慎用或勿用致溃疡的药物,如阿司匹林、咖啡因、泼尼松等。

4.适当活动计划

制订个体化的活动计划,选择合适的锻炼方式,提高机体抵抗力。

5.自我观察

教会患者出院后的某些重要指标的自我监测,如腹痛、呕吐、黑便等监测并正确记录。

6.及时就诊的指标

(1)上腹疼痛节律发生变化或疼痛加剧。

(2)出现呕血、黑便等。

三、护理效果评估

(1)患者情绪稳定,上腹部疼痛减轻并渐消失。

(2)患者坚持按医嘱正确服药。

(3)患者能戒除烟酒,饮食规律,建立合理的饮食方式和结构,营养指标在正常范围内。

(徐小双)

第四节　急性胰腺炎

急性胰腺炎是常见的急腹症之一,为胰酶对胰脏本身自身消化所引起的化学性炎症。胰腺病变轻重不等,轻者以水肿为主,临床经过属自限性,一次发作数天后即可完全恢复,少数呈复发性急性胰腺炎;重者胰腺出血坏死,易并发休克、胰假性囊肿和脓肿等,死亡率高达 $25\%\sim40\%$。

关于急性胰腺炎的发生率,目前尚无精确统计。国内报告急性胰腺炎患者占住院患者的 $0.32\%\sim2.04\%$。本病患者一般女多于男,患者的平均年龄 $50\sim60$ 岁。职业以工人多见。

一、病因及发病机制

胰腺是一个其有内、外分泌功能的实质性器官,胰腺的腺泡分泌胰液(外分泌),对食物的消化起重要作用;而散在地分布在胰腺内的胰岛,其功能细胞主要分泌胰岛素和胰高糖素(内分泌)。正常情况下,当胰液中无活力的胰蛋白酶原等进入十二指肠时,在碱性环境中被胆汁和十二指肠液中的肠激酶激活,成为具有消化能力的胰蛋白酶。在胆总管、胰管、壶腹部炎症、梗阻等病理情况下,多种胰酶在胰腺内被激活,并大量溢出管壁及腺泡壁外,导致胰腺自身消化,引起水肿、出血、坏死等,而产生急性胰腺炎。

引起急性胰腺炎的病因甚多。常见病因为胆道疾病、酗酒。急性胰腺炎的各种致病相关因素(表 7-1)。

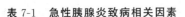

表 7-1 急性胰腺炎致病相关因素

梗阻因素	①胆管结石;②乏特氏壶腹或胰腺肿瘤;③寄生虫或肿瘤使乳头阻塞;④胰腺分离现象并伴副胰管梗阻;⑤胆总管囊肿;⑥壶腹周围的十二指肠憩室;⑦奥狄氏括约肌压力增高;⑧十二指肠袢梗阻
毒素	①乙醇;②甲醇;③蝎毒;④有机磷杀虫剂
药物	①肯定有关(有重要试验报告)硫唑嘌呤/6-巯基嘌呤、丙戊酸、雌激素、四环素、甲硝唑、呋喃妥因、呋塞米、磺胺、甲基多巴、阿糖胞苷、西咪替丁;②不一定有关(无重要试验报告)噻嗪利尿剂、依他尼酸、苯乙双胍、普鲁卡因胺、氯噻酮、L-门冬酰胺酶、对乙酰氨基酚
代谢因素	①高三酰甘油血症;②高钙血症
外伤因素	①创伤——腹部钝性伤;②医源性——手术后、内镜下括约肌切开术、奥迪括约肌测压术
先天性因素	
感染因素	①寄生虫——蛔虫、华支睾吸虫;②病毒——流行性腮腺炎、甲型肝炎、乙型肝炎、柯萨奇 B 病毒、EB 病毒;③细菌——支原体、空肠弯曲菌
血管因素	①局部缺血——低灌性(如心脏手术);②动脉粥样硬化性栓子;③血管炎——系统性红斑狼疮、结节性多发性动脉炎、恶性高血压
其他因素	①穿透性消化性溃疡;②十二指肠克罗恩病;③妊娠有关因素;④儿科有关因素瑞氏(Reye's)综合征、囊性纤维化特发性

(一)梗阻因素

胆石症常是老年人急性胰腺炎首次发作的原因,老年女性特别常见。一般认为是在胆石一过性阻塞胰管开口处或紧邻此开口处的胆总管时发生。如在胆石性胰腺炎发作后立即仔细收集和检查粪便,常常可以找到胆结石。胆石症引起胰腺炎的机制尚不清楚。可能是乏特氏壶腹被胆石阻塞,引起胆汁反流入胰管,损伤胰腺实质。也有认为是胰管一过性梗阻而无胆汁反流。

有人认为副乳头的先天畸形和狭窄必然引起胰腺炎。奥狄氏括约肌压力增高是急性胰腺炎反复发作的原因之一,据此内镜下括约肌切开术治疗已获得良好效果。胰小管或壶腹周围的小肿瘤也能引起胰腺炎。

(二)毒素和药物因素

乙醇、甲醇、蝎毒和有机磷杀虫剂等均可引起急性胰腺炎。

药物诱发的胰腺炎通常与对药物的超敏有关而与剂量无关。其特点是在接触药物的第一个月内发生,通常病情轻且有自限性。与成人胰腺炎发病有关的药物最常见的是硫唑嘌呤及其类似物 6-巯基嘌呤。应用这类药物的个体中有 3%～5%发生胰腺炎,引起儿童胰腺炎最常见的药物是丙戊酸。

(三)代谢因素

三酰甘油水平超过 11.3 mmol/L 时,易发中至重度的急性胰腺炎。如其水平降至5.65 mmol/L以下,反复发作次数可明显减少。各种原因引起的高钙血症亦易发生急性胰腺炎。

(四)外伤因素

胰腺的创伤或手术都可引起胰腺炎。内窥镜逆行胰胆管造影所致创伤也可引起胰腺炎,发生率为 1%～5%。

(五)先天性因素

胰腺炎的易感性呈常染色体显性遗传。临床特点是儿童或青年期起病,逐渐演变成慢性胰腺炎和胰功能不全。胰腺结石可显著。少数家族还合并有氨基酸尿症。

(六)感染因素

血管功能不全(低容量灌注,动脉粥样硬化)和血管炎可能因减少胰腺血流而引起或加重胰腺炎。

二、临床表现

急性胰腺炎的临床表现和病程,取决于其病因、病理类型和治疗是否及时。水肿型胰腺炎一般 3~5 天症状即可消失,但常有反复发作。如症状持续一周以上,应警惕已演变为出血坏死型胰腺炎。出血坏死型胰腺炎亦可在一开始时即发生,呈暴发性经过。

(一)腹痛

为本病最主要表现,约见于 95% 急性胰腺炎病例,多数突然发作,常在饱餐和饮酒后发生。轻重不一,轻者上腹钝痛,患者常能忍受,重者呈腹绞痛、钻痛或刀割痛。疼痛常呈持续性伴阵发性加剧。疼痛的部位可因病变的部位不同而异,通常常在上中腹部。如炎症以胰头部为主,疼痛常在右上腹及中上腹部;如炎症以胰体、尾部为主,常为中上腹及左上腹疼痛,并向腰背放射。疼痛在弯腰或起坐前倾时可减轻。病情轻者腹痛 3~5 天缓解;出血坏死型的病情发展较快,腹痛延续较长。由于渗出液扩散至腹腔,腹痛可弥漫至全腹。极少数患者尤其年老体弱者可无腹痛或极轻微痛。

腹肌常紧张,并可有反跳痛。但不像消化道穿孔时表现的肌强硬,如检查者将手紧贴于患者腹部,仍可能按压下去。有时按压腹部可使腹痛减轻。腹痛发生的原因是胰管扩张;胰腺炎症、水肿;渗出物、出血或胰酶消化产物进入后腹膜腔,刺激腹腔神经丛;化学性腹膜炎;胆管和十二指肠痉挛及梗阻。

(二)恶心、呕吐

84% 的患者有频繁恶心和呕吐,常在进食后发生。呕吐物多为胃内容物,重者含胆汁甚至血样物。呕吐是机体对腹痛或胰腺炎症刺激的一种防御性反射。呕吐后,进入十二指肠的胃酸减少,从而减少胰泌素及缩胆素的释放,减少了胰液胰酶的分泌。

(三)发热

大多数患者有中度以上发热,少数可超过 39 ℃,一般持续 3~5 天。发热系胰腺炎症或坏死产物进入血循环,作用于中枢神经系统体温调节中枢所致。多数发热患者中找不到感染的证据,但如果高热不退强烈提示合并感染或并发胰腺脓肿。

(四)黄疸

黄疸可于发病后 1~2 天出现,常为暂时性阻塞性黄疸。黄疸的发生主要由于肿大的胰头部压迫了胆总管所致。合并存在的胆道病变如胆石症和胆道炎症亦是黄疸的常见原因。少数患者后期可因并发肝损害而引起肝细胞性黄疸。

(五)低血压及休克

出血坏死型胰腺炎常发生低血压和休克。患者烦躁不安,皮肤苍白、湿冷、呈花斑状,脉细弱,血压下降,少数可在发病后短期内猝死。发生休克的机制如下。

(1)胰血管舒缓素原释放,被胰蛋白酶激活后致血浆中缓激肽生成增多。缓激肽可引起血管扩张,毛细血管通透性增加,使血压下降。

(2)血液和血浆渗出到腹腔或后腹膜腔,引起血容量不足,这种体液丧失量可达血容量的 30%。

(3)腹膜炎时大量体液流入腹腔或积聚于麻痹的肠腔内。

(4)呕吐丢失体液和电解质。

(5)坏死的胰腺释放心肌抑制因子使心肌收缩不良。

(6)少数患者并发肺栓塞、胃肠道出血。

(六)肠麻痹

肠麻痹是重型或出血坏死型胰腺炎的主要表现。初期,邻近胰腺的上腹部可见扩张的充气肠袢,后期则整个肠道均发生肠麻痹性梗阻。临床上以高度腹胀、肠鸣音消失为主要表现。肠麻痹可能是肠管对腹膜炎的一种反应。另外,炎症的直接作用,血管和循环的异常、低钠和低钾血症,肠壁神经丛的损害也是肠麻痹发生的重要促发因素。

(七)腹水

胰腺炎时常有少量腹水,由胰腺和腹膜在炎症过程中液体渗出或漏出所致。淋巴管受阻塞或不畅可能也起作用。偶尔出现大量的顽固性腹水,多由于假性囊肿中液体外漏引起。胰性腹水中淀粉酶含量甚高,以此可以与其他原因的腹水区别。

(八)胸膜炎

常见于严重病例,是腹腔内炎性渗出透过横膈微孔进入胸腔所引起的炎性反应。

(九)电解质紊乱

胰腺炎时,机体处于代谢紊乱状态,可以发生电解质平衡失调,血清钠、镁、钾常降低。特别是血钙降低,约见于 25% 的病例,常低于 2.25 mmol/L(9 mg/dL),如低于 1.75 mmol/L(7 mg/dL)提示预后不良。血钙下降的原因是大量钙沉积于脂肪坏死区,同时胰高糖素分泌增加刺激,降钙素分泌,抑制了肾小管对钙的重吸收。

(十)皮下瘀血斑

出血坏死型胰腺炎,因血性渗出物透过腹膜后渗入皮下,可在肋腹部形成蓝绿-棕色血斑,称为格雷·特纳征(Grey-Turner 征);如在脐周围出现蓝色斑,称为卡伦征(Cullen 征)。此两种征象无早期诊断价值,但有确诊意义。

三、并发症

急性水肿型胰腺炎很少有并发症发生,而急性出血坏死型则常出现多种并发症。

(一)局部并发症

1.胰脓肿形成

出血坏死型胰腺炎起病 2 周以后,如继发细菌感染,于胰腺内及其周围可有脓肿形成。检查局部有包块,全身感染中毒症状。

2.胰假性囊肿

胰假性囊肿由胰液和坏死组织在胰腺本身或其周围被包裹而成。常发生于出血坏死型胰腺炎起病后 3～4 周,多位于胰体尾部。囊肿可累及邻近组织,引起相应的压迫症状,如黄疸、门静脉高压、肠梗阻、肾盂积水等。囊肿穿破可造成胰源性腹水。

3.胰性腹膜炎

含有活性胰酶的渗出物进入腹腔,可引起化学性腹膜炎。腹腔内出现渗出性腹水。如继发感染,则可引起细菌性腹膜炎。

4.其他

胰局部炎症和纤维素性渗出可累及周围脏器,引起脾周围炎、脾梗阻、脾粘连、结肠粘连(常见为脾曲综合征)、小肠坏死出血及肾周围炎。

(二)全身并发症

1.败血症

常见于胰腺炎并发胰腺脓肿时,死亡率甚高。病原体大多数为革兰氏阴性杆菌,如大肠埃希菌、产碱杆菌、产气杆菌、铜绿假单胞菌等。患者表现为持续高热,白细胞升高,以及明显的全身毒性症状。

2.呼吸功能不全

因腹胀、腹痛,患者的膈运动受限,加之磷脂酶 A 和在该酶作用下生成的溶血卵磷脂对肺泡的损害,可发生肺炎、肺淤血、肺水肿、肺不张和肺梗死,患者出现呼吸困难,血氧饱和度降低,严重者发生急性呼吸窘迫综合征。

3.心律失常和心功能不全

因有效血容量减少和心肌抑制因子的释放,导致心肌缺血和损害,临床上表现为心律失常和急性心力衰竭。

4.急性肾衰

出血坏死型胰腺炎晚期,可因休克、严重感染、电解质紊乱和播散性血管内凝血而发生急性肾衰。

5.胰性脑病

出血坏死型胰腺炎时,大量活性蛋白水解酶、磷脂酶 A 进入脑内,损伤脑组织和血管,引起中枢神经系统损害综合征,称为胰性脑病。偶可引起脱髓鞘病变。患者可出现谵妄、意识模糊、昏迷、烦躁不安、抑郁、恐惧、妄想、幻觉、语言障碍、共济失调、震颤、反射亢进或消失及偏瘫等。脑电图可见异常。某些患者昏迷系并发糖尿病所致。

6.消化道出血

可为上消化道或下消化道出血。上消化道出血主要为胃黏膜炎性糜烂或应激性溃疡,或因脾静脉阻塞引起食道静脉破裂。下消化道出血则由于结肠本身或结肠血管受累所致。近年来发现胰腺炎时可发生胃肠型微动脉瘤,瘤破裂后可引起大出血。

7.糖尿病

$5\%\sim35\%$的患者在病程中出现糖尿病,常见于暴发性坏死型胰腺炎患者,系由 β 细胞遭到破坏,胰岛素分泌下降;α 细胞受刺激,胰高糖素分泌增加所致。严重病例可发生糖尿病酮症酸中毒和糖尿病昏迷。

8.慢性胰腺炎

重症胰腺炎病例可因胰腺泡大量破坏而并发胰外分泌功能不全,演变成慢性胰腺炎。

9.猝死

见于极少数病例,由胰腺-心脏性反应所致。

四、检查

实验室检查对胰腺炎的诊断具有决定性意义,一般对水肿型胰腺炎,检测血清淀粉酶和尿淀粉酶已足够,对出血坏死型胰腺炎,则需检查更多项目。

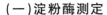

(一)淀粉酶测定

血清淀粉酶常于起病后 2～6 小时开始上升,12～24 小时达高峰。一般大于 500 单位。轻者24～72 小时即可恢复正常,最迟不超过 3～5 天。如血清淀粉酶持续增高达 1 周以上,常提示有胰管阻塞或假性囊肿等并发症。病情严重度与淀粉酶升高程度之间并不一致,出血坏死型胰腺炎,因胰腺泡广泛破坏,血清淀粉酶值可正常甚至低于正常。若无肾功能不良,则尿淀粉酶常明显增高,一般在血清淀粉酶增高后2 小时开始增高,维持时间较长,在血清淀粉酶恢复正常后仍可增高。尿淀粉酶下降缓慢,为时可达1～2 周,故适用于起病后较晚入院的患者。

胰淀粉酶分子量约为 55 000 D,易通过肾小球。急性胰腺炎时胰腺释放胰血管舒缓素,体内产生大量激肽类物质,引起肾小球通透性增加,肾脏对胰淀粉酶清除率增加,而对肌酐清除率无改变。故淀粉酶,肌酐清除率比率(Cam/Ccr)测定可提高急性胰腺炎的诊断特异性。正常人Cam/Ccr为1.5%～5.5%。平均为(3.1±1.1)%,急性胰腺炎为(9.8±1.1)%,胆总管结石时为(3.2±0.3)%。Cam/Ccr>5.5% 即可诊断急性胰腺炎。

(二)血清胰蛋白酶测定

应用放射免疫法测定,正常人及非胰病患者平均为 400 ng/mL。急性胰腺炎时增高 10～40 倍。因胰蛋白酶仅来自胰腺,故具特异性。

(三)血清脂肪酶测定

血清脂肪酶正常范围为 0.2～1.5 单位。急性胰腺炎时脂肪酶血中活性升高,常人为 1.7 单位。该酶在病程中升高较晚,且持续时间较长,达 7～10 天。在淀粉酶恢复正常时,脂肪酶仍升高,故对起病后就诊较晚的急性胰腺炎病例有诊断价值。特别有助于与腮腺炎加以鉴别,后者无脂肪酶升高。

(四)血清正铁清蛋白(MHA)测定

腹腔内出血后,红细胞破坏释放的血红蛋白经脂肪酸和弹性蛋白酶作用,转变为正铁血红蛋白。正铁血红蛋白与清蛋白结合形成 MHA。出血坏死型胰腺炎起病 12 小时后血中 MHA 即出现,而水肿型胰腺炎呈阴性,故可做该两型胰腺炎的鉴别。

(五)血清电解质测定

急性胰腺炎时血钙通常不低于 2.12 mmol/L。血钙<1.75 mmol/L。仅见于重症胰腺炎患者。低钙血症可持续至临床恢复后 4 周。如胰腺炎由高钙血症引起,则出现血钙升高。对任何胰腺炎发作期血钙正常的患者,在恢复期均应检查有无高钙血症存在。

(六)其他

测定 α_2-巨球蛋白、α_1-抗胰蛋白酶、磷脂酶 A_2、C 反应蛋白、胰蛋白酶原激活肽及粒细胞弹性蛋白酶等均有助于鉴别轻、重型急性胰腺炎,并能帮助病情判断。

五、护理

(一)休息

发作期绝对卧床休息,或取屈膝侧卧位等舒适体位,避免衣服过紧、剧痛而辗转不安者要防止坠床,保证睡眠,保持安静。

(二)输液

急性出血坏死型胰腺炎的抗休克和纠正酸碱平衡紊乱自入院始就贯穿于整个病程中,护理上需经常、准确记录 24 小时液体出入量,依据病情灵活调节补液速度,保证液体在规定的时间内输完,每天尿量应>500 mL。必要时建立两条静脉通道。

(三)饮食

饮食治疗是综合治疗中的重要环节。近来临床中发现,少数胰腺炎患者往往在有效的治疗后,因饮食不当而加重病情,甚至危及生命。采用分期饮食新法则取得较满意效果。胰腺炎的分期饮食分为禁食、胰腺炎Ⅰ号、胰腺炎Ⅱ号、胰腺炎Ⅲ号、低脂饮食五期。

1.禁食

绝对禁食可使胰腺安静休息,胰腺分泌减少至最低限度。患者需限制饮水,口渴者可含漱或湿润口唇。此期患者需静脉补充足够液体及电解质。禁食适用于胰腺炎的急性期,一般患者2~3天,重症患者5~7天。

2.胰腺炎Ⅰ号饮食

该饮食内不含脂肪和蛋白质。主要食物有米汤、果子水、藕粉、每天6餐,每次约100 mL,每天热量约为1.4 kJ(334卡),用于病情好转初期的试餐阶段。此期仍需给患者补充足够液体及电解质。Ⅰ号饮食适用于急性胰腺炎患者的康复初期,一般在病后5~7天。

3.胰腺炎Ⅱ号饮食

该饮食内含少量蛋白质,但不含脂肪。主要食物有小豆汤、果子水、藕粉、龙须面和少量鸡蛋清,每天6餐,每次约200 mL,每天热量约为1.84 kJ。此期可给患者补充少量液体及电解质。Ⅱ号饮食适用于急性胰腺炎患者的康复中期(病后8~10天)及慢性胰腺炎患者。

4.胰腺炎Ⅲ号饮食

该饮食内含有蛋白质和极少量脂类。主要食物有米粥、小豆汤、龙须面、鸡蛋清和豆油(5~10 g/d),每天5餐,每次约400 mL,总热量约为4.5 kJ。Ⅲ号饮食适用于急、慢性胰腺炎患者康复后期,一般在病后15天左右。

5.低脂饮食

该饮食内含有蛋白质和少量脂肪(约30 g),每天4~5餐,用于基本痊愈患者。

(四)营养

急性胰腺炎时,机体处于高分解代谢状态,代谢率可高于正常水平的20%~25%,同时由于感染使大量血浆渗出。因此如无合理的营养支持,必将使患者的营养状况进一步恶化,降低机体抵抗力、延缓康复。

1.全胃肠外营养(TPN)支持的护理

急性胰腺炎特别是急性出血坏死型胰腺炎患者的营养任务主要由TPN来承担。TPN具有使消化道休息、减少胰腺分泌、减轻疼痛、补充体内营养不良、刺激免疫机制、促进胰外漏自愈合等优点。近来更有代谢调理学说认为通过营养支持供给机体所需的能源和氮源,同时使用药物或生物制剂调理体内代谢反应,可降低分解代谢,共同达到减少机体蛋白质的分解,保存器官结构和功能的目的。应用TPN时需严密监护,最初数天每6小时检查血糖、尿糖,每1~2天检测血钾、钠、氯、钙、磷;定期检测肝、肾功能;准确记录24小时液体出入量;经常巡视,保持输液速度恒定,不突然更换无糖溶液;每天或隔天检查导管、消毒插管处皮肤,更换无菌敷料,防止发生感染。一旦发生感染要立即拔管,尖端部分常规送细菌培养。TPN支持一般经过2周左右的时间,逐渐过渡到肠道营养(EN)支持。

2.EN支持的护理

EN即从空肠造口管中滴入要素饮食,混合奶、鱼汤、菜汤、果汁等多种营养。EN护理要求如下。

(1)应用不能过早,一定待胃肠功能恢复、肛门排气后使用。

(2)EN 开始前 3 天,每 6 小时监测尿糖 1 次,每天监测血糖、电解质、酸碱度、血红蛋白、肝功能,病情稳定后改为每周 2 次。

(3)营养液浓度从 5% 开始渐增加到 25%,多以 20% 以下的浓度为宜。现配现用,4 ℃下保存。

(4)营养液滴速由慢到快,从 40 mL/h(15～20 滴/分)逐渐增加到 100～120 mL/h。由于小肠有规律性蠕动,当蠕动波近造瘘管时可使局部压力增高,甚至发生滴入液体逆流,因此在滴入过程中要随时调节滴速。

(5)滴入空肠的溶液温度要恒定在 40 ℃ 左右,因肠管对温度非常敏感,故需将滴入管用温水槽或热水袋加温,如果应用不当很容易发生腹胀、恶心、呕吐、腹痛、腹泻等症状。

(6)灌注时取半卧位,滴注时床头升高 45°,注意电解质补充,不足的部分可用温盐水代替。

3.口服饮食的护理

经过 3～4 周的 EN 支持,此时患者进入恢复阶段,食欲增加,护理上要指导患者订好食谱,少吃多餐,食物要多样化,告诫患者切不可暴饮暴食增加胰腺负担,防止再次诱发急性胰腺炎。

(五)胃肠减压

抽吸胃内容和胃内气体可减少胰腺分泌,防止呕吐。虽本疗法对轻至中度急性胰腺炎无明显疗效,但对并发麻痹性肠梗阻的严重病例,胃肠减压是不可缺少的治疗措施。减压同时可向胃管内间歇注入氢氧化铝凝胶等碱性药物中和胃酸,间接抑制胰腺分泌。腹痛基本缓解后即可停止胃肠减压。

(六)药物治疗的护理

1.镇痛解痉

予阿托品、山莨菪碱、普鲁苯辛、可待因、水杨酸、异丙嗪、哌替啶等及时对症处理减轻患者痛苦。据报道静脉滴注硫酸镁有一定镇痛效果。禁单用吗啡止痛,因其可引起奥狄括约肌痉挛加重疼痛。抗胆碱能药亦不宜长期使用。

2.预防感染

轻症急性水肿型胰腺炎通常无须使用抗生素。出血坏死型易并发感染,应使用足量有效抗生素。处理时应按医嘱正确使用抗生素,合理安排输注顺序,保证体内有效浓度,保持患者体表清洁,尤其应注意口腔及会阴部清洁,出汗多时应尽快擦干并及时更换衣裤等。

3.抑制胰腺分泌

抗胆碱能药物、制酸剂、H_2 受体拮抗剂、胰岛素与胰高糖素联合应用、生长抑素、降钙素、缩胆囊素受体拮抗剂(丙谷胺)等均有抑制胰腺分泌作用。使用时注意抗胆碱能药不能用于有肠麻痹者及老年人,H_2 受体拮抗剂可有皮肤过敏。

4.抗胰酶药物

早期应用抗胰酶药物可防止向重型转化和缩短病程。常用药有 FOY、Micaclid、胞磷胆碱、6-氨基己酸等。使用前二者时应控制速度,药液不可溢出血管外,注意测血压,观察有无皮疹发生。对有精神障碍者慎用胞磷胆碱。

5.胰酶替代治疗

慢性胰功能不全者需长期用胰浸膏。每餐前服用效佳。注意观察少数患者可出现过敏和叶酸水平下降。

(七)心理护理

对急性发作患者应予以充分的安慰,帮助患者减轻或去除疼痛加重的因素。由于疼痛持续时间长,患者常有不安和郁闷而主诉增多,护理时应以耐心的态度对待患者的痛苦和不安情绪,耐心听取其诉说,尽量理解其心理状态。采用松弛疗法,皮肤刺激疗法等方法减轻疼痛。对禁食等各项治疗处理方法及重要意义向患者充分解释,关心、支持和照顾患者,使其情绪稳定、配合治疗,促进病情好转。

(徐小双)

第五节　慢性胰腺炎

慢性胰腺炎是一种伴有胰实质进行性毁损的慢性炎症,我国以胆石症为常见原因,国外则以慢性酒精中毒为主要病因。慢性胰腺炎可伴急性发作,称为慢性复发性胰腺炎。由于本病临床表现缺乏特异性,可为腹痛、腹泻、消瘦、黄疸、腹部肿块、糖尿病等,易被误诊为消化性溃疡、慢性胃炎、胆管疾病、肠炎、消化不良、胃肠神经官能症等。本病虽发病率不高,但近年来有逐步增高的趋势。

一、病因

慢性胰腺炎的发病因素与急性胰腺炎相似,主要有胆管系统疾病、乙醇、腹部外伤、代谢和内分泌障碍、营养不良、高钙血症、高脂血症、血管病变、血色病、先天性遗传性疾病、肝脏疾病及免疫功能异常等。

二、临床表现

慢性胰腺炎的症状繁多且无特异性。典型病例可出现五联症,即上腹疼痛、胰腺钙化、胰腺假性囊肿、糖尿病及脂肪泻。但是同时具备上述五联症的患者较少,临床上常以某一或某些症状为主要特征。

(一)腹痛

腹痛为最常见症状,见于 $60\% \sim 100\%$ 的病例,疼痛常剧烈,并持续较长时间。一般呈钻痛或钝痛,绞痛少见。多局限于上腹部,放射至季肋下,半数以上病例放射至背部。疼痛发作的频度和持续时间不一,一般随着病变的进展,疼痛期逐渐延长,间歇期逐渐变短,最后整天腹痛。在无痛期,常有轻度上腹部持续隐痛或不适。

痛时患者取坐位,膝屈曲,压迫腹部可使疼痛部分缓解,躺下或进食则加重(这种体位称为胰体位)。

(二)体重减轻

体重减轻是慢性胰腺炎常见的表现,约见于 3/4 以上的病例。主要由于患者担心进食后疼痛而减少进食所致。少数患者因胰功能不全、消化吸收不良或糖尿病而有严重消瘦,经过补充营养及助消化剂后,体重减轻往往可暂时好转。

(三)食欲减退

常有食欲欠佳,特别是厌油类或肉食。有时食后腹胀、恶心和呕吐。

(四)吸收不良

吸收不良表现为疾病后期,胰脏丧失90%以上的分泌能力,可引起脂肪泻。患者有腹泻,大便量多、带油滴、恶臭。由于脂肪吸收不良,临床上也可出现脂溶性维生素缺乏症状。碳水化合物的消化吸收一般不受影响。

(五)黄疸

少数病例可出现明显黄疸(血清胆红素高达20 mg/dL),由胰腺纤维化压迫胆总管所致,但更常见假性囊肿或肿瘤的压迫所致。

(六)糖尿病症状

约2/3的慢性胰腺炎病例有葡萄糖耐量降低,半数有显性糖尿病,常出现于反复发作腹痛持续几年以后。当糖尿病出现时,一般均有某种程度的吸收不良存在。糖尿病症状一般较轻,易用胰岛素控制。偶可发生低血糖、糖尿病酸中毒、微血管病变和肾病变。

(七)其他

少数病例腹部可扪及包块,易误诊为胰腺肿瘤。个别患者呈抑郁状态或有幻觉、定向力障碍等。

三、并发症

慢性胰腺炎的并发症甚多,一些与胰腺炎有直接关系,另一些则可能是病因(如酒精)作用的后果。

(一)假性囊肿

见于9%~48%的慢性胰腺炎患者。多数为单个囊肿。囊肿大小不一,表现多样。假性囊肿内胰液泄漏至腹腔,可引起胰性无痛性腹水,呈隐匿起病,腹水量甚大,内含高活性淀粉酶。

巨大假性囊肿,压迫胃肠道,可引起幽门或十二指肠近端狭窄,甚至压迫十二指肠空肠交接处和横结肠,引起不全性或完全性梗阻。假性囊肿破入邻近脏器可引起内瘘。囊肿内胰酶腐蚀囊肿壁内小血管可引起囊肿内出血,如腐蚀邻近大血管,可引起消化道出血或腹腔内出血。

(二)胆管梗阻

8%~55%的慢性胰腺炎患者发生胆总管的胰内段梗阻,临床上有无黄疸不定。有黄疸者中罕有需手术治疗者。

(三)其他

酒精性慢性胰腺炎可合并存在酒精性肝硬化。慢性胰腺炎患者好发口腔、咽、肺、胃和结肠癌肿。

四、实验室检查

(一)血清和尿淀粉酶测定

慢性胰腺炎急性发作时血尿淀粉酶浓度和Cam/Ccr比值可一过性地增高。随着病变的进展和较多的胰实质毁损,在急性炎症发作时可不合并淀粉酶升高。测定血清胰型淀粉酶同工酶可作为反映慢性胰腺炎时胰功能不全的试验。

（二）葡萄糖耐量试验

可出现糖尿病曲线。有报道慢性胰腺炎患者中有 78.7％试验阳性。

（三）胰腺外分泌功能试验

在慢性胰腺炎时有 80％～90％的病例胰外分泌功能异常。

（四）吸收功能试验

最简便的是做粪便脂肪和肌纤维检查。

（五）血清转铁蛋白放射免疫测定

慢性胰腺炎血清转铁蛋白明显增高，特别对酒精性钙化性胰腺炎有特异价值。

五、护理

（一）体位

协助患者卧床休息，选择舒适的卧位。有腹膜炎者宜取半卧位，利于引流和使炎症局限。

（二）饮食

脂肪对胰腺分泌具有强烈的刺激作用并可使腹痛加剧。因此，一般以适量的优质蛋白、丰富的维生素、低脂无刺激性半流质或软饭为宜，如米粥、藕粉、脱脂奶粉、新鲜蔬菜及水果等。每天脂肪供给量应控制在 20～30 g，避免粗糙、干硬、胀气及刺激性食物或调味品。少食多餐、禁止饮酒。对伴糖尿病患者，应按糖尿病饮食进餐。

（三）疼痛护理

绝对禁酒、避免进食大量肉类饮食、服用大剂量胰酶制剂等均可使胰液与胰酶的分泌减少，缓解疼痛。护理中应注意观察疼痛的性质、部位、程度及持续时间，有无腹膜刺激征。协助取舒适卧位以减轻疼痛。适当应用非麻醉性镇痛剂，如阿司匹林、吲哚美辛、布洛芬、对乙酰氨基酚等非甾体抗炎药。对腹痛严重，确实影响生活质量者，可酌情使用麻醉性镇痛剂，但应避免长期使用，以免导致患者对药物产生依赖性。给药 30 分钟后须评估并记录镇痛药物的效果及不良反应。

（四）维持营养需要量

蛋白-热量营养不良在慢性胰腺炎患者是非常普遍的。进餐前 30 分钟为患者镇痛，以防止餐后腹痛加剧，使患者惧怕进食。进餐时胰酶制剂同食物一起服用，可以保证酶和食物适当混合，取得满意效果。同时，根据医嘱及时给予静脉补液，保证热量供给，维持水、电解质、酸碱平衡。严重的慢性胰腺炎患者和中至重度营养不良者，在准备手术阶段应考虑提供肠外或肠内营养支持。护理上需加强肠内、外营养液的输注护理，防止并发症。

（五）心理护理

因病程迁延，反复疼痛、腹泻等症状，患者常有消极悲观的情绪反应，对手术及预后的担心常引起焦虑和恐惧。护理上应关心患者，采用同情、安慰、鼓励法与患者沟通，稳定患者情绪，讲解疾病知识，帮助患者树立战胜疾病的信心。

（徐小双）

第八章

感染科护理

第一节　甲型 H1N1 流感

一、疾病概述

(一)概念

墨西哥暴发"人感染猪流感"疫情,造成人员死亡。随后,全球范围内暴发此疫情。普通猪流感是一种人畜共患传染性疾病,指发生于猪群的流感,通常人很少感染,患者大多数与病猪有直接接触史。研究发现,此次疫情是由新型猪源性甲型 H1N1 流感病毒引起的一种急性呼吸道传染病,其病原为变异后的新型甲型 H1N1 流感病毒,该毒株包含猪流感、禽流感和人流感 3 种流感病毒的基因片段,主要通过直接或间接接触、呼吸道等途径在人间传播。临床主要表现为流感样症状,多数患者临床表现较轻,少数患者病情重,进展迅速,可出现病毒性肺炎,合并呼吸衰竭、多脏器功能损伤,严重者可以导致死亡。由于人群普遍对该病毒没有天然免疫力,导致甲型 H1N1 流感在全球范围内传播。中华人民共和国卫健委宣布将"甲型 H1N1 流感"纳入《中华人民共和国传染病防治法》规定的乙类传染病,依照甲类传染病采取预防、控制措施。

(二)病原学

引起流行性感冒的主要病原体是流感病毒,属于正黏病毒科,流感病毒属。流感病毒具有包膜和分节段的单股负链 RNA,自外而内分为包膜、基质蛋白及核心三部分。根据基质蛋白抗原、基因特性和病毒颗粒核蛋白的不同,分为甲(A)、乙(B)、丙(C)三型。甲型流感可导致部分地区季节性流行,甚至能引起世界性暴发性大流行。

甲型 H1N1 流感病毒属正黏病毒科甲型流感病毒属的单链 RNA 病毒,根据病毒表面的糖蛋白血凝素(hemagglutinin,HA)和神经氨酸酶(neuraminidase,NA)的不同抗原特性可将甲型流感病毒分为多个亚型。HA 的作用像一把钥匙,帮助病毒打开宿主细胞的大门;NA 的作用是破坏细胞的受体,使病毒在宿主体内自由传播。这两种酶有高度的变异性,迄今为止已确定的甲型流感病毒都是根据 16 种 HA(H1~16)和 9 种 NA(N1~9)的排列组合从而命名各种亚型,如H1N1、H1N2、H5N1 等。其中HA1~3 型能够导致人类流感的大流行。由于大多数 H1N1 病毒株普遍存在于猪这种宿主体内,因此疾病暴发前期曾一度被世界卫生组织命名为"猪流感"。

甲型流感病毒表面 H 抗原具有高度易变性,因此,人类无法对该流感获得持久免疫力。流感病毒抗原性变异有抗原转变、抗原漂移两种形式,前者只在甲型流感病毒中发生。不同种属动物甲型流感病毒或不同亚型甲型流感病毒的核酸序列发生基因重排,形成重排病毒,即出现新毒株。由于病毒的抗原发生转变,人群对该病毒普遍缺乏免疫力,导致流感暴发或大流行。

典型的甲型 H1N1 流感病毒颗粒呈球状,直径为 80～120 nm,有囊膜。脂质囊膜上有许多放射状排列的突起糖蛋白(刺突),刺突分别是红细胞血凝素(HA)、神经氨酸酶(NA)和基质蛋白 M2,长度为10～14 nm。基质蛋白(M1)位于病毒包膜内部。病毒颗粒内为核衣壳,呈螺旋状对称,直径为 10 nm,包含 RNA 片段、聚合酶蛋白(PB1、PB2、PA),一些酶(包括糖蛋白血凝素、神经氨酸酶、离子通道蛋白 M2 及聚合酶蛋白)在病毒的整个生命周期中起着至关重要的作用。

甲型 H1N1 流感病毒为单股负链 RNA 病毒,基因组约为 13.6 kb,由大小不等的 8 个独立RNA 片段组成,分别编码 10 种蛋白:NA、HA、PA(RNA 聚合酶亚基 PA)、PB1(RNA 聚合酶亚基 PB1)、PB2(RNA 聚合酶亚基 PB2)、M(基质蛋白,包括 M1 和 M2,由同一 RNA 片段编码)、NS(非结构蛋白,包括 N1 和 N2,由同一 RNA 片段编码)、NP(核蛋白)。甲型 H1N1 流感病毒由猪流感、禽流感和人流感 3 种流感病毒的基因片段组成,是猪流感病毒的一种新型变异株。

甲型 H1N1 流感病毒对热敏感,56 ℃条件下 30 分钟可灭活。对紫外线敏感,但用紫外线灭活猪流感病毒能引起病毒的多重复活。猪流感病毒为有囊膜病毒,对乙醇、碘伏、碘酊氯仿、丙酮等有机溶剂均敏感。

(三)流行病学

1.概述

全球历史上曾有多次流感大流行,发病率高,人群普遍对其易感,全球人群感染率为 5%～20%,病死率 0.1%。20 世纪共发生 5 次流感大流行,分别于 1900 年、1918 年、1957 年、1968 年和 1977 年,其中以 1918 年西班牙的大流感(H1N1)最严重,全球约 5 亿人感染,病死率 2.5%。尽管在 2010 年 8 月份,世界卫生组织宣布甲型 H1N1 流感大流行期已经结束,但甲型 H1N1 流感在世界各地均存在随时卷土重来之势。

甲型 H1N1 流感的传播方式主要为呼吸道传播,其传播途径多,速度快,容易在人员密集、空气不流通的场所生存和传播,并随着人员的流动把流感病毒传播到四面八方而造成流行。当一种新的流感病毒在人类引起大规模流行后,感染过或注射过疫苗的人就对这种病毒有了一定的抵抗力,再次流行时传播和感染强度会大大减弱。同样,甲型 H1N1 流感已逐渐转变为季节性流感,并成为流感主导毒株。其流行特点是流行强度和流行范围较小,重症病例发生率较低。

2.传染源

传染源主要为甲型 H1N1 流感患者和无症状感染者。虽然猪体内已发现甲型 H1N1 流感病毒,但目前尚无证据表明动物为传染源。

甲型 H1N1 流感患者的传染期是出现症状前 1 天至发病后 7 天,或至症状消失后 24 小时(以两者之间较长者为准)。年幼儿童、免疫力低下者或者重患者的传染期可能更长。部分人虽携带病毒而自身可不发病,但仍可传染他人。

3.传播途径

甲型 H1N1 流感病毒主要通过感染者打喷嚏或咳嗽等飞沫或气溶胶经呼吸道传播,也可通过口腔、鼻腔、眼睛等处黏膜直接或间接接触传播。接触患者的呼吸道分泌物、体液和被病毒污染的物品亦可能造成传播。此外,要考虑到粪口传播,因为许多患者有腹泻症状,可能存在粪便排毒。人类不会通过接触猪肉类或者食用猪肉类产品感染甲型 H1N1 流感。

4.易感人群

人群普遍易感,无特异免疫力,9～19 岁年龄发病率高,短期内学校可发生聚集性病例。以下人群为感染甲型 H1N1 流感病毒的高危患者:①妊娠期妇女。②肥胖者(体质指数≥40 危险度高,体质指数在 30～39 可能是高危因素)。③年龄＜5 岁的儿童(年龄＜2 岁更易发生严重并发症)。④年龄＞65 岁的老年人。⑤伴有以下疾病或状况者:慢性呼吸系统疾病、心血管系统疾病(高血压除外)、肾病、肝病、血液系统疾病、神经系统及神经肌肉疾病、代谢及内分泌系统疾病、免疫功能抑制(包括应用免疫抑制剂或 HIV 感染等致免疫功能低下)、19 岁以下长期服用阿司匹林者。以上人群如出现流感相关症状,较易发展为重症病例,应当给予高度重视,应尽早进行甲型 H1N1 流感病毒核酸检测及其他必要检查。

(四)发病机制与相关病理生理

甲型 H1N1 流感是一种流感病毒急性感染,发病机制既与病毒复制并直接造成细胞损伤和死亡有关,也与机体和病毒的免疫作用有关。病理发现主要来自尸体解剖,主要的病例改变为支气管和肺泡上皮细胞损伤、肺泡腔渗出、水肿,肺泡积血,中性粒细胞、淋巴细胞及单核样细胞浸润,部分肺组织形成以中性粒细胞浸润为主的脓肿灶。其他病理改变包括肺血栓形成和嗜血现象。

(五)临床特点

甲型 H1N1 流感是一种自限性的呼吸系统疾病,临床表现与季节性流感相似。大部分患者临床表现比较轻微,但具有高危因素的患者容易发展为重症甚至死亡。潜伏期一般为 1～7 天,多为 1～3 天,比普通流感、禽流感潜伏期长。

大多数病例有典型的流感样症状,表现为发热、咳嗽、咽痛和流鼻涕。8%～32%的病例不发热。全身症状多见,如乏力、肌肉酸痛、头痛。恶心、呕吐和腹泻等消化道症状比季节性流感多见。严重症状包括气短、呼吸困难、长时间发热、神志改变、咯血、脱水症状、呼吸道症状缓解后再次加重。重症病毒性肺炎急性进展很常见,多出现起病后 4～5 天,可导致严重低氧血症、急性呼吸窘迫综合征(ARDS)、休克、急性肾衰竭。合并 ARDS 的重症患者可以出现肺栓塞。14%～15%的甲型 H1N1 流感表现为 COPD 或哮喘急性加重,或其他基础病急性加重。少见的临床综合征包括病毒性脑炎或脑病,出现意识不清、癫痫、躁动等神经系统症状;以及急性病毒性心肌炎。新生儿和婴儿典型流感样症状少见,但可表现为呼吸暂停、低热、呼吸急促、发绀、嗜睡、喂养困难和脱水。儿童病例易出现喘息,部分儿童病例出现中枢神经系统损害。妊娠中晚期妇女感染甲型 H1N1 流感后较多表现为气促,易发生肺炎、呼吸衰竭等。妊娠期妇女感染甲型 H1N1 流感后可导致流产、早产、胎儿宫内窘迫、胎死宫内等不良妊娠结局。

(六)辅助检查

1.血常规检查

白细胞总数一般正常,重症病例可表现为淋巴细胞降低。部分儿童重症病例可出现白细胞总数升高。

2.血生化检查

部分病例出现低钾血症,少数病例肌酸激酶、天门冬氨酸氨基转移酶、丙氨酸氨基转移酶、乳酸脱氢酶升高。

3.病原学检查

(1)病毒核酸检测:以 RT-PCR(最好采用 real-time RT-PCR)法检测呼吸道标本(咽拭子、鼻拭子、鼻咽或气管抽取物、痰)中的甲型 H1N1 流感病毒核酸,结果可呈阳性。

(2)病毒分离:呼吸道标本中可分离出甲型 H1N1 流感病毒。

(3)血清抗体检查:动态检测双份血清甲型 H1N1 流感病毒特异性抗体水平呈 4 倍或 4 倍以上升高。

4.胸部影像学检查

甲型 H1N1 流感肺炎在胸部 X 线片和 CT 的基本影像表现为肺内片状影,为肺实变或磨玻璃密度,可合并网、线状和小结节影。片状影为局限性或多发、弥漫性分布,病变在双侧肺较多见。可合并胸腔积液。发生急性呼吸窘迫综合征时病变进展迅速,双肺有弥漫分布的片状影像。儿童病例肺炎出现较早,病变多为多发及弥漫分布,动态变化快,合并胸腔积液较多见。

(七)诊断

甲型 H1N1 流感的临床表现与季节性流感相同,因此,除流感病毒外,多种细菌、病毒、支原体、衣原体等亦可引起类似症状,包括呼吸道合胞病毒、副流感病毒、鼻病毒、腺病毒、冠状病毒,嗜肺军团菌感染等。临床表现均为不同程度的发热、咳嗽、咳痰、胸闷、气促、乏力、头痛和肌痛等,统称为流感样疾病。甲型 H1N1 流感病毒虽然是一种新型病毒,但是患者感染这种病毒后的症状表现却与上述疾病从临床表现上无法进行区分,很难从症状上判断是否感染了甲型 H1N1 流感。因此,最终确诊需要依据特异性的实验室检查,如血清学检查、核酸检测和病原体分离。

1.疑似病例

符合下列情况之一即可诊断为疑似病例。符合下述 3 种情况,在条件允许的情况下,可安排甲型 H1N1 流感病原学检查。

(1)发病前 7 天内与传染期的甲型 H1N1 流感疑似或确诊病例有密切接触,并出现流感样临床表现。密切接触是指在无有效防护的条件下照顾感染期甲型 H1N1 流感患者;与患者共同生活,暴露于同一环境;或直接接触过患者的气道分泌物、体液等。

(2)发病前 7 天内曾到过甲型 H1N1 流感流行(出现病毒的持续人间传播和基于社区水平的流行和暴发)的国家或地区,出现流感样临床表现。

(3)出现流感样临床表现,甲型 H1N1 流感病毒检测阳性,但未进一步排除既往已存在的亚型。

2.临床诊断病例

仅限于以下情况做出临床诊断:同一起甲型 H1N1 流感暴发疫情中,未经实验室确诊的流感样症状病例,在排除其他致流感样症状疾病时,可诊断为临床诊断病例。在条件允许的情况下,临床诊断病例可安排病原学检查。

甲型 H1N1 流感暴发是指一个地区或单位短时间内出现异常增多的流感样病例,经实验室检测确认为甲型 H1N1 流感疫情。

3.确诊病例

出现流感样临床表现,同时有以下一种或几种实验室检测结果即可确诊。

(1)甲型 H1N1 流感病毒核酸检测阳性(可采用 real-time RT-PCR 和 RT-PCR 方法)。

(2)血清甲型 H1N1 流感病毒的特异性中和抗体水平呈 4 倍或 4 倍以上升高。

(3)分离到甲型 H1N1 流感病毒。

4.重症与危重病例诊断

(1)重症病例:出现以下情况之一者为重症病例。①持续高热＞3 天,伴有剧烈咳嗽,咳脓痰、血痰,或胸痛。②呼吸频率快,呼吸困难,口唇发绀。③神志改变,反应迟钝、嗜睡、躁动、惊厥等。④严重呕吐、腹泻,出现脱水表现。⑤影像学检查有肺炎征象。⑥肌酸激酶(CK)、肌酸激酶M 同工酶(CK-MB)等心肌酶水平迅速增高。⑦原有基础疾病明显加重。

(2)危重病例:出现以下情况之一者为危重病例。①呼吸衰竭。②感染中毒性休克。③多脏器功能不全。④出现其他需进行监护治疗的严重临床情况。

(八)治疗原则

1.一般治疗

休息,多饮水,密切观察病情变化;对高热病例可给予退热治疗。

2.抗病毒治疗

此种甲型 H1N1 流感病毒目前对神经氨酸酶抑制剂奥司他韦、扎那米韦敏感,对金刚烷胺和金刚乙胺耐药。

(1)奥司他韦:成人用量为 75 mg,每天 2 次,疗程为 5 天。对于危重或重症病例,奥司他韦剂量可酌情加至 150 mg,每天 2 次。对于病情迁延病例,可适当延长用药时间。1 岁及以上年龄的儿童患者应根据体重给药,体重不足 15 kg 者,予以 30 mg,每天 2 次;体重 15～23 kg 者,予以 45 mg,每天 2 次;体重 24～40 kg 者,予以 60 mg,每天 2 次;体重大于 40 kg 者,予以 75 mg,每天2 次。对于儿童危重症病例,奥司他韦剂量可酌情加量。

(2)扎那米韦:用于成人及 5 岁以上儿童。成人用量为 10 mg 吸入,每天 2 次,疗程为 5 天。5 岁及以上儿童用法同成人。

(3)对于临床症状较轻且无并发症的甲型 H1N1 流感病例,无须积极应用神经氨酸酶抑制剂。感染甲型 H1N1 流感的高危人群应及时给予神经氨酸酶抑制剂进行抗病毒治疗。开始给药时间应尽可能在发病 48 小时以内(以 36 小时内为最佳),不一定等待病毒核酸检测结果,即可开始抗病毒治疗。孕妇在出现流感样症状之后,宜尽早给予神经氨酸酶抑制剂治疗。对于就诊时即病情严重、病情呈进行性加重的病例,须及时用药,即使发病已超过 48 小时,亦应使用。

3.其他治疗

(1)如出现低氧血症或呼吸衰竭,应及时给予相应的治疗措施,包括氧疗或机械通气等。

(2)合并休克时给予相应抗休克治疗。

(3)出现其他脏器功能损害时,给予相应支持治疗。

(4)出现继发感染时,给予相应抗感染治疗。

(5)妊娠期的甲型 H1N1 流感危重病例,应结合患者的病情严重程度、并发症和合并症发生情况、妊娠周数及患者和家属的意愿等因素,考虑终止妊娠的时机和分娩方式。

(6)对危重病例,也可以考虑使用甲型 H1N1 流感近期康复者恢复期血浆或疫苗接种者免疫血浆进行治疗。对发病 1 周内的危重病例,在保证医疗安全的前提下,宜早期使用。推荐用法:一般成人100～200 mL,儿童酌情减量,静脉输入。必要时可重复使用。使用过程中,注意变态反应。

(九)预防

目前,中国甲型 H1N1 流感虽处于低发期,但国外有些国家仍然处在高发状态,形势依然严峻,不能掉以轻心。控制人感染甲型 H1N1 流感病毒,其关键在于预防。

1.控制传染源

积极监测疫情变化。一旦监测发现甲型 H1N1 流感患者,立即按照有关规定对疫源地彻底消毒。对确诊病例、疑似病例进行住院观察、预防隔离治疗。对与患者有密切接触者进行登记,给予为期 7 天的医学观察和随访,并限制活动范围,做到早发现、早报告、早诊断、早治疗。

2.切断传播途径

消毒是切断传播途径控制甲型 H1N1 流感病毒感染的重要措施之一。

(1)彻底消毒感染者工作及居住环境,对病死者的废弃物应立即就地销毁或深埋。

(2)收治患者的门诊和病房按禽流感、SARS 标准做好隔离消毒:①医务人员要增强自我防护意识,进行标准防护。首先要勤洗手,养成良好的个人卫生习惯,用快速手消毒液消毒。进入污染区要穿隔离衣、戴口罩、帽子、手套,必要时戴目镜,学会正确穿脱隔离衣。②用过的体温计用 75% 乙醇浸泡 15 分钟,干燥保存;血压器、听诊器每次使用前后用 75% 乙醇擦拭消毒;隔离衣、压舌板使用一次性用品,保证不被交叉感染。③保持室内空气清新流通,对诊室、病房、教室、宿舍等公共场合进行空气消毒,采用循环紫外线空气消毒器,用乳酸 2~4 mL/100 m² 或者过氧乙酸 2~4 g/m³ 熏蒸,或用 1%~2% 漂白粉或含氯消毒液喷洒。④防止患者排泄物及血液污染院内环境、医疗用品,一旦污染需用 0.2%~0.4% 的 84 消毒液擦拭消毒,清洗干净,干燥保管。⑤所用抹布、拖布清洁区、污染区分开使用,及时更换,经常用 0.2% 的 84 消毒液擦拭桌子表面、门把手等物体表面,感染性垃圾用黄色塑料袋分装,专人焚烧处理。

(3)患者的标本按照不明原因肺炎病例要求进行运送和处理。

3.保护健康人群

(1)保持室内空气流通,每天开窗通风 2 次,每次 30 分钟。注意家庭环境卫生,保持室内及周围环境清洁。

(2)避免接触生猪或前往有猪的场所;避免到人多拥挤或通风不良的公共场所,接触流感样症状(发热、咳嗽、流涕)或肺炎等呼吸道患者,特别是儿童、老年人、体弱者和慢性病患者。

(3)养成良好的个人卫生习惯,经常使用肥皂和清水洗手,尤其在咳嗽或打喷嚏时,应用使纸巾、手帕遮住口鼻,然后将纸巾丢进垃圾桶;打喷嚏、咳嗽和擦鼻子后要洗手,必要时应用乙醇类洗手液;接触呼吸道感染者及其呼吸道分泌物后要立即洗手,接触确诊或疑似患者时要戴口罩。

(4)保持良好的饮食习惯,注意多喝水,营养充分,不吸烟,不酗酒。保证充足睡眠,勤于锻炼,减少压力。

(5)如出现流感样症状(发热、咳嗽、流涕等),应及时到医院检查治疗,不要擅自购买和服用药物,并向当地卫生机构和检验部门说明。确诊为流感者应主动与健康人隔离,尽量不要去公共场所,防止传染他人。

(6)对健康人群进行甲型 H1N1 流感疫苗预防接种。疫苗能增加人群的免疫力和降低病毒的复制能力,减慢感染扩散,降低流行峰值的高度,是个人预防的重要措施。儿童免疫接种达到 70% 的覆盖率即能有效地减轻流感在儿童中的流行,并能降低与其接触的社区人群的感染率。灭活流感疫苗(TIV)和减毒活疫苗(LAIV)是目前批准使用的甲型 H1N1 流感疫苗。美国推荐用常规 TIV 预防接种 6~59 个月的儿童,鼻喷剂 LAIV 只推荐在 5 岁以上儿童中使用。人群大规模接种流感疫苗可能会发生严重不良反应,必须引起高度重视。

二、护理评估

(一)流行病学评估

1.可能的传播途径

甲型 H1N1 流感病毒可通过感染者咳嗽和打喷嚏等传播,接触受感染的生猪、接触被人感染甲型 H1N1 流感病毒污染的环境、与感染甲型 H1N1 流感病毒的人发生接触。

2.传染源

甲型 H1N1 流感患者为主要传染源。虽然猪体内已发现甲型 H1N1 流感病毒,但目前尚无证据表明动物为传染源。

3.易感人群

老人和儿童、从疫区归来人员、甲型 H1N1 流感病毒实验室研究人员、体弱多病者易感。

(二)健康史评估

(1)了解患者的年龄、性别、身高、体重、营养状况等。

(2)询问患者起病的时间,起病急缓程度,有无发热、咳嗽、喉痛、头痛等全身症状。有无腹泻、呕吐肌肉痛等;询问患者既往治疗史,效果如何,服用过何种药物,服药的时间、剂量、疗效如何,有无不良反应。

(3)询问患者是否与猪流感患者有过密切接触。

(三)身体评估

(1)评估患者的体温、血压、脉搏;监测并记录体温的变化;评估患者的全身状况,有无身体疼痛、头痛、疼痛持续时间、头痛的性质,有无呕吐、腹泻,眼睛是否发红;进行体格检查。

(2)评估患者有无潜在并发症,如严重肺炎、急性呼吸窘迫综合征、肺出血、胸腔积液、全血细胞减少、肾衰竭、败血症、休克及 Reye 综合征等。

(四)心理-社会评估

由于患者对疾病缺乏认识,对隔离制度的不理解,容易产生恐惧、焦虑的心理,评估患者的精神状态,心理状况;评估其家庭支持系统对患者的关心和态度,对消毒隔离的认识。

(五)辅助检查结果评估

1.血常规

白细胞总数一般不高或降低。

2.病原学检查

(1)病毒核酸检测:以 RT-PCR 法检测呼吸道标本中的甲型 H1N1 流感病毒核酸,结果可呈阳性。

(2)病毒分离:呼吸道标本中可分离出甲型 H1N1 流感病毒。合并病毒性肺炎时肺组织中亦可分离出该病毒。

3.血清学检查

动态检测血清甲型 H1N1 流感病毒特异性中和抗体水平呈 4 倍或 4 倍以上升高。

4.影像学检查

可根据病情行胸部影像学等检查。合并肺炎时肺内可见斑片状炎性浸润影。

三、护理诊断/问题

(一)体温过高

体温过高与病毒血症有关。

(二)焦虑

焦虑与知识缺乏、隔离治疗等有关。

(三)潜在并发症

潜在并发症如肺炎、急性呼吸窘迫综合征、肺出血、胸腔积液等。

(四)有传播感染的危险

传播感染与病原体播散有关。

四、护理措施

(一)隔离要求

1.疑似病例

疑似病例安排单间病室隔离观察,不可多人同室。

2.确诊病例

确诊病例由定点医院收治。收入甲型 H1N1 流感病房,可多人同室。

3.孕产期妇女感染甲型 H1N1 流感

孕妇感染甲型 H1N1 流感进展较快,较易发展为重症病例,应密切监测病情,必要时住院诊治,由包括产科专家在内的多学科专家组会诊,对孕产妇的全身状况及胎儿宫内安危状况进行综合评估,并进行相应的处理。如果孕妇在妇幼保健专科医院进行产前检查,建议转诊至综合医院处理。接受孕产期妇女甲型 H1N1 流感转诊病例的医院必须具备救治危重新生儿的能力。孕产期妇女辅助检查应根据孕产期情况进行产科常规项目检查。孕妇行胸部影像学检查时注意做好对胎儿的防护。

(1)待产期的甲型 H1N1 流感病例应在通风良好的房间单独隔离。

(2)分娩期的甲型 H1N1 流感病例应戴口罩,防止新生儿感染甲型 H1N1 流感。分娩过程中加强监护,并使患者保持乐观情绪。与患者有接触的医务人员和其他人员均应戴防护面罩和手套,穿隔离衣。使用隔离分娩室或专用手术间,术后终末消毒。在产后立即隔离患甲型 H1N1 流感的产妇和新生儿,可降低新生儿感染的风险。新生儿应立即转移至距离产妇 2 米外的辐射台上,体温稳定后立即洗澡。

(3)患甲型 H1N1 流感的产妇产后应与新生儿暂时隔离,直至满足以下全部条件:①服用抗病毒药物 48 小时后。②在不使用退烧药的情况下 24 小时没有发热症状。③无咳嗽、咳痰。满足上述条件的产妇,可直接进行母乳喂养。在哺乳前应先戴口罩,用清水和肥皂洗手,并采取其他防止飞沫传播的措施。在发病后 7 天之内,或症状好转 24 小时内都应采取上述措施。鼓励产后母乳喂养,母乳中的保护性抗体可帮助婴儿抵抗感染。为避免母乳喂养过程中母婴的密切接触,隔离期间可将母乳吸出,由他人代为喂养。

(4)甲型 H1N1 流感的患者分娩的新生儿属于高暴露人群,按高危儿处理,注意观察有无感染征象,并与其他新生儿隔离。

(5)曾患甲型 H1N1 流感的产妇出院时,应告知产妇、亲属和其他看护人预防甲型 H1N1 流

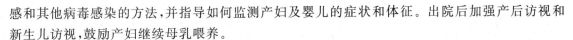

感和其他病毒感染的方法,并指导如何监测产妇及婴儿的症状和体征。出院后加强产后访视和新生儿访视,鼓励产妇继续母乳喂养。

(二)常规护理

实行严密隔离制度,嘱患者多卧床休息,多饮水,进食清淡、易消化、富含营养的食物。

(三)病情观察

严密监测患者的生命体征,记录患者体温、血压、心率的变化,记录液体出入量;评估患者的精神状态,意识情况;观察患者有无呼吸困难、少尿等症状,若有,提示有并发症的发生,及时通知医师,配合治疗。

(四)用药护理

人类已研制出的所有流感疫苗对于猪流感都无效,但人感染猪流感是可防、可控、可治的。及早应用抗病毒药物,在进行常规抗病毒治疗的过程中,观察药物的疗效及不良反应,鼓励患者坚持治疗。为防止细菌感染的发生,可应用抗生素。

(五)心理护理

由于患者对甲型流感的认识不足,对隔离制度的不理解,容易产生焦虑、恐惧、孤独感;护理工作人员应热心的与患者交流,回答患者提出的问题,向患者及家属讲解此病的传播途径,隔离的意义,鼓励患者配合治疗,树立与疾病作斗争的信心,争取早日的康复。

(六)健康教育

(1)勤洗手,养成良好的个人卫生习惯。

(2)睡眠充足,多喝水,保持身体健康。

(3)应保持室内通风,少去人多不通风的场所。

(4)做饭时生熟分开很重要,猪肉烹饪至 71 ℃以上,以完全杀死猪流感病毒。

(5)避免接触生猪或前往有猪的场所。

(6)咳嗽或打喷嚏时用纸巾遮住口鼻,如无纸巾不宜用手,而是用肘部遮住口鼻。

(7)常备治疗感冒的药物,一旦出现流感样症状(发热、咳嗽、流涕等),应尽早服药对症治疗,并尽快就医,不要上班或上学,尽量减少与他人接触的机会。

(8)避免接触出现流感样症状的患者。

(七)出院标准

根据中国卫健委甲型 H1N1 流感诊疗方案,达到以下标准可以出院。

(1)体温正常 3 天,其他流感样症状基本消失,临床情况稳定,可以出院。

(2)因基础疾病或并发症较重,需较长时间住院治疗的甲型 H1N1 流感病例,在咽拭子甲型 H1N1 流感病毒核酸检测转为阴性后,可从隔离病房转至相应病房做进一步治疗。

五、护理效果评估

(1)患者体温逐渐恢复正常。

(2)患者能自我调节情绪,焦虑减轻。

(3)患者遵守隔离制度,坚持合理用药。

(4)患者无并发症的发生。

(5)住院期间没有新的感染病例。

(王 星)

第二节 传染性非典型肺炎

一、疾病概述

(一)概念和特点

传染性非典型肺炎又称严重急性呼吸综合征(severe acute respiratory syndromes,SARS)是一种因感染 SARS 相关冠状病毒而导致的急性传染病。以发热、干咳、胸闷为主要症状,严重者出现快速进展的呼吸功能衰竭。

SARS 相关冠状病毒在干燥塑料表面最长存活 4 天,腹泻患者的粪便中至少存活 4 天,在 0 ℃时可长期存活。对热敏感,56 ℃加热 90 分钟,75 ℃加热 30 分钟或紫外线照射 60 分钟可被灭活,暴露于常用消毒剂即失去感染性。

现症患者是重要的传染源。近距离飞沫传播是本病最主要的传播途径。人群普遍易感。本病首发于我国,迅速传至亚洲、北美、欧洲其他地区,以大中城市多见。发病季节为冬春季。

(二)发病机制与相关病理生理

病毒在侵入机体后,早期可出现病毒血症,引起机体细胞免疫受损,出现异常免疫反应,造成肺部损害。肺部的病理改变见弥漫性肺泡损伤、间质性肺炎病变为主,有肺水肿及透明膜形成。病程 3 周后有肺泡内机化及肺间质纤维化,造成肺泡纤维闭塞,出现急性呼吸窘迫综合征。

(三)临床特点

按病情的轻重分为普通型、轻型和重型。典型病例起病急,变化快。通常以发热为首发症状,体温常超过 38 ℃,热程为 1~2 周;可伴有畏寒、头痛、食欲缺乏、身体不适、皮疹和腹泻等感染中毒性症状。呼吸道症状表现为起病 3~7 天后出现频繁干咳、气短或呼吸急促、呼吸困难;常无流涕、咽痛等上呼吸道卡他症状。痰少,偶有痰中带血丝。轻型病例临床症状轻,病程短。多见于儿童或接触时间较短的病例。重型病例病情重,进展快,易出现急性呼吸窘迫综合征。

(四)辅助检查

1.实验室检查

血常规早期白细胞计数正常或降低,中性粒细胞可增多。并发细菌性感染时,白细胞计数可升高。多数重症患者白细胞计数减少,$CD4^+$ 和 $CD8^+$ T 淋巴细胞均明显减少。

2.血气分析

部分患者出现低氧血症和呼吸性碱中毒改变,重者出现 1 型呼吸衰竭。

3.X 线检查

胸部 X 线、CT 检查见肺部以间质性肺炎为主要特征。肺部阴影与症状体征可不一致,临床症状还不严重时,胸部 X 线片中已显示肺部有絮状阴影,并呈快速发展趋势。

4.病原学检查

患者呼吸道分泌物、排泄物、血液等标本,进行病毒分离,阳性可明确诊断。

5.血清学检查

双份血清抗体有 4 倍或以上升高,可作为确诊的依据。阴性不能排除本病。

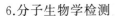

6.分子生物学检测

PCR 方法敏感度较高,特异性较强,可用于检查痰液、鼻咽分泌物、血液、活检标本等。单份或多份标本 2 次以上为阳性者可明确诊断。阴性者不能排除本病的诊断。

(五)治疗原则

(1)早发现、早诊断、及时治疗有助于控制病情发展。以对症支持治疗和针对并发症的治疗为主。

(2)在疗效不明确的情况下,应尽量避免多种抗生素、抗病毒药、免疫调节剂、糖皮质激素等长期、大剂量地联合应用。

(3)高热者可使用解热镇痛药。

(4)咳嗽、咳痰者给予镇咳、祛痰药。

(5)腹泻患者注意补液及纠正水、电解质失衡。

(6)并发或继发细菌感染,可选用大环内酯类、氟喹诺酮类等抗生素。

(7)有严重中毒症状可应用糖皮质激素治疗。

(8)抗病毒可试用蛋白酶抑制剂类药物洛匹那韦＋利托那韦等。

(9)重症患者可使用免疫增强药物,如胸腺素和免疫球蛋白。

二、护理评估

(一)流行病学史评估

评估患者发病前 2 周是否有同类患者接触史;是否生活在流行区或发病前 2 周到过流行区;是否发生在冬春季。

(二)一般评估

1.生命体征

患者大多有发热,心率加快,呼吸急促等症状,非典重症患者呼吸频率＞30 次/分,多器官功能衰竭者血压可下降。

2.患者主诉

患者主诉咳嗽、气促、呼吸困难、腹泻等。

(三)身体评估

1.头颈部

观察有无急性面容,有无呼吸急促、呼吸窘迫、口唇发绀,有无出汗。

2.胸部

肺炎体征表现为语音震颤增强,可闻及肺部湿啰音,严重者胸部叩诊呈实音。

(四)心理-社会评估

患者在疾病治疗过程中有无出现焦虑、抑郁、恐惧等不良情绪,监护病房隔离产生的孤独感,以及预后的社会支持。

(五)辅助检查结果评估

1.胸部 X 线

胸部 X 线早期呈斑片状或网状改变,部分患者进展迅速可呈大片阴影。

2.胸部 CT 检查

胸部 CT 检查可见局灶性实变,磨玻璃样改变。

（六）常用药物治疗效果的评估

（1）糖皮质激素可引起不良反应，如上消化道出血、骨质疏松、继发性感染、低钾血症、低钙血症、高血糖、高血压等。

（2）干扰素等生物制品可引起发热、皮疹等变态反应。

三、护理诊断/问题

（一）体温过高

体温过高与病毒感染有关。

（二）气体交换受损

气体交换受损与肺部病变有关。

（三）焦虑/恐惧

焦虑或恐惧与隔离、担心疾病的预后有关。

（四）营养失调

低于机体需要量与发热、食欲缺乏、摄入减少、腹泻有关。

四、护理措施

（一）隔离要求

按呼吸道传染病隔离。疑似病例与确诊病例分开收治，应住单人房间。避免使用中央空调。工作人员进入隔离病室必须做好个人防护，须戴 N95 口罩，戴好帽子、防护眼罩及手套、鞋套等，穿好隔离衣。

（二）休息与活动

卧床休息，协助做好患者的生活护理，减少患者机体的耗氧量，防止肺部症状的加重。

（三）饮食护理

给予高热量、高蛋白、高维生素、易消化的食物。不能进食者或高热者应静脉补充营养，注意维持水、电解质平衡。

（四）病情观察

密切监测患者体温、呼吸频率、有无呼吸困难；了解血气分析、血常规，以及心、肝、肾功能等情况；记录 24 小时出入量；定期复查胸片。

（五）对症护理

（1）及时吸氧，保持呼吸道通畅。

（2）痰液黏稠者给予祛痰剂，鼓励患者咳出痰液，必要时给予雾化吸入。

（3）呼吸困难者应根据患者的病情及耐受情况，选择氧疗和无创伤正压机械通气。必要时，予以气管插管或切开，呼吸机给氧，但应注意医护人员的防护。

（六）心理护理

由于患者被严密隔离，往往有孤独无助感，对病情的恐惧可出现焦虑、抑郁、烦躁不安的心理。对此，医护人员应及时与患者沟通，关心安慰患者，了解其真实的思想动态，并鼓励其面对现实，树立战胜疾病的信心和勇气。

（七）健康教育

（1）患者出院后应定期检查肺、心、肝、肾及关节等功能，若发现异常，应及时治疗。出院后应注意均衡饮食,补充足够的营养素。患有抑郁症者应及时进行心理治疗。

(2)流行期间减少大型群众性集会或活动,避免去人多或相对密闭的地方;不随地吐痰,避免在人前打喷嚏、咳嗽,清洁鼻子后应洗手;勤洗手;保持公共场所空气流通;需外出时,应注意戴口罩;保持乐观稳定的心态,均衡饮食,避免疲劳,充足睡眠,适量的运动等,均有助于提高人体对传染性非典型肺炎的抵抗能力。

(3)告诉患者如果出现下列任何一种情况,请速到医院就诊:①发热。②频繁的咳嗽、胸闷、呼吸急促。

五、护理效果评估

(1)患者呼吸困难减轻、无发绀,血氧饱和度正常。

(2)患者体温下降。

(3)患者食欲增加,大便形态正常。

(王　星)

第三节　百　日　咳

百日咳是由百日咳杆菌引起的小儿急性呼吸道传染病。临床以阵发性痉咳伴有间断性鸡鸣吸气性吼声为其特征。病程长达2～3个月,故称百日咳。

一、护理评估

(一)流行病学资料

1.传染源

传染源是患者和感染者,传染期多在发病1～3周内,尤以第1周传染性最强。

2.传播途径

病原菌存在于患者的鼻咽部,通过飞沫传播。

3.易感人群

人群普遍易感,5岁以下常见,尤以新生儿及婴幼儿发病率高,是因起保护作用的抗体可能属于IgM,不能通过胎盘传递给胎儿。冬春季多见,病后多数获持久免疫力。

(二)临床资料

潜伏期为3～21天,一般为7～10天。典型临床经过可分为三期。

1.前驱期(卡他期)

表现为咳嗽、流涕、喷嚏、低热等感冒症状,伴头昏、全身不适。3～4天后热退,感冒症状消失,但咳嗽逐日加重,尤以夜间为甚。此期可持续7～10天,传染性最强。

2.痉咳期

主要表现为阵发性痉挛性咳嗽,其特征为一连串10～30声短促咳嗽后,紧接一深长吸气,发出鸡鸣样吼声,以后继续咳嗽、吸气出现吼声,如此反复。直至咳出大量黏痰或吐出胃内容物,咳嗽暂停,不久痉咳发作时往往有面红耳赤、颈静脉怒张、口唇青紫、泪涕交流、弯腰捧腹、舌伸齿外、表情痛苦等。多次发作后出现眼睑浮肿,结膜下出血、舌系带溃疡等,但肺部无阳性体征。每天发作数次至数十次,日轻夜重。痉咳多为自发,亦可因进食、烟熏、劳累、受寒、情绪波动或检查咽部而诱发。此期约为 2～4 周或更长。

新生儿及幼婴因咳嗽无力,气道狭小,易被黏痰阻塞,因此发作时无痉咳,也无鸡鸣样吼声,而表现为阵发性屏气、青紫、窒息甚至惊厥而死亡。

3.恢复期

痉咳逐渐减轻至停止,咳嗽也逐渐消失,此期约为 2～3 周,有并发症者可迁延数周。

部分患者因抵抗力差可并发肺炎,并发脑病者少见,亦可并发营养不良、疝、脱肛等。

(三)社会、心理状态

患者多为儿童,咳嗽剧烈,日轻夜重,往往使患儿和家长得不到较好的休息,而且病程又长,家长和患儿产生焦虑不安和烦躁。该病传染性强,易于流行,因此,社会问题关键是要做好预防工作。

(四)实验室检查

1.血常规

血白细胞总数升高,可达(20～40)×10⁹/L,淋巴细胞达 0.6～0.7。

2.细菌培养

采用咳碟法、鼻咽拭子法采样,于鲍-金培养基上培养,阳性率达 90％以上。

3.免疫学检查

鼻咽拭子涂片,做直接免疫荧光抗体染色检测百日咳杆菌抗原,应用酶联免疫吸附试验检测血清百日咳特异性 IgM 抗体,有早期诊断价值。

二、护理诊断

(一)清理呼吸道无效

阵发性痉咳与呼吸道纤毛受损、黏稠痰液积聚有关。

(二)营养失调-低于机体需要量

营养不良,与呕吐有关。

(三)有窒息的危险

与咳嗽无力、痰液黏稠、声带痉挛有关。

(四)有传播感染的可能

与呼吸道排菌有关。

三、护理目标

(1)患者呼吸道通畅,咳嗽消失。

(2)患者的营养供应能满足机体的需要。

(3)住院期间患者无窒息现象发生。

(4)患者了解隔离消毒的要求,并能主动配合医院采取的隔离消毒措施。

四、护理措施

(一)痉咳的护理

病室保持安静、清洁、温暖,空气新鲜、流通。避免冷风、烟熏、情绪激动等刺激因素,安排适当游戏,分散其注意力,保持患儿心情舒畅。治疗和护理操作要尽量简化,集中进行,以减少痉咳的发生。保证患儿充分休息,尤其是夜间要保证有足够的睡眠。对痰液黏稠不易咳出者,可给予祛痰剂、止咳剂,或将 α-糜蛋白酶、祛痰剂及普鲁卡因等配成雾化液进行雾化吸入。保持五官、口腔清洁。如发现舌系带溃疡,可用过氧化氢或 2‰ 硼酸液洗净溃疡面,再涂以 1‰ 甲紫或冰硼酸。遵医嘱早期使用抗生素,在发病 4 天内应用疗效更佳,至痉咳期使用抗生素只能缩短排菌期及预防继发感染,不能缩短病程。首选红霉素,亦可选用氯霉素、氨苄西林等。疗程为 7～10 天。用氯霉素时应注意监测血常规。

(二)饮食的护理

应选择富于营养、易消化、较黏稠的食物,不需长时间咀嚼、在胃中停留时间不久的食物,如稠米粥、面条、菜泥、肉糊、蒸鸡蛋糕等。宜少量多餐,喂时不能过急。如饭后因痉咳引起呕吐,应及时洗脸、漱口,待休息片刻再补喂。饮食的温度要适宜,过冷过热均易致呕吐。

(三)防止窒息

对新生儿、幼婴患者必须专人守护,密切观察病情,注意有无屏气、发绀、窒息等情况。一旦发生,应沉着冷静,立即排痰、给氧,必要时进行人工呼吸,操作准确,动作迅速敏捷,用力适当,以免引起出血、骨折等。同时通知医师并配合抢救。

(四)预防感染的传播

患者按呼吸道隔离至起病后 40 天,或自出现痉咳后 30 天。病室加强通风换气,每天用紫外线空气消毒一次。患儿的分泌物、呕吐物及被污染的物品应随时消毒处理。衣服、被褥等可置于日光下暴晒 1～2 小时。

在百日咳流行期间,对密切接触者医学观察 2～3 周,同时注射百日咳免疫球蛋白,或用红霉素、复方新诺明等药物预防。对易感人群要做好儿童基础免疫,接种三联菌苗。目前,国内外已研制出含百日咳毒素和丝状血凝素的无细胞百日咳菌苗,不良反应小,安全有效。

(五)观察病情

百日咳最常见的并发症是支气管肺炎,患者如出现持续高热、气急、鼻翼翕动、烦躁不安、发绀、肺部湿啰音等,则提示并发支气管肺炎,要及时处理。患者在痉咳后期,出现剧烈头痛、躁动不安、反复抽搐、意识障碍甚至昏迷等,提示并发脑炎,应立即报告医师,配合处理。

(六)家庭护理指导

一般病儿多在家里治疗护理,医护人员应每天访视 1～2 次,并将上述护理措施的内容对家长进行指导。

(王 星)

第四节 流行性腮腺炎

一、疾病概述

(一)概念和特点

流行性腮腺炎是儿童和青少年中常见的急性呼吸道传染病,由腮腺炎病毒所引起,其临床特征为发热和腮腺非化脓性肿胀、疼痛。病毒可累及各种腺组织、神经系统及心、肝、肾、关节等器官，因而易并发脑膜脑炎、睾丸炎、胰腺炎、乳腺炎、卵巢炎等。

腮腺炎病毒属副黏液病毒，是核糖核酸（RNA）型病毒，直径为85～300 nm。病毒存在于早期患者的唾液、血液、脑脊液、尿及甲状腺中。病毒对理化因素的作用均甚敏感，来苏、乙醇、甲醛等可于2～5分钟内将其灭活，暴露于紫外线下迅速死亡。在4 ℃时其活力可保持2个月，37 ℃时可保持24小时，加热至55～60 ℃，10～20分钟即失去活力。

传染源为早期患者和隐性感染病例。实验证明隐性感染病例在流行时所占比例较大，为30％～50％，由于本身无症状，易被忽略而不予以隔离而造成疾病广为传播。自腮腺肿大前6天至肿大后9天具有高度传染性。本病通过飞沫经呼吸道感染。人群普遍易感，但由于一岁以内婴儿体内尚有获自母体的特异性抗体，成人中约80％通过显性或隐性感染而产生一定的特异性抗体，因此约90％的病例发生于1～15岁的儿童。流行性腮腺炎为世界各地常见的传染病，全年均可发病，在温带地区以春、冬季最多，在热带无明显季节性差异。在儿童集体机构、部队，以及卫生条件不良的拥挤人群中易造成暴发流行。病后可获持久免疫力。

（二）发病机制与相关病理生理

腮腺炎病毒侵入口腔黏膜和鼻黏膜，在上皮组织中大量增殖后进入血循环（第一次病毒血症），经血流累及腮腺及一些组织，并在其中增殖，再次进入血循环（第二次病毒血症），侵犯未受累及的一些脏器，引起相应器官的炎症。各种腺组织如睾丸、卵巢、胰腺、胸腺、甲状腺等均有受侵的可能，脑、脑膜、肝及心肌也常被累及，脑膜脑炎就是病毒直接侵犯中枢神经系统的后果，故腮腺炎的临床表现变化多端。

腮腺的非化脓性炎症为本病的主要病变。由于腮腺导管的部分阻塞，使唾液的排出受到阻碍，唾液中的淀粉酶排泄受阻而循淋巴进入血流，再从尿中排出，故患者血清及尿淀粉酶升高。本病病毒易侵犯成熟的睾丸，幼年患者很少发生睾丸炎。胰腺可充血、水肿，胰岛有轻度退化及脂肪性坏死。

（三）临床特点

流行性腮腺炎潜伏期为8～30天，平均为18天。患者大多无前驱期症状，而以耳下部肿大为首发征象。少数病例可出现肌肉酸痛、食欲缺乏、倦怠、头痛、低热、结膜炎、咽炎等症状。本病大多起病较急，有发热、畏寒、头痛、咽痛、食欲不佳、恶心、呕吐、全身疼痛等，数小时至1～2天后腮腺即显肿大。腮腺肿大最具特征性，一侧先肿胀，也有两侧同时肿胀者，一般以耳垂为中心，向前、后、下发展，状如梨形而具坚韧感，边缘不清。当腺体肿大明显时出现胀痛及感觉过敏，张口咀嚼及进酸性饮食时更甚。局部皮肤张紧发亮，表面灼热，有轻触痛。颌下腺或舌下腺也可肿大，腮腺四周的蜂窝组织亦可呈水肿。舌下腺肿大时可见舌及颈部肿胀，可出现吞咽困难。

腮腺管口（位于上颌第二磨牙旁的颊黏膜上）在早期常有红肿。唾液开始分泌增加，继之因潴留而减少。腮腺肿胀大多于1～3天达高峰，持续4～5天逐渐回复正常，整个病程10～14天。不典型病例可以单纯睾丸炎或脑膜脑炎的症状出现，也有仅见颌下腺或舌下腺肿胀者。

（四）辅助检查

1.常规检查

白细胞计数大多正常和稍增加，有睾丸炎者白细胞数可以增高。有并发症时白细胞计数可增高，偶有类白血病反应。尿常规一般正常，有肾损害时可出现尿蛋白和管型。

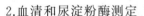

2.血清和尿淀粉酶测定

90％患者的血清淀粉酶有轻至中度增高,尿中淀粉酶也增高,有助诊断。淀粉酶增高程度往往与腮腺肿胀程度成正比。血脂肪酶增高,有助于胰腺炎的诊断。

3.血清学检查

(1)中和抗体试验:低滴度如1∶2即提示现症感染。近年来应用凝胶内溶血法,与中和试验基本一致,而比中和抗体的检测简便迅速,但方法上还需进一步改进。

(2)补体结合试验:病程早期及第2～3周双份血清效价有4倍以上增高或一次血清效价达1∶64即有诊断意义。

(3)血凝抑制试验:用鸡胚受病毒感染,其羊水及尿囊液可使鸡的红细胞凝集。流行性腮腺炎患者恢复期血清有很强的抑制凝集作用,而早期血清的抑制凝集作用较弱,如2次测定效价相差4倍以上,即为阳性。

4.病原学检测

(1)特异性抗体检测:常用 ELISA 法检。血清流行性腮腺炎特异性 IgM 抗体效价增高是近期感染的诊断依据。对流行性腮腺炎病毒感染后不表现腮腺炎,但呈脑膜脑炎或脑炎的病例,可检测脑脊液中特异性 IgM 抗体来明确诊断。

(2)抗原检测:近年来有用特异性抗体或单克隆抗体来检测流行性腮腺炎病毒抗原,可做早期诊断。

(3)RNA 检测:应用 RT-PCR 和巢式 PCR 技术检测流行性腮腺炎病毒 RNA 敏感度高,可明显提高患者的诊断率。此外,TaqMan 探针的一步法实时定量 PCR 可测定从 $10～10^8$ copy/mL 的病毒载量,该法敏感度和特异度均高。

(4)病毒分离:腮腺肿大前6天至肿大后9天可从唾液中分离到病毒。并发脑膜脑炎或脑炎时脑脊液也常可分离到病毒。起病2天内血中可查到病毒。起病2周内尿液可查到病毒。

(五)治疗原则

1.一般治疗

按呼吸道传染病隔离。卧床休息,注意口腔卫生,饮食以流质、软食为主,适当增加维生素。

2.对症治疗

高热头痛和腮腺胀痛,可用解热镇痛药。并发睾丸炎者可予以睾丸冷敷,己烯雌酚1 mg,每天3次,5～7天。颅内高压患者可用20％甘露醇1～2 g/kg,静脉推注,每4～6小时1次。

3.抗病毒治疗

发病早期可用利巴韦林,1 g/d,儿童15 mg/kg,静脉滴注,疗程5～7天。亦可应用小剂量干扰素,100万～300万 U 皮下注射,每天1次,疗程5～7天,能使腮腺炎和睾丸炎症状较快消失。

4.肾上腺皮质激素

尚无肯定疗效,对重症或并发脑膜炎、心肌炎、睾丸炎时可考虑短期使用。地塞米松5～10 mg,静脉滴注,3～5天。

5.预防睾丸炎

青春期及男性成人患者,为预防睾丸炎的发生,早期可应用己烯雌酚1 mg,每天3次,3～5天。

二、护理评估

(一)流行病学史评估

注意询问当地有无腮腺炎流行史,在 2～3 周内有无与腮腺炎患儿的密切接触史。有无麻疹、腮腺炎、风疹疫苗接种史,既往有无腮腺炎病史。

(二)症状、体征评估

评估患儿有无上呼吸道感染的前驱症状,重点评估有无腮腺炎症状、体征,如有无耳痛、咀嚼困难、以耳垂为中心的局部肿胀、压痛,有无腮腺管口的红肿。其他腺体(如颌下腺、舌下腺、睾丸)有无肿胀,有无发热、头痛、呕吐、颈项强直、神志改变等中枢神经系统受累的表现。

(三)心理-社会评估

流行性腮腺炎是一种常见的急性传染病,可累及包括腮腺在内的多个器官,临床症状多变,且易产生生殖系统、神经系统并发症,患者易产生惊慌失措等不良心理反应。要评估患者对疾病的心理状态、产生相应的情绪反应及对疾病知识的了解情况。要评估流行区儿童群体机构对疾病的应对方式及参与防治的态度。

(四)辅助检查结果评估

白细胞计数大多正常或稍增加,淋巴细胞相对增多。90％的患者血清淀粉酶有轻至中度增高,尿中淀粉酶也增高,有助于诊断。淀粉酶增高程度往往与腮腺肿胀程度成正比。脑脊液压力稍高,细胞数及蛋白量稍增多,符合病毒性感染的表现,对非典型病例,有条件时可做病毒分离和血清中特异性抗体测定。

三、护理诊断/问题

(一)疼痛

疼痛与腮腺肿胀有关。

(二)体温过高

体温过高与病毒感染有关。

(三)知识缺乏

患者及家属缺乏家庭护理及预防知识。

(四)有传播感染的危险

传播感染与病原体播散有关。

(五)潜在并发症

睾丸炎、卵巢炎与病毒侵入生殖腺体有关;脑膜脑炎与病毒侵入脑组织有关。

四、护理措施

(一)隔离要求

按呼吸道传染病隔离,一般患者可家庭隔离,病情较重或有并发症者需住院隔离。隔离期限自发病开始至腮腺消肿和症状消失为止,一般不少于 10 天。因被传染源唾液所污染的物品,在短时间接触易感者的口腔亦能引起感染,故患者用过的食具、毛巾等应予以煮沸消毒,患者使用过的被褥及玩具等,可置于日光下暴晒或以紫外线照射消毒。

(二)休息和活动

保持病房安静,发热期及有并发症者均应卧床休息,热退及轻症患者可允许在室内活动,但要适当限制活动,不可劳累。

(三)营养与饮食

患者可因张口及咀嚼食物使局部疼痛加重,宜给予富有营养且易消化的半流质或软食,如稀饭、面汤、面条等。不宜给予酸、辣、甜味及硬而干燥的食物,否则会刺激唾液腺分泌增多,可因排出通路受阻而致腺体肿痛加剧。

(四)病情观察

密切观察患者有无高热、寒战、头痛、睾丸肿痛、坠胀感等,如有异常应立即与医师联系处理。

(五)对症护理

1.发热的护理

密切监测患者体温,如体温超过39 ℃以上者,可用物理降温或给予适当的退热剂口服。鼓励患者多饮水,成人每天保持饮水1 500～2 000 mL。遵医嘱给予板蓝根冲剂、补液等治疗。保持皮肤清洁干燥,出汗后及时擦干并更换衣服,保持口腔清洁,预防继发细菌感染。指导和协助患者经常用生理盐水或复方硼酸溶液漱口,以清除口腔内食物残渣。

2.疼痛的护理

患者急性期应卧床休息。保持口腔清洁,协助患者饭后、睡前用生理盐水或朵贝氏溶液漱口。常规给予如意金黄散或青黛散调醋敷局部,每天1～2次。疼痛较剧者,可进行腮腺局部间歇冷敷。忌酸辣等饮食,以防加剧疼痛。

(六)心理护理

本病多发生于儿童及青少年,易产生恐惧心理,需耐心与患者交谈,介绍疾病的特点和发展趋势,使其消除不良心理反应,主动配合治疗和护理。

(七)并发症的观察与护理

1.脑膜脑炎

脑膜脑炎多见于腮腺肿胀后1周,可有高热、嗜睡、头痛、呕吐、脑膜刺激征阳性等表现,应密切观察生命体征及瞳孔变化,若有变化。立即告知医师,保持患儿安静,限制探视。嘱患者卧床休息,颅内压较高者注意取去枕平卧位。呕吐频繁者可暂禁饮食,给予静脉补液。有高热、头痛及烦躁不安者,可给予头部冷敷或服用退热止痛剂,重症患者可静脉滴注肾上腺皮质激素。颅内压增高者应静脉给予甘露醇或山梨醇等脱水剂。

2.睾丸炎

睾丸炎多见于10岁以上的男孩,发生于腮腺肿大后1周,表现为寒战、高热、睾丸肿痛、质硬、压痛明显,可伴阴囊水肿。护理人员应主动关心患者,密切观察病情,若出现上述症状,应立即与医师联系处理。嘱患者卧床休息,用丁字带将睾丸托起。每4小时监测体温一次,遵医嘱给予解热止痛剂,静脉滴注氢化可的松或口服泼尼松。疼痛难忍者给予局部冷敷,严重者可用2％普鲁卡因局部封闭。

3.胰腺炎

注意观察患者有无发热、腹痛、恶心、呕吐、血及尿淀粉酶增高等急性胰腺炎表现,有异常者按急腹症处理。暂禁食,静脉输液,腹胀严重者可行胃肠减压,腹痛缓解后从少量清淡流质开始,逐渐恢复饮食。上腹部置冰袋或肌内注射阿托品、东莨菪碱等用于解痉止痛,病情较重者可遵医

225

嘱静脉滴注氢化可的松或地塞米松。便秘者可用开塞露通便。必要时给予抗生素。

(八)健康教育

(1)单纯性腮腺炎患者,一般不需住院治疗。护士应向家属介绍腮腺炎的症状、流行特点及可能产生的并发症,并指导家属做好隔离、用药、饮食等护理工作。一旦发现并发症,应立即到医院就诊。

(2)告知家属学龄前期或学龄期的患儿在患病期间应在家隔离,疾病愈后要增加体格锻炼。做好各种计划免疫,提高机体抗病能力。

五、护理效果评估

(1)患者体温逐渐下降至正常。

(2)腮腺肿痛消失。

(3)患者能按要求进行休息和饮食。

(4)患者及家属能积极配合医务人员进行隔离、消毒工作,掌握对疾病的正确应对方式。

(5)住院期间没有发生新的潜在并发症和新的感染病例。

(王 星)

第五节 手足口病

一、概述

手足口病是由一组肠道病毒引起的急性传染病,其中以柯萨奇病毒 A 组 16 型和肠道病毒 71 型感染最常见。本病传染源为患者和隐性感染者,传染性强,患者和病毒携带者的粪便、呼吸道分泌物及黏膜疱疹液中含有大量病毒,主要经粪—口途径传播,其次是呼吸道飞沫传播。一年四季均可发病,以夏、秋季节最多。多发生在 10 岁以下的婴幼儿,临床以发热及手、足、口腔等部位皮肤黏膜的皮疹、疱疹、溃疡为典型表现,少数患儿可引起心肌炎、肺水肿、无菌性脑脊髓膜炎、脑炎等并发症,个别重症患儿病情发展快,会导致死亡。手足口病的治疗目前尚缺乏特异、高效的抗病毒药物,以一般治疗、对症和病原治疗为主。

二、护理

(一)一般护理

(1)执行内科一般护理常规。

(2)休息:一周内绝对卧床,加强生活护理。

(3)皮肤疱疹护理:加强口腔护理,每天餐后用温水漱口。衣物被褥保持清洁,剪短指甲,必要时包裹双手,防止抓破皮肤。

(4)隔离预防措施:在标准预防的基础上,执行接触和飞沫隔离。隔离至皮疹消退及水疱结痂,一般需 2 周。

(二)饮食护理

多饮水,给予清淡、富含维生素、易消化的流质或半流质饮食,禁食刺激性食物,不能进食者给予鼻饲或静脉补充营养治疗,并做好留置胃管的护理。

(三)用药护理

遵医嘱予以病原及对症治疗,观察治疗疗效。颅内高压患儿应限制入量,控制输液速度,给予20%甘露醇治疗,15~30分钟滴入,并详细记录24小时出入量。应用米力农、多巴胺、多巴酚丁胺等血管活性药物,密切监测血压及循环系统的变化。

(四)并发症护理

1.神经系统受累

观察患儿有无头痛、呕吐、嗜睡、抽搐、瘫痪、脑膜刺激征、谵妄甚至昏迷,颅内高压或脑疝的表现等。

2.呼吸、循环衰竭

观察患儿有无呼吸困难、呼吸浅促或节律改变、咳白色、粉红色泡沫样痰、面色苍白、四肢发冷等,保持呼吸道通畅,吸氧。呼吸功能障碍者应及时行气管插管,使用正压机械通气。在维持血压稳定的情况下限制液体入量,遵医嘱应用血管活性药物,观察用药疗效。

(五)病情观

密切观察病情变化,及时发现重症患者。

(1)密切观察体温、脉搏、呼吸、血压、血氧饱和度的变化。

(2)密切监测神经系统表现,如精神差、嗜睡、易惊、头痛、呕吐、谵妄、肢体抖动等。

(3)密切观察呼吸系统表现,如呼吸困难、呼吸浅促或节律改变,咳白色、粉红色泡沫样痰等,需警惕神经源性肺水肿。

(4)密切观察循环系统表现,如心率增快或减慢,出冷汗、四肢凉、皮肤花纹、血压升高或下降等。

(六)健康指导

(1)疾病预防指导:执行接触和飞沫隔离。隔离至皮疹消退及水疱结痂,一般需2周。患儿所用物品应消毒处理,可用含氯消毒液浸泡或煮沸消毒,不宜浸泡的物品可放在日光下曝晒。粪便需经含氯消毒液消毒浸泡2小时后倾倒。

(2)休息与饮食:卧床休息,饮食宜清淡、易消化、富含维生素,多饮水。

(3)养成良好的个人卫生习惯,口咽部疱疹者每天餐后应用温水漱口,手足疱疹者保持衣服、被褥清洁、干燥,剪短患儿指甲,必要时包裹双手,防止抓破皮肤。家属接触患儿前后及处理粪便后均要洗手。

(4)讲解早期重症手足口病症状体征,如高热持续不退、精神差、肢体抖动、呼吸节律改变等,以便及早识别重症患者,及时救治。

（王　星）

第六节 猩 红 热

一、概述

猩红热是 A 组 β 型链球菌引起的急性呼吸道传染病。患者及带菌者是主要传染源,主要经空气、飞沫传播。全年均可发病,以冬、春季多。其临床特征为发热、咽峡炎、全身弥漫性鲜红色皮疹和疹后明显脱屑。少数患者病后出现心、肾、关节损害。临床分为普通型、脓毒型、中毒型及外科型四型。A 组链球菌对青霉素敏感,应用青霉素治疗。

二、护理

(一)一般护理

(1)执行内科一般护理常规。

(2)休息:急性期宜卧床休息,加强口腔护理。

(3)高热护理:以物理降温为主,药物降温为辅。

(4)皮疹护理:皮疹可用温水清洗,禁用肥皂水擦洗,大片脱皮避免手撕,使其自然脱落或用无菌剪刀剪掉。

(二)隔离预防措施

在标准预防的基础上,执行飞沫和接触隔离。隔离至症状消退后一周或每天一次,连续 3 次咽拭子培养阴性。有化脓性并发症者隔离至治愈为止。

(三)饮食护理

应给予清淡、富含维生素、营养丰富、易消化的流质或半流质饮食,保证足够入量,禁食刺激性食物。并发肾炎时给予低钠饮食。

(四)用药护理

遵医嘱应用青霉素治疗时保证足量、足疗程,密切观察药物疗效及不良反应,如发热、咽炎及皮疹消退情况。

(五)并发症护理

常见并发症有化脓性淋巴结炎、心肌炎、肾小球肾炎和关节炎,密切观察病情,用抗生素进行病原治疗,对已化脓病灶,可切开引流或手术治疗。

(六)病情观察

(1)密切观察体温变化及伴随症状等,发热程度、热型及持续时间等。

(2)密切观察咽峡炎表现,有无咽痛、吞咽痛、局部充血及脓性渗出液。

(3)密切观察皮疹变化,包括出疹时间、部位、先后顺序、形态及皮疹消退等,并详细记录。

(4)观察肾损害表现,如眼睑水肿、尿少、血尿等。

(5)观察中毒型表现,有无如高热、头痛、剧烈呕吐、意识不清、中毒性心肌炎及感染性休克等表现。

(七)健康指导

(1)疾病预防指导在流行期间注意室内通风换气,尽量避免携带儿童到人员聚集的公共场所,外出戴口罩。猩红热主要经空气、飞沫传播。隔离期至症状消退后一周或每天一次,连续3次咽拭子培养阴性。对密切接触者,应严密观察7天。对可疑猩红热、咽峡炎患者及带菌者,均应隔离治疗。

(2)高热期:多饮水,饮食宜清淡、易消化,避免进食辛辣、刺激性食物。

(3)皮肤的护理:出疹患儿皮肤瘙痒,禁止抓挠以免引起皮肤感染。勤剪指甲,温水擦洗皮肤。脱皮时不要用力搓或撕剥,以免引起皮肤感染。衣着宽松,勤换内衣。

(王 星)

第七节 细菌性痢疾

一、概述

细菌性痢疾是由志贺菌引起的肠道传染病。细菌性痢疾主要通过消化道传播,终年散发,夏、秋季可引起流行,人群普遍易感。其主要病理变化为直肠、乙状结肠的炎症和溃疡,临床表现为腹痛、腹泻、里急后重和黏液脓血便等,可伴有发热及全身毒血症状。严重者可有感染性休克和/或中毒性脑病,预后凶险。由于志贺菌各组及各血清型之间无交叉免疫,且病后免疫力差,故可反复感染。一般为急性菌痢,少数迁延成慢性菌痢。急性菌痢经病原治疗、对症治疗后大部分于1~2周后痊愈;中毒性菌痢应采取综合急救措施,力争早期治疗;慢性菌痢病因复杂,可采用全身和局部治疗相结合的原则。

二、护理

(一)一般护理

(1)执行内科一般护理常规。

(2)休息与体位:急性期患者腹泻频繁、毒血症状严重,必须卧床休息。中毒性菌痢者应绝对卧床休息,专人监护,置患者平卧位或休克体位,同时注意保暖。

(二)隔离预防措施

在标准预防的基础上,执行接触隔离。至临床症状消失、粪便培养2次阴性,方可解除隔离。

(三)饮食护理

严重腹泻伴呕吐者暂禁食,静脉补充所需营养。能进食者宜进食高热量、高蛋白、高维生素、少渣、少纤维、清淡、易消化的流质或半流质饮食,避免生冷、多渣、油腻或刺激性食物。

(四)用药护理

(1)遵医嘱使用抗生素、喹诺酮类药物,该药抗菌谱广,口服吸收好,常用药物环丙沙星等,用药过程中密切观察胃肠道反应、肾毒性、过敏、粒细胞减少等变态反应。因影响骨骼发育,故儿童、孕妇及哺乳期妇女如非必要不宜使用。小檗碱因其有减少肠道分泌作用,故可与抗生素同时使用。

(2)中毒性菌痢：①周围循环衰竭型遵医嘱扩容、纠正酸中毒等抗休克治疗,给予葡萄糖盐水、5％碳酸氢钠及右旋糖酐-40等液体。扩容时,应根据血压、尿量随时调整输液速度。在快速扩容阶段,应观察患者有无肺水肿及左心衰竭表现;改善微循环障碍,应用血管活性药物,给予山莨菪碱、酚妥拉明、多巴胺等,以改善重要脏器血液灌注,密切观察药物的疗效及变态反应。②脑型遵医嘱给予20％甘露醇治疗,在15～30分钟滴入,以减轻脑水肿,并详细记录24小时出入量,应用血管活性药物以改善脑部循环,出现呼吸衰竭给予洛贝林,密切观察药物疗效。

(3)慢性菌痢采用全身与局部治疗相结合的原则,疗程适当延长。

(五)症状护理

1.发热

予以物理降温,必要时遵医嘱服用退热剂,高热伴烦躁、惊厥者,可采用亚冬眠疗法,应避免搬动患者,保持呼吸道通畅,密切观察生命体征变化。

2.腹泻

密切观察排便次数、量、性状及伴随症状,采集含有脓血、黏液新鲜粪便标本,及时送检。维持水、电解质平衡,排便次数多时注意肛周皮肤清洁。

3.感染性休克

密切观察病情,应卧床休息,予以休克体位,注意保暖,给予吸氧,持续监测血氧饱和度,观察氧疗效果,抗休克治疗及护理。

4.中枢性呼吸衰竭

中毒性菌痢呼吸衰竭型遵医嘱给予20％甘露醇静脉滴注,15～30分钟滴入。应用血管活性药物,保持呼吸道通畅、吸氧,遵医嘱给予呼吸兴奋剂,注意观察药物疗效。必要时应用呼吸机治疗。

(六)病情观察

(1)密切观察患者毒血症状及肠道症状的轻重,如发热、乏力、头痛、食欲减退、腹痛、腹泻、里急后重等,详细记录大便次数、性质及量等。

(2)密切观察有无中毒性菌痢的表现：①周围循环衰竭型表现,如面色苍白、四肢湿冷、血压下降、脉搏细速、尿少、烦躁等感染性休克症状。②呼吸衰竭型表现,如剧烈头痛、频繁喷射状呕吐、惊厥、昏迷、瞳孔不等大、对光反射消失、中枢性呼吸衰竭等中枢神经系统症状。

(七)健康指导

(1)疾病预防指导：细菌性痢疾主要通过消化道传播,做好饮水、食品、粪便的卫生管理及防蝇灭蝇工作。隔离期至症状消失后7天或粪便培养2～3次阴性。

(2)菌痢患者应及时隔离治疗,其粪便需消毒处理。遵医嘱按时、按量、按疗程坚持服药。

(3)慢性菌痢患者应避免诱发因素,如进食生冷食物、暴饮暴食、过度紧张、受凉等。

(4)慢性患者和带菌者应隔离或定期访视,并给予彻底治疗。

(5)加强体育锻炼,保持生活规律,复发时及时治疗。

(王　星)

第八节 细菌性食物中毒

一、疾病概述

(一)概念和特点

细菌性食物中毒是指由于进食被细菌或细菌毒素污染的食物而引起的急性感染中毒性疾病,临床上分为胃肠炎型和神经型两大类。

胃肠炎型食物中毒主要发生在夏秋季节,常为集体发病,主要因食用不洁熟肉、熟鱼、剩饭、剩菜、凉拌菜等所致。由副溶血性弧菌、沙门菌属、变形杆菌、大肠埃希菌、蜡样芽孢杆菌、金黄色葡萄球菌等细菌引起,除蜡样芽孢杆菌、金黄色葡萄球菌外均不耐热,80 ℃、20 分钟即可杀灭。

神经型食物中毒主要是由于进食含有肉毒杆菌外毒素的食物引起的食物中毒。肉毒杆菌为革兰氏阳性厌氧梭状芽孢杆菌,各种罐头食品、面酱、豆制品等若被其污染,该菌耐热力非常强,煮沸 6 小时仍具活性,加热 120 ℃,30 分钟才能被杀死。对常用的消毒剂不敏感,但浸泡于 10% 盐酸中 1 小时、5% 苯酚中 24 小时能够将其杀灭。

传染源为被致病菌感染的动物和人。主要经消化道传播,通过进食被细菌或其毒素污染的食物而致病,人群普遍易感。多发生于夏秋季。

(二)相关病理生理

胃肠炎型食物中毒根据其发病机制可分为毒素型、感染型和混合型。肠毒素可抑制肠上皮细胞对钠和水的吸收,促进肠液和氯离子分泌,导致水样腹泻;细菌内毒素可引起发热等全身症状和胃肠黏膜炎症,并使消化道蠕动增快而产生呕吐腹泻。

神经毒型食物中毒也称肉毒中毒,人摄入肉毒毒素后,毒素由上消化道吸收入血后,到达运动神经突触和胆碱能神经末梢,抑制神经传导递质乙酰胆碱的释放,使肌肉不能收缩而出现瘫痪,重者可见脑神经核、脊髓前角病变,脑及脑膜充血、水肿,可见血栓形成。

(三)临床表现

1.胃肠炎型食物中毒

潜伏期短,临床表现以急性胃肠炎症状为主,起病急,有恶心、呕吐、腹痛、腹泻等。病程短,多在 1~3 天恢复。

2.神经型食物中毒

潜伏期为 12~36 小时。临床表现轻重不一,轻者无须治疗,重者可于 24 小时内致死。患者无传染性。临床表现有复视、斜视、眼睑下垂、吞咽困难、呼吸困难等神经系统受损症状体征。病死率可高达 10%~50%。早期应用多价抗毒血清治疗,可明显降低病死率。

(四)辅助检查

1.血液学相关检查

(1)外周血常规:大肠埃希菌、沙门杆菌等感染者血白细胞多在正常范围;副溶血弧菌肠及金黄色葡萄球菌感染者,白细胞可增高 10×10^9/L,中性粒细胞比例增高。

(2)血清学检查:患者患病初期及恢复期血清特异性抗体 4 倍升高者有利于确诊。

2.非血液学相关检查

(1)大便常规:可见白细胞或红细胞。

(2)细菌培养:将患者的呕吐、排泄物及可疑食物做细菌培养,如获得相同病原菌有利于确诊。

(3)动物试验:取细菌培养液或毒素提取物喂猴或猫,观察有无胃肠道症状以协助诊断。

(4)特异性核算检查:采用特异性核酸探针进行核酸杂交和特异性引物体进行聚合酶链反应以检查病原菌同时可做分型。

(5)毒素检查:神经型食物中毒可采用动物试验、中和试验及禽眼睑接种试验进行病因诊断。

(五)治疗原则

1.胃肠炎型食物中毒

给予止吐、解痉、纠正水及电解质紊乱等对症处理,症状严重者选用喹诺酮类、氨基糖苷类或根据细菌培养基药物敏感实验选用有效抗菌药物。

2.神经型食物中毒

应立即清除胃肠内毒素、补充体液的同时进行抗毒素治疗。

二、护理评估

(一)流行病学史评估

评估患者有无摄入不洁食物史,有无集体发病,临床症状是否相似。

(二)一般评估

1.患者主诉

评估患者有无畏寒、恶心、呕吐、腹痛、腹泻、吞咽困难、呼吸困难、视物模糊等。

2.相关记录

对患者的生命体征、神志及出入量进行评估或记录结果,有助于机体基本情况及疾病严重程度的判断。

3.其他

患者的体重与身高(BMI指数)、体位、皮肤黏膜、饮食状况及排便情况的评估和/或记录结果。

(三)身体评估

1.头颈部

评估患者有无颜面潮红;精神状态是否紧张;眼睑有无下垂;瞳孔反射有无异常变化;有无复试、斜视,视力有无下降及视物模糊;眼球调节功能有无减弱或消失;咽部有无充血;黏膜有无干燥;饮水有无呛咳。

2.胸部

评估患者双肺有无干、湿啰音;有无呼吸困难;心率快慢及节律是否规则。

3.腹部

评估患者腹部外形有无异常;局部有无压痛、反跳痛,腹肌是否紧张;肝脾有无肿大;肠鸣音有无减弱或亢进;膀胱区是否充盈。

4.其他

评估患者四肢肌力、肌张力有无减弱,深腱反射有无减弱或消失。

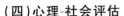

(四)心理-社会评估

评估患者在疾病治疗过程中的心理反应,以及对预防疾病相关知识的需求,加强护患沟通,做好各种处置、用药前宣教,提高治疗依从性。

(五)辅助检查结果的评估

1.外周血常规

血白细胞、中性粒细胞的变化。

2.细菌培养

可疑食物做细菌培养是否获同一病原菌。

3.特殊检查

各种动物接种试验有无阳性。

(六)常用药物治疗效果的评估

多价抗毒血清对神经型食物中毒有特效,使用前必须先做皮肤过敏试验,如试验阳性,应采用由小量开始,逐步加量的脱敏注射法给药;婴儿中毒者由于婴儿血中很少有毒素,一般不建议使用抗毒素。

三、护理诊断/问题

(一)体液不足

体液不足与严重呕吐、腹泻导致大量体液丢失有关。

(二)腹痛

腹痛与胃肠道炎症及痉挛有关。

(三)腹泻

腹泻与细菌和毒素导致消化道蠕动增快有关。

(四)神经系统受损

眼肌、咽肌等瘫痪与肉毒杆菌外毒素抑制乙酰胆碱的释放,肌肉不能收缩有关。

四、护理措施

(一)隔离要求

按肠道传染病接触隔离至症状消失。

(二)消毒指引

及时对患者的呕吐物、排泄物进行消毒处理,指导患者便后严格洗手,对患者使用的便器、卫生间水龙头,以及房门把手应严格消毒。

(三)病情观察

1.胃肠型

胃肠炎型食物中毒者观察患者神志、面色、生命体征、皮肤湿度弹性,呕吐和腹泻的次数、量和性质。

2.神经型

神经型食物中毒除观察恶心、呕吐症状外,还应观察有无眼肌、咽肌、呼吸肌等肌肉瘫痪的临床表现,如视力模糊、斜视、便秘、尿潴留、眼睑下垂、吞咽困难、呼吸困难等。

(四)对症护理

(1)呕吐明显者应少量多次饮水,脱水者应及时口服补液盐,或遵医嘱静脉滴注生理盐水和葡萄糖盐水,及时清理呕吐物、清水漱口,保持口腔清洁和床单位整洁。

(2)腹痛者应注意腹部保暖,禁食冷饮。剧烈吐泻、腹痛者遵医嘱口服颠茄合剂或皮下注射阿托品,以缓解疼痛。

(3)可疑为神经型食物中毒者4小时以内应尽快使用碱性溶液洗胃,并给予导泻、灌肠,尽可能清除肠道内毒素。

(4)有吞咽困难者应予以鼻饲饮食或静脉补充营养、水和电解质。

(5)呼吸肌瘫痪者应保持呼吸道通畅,给予吸氧,定期吸痰,必要时使用人工呼吸器辅助呼吸。

(6)遵医嘱在起病24小时内或在发生肌肉瘫痪前尽早使用抗毒素治疗。

(五)饮食护理

呕吐严重者应暂时禁食,待呕吐停止后给予易消化、清淡的流质或半流质饮食。呕吐明显者应少量多次饮水,脱水者应及时口服补液盐,或遵医嘱静脉滴注生理盐水和葡萄糖盐水。吞咽困难者予鼻饲高热量、高维生素全流食,如米汤、匀浆等。

(六)健康教育

1.活动与休息指导

急性期严格卧床休息,症状缓解后可逐渐增加活动。

2.饮食指导

进食清淡流食或半流食,吞咽困难者不能强行喂食,必要时行鼻饲或胃肠外营养。

3.疾病预防指导

(1)注意饮食卫生,加强食品卫生管理是预防本病的关键。

(2)不暴饮暴食,不吃生冷不洁食物。

(3)养成饭前便后洗手等良好的个人卫生习惯。

(4)消灭蟑螂、老鼠、苍蝇等传播媒介,防止食品、水源被污染。

五、护理效果评估

(1)患者胃肠道症状消失,生命体征平稳,自觉症状好转。

(2)患者肌肉瘫痪症状缓解,呼吸平顺,进食良好。

(王 星)

第九节 阿米巴痢疾

阿米巴痢疾是溶组织内阿米巴寄居于结肠内引起的疾病。临床表现以腹泻、黏液血便为主,全身症状不重,但易复发成为慢性,也可发生肝脓疡等并发症。

溶组织内阿米巴在其生活过程中有大滋养体(组织型)、小滋养体(肠腔型)及包囊3种形态。大滋养体($20\sim40\ \mu m$)见于急性期患者的大便或肠壁内,吞噬红细胞、组织碎片和细胞碎片,是其致病型。脱入肠腔的大滋养体在机体抵抗力增强或环境改变时可在肠腔内转变为小滋养体。

小滋养体(12～20 μm)生活在肠腔中,运动迟缓,以吞噬细菌为主。当机体抵抗力下降或肠腔生理条件改变时,小滋养体可能侵入肠壁变成大滋养体。滋养体对外界的抵抗力弱,在体外容易死亡,故在传播上无重要性。包囊(10～20 μm)是由小滋养体在下部结肠形成的,可随粪便排出,具有保护性外壁,对外界的抵抗力强,一般饮水消毒的含氯浓度及胃酸均不能将其杀灭,但加热至56 ℃数分钟即可杀灭,在干燥环境下也迅速死亡。包囊可完整地通过蝇或蟑螂的消化道,是痢疾阿米巴传播的唯一形态,是原虫的感染型。

阿米巴包囊随食物或饮水通过胃入肠,在小肠下段被消化,释出小滋养体,小滋养体反复分裂,借助其伪足和分泌的溶组织酶侵入黏膜下层,变为大滋养体,破坏组织,形成黏膜下小脓肿。破溃后形成散在、孤立、边缘略凸、周围有充血圈的口小底大烧瓶样溃疡,溃疡腔内充满棕黄色坏死物质,内含溶解的细胞碎片、黏液和滋养体。溃疡间的组织大多完好。溃疡侵蚀较大血管可致肠出血,溃疡亦可穿破肌层直至浆膜,造成局限性腹腔脓肿或弥漫性腹膜炎,病变以盲肠、升结肠最多,乙状结肠、直肠等处次之。严重者大肠全部与小肠下端均可累及。慢性期的病变特点为肠黏膜上皮增生,溃疡底部出现肉芽组织,溃疡周围有纤维组织增生,黏膜增生的息肉与溃疡相间,使肠壁增厚、肠腔狭窄。

一、护理评估

(一)流行病学资料

1.传染源

主要传染源为无症状带虫者或症状轻微的患者。因这些感染者不断地从粪便中排出包囊,估计一个带虫者每天排出的包囊超过5 000万个。有明显症状的患者多排出滋养体,故不能成为主要传染源。

2.传播途径

主要通过包囊污染饮水、食物、蔬菜等进入消化道。苍蝇、蟑螂可起机械传播作用。水源被包囊污染,可酿成暴发流行。

3.人群易感性

普遍易感。在高发区,以1～4岁儿童发病率最高。感染后即使能产生特异性抗体,但无保护作用。多发生于秋季,农村多于城市,男性患者较多。流行的主要因素与人群经济条件、卫生状况、生活环境和饮食习惯等社会因素有关。

(二)身心状态

1.症状、体征

潜伏期一般为1～2周,可短至4天,亦可长达1年以上。

(1)无症状型(原虫携带状态):占90%以上。阿米巴包囊在整个感染期间可随粪便排出,但不出现任何症状。其原因可能为感染非致病性虫株,或原虫侵袭组织较轻而未出现症状。在适当条件下,可能会造成病变出现症状。

(2)普通型:大多缓起,以腹痛、腹泻开始,大便每天十次左右,便时有不同程度的腹痛,可出现里急后重。大便量中等,混有黏液及血液,呈暗红色或紫红色,糊状有腥臭,镜检可发现阿米巴滋养体。病情较重者可出现血便。腹部有压痛,尤以右下腹为著。全身症状轻微,常有低热或不发热。上述症状一般持续数天至数周,可自行缓解,如未接受治疗则易于复发。

(3)暴发型:多见于体弱和营养不良者。起病急,中毒症状重,有高热及极度衰竭。每天大便

15次以上,甚至失禁,呈水样或血水样,有奇臭;常伴呕吐、腹痛、里急后重及腹部明显压痛。患者有不同程度的脱水与电解质紊乱,可出现休克,易并发肠出血与肠穿孔。

(4)慢性型:常为普通型未经彻底治疗的延续,病程可持续数月甚至数年不愈。腹泻反复发作或与便秘交替出现,一般腹泻每天3～5次,大便呈黄糊状,带少量黏液及血液,有腐臭,常伴有脐周或下腹疼痛。症状可持续或有间歇,间歇期间可无症状,常因疲劳、饮食不当、暴饮暴食及情绪变化等成为复发的诱因。久病者常伴有贫血、乏力、消瘦、肝大及神经衰弱等。易并发阑尾炎及肝大。大便检查可找到滋养体或包囊。

(5)并发症。①肠出血:深溃疡可因侵蚀血管引起程度不等的肠出血,有时成为本病的主要症状。②肠穿孔:多发生于暴发型及有深溃疡的患者。穿孔部位以盲肠、阑尾和升结肠为多见,穿孔后可引起局限性或弥漫性腹膜炎。慢性穿孔较急性多见,大多无剧烈的腹痛发作,穿孔发生的时间常难以确定,但全身情况逐渐恶化。X线可见游离气体而确诊。③阑尾炎:盲肠病变易蔓延至阑尾。临床症状与一般阑尾炎相似,但易发生穿孔。④结肠肉芽肿:慢性病例由于黏膜增生发生肉芽肿,形成大肿块,极似肿瘤,称为阿米巴瘤,易误诊为肠癌。多见于盲肠、乙状结肠及直肠等处。

2.心理、社会因素

心理、社会因素也可以影响疾病的发生、发展。

(三)实验室检查及辅助检查

1.血常规

周围白细胞总数和分类正常,暴发型和有继发细菌感染时白细胞总数和中性粒细胞比例增高,慢性患者有轻度贫血。

2.粪常规

粪常规为确诊的重要依据。典型阿米巴痢疾的粪便呈暗红色果酱样,有特殊的腥臭,粪质较多,含血及粘液。镜检可见大量黏集成团的红细胞和少量白细胞,有时可见活动的、吞噬红细胞的滋养体和夏-雷晶体。慢性患者或成形粪便中一般只能检出包囊。

3.血清学检查

应用阿米巴纯抗原可做多种免疫血清学试验。无症状排包囊者抗体检测为阴性,体内有侵袭性病变时才有抗体形成。肠阿米巴病的阳性率可达60％～80％,痊愈后仍可持续数月至数年,故对诊断及鉴别诊断均有帮助。

4.结肠镜检查

约2/3有症状的病例中,直肠和乙状结肠镜检可见大小不等的散在溃疡,表面覆有黄色脓液,边缘略突出,稍充血,溃疡与溃疡之间的黏膜正常。溃疡边缘部分涂片及活检可发现滋养体。

5.X线钡剂灌肠检查

病变部位有充盈缺损、痉挛、狭窄或壅塞现象。

6.诊断性治疗

如高度怀疑而各种检查不能确诊时,可选用抗阿米巴药物治疗,如效果确切,诊断亦可成立。

二、护理诊断

(一)腹泻

大便次数增多,黏液血便、果酱样便,水样或血水样便与阿米巴原虫感染有关。

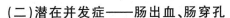

(二)潜在并发症——肠出血、肠穿孔

肠出血、肠穿孔是溃疡底部的血管被病变破坏及溃疡穿破肌层及浆膜所致。

三、护理目标

(1)大便次数逐渐减少,性状正常,肛周皮肤保持正常。

(2)肠出血、肠穿孔不发生或能及早发现,并能配合医师进行抢救。

四、护理措施

(一)消化道隔离

至大便正常、阿米巴原虫检查连续两次阴性后方可解除隔离。隔离期间做好心理护

(二)急性期卧床休息

协助保证生活需要,慢性患者注意生活起居规律,加强体质锻炼。

(三)饮食

易消化的软食或普食,病重者可给予半流质或流质,病情好转后给予富有营养的少渣软食,忌吃生冷食物,避免吃刺激性食物,忌饮酒。

(四)病情观察

注意观察体温(T)、脉搏(P)、呼吸(R)、血压(BP),大便的次数、量和性状,有无脱水表现及突发腹痛、板状腹、腹部压痛、发热等肠穿孔的表现,有无阵发性腹部绞痛伴呕吐、腹胀、肠鸣音亢进等肠梗阻的表现。

(五)肛周清洁

保持肛周皮肤清洁。

(六)药物治疗的护理

治疗本病常用甲硝唑,应告之患者用法及疗程。常见的不良反应为恶心、腹痛、头痛、头晕、皮炎及血白细胞数减少等,应注意观察并定期复查血常规。

(七)粪便标本的采集

采集注意事项:①留取标本的便盆应清洁,不宜混有尿液,气温低时注意保温;②标本应取粪便中的脓血部分并及时送检;③服用油类、钡剂及铋剂均能影响检查结果,故停药 3 天后方可留取标本送检。

(八)出院宣教

告知患者出院后每月检测大便 1 次,连续 3 次,以观察是否需要重复治疗,并告知留大便标本的注意事项。出院后数月内应避免过度劳累、暴饮暴食,忌酒,并注意饮食、饮水及个人卫生。

五、护理评价

(1)大便的次数、性状、颜色,有无脱水、电解质紊乱及肛周皮肤损害。

(2)肠出血、肠穿孔是否得到及时发现和控制。

(王 星)

第十节 疟 疾

一、疾病概述

(一)概念和特点

疟疾是由雌性按蚊为传播媒介、由疟原虫感染引起的寄生虫病。典型临床表现为周期性发作的寒战、高热,继之大汗淋漓而缓解。反复发作者伴有贫血、肝大、脾大。疟原虫有间日疟原虫、三日疟原虫、恶性疟原虫、卵形疟原虫4种。不同类型的疟原虫在肝细胞内裂体增殖的时间不同,不同疟原虫的红细胞增殖周期各异。

人和按蚊是疟原虫发育过程中的两个宿主,即疟原虫在人体内进行无性繁殖,在蚊体内进行有性生殖,人是中间宿主,蚊是终末宿主。

疟疾病者和带疟原虫者为传染源。疟疾通过雌性按蚊叮咬而在人与人之间传播。在低流行区或非流行区,因人群缺乏对疟原虫的免疫,各年龄人群对疟疾普遍易感,临床表现较重。

(二)发病机制及相关病理生理

疟原虫在肝细胞内与红细胞内增殖时并不引起症状。当红细胞被裂殖子胀破后,大量的裂殖子、疟色素及代谢产物进入血液,引起临床发作。进入血中的裂殖子部分可再侵入其他红细胞,又进行新一轮裂体增殖,如此不断地循环,引起本病间歇性的临床发作。因各种疟原虫裂殖体成熟所需要时间不同,故发作的周期也随之而异。反复多次发作,因大量红细胞破坏而出现贫血。

(三)临床表现

寒战、发热、大汗淋漓、周期性发作是其特点。典型发作为突发性寒战、高热和大量出汗,烦躁不安,严重者出现谵妄,发热常持续2～6小时。凶险发作起病急缓不一,热型多不规则。特殊类型疟疾的脑型疟是最危急的临床类型。复发只见于间日疟和卵形疟,多出现在1年内,一般不超过2年。间日疟和卵形疟原虫期疟疾的潜伏期为13～15天,亦可长达6个月以上,三日疟为24～30天,恶性疟为7～12天。临床症状的轻重和型别与患者的年龄、抵抗力、机体反应及感染的群属有关。

根据病程长短和病情轻重可分为典型发作、凶险发作、特殊类型疟疾及复发和再燃。

(四)辅助检查

血常规的检查、疟原虫的查找。

(五)治疗原则

抗疟原虫治疗包括对症及支持治疗、抗疟原虫药治疗。抗疟原虫药的治疗应遵循安全、有效和规范的原则,根据不同虫株、对抗疟药性、患者的临床类型等合理选择药物种类、剂量、疗程及给药途径。

目前国内主要的疟原虫药物分三大类,常用药包括氯喹、奎宁、伯氨喹等。

二、护理评估

(一)流行病学史评估

评估患者发病前 2 周是否有同类患者接触史;是否生活在流行区或发病前 2 周有到过流行区域;或输入带有疟原虫的血液。

(二)一般评估

1.生命体征

评估患者的病情轻重和严重程度,观察有无意识障碍,如嗜睡、昏迷,甚至呼吸衰竭等。

2.患者主诉

患者主诉对病情的诊断、治疗及预后的进展十分重要。

3.针对性评估

疟疾病者的病情变化可累及多器官系统,针对不同类型的疟疾所出现的临床表现进行有针对性的重点评估。

(三)身体评估

(1)评估患者有无急性面容、结膜充血,嘴唇发绀,头痛、烦躁不安等意识障碍。

(2)评估患者有无咳嗽、肺水肿等肺部感染症状。

(3)评估患者有无腹泻、血红蛋白尿、管型尿及肾功能损害等。

(四)心理-社会评估

多与患者及其主要家庭成员沟通,了解他们对疟疾传播预防的认知程度,有利于更好地配合疾病的治疗。

(五)辅助检查结果评估

显微镜找到疟原虫是确诊疟疾的"金标准",WHO 推荐的快速诊断试验(RDTS)是应用免疫沉析方法检测特异性原虫抗原。当原虫密度在 $>100/\mu L$ 血液时,敏感性 $>95\%$,也可用间接免疫荧光(IFA)或酶联免疫吸附法(ELISA)检查抗体,PCR 法检测疟原虫的 DNA。

(六)常用药治疗效果的评估

(1)观察有无头痛、呕吐、食欲减退等症状,寒战、高热有无得到控制。

(2)观察有无严重毒性反应、急性肾衰竭的表现。

(3)所有重症患者都必须使用针剂的奎宁或青蒿素类药物来治疗,绝对不可以使用口服氯喹或盐酸甲氟喹药物。

(4)伯氨喹可清除肝内的休眠体,减少或防止复发,可用作根治药。氯喹、奎宁和青蒿素等对红内期裂殖体有抑制和杀灭作用,为主要的治疗药。

(5)联合用药:根治间日疟需用组织裂殖体杀灭药与血液内裂殖体杀灭药联合治疗。

三、护理诊断/问题

(一)高热

高热与疟原虫感染有关。

(二)疼痛

头痛、全身酸痛与高热有关。

（三）活动无耐力

活动无耐力与发热、出汗、贫血有关。

（四）潜在并发症

潜在并发症如脑水肿、脑疝、黑尿热。

四、护理措施

（一）隔离要求

按蚊虫接触隔离至患者症状消失。病房要灭蚊后再让患者入住，并正确使用蚊帐，外露身体要防蚊叮咬。

（二）消毒指引

灭蚊措施除大面积应用灭蚊剂外，最重要的是消除积水、根除蚊子滋生场所。

（三）休息与活动

评估疲乏的程度，给予相应的护理措施。指导患者预防或减轻疲劳的方法，发作期间绝对卧床休息，协助患者满足日常生活。

（四）饮食护理

给予高热量、高蛋白、易消化的流质或半流质饮食；注意补充水分。

（五）对症护理

（1）卧床休息减少体力消耗。

（2）观察发热程度及伴随症状，每天测体温 6 次，高热时随时报告医师。

（3）寒战时，予以保暖，并防止外伤。高热时予以温水擦浴、乙醇擦浴、冰敷等降温措施。遵医嘱使用退热药，出汗后及时更换衣服，避免受凉。

（4）遵医嘱使用氯喹等抗疟药物，并注意观察心率、血压的变化。密切观察有无黑尿热的临床表现，如突起寒战、高热、腰痛及酱油尿等，并及时报告医师，立即停用可能诱发溶血的药物，如奎宁、伯氨喹、阿司匹林等。

（5）严格记录 24 小时液体出入量。贫血严重者，可少量多次输入新鲜血并观察是否有无输血反应。

（6）抗疟药连续服药不宜超过 3～4 个月，坚持服药，以求彻底治愈。

（六）药物治疗护理

（1）遵医嘱使用抗疟疾药，观察药物的不良反应，如食欲减退、疲乏、耳鸣、头晕等。

（2）由于氯喹和奎宁静脉注射可引起血压下降及心脏传导阻滞，严重者可出现心搏骤停，故使用时应控制滴速。

（3）告知患者按时按疗程服药是治疗的关键，严格遵医嘱服药，服药选在疟疾发作时服用最好，嘱患者多饮水，促进药物排泄。

（七）健康教育

（1）对患者进行疾病知识教育，如疾病的传染过程、症状、治疗方法、药物不良反应、复发原因等。

（2）消除按蚊幼虫滋生场所及广泛使用杀虫药物灭蚊，做好防蚊、灭蚊工作。户外执勤时使用防蚊剂及防蚊设备。

(3)无免疫力而又有必要进入疫区工作者可定期服抗疟药。

五、护理效果评估

(1)患者体温恢复正常。

(2)患者疲劳的程度减轻或消失。

(3)患者无寒战、高热及腰痛等急性溶血的表现。

（王　星）

第九章

脊柱外科护理

第一节 颈椎间盘突出症

一、概述

颈椎间盘突出症(LDH)是指颈椎间盘的髓核和相应破裂的纤维环突向椎管内,而引起的颈髓后神经根受压的一系列临床表现,致压物是单纯的椎间盘组织。它与颈椎病属于不同病理变化的颈椎疾病。颈椎间盘突出症临床上并不少见,是较为常见的脊柱疾病之一,发病率仅次于腰椎间盘突出。严重时可发生高位截瘫危及生命。

颈椎间盘突出临床多见于 20～40 岁的青壮年,约占患者人数的 80%。有一定的职业倾向性如长期保持固定姿势的人群:办公室职员、教师、手术室护士、长期观看显微镜者、油漆工等较易发生。颈椎间盘突出男性明显多于女性,农村多于城市。女性多发于孕产后,往往是突然发生的腰痛异常剧烈,活动有障碍。另外长期生活、工作在潮湿及寒冷环境中的人也较易发生。

二、分类

(一)根据病程分类

1.急性颈椎间盘突出症

有明确的外伤史,伤前无临床症状,伤后出现。影像学检查证实有椎间盘破裂或突出而无颈椎骨折或脱位,并有相应临床表现。

2.慢性颈椎间盘突出症

无明显诱因缓慢发病或因为颈部姿势长期处于非生理位置,如长期持续低头工作者,不良嗜睡姿势者或强迫性屈曲头颈者等。

(二)根据症状分类

1.神经根型

颈神经受累所致。

2.脊髓型

脊髓型是椎间盘突出压迫脊髓引起的一系列症状,临床此类型多见。

3.混合型

同时表现以上两种症状。

(三)根据颈椎间盘向椎管内突出的位置不同分类

1.侧方突出型

突出部位在后纵韧带的外侧,钩椎关节的内侧。该处是颈脊神经经过的地方,因此突出的椎间盘可压迫脊神经根而产生根性症状。

2.旁中央突出型

突出部位偏向一侧而在脊髓与脊神经之间,因此可以同时压迫二者而产生单侧脊髓及神经根症状。

3.中央突出型

突出部位在椎管中央,因此可压迫脊髓双侧腹面而产生双侧症状。

三、病因机制

椎间盘是人体各组织中最早最易随年龄发生退行性改变的组织,椎间盘的退变多开始于 20 岁以后,随着年龄的增长退变程度不断加重,以 $C_5 \sim C_6$ 的退变最常见,其次是 $C_6 \sim C_7$,两者占颈椎间盘突出症的 90%。颈椎间盘突出症常由颈部创伤、退行性变等因素导致。致伤原因主要是突然遭受到意外力量作用或颈椎突然快速屈伸旋转运动,使髓核突破纤维环,造成脊髓或神经根受压,出现急性发病,多见于交通事故或体育运动。临床还有部分患者呈慢性发病。

四、临床表现

颈椎间盘前部较高较厚,正常髓核位置偏后,且纤维环后方薄弱,故髓核容易向后方突出或脱出,而椎间盘的后方有脊髓、神经根等重要结构,因此突出的髓核容易刺激或压迫脊髓或神经根,产生临床症状。

(一)症状

症状呈现多样性:颈部不适、疼痛,并肩部酸痛、疲劳。单侧上肢及手部放射性疼痛、麻木、无力。双侧手麻木无力,跨步无力,步态不稳,腿有打软踩棉花感,容易跌倒,病重者可出现瘫痪等。

(二)一般体征

当椎间盘突出压迫颈神经根时,颈部可出现颈肌痉挛,颈发僵,生理前凸减小或消失,部分节段棘突有压痛,上肢可查出受压神经根分布区的痛觉过敏或麻木,肌肉力量减弱,肌萎缩,肌腱反射减退或消失。压迫脊髓时可表现为四肢肌张力增高,腹壁反射、提睾反射减退或消失,病理反射多呈阳性。当脊髓半侧受压时可出现典型 Brown-Sequard 征(即末梢性麻痹、与病变脊髓分节相应的皮肤区域感觉消失)。

(三)特殊体检

1.颈椎间孔挤压试验

颈椎间孔挤压试验为患者取坐位,头颈后仰并向侧方旋转,检查者立于背后,用双手按压患者额头顶部,出现上肢放射痛或麻木为阳性。对症状轻者可采用头顶叩击法检查。

2.神经根牵拉试验

神经根牵拉试验为患者端坐,检查者一手轻推患侧头颈部,另一手握住患侧腕部,对抗牵拉,可诱发上肢放射痛或麻木。

五、治疗

对颈椎间盘突出症诊断明确;对保守治疗无效、顽固性疼痛、神经根或脊髓压迫症状严重者应采取手术治疗。

(一)前路椎间盘切除融合

适用于中央型和旁中央型椎间盘突出症患者,对原有退变者应同时去除增生的骨赘,以免残留可能的致压物。

(二)后路椎间盘切除术

适用于侧方型颈椎间盘突出症或多节段受累、伴椎管狭窄或后纵韧带骨化者。单纯的椎间盘突出可采用半椎板及部分关节突切除术,通过减压孔摘除压迫神经根的椎间盘组织。若伴有椎管狭窄或后纵韧带骨化则可采用全椎板减压术。

(三)经皮椎间盘切除术

具有创伤小,出血少等优点,国内尚未广泛开展。

(四)经皮激光椎间盘减压术

首先用于治疗腰椎间盘突出症,近年来国内外学者将其用于颈椎间盘突出症的治疗。

(五)融核术

年轻患者,经非手术治疗数周无效则可选用此法。虽有不少学者报道该法疗效不亚于外科手术治疗,但诸多因素限制其广泛应用:①该法采用颈前路穿刺途径,而颈前方解剖结构密集,如血管神经束、气管食管束等,增加了穿刺的难度和危险性;②使用木瓜凝乳蛋白酶有损伤脊髓的潜在危险性。

六、护理

(一)术前护理

1.术前健康宣教

为保证患者术前训练质量和有一个良好的状态,积极配合治疗并安全渡过围术期,减少术后并发症,护理人员须做好患者的术前健康教育,以配合手术治疗的顺利开展,内容应包括以下几点。

(1)首先护理人员要有一个认真的工作态度、良好的精神面貌和熟练的操作技术;在对待患者及家属时要热情和蔼,以取得他们的信任。

(2)对术前准备的具体内容、术后需要进行监测的设备、管道以及术后可能出现的一些状况,例如,切口疼痛、渗血及因麻醉、插管造成的咽喉部疼痛、痰多、痰中带血,以及恶心、呕吐等情况仔细向患者和家属进行交代,消除因未知带来的恐惧、不安情绪,使在精神上、心理上都有所准备,以良好的心态迎接手术。

(3)护士应在医护观点一致的前提下进行健康教育。在进行术前健康教育时,不可将该手治疗效果绝对化,避免引起患者的误解,成为引发医疗纠纷的隐患。另外患者也经常通过护理人员来了解手术医师的情况,患者非常注重主刀医师的技术与经验,担心人为因素增加手术的危险

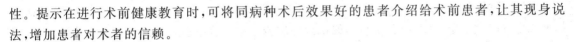

性。提示在进行术前健康教育时,可将同病种术后效果好的患者介绍给术前患者,让其现身说法,增加患者对术者的信赖。

2.心理护理

颈椎手术部位特殊,靠近脊髓,危险性大,患者对手术抱有恐惧心理,顾虑大,思想负担重。因此满足其心理需求是必要的,要通过细心观察,与患者及时沟通,缓解心理压力。

3.指导训练

术前训练项目较为重要且不易掌握动作要领,医护人员要在训练中给予指导,并对训练效果给予评价,以减少患者自行训练所致效果偏差而影响手术。

(1)气管食管推移训练:主要用于颈前路手术。要求在术前 3～5 天即开始进行。方法是:患者自己或护理人员用手的 2～4 指插入一侧颈部的内脏鞘与血管鞘间隙,持续向对侧牵拉;或用大拇指推移,循序渐进,开始时每次持续 1～2 分钟,逐渐增加至 15～30 分钟,每天 2～3 次。要求每次推拉气管过中线,以适应手术时对气管的牵拉,减轻不适感,注意要保护皮肤,勿损伤。

(2)有效咳嗽排痰训练。方法:嘱患者先缓慢吸气,同时上身向前倾,咳嗽时将腹壁内收,一次吸气连续咳三声,停止咳嗽将余气尽量呼出,再缓慢吸气,或平静呼吸片刻后,再次进行咳嗽练习。时间一般控制在 5 分钟以内,避免餐后、饮水后进行,以免引起恶心。患者无力咳痰时,可用右手示指和中指按压气管,以刺激咳嗽,或用双手压迫患者上腹部或下腹部,增加膈肌反弹力,帮助患者咳嗽咳痰。同时要向患者解释通过有效咳嗽可预防肺部感染,并告知患者术后咳嗽可能会有些不舒服或疼痛,但不影响伤口愈合。对于接受能力较弱的老年患者和儿童,可通过指导其进行吹气球的练习方法来达到增加肺活量的目的。具体方法:准备一些普通气球,练习时每次将气球吹得尽可能大,然后放松 5～10 秒,重复以上动作,每次10～15 分钟,每天 3 次。

(3)体位训练:颈椎前路手术时患者的体位是仰卧时颈部稍稍地过伸,因此术前患者需要练习去枕平卧或颈部稍稍地处于过伸仰卧位,以坚持 2～3 小时为宜,以免术中长期处于这一固定体位而产生不适感;俯卧位的练习,主要用于颈后路手术患者,患者俯卧在床上,胸部用高枕头或叠好的被子垫高 20～30 cm,额部垫一硬的东西如书本等,以保持颈部屈曲的姿势,坚持时间应超过手术所需的时间,一般以能坚持3～4 小时为宜。

(4)床上大小便及肢体功能锻炼:强调其对手术及术后康复的积极意义,使患者在术前两天学会床上解大小便;教会患者术后如何在床上进行四肢的主动活动;讲解轴线翻身的配合要点和重要性。

4.感染的预防

住院患者要保持口腔清洁,经常用含漱液含漱;有吸烟习惯的患者应在入院时即劝其停止吸烟,以减少呼吸道的刺激及分泌物,对痰多黏稠者应给以雾化吸入,或使用祛痰药。指导患者训练深呼吸运动,可增加肺通气量,也有利于排痰,避免发生坠积性肺炎。

5.手术前日准备

(1)药敏试验:包括抗生素试验、碘过敏试验(手术中拟行造影者)。如过敏试验呈阳性者,及时通知医师,并做好标记。

(2)交叉配血:及时抽取血标本,送血库,做好血型鉴定和交叉配血试验。

(3)皮肤准备:按照手术要求常规备皮,范围分别为颈椎前路(包括下颌部、颈部、上胸部)、颈椎后路(要理光头,包括颈项部、肩胛区);若需要取自体移植,供骨区(多为髂骨区)同时准备。另外,还要修剪指甲、沐浴、更换清洁衣裤。

（4）选配颈托：为达到充分减压的目的术中需切除椎间盘组织及部分椎体骨质，并进行植骨，颈椎稳定性受到一定影响，因此术后需佩戴颈托进行保护。目前多采用前后两片式颈托，松紧可自由调节，根据患者个体选择不同的型号，术前试戴一段时间，达到既能控制颈部活动，又无特别不适为宜。让患者立、卧位试戴均合适，便于术后佩戴，预防术后并发症，因此要求护士应详细讲解颈托的佩戴、脱取、使用、保养等方法，并要求患者及家属能正确复述且能在护士指导下正确操作。佩戴颈托松紧适宜，维持颈椎的生理曲度，过松影响制动效果，过紧颈托边缘易压伤枕骨处皮肤，并影响呼吸；颈托勿直接与患者皮肤接触，因其材料为优质泡沫，吸汗性能差，故颈托内应垫棉质软衬垫，有利于汗液吸收，每天更换内衬垫 1～2 次，确保颈部舒适、清洁；佩戴期间，保持颈托清洁，必要时用软刷蘸洗洁精清洗干净，毛巾擦干，置阴凉处晾干；加强颈部皮肤护理，向患者及家属详细讲解佩戴颈托期间皮肤护理的重要性，指导、协助并教会家属定时检查颈托边缘及枕部皮肤情况，并定时按摩。

（5）胃肠道准备：术前一天以半流质或流质为佳，对于择期手术患者、大便功能障碍导致便秘及排便困难的患者，为了防止麻醉后肛门松弛，不能控制粪便的排出，增加污染的机会或避免术后腹胀及术后排便的痛苦，易在术前晚及术日晨用 0.1%～0.2% 的肥皂水各清洁灌肠一次。

6.手术当日的护理

（1）观察：夜班护士要观察患者的情绪，精神状况、生命体征、禁食禁饮情况；若患者体温突然升高、女性患者月经来潮及其他异常情况要及时与医师联系，择期手术的患者应推迟手术日期。

（2）饮食：术日晨患者禁食禁水，术前禁食 12 小时以上，禁饮 4～6 小时，防止麻醉或手术过程中呕吐而致窒息或吸入性肺炎。但抗结核药、降糖药、降血压药应根据情况服用。

（3）用物准备：准备好带往手术室的各种用物，包括颈托、术中用药、影像学资料、病历等并全面检查术前各项准备工作是否完善，应确认所有术前医嘱、操作及医疗文书均已完成。

（4）着装准备：要求患者仅穿病员服，里面不穿任何内衣。告知患者不要化妆、涂口红、指甲油，以免影响术中对皮肤颜色的观察。请患者取下佩戴的饰物、义齿、手表、隐形眼镜等，贵重物品交由家属保管。

（5）交接患者：向接病员的手术室工作人员交点术中用物、病历等，扶患者上平车，转运期间把患者的安全放在首位。并仔细核对确认患者为拟行手术的患者。

（6）病床准备：患者进入手术室后，病床更换清洁床单、被套等物，准备输液架、氧气装置、吸引器、气管切开包、监护仪、两个沙袋及其他必需用物。

（二）术后护理

1.体位

患者术后返回病房，搬运时至少有 3 人参与，当班护士应协助将患者抬上病床，手术医师负责头颈部，搬运时必须保持脊柱水平位，头颈部置于自然中立位，局部不弯曲，不扭转，动作轻稳，步调一致，尽量减少震动，注意保护伤口，如有引流管、输液管要防止牵拉脱出。因术后均戴有颈托，将患者放置适当体位后，需摘下颈托，头颈部两侧各放一沙袋以固定并制动，局部制动不仅可减少出血，还可以防止植骨块或内固定的移位。交接输血、输液及引流管情况。

2.密切观察病情变化

术后进行心电监护，术后 6 小时内监测血压、脉搏、呼吸、血氧饱和度每 15～30 分钟 1 次，病情平稳后改为 1～2 小时 1 次。因手术过程中刺激脊髓导致脊髓、神经根水肿，可造成呼吸肌麻痹;牵拉气管、食管、喉上、喉返神经可出现呼吸道分泌物增多、声嘶、呛咳、吞咽和呼吸困难等异常情况,应重点观察呼吸的频率、节律、深浅、面色的变化以及四肢皮肤感觉、运动和肌力情况。低流量给氧12~24小时。用醋酸地塞米松、硫酸庆大霉素或盐酸氨溴索加入生理盐水行超声雾化每天2~3次。鼓励患者咳嗽,促进排痰,必要时使用吸痰器,保持呼吸道通畅。如出现憋气、呼吸表浅、口唇及四肢末梢发绀,血氧饱和度降低,应立即报告医师并协助处理。

3.观察伤口敷料情况有无渗出

如有渗出及时更换潮湿的敷料,并观察渗出液的量和色;妥善固定引流管并保持通畅,一般术后24~48小时,引流量少于50 mL,且色淡即可拔管。并注意观察有无脑脊液漏。

4.皮肤护理

避免皮肤长时间受压,注意保持床单位清洁、平整,协助翻身,拍背每2小时1次。更换体位时脊柱保持中立位,防止颈部过屈、过伸及旋转。

5.预防肺部、泌尿系统感染

卧床期间给予口腔护理每天2次,术后第2天即可嘱患者做深呼吸及扩胸运动。每天1∶5 000呋喃西林或生理盐水500 mL密闭式冲洗膀胱2次,会阴擦洗2次,每天更换尿袋,定时放尿,并嘱其多饮水,每天不少于2 500 mL。

6.活动护理

下床时先坐起,逐渐移至床边,双足垂于床下,适应片刻,无头晕、眼花等感觉时,再站立行走,防止因长时间卧床后突然站立导致直立性低血压而摔倒。

7.加强锻炼

术后第一天协助患者做肢体抬高、关节被动活动及肌肉按摩等,第二天嘱患者练习握拳、抬臂、伸、曲髋、膝、肘各关节,每天2~3次,每天15~30分钟,循序渐进,以患者不疲劳为主。

(三)出院指导

(1)嘱患者术后3个月内继续佩戴颈托保护颈部,避免颈部屈伸和旋转运动。

(2)术后继续佩戴颈托3个月,保持颈托清洁,松紧适中,内垫小毛巾或软布确保舒适,防止皮肤压伤;始终保持颈部置中立位,平视前方,卧位时去枕平卧或仅垫小薄枕,保持颈椎正常曲度;禁止做低头、仰头、旋转动作;避免长时间看电视、电脑、看书报、防颈部过度疲劳;避免用高枕,保持颈部功能位,有利于康复,特殊情况遵医嘱。

(3)继续加强功能锻炼,保持正常肌力,加大关节活动度。持之以恒,促进颈部肌肉血液循环,防止颈背肌失用性萎缩。

(4)术后3个月门诊复查随访。若颈部出现剧烈疼痛或吞咽困难,有梗塞感,应及时来院复查,可能为植骨块、内固定松动、移位、脱落。

(5)6个月后可恢复工作,工作中注意不能长时间持续屈颈,保持颈椎正常曲度防复发;术后3个月内禁抬重物。

(6)营养神经药物应用1~3个月。

(孔德飞)

第二节　颈椎管狭窄症

一、概述

颈椎管狭窄症是指组成颈椎椎管的诸解剖结构因先天性或继发性因素引起一个或多个平面管腔狭窄,而导致脊髓或神经根受压并出现一系列的临床症状。其发病率仅次于腰椎管狭窄症。颈椎管狭窄症多见于 40 岁以上的中老年人,起病隐匿,发展较缓慢,很多在创伤后出现症状,以下颈椎为好发部位,$C_4 \sim C_6$ 最多见。本病常与颈椎病并存。

二、病因和分类

颈椎管狭窄症包括先天性椎管狭窄和继发性椎管狭窄两类,根据病因将颈椎管狭窄症分为 4 类。

(一)发育性颈椎管狭窄症

发育性颈椎管狭窄症是指个体在发育过程中,椎弓发育障碍,颈椎椎管矢状径较正常发育狭小,致使椎管内容积缩小,而致脊髓或神经根受到刺激或压迫,并出现一系列的临床症状。发育性颈椎管狭窄具有家族遗传倾向,其确切病因尚不清楚。

早期或未受到外伤时,可不出现症状,但随着脊柱的退变或者在某些继发性因素作用下,例如,头颈部的外伤、椎节不稳、骨刺形成、髓核突出或脱出、黄韧带肥厚等均可使椎管进一步狭窄,导致脊髓受压的一系列临床表现。矢状径愈小,症状越重。

(二)退变性颈椎管狭窄症

退变性颈椎管狭窄症是最常见的一种类型。退变发生的时间和程度与个体差异、职业、劳动强度、创伤等因素有关。颈椎活动较多,且活动范围大,因此中年以后容易发生颈椎劳损。此时如遭遇外伤,很容易破坏椎管内的骨性或纤维结构,迅速出现颈脊髓受压的表现,退行变的椎间盘更易受损而发生破裂。

(三)医源性颈椎管狭窄症

医源性颈椎管狭窄症主要由于手术所引起,在临床上有增多的趋势。其主要原因:①椎板切除过多或范围过大,未行融合固定,导致颈椎不稳,引起继发性创伤和纤维结构增生性改变;②手术创伤或出血,形成瘢痕组织与硬脊膜粘连,缩小了椎管容积,造成脊髓压迫;③颈椎前路减压植骨后,骨块突入椎管,使椎管容积迅速减小或直接压迫脊髓;颈后路手术后植骨块更易突入椎管内形成新的压迫源;④椎管成型失败,如椎管成形术时铰链处断裂,使回植的椎板对脊髓造成压迫。

(四)其他病变

如颈椎病、颈椎间盘突出症、颈椎后纵韧带骨化症、颈椎肿瘤和结核等因素,造成椎管容积的减小,可出现椎管狭窄的表现。

三、临床表现

(一)感觉障碍

出现较早,并比较明显,表现为四肢麻木、疼痛或过敏。大多数患者上肢为始发症状,临床亦

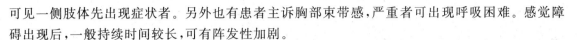

可见一侧肢体先出现症状者。另外也有患者主诉胸部束带感,严重者可出现呼吸困难。感觉障碍出现后,一般持续时间较长,可有阵发性加剧。

(二)运动障碍

大多在感觉障碍后出现,表现为锥体束征,四肢无力,活动不便,僵硬,多数先有下肢无力,行走有踩棉花感,重者站立不稳,步态蹒跚,严重者可出现四肢瘫痪。

(三)大小便功能障碍

一般出现较晚,早期以尿频、尿急、便秘多见,晚期出现尿潴留、大小便失禁。

(四)其他表现

1.自主神经症状

约35%的患者可出现,以胃肠和心血管症状居多,包括心慌、失眠、头晕、耳鸣等,严重者可出现 Horner 征。

2.局部症状

患者颈部可有疼痛、僵硬感,颈部常保持自然仰伸位,惧怕后仰。因颈椎伸屈位椎管容积有相应变化,多数患者可前屈。椎节后缘有骨刺形成者,亦惧前屈。

四、护理

颈椎手术风险较大,术中术后可能发生各种意外,并且患者常因担心手术风险及效果而有很大心理压力。因此,护士应在充分评估患者的基础上,术前给予最佳的照顾和指导,提高手术耐受力,确保患者以最佳的身心状态接受手术;并在术后给予妥善的护理,预防和减少术后并发症,促进早日康复。所以,重视并加强围术期护理对颈椎手术成功的实施极为重要。

(一)术前护理

1.术前健康宣教

为使患者能有一个良好的状态,积极配合治疗并安全渡过围术期,护理人员须做好患者的术前健康教育,以配合手术治疗的顺利开展,内容应包括以下几点。

(1)首先护理人员要有一个认真的工作态度、良好的精神面貌和熟练的操作技术;在对待患者及家属时要热情和蔼,以取得他们的信任。

(2)对术前准备的具体内容、术后需要进行监测的设备、管道以及术后可能出现的一些状况,例如,切口疼痛、渗血以及因麻醉、插管造成的咽喉部疼痛、痰多、痰中带血以及恶心、呕吐等情况仔细向患者和家属进行交代,消除因未知带来的恐惧、不安情绪,使在精神上、心理上都有所准备。

(3)护士应在医护观点一致的前提下进行健康教育。在进行术前健康教育时,不可将该手术的治疗效果绝对化,避免引起患者的误解,成为引发医疗纠纷的隐患。另外患者也经常通过护理人员来了解手术医师的情况,他们非常注重主刀医师的技术与经验,担心人为因素增加手术的危险性。提示在进行术前健康教育时,可将同病种术后效果好的患者介绍给术前患者,让其现身说法,增加患者对术者的信赖。

(4)心理护理:颈椎手术部位特殊,靠近脊髓,危险性大,患者顾虑大,思想负担重,对手术抱有恐惧心理。因此要通过细心观察,与患者及时沟通,缓解心理压力。

2.指导训练

(1)气管食管推移训练:主要用于颈前路手术,要求术前3~5天即开始进行。方法:患者自己或护理人员用手的 2～4 指插入一侧颈部的内脏鞘与血管鞘间隙,持续向对侧牵拉;或用手大拇指推移,循序渐进,开始时每次持续 1～2 分钟,逐渐增加至 15～30 分钟,要求每次推拉气管过中线,以适应手术时对气管的牵拉,减轻不适感,注意要保护皮肤,勿损伤。

(2)有效咳嗽排痰训练。方法:嘱患者先缓慢吸气,同时上身向前倾,咳嗽时将腹壁内收,一次吸气连续咳三声,停止咳嗽将余气尽量呼出,再缓慢吸气,或平静呼吸片刻后,再次咳嗽练习。时间一般控制在 5 分钟以内,避免餐后、饮水后进行,以免引起恶心。患者无力咳痰时,可用右手示指和中指按压气管,以刺激咳嗽,或用双手压迫患者上腹部或下腹部,增加膈肌反弹力,帮助患者咳嗽咳痰。同时要向患者解释通过有效咳嗽可预防肺部感染,并告知患者术后咳嗽可能会有些不舒服或疼痛,但不影响伤口愈合。

对于接受能力较弱的老年患者和儿童,可通过指导其进行吹气球的练习方法来达到增加肺活量的目的。具体方法:准备一些普通气球,练习时每次将气球吹得尽可能大,然后放松 5～10 秒,重复以上动作,每次 10～15 分钟,每天 3 次。

(3)体位训练:颈椎前路手术时患者的体位是仰卧时颈部稍稍地过伸,因此术前患者需要练习去枕平卧或颈部稍稍地处于过伸仰卧位,以坚持 2～3 小时为宜,以免术中长期处于这一固定体位而产生不适;俯卧位的练习,主要用于颈后路手术患者,患者俯卧在床上,胸部用高枕头或叠好的被子垫高 20～30 cm,额部垫一硬的东西如书本等,以保持颈部屈曲的姿势,坚持时间应超过手术所需的时间,一般以能坚持 3～4 小时为宜;另外还有床上大小便训练等。必须反复向患者强调术前训练的重要性,并准确的教会患者和家属训练的方法、内容、要求和目标。

3.感染的预防

住院患者要保持口腔清洁,经常用含漱液含漱;有吸烟习惯的患者应在入院时即劝其停止吸烟,以减少呼吸道的刺激及分泌物,对痰多黏稠者应给以雾化吸入,或使用祛痰药。指导患者训练深呼吸运动,可增加肺通气量,也有利于排痰,避免发生坠积性肺炎。

4.手术前日准备

(1)药敏试验:包括抗生素试验、碘过敏试验(手术中拟行造影者)。如过敏试验呈阳性者,及时通知医师,并做好标记。

(2)交叉配血:及时抽取血标本,送血库,做好血型鉴定和交叉配血试验。

(3)皮肤准备:按照手术要求常规备皮,范围分别为颈椎前路(包括下颌部、颈部、上胸部)、颈椎后路(要理光头,包括颈项部、肩胛区);若需要取自体移植,供骨区(多为髂骨区)同时准备。另外,还要修剪指甲、沐浴、更换清洁衣裤。

(4)选配颈托:为达到充分减压的目的术中需切除椎间盘组织及部分椎体骨质,并进行植骨,颈椎稳定性受到一定影响,因此术后需佩戴颈托进行保护。目前多采用前后两片式颈托,松紧可自由调节,根据患者个体选择不同的型号,术前试戴一段时间,达到既能控制颈部活动,又无特别不适为宜。让患者立、卧位试戴均合适,便于术后佩戴,预防术后并发症,因此要求护士应详细讲解颈托的佩戴、脱取、使用、保养等方法,并要求患者及家属能正确复述且能在护士指导下正确操作。佩戴颈托松紧适宜,维持颈椎的生理曲度,过松会影响制动效果,过紧颈托边缘易压伤枕骨处皮肤,并影响呼吸;颈托勿直接与患者皮肤接触,因其材料为优质泡沫,吸汗性能差,故颈托内应垫棉质软衬垫,有利于汗液吸收,每天更换内衬垫 1～2 次,确保颈部舒适、清洁;佩戴期间,保持颈托清洁,必要时用软刷蘸洗洁精清洗干净,毛巾擦干,置阴凉处晾干;加强颈部皮肤护理,向患者及家属详细讲解佩戴颈托期间皮肤护理的重要性,指导、协助并教会家属定时检查颈托边缘

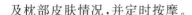

及枕部皮肤情况,并定时按摩。

(5)胃肠道准备:术前1天以半流质或流质为佳,对于择期手术患者、大便功能障碍导致便秘及排便困难的患者,为了防止麻醉后肛门松弛,不能控制粪便的排出,增加污染的机会或避免术后腹胀及术后排便的痛苦,易在术前晚及术日晨用0.1%~0.2%的肥皂水各清洁灌肠一次。

5.手术当日的护理

(1)观察:夜班护士要观察患者的情绪,精神状况、生命体征、禁食禁饮情况;若患者体温突然升高、女性患者月经来潮及其他异常情况要及时与医师联系,择期手术的患者应推迟手术日期。

(2)饮食:术日晨患者禁食禁水,术前禁食12小时以上,禁饮4~6小时,防止麻醉或手术过程中呕吐而致窒息或吸入性肺炎。但抗结核药、降糖药、降血压药应根据情况服用。

(3)用物准备:准备好带往手术室的各种用物,包括颈托、术中用药、影像学资料、病历等并全面检查术前各项准备工作是否完善,应确认所有术前医嘱、操作及医疗文书均已完成。

(4)着装准备:要求患者仅穿病员服,里面不穿任何内衣。告知患者不要化妆、涂口红、指甲油,以免影响术中对皮肤颜色的观察。请患者取下佩戴的饰物、义齿、手表、隐形眼镜等,贵重物品交由家属保管。

(5)交接患者:向接病员的手术室工作人员,交点术中用物、病历等,扶患者上平车,转运期间把患者的安全放在首位。并仔细核对确认患者为拟行手术的患者。

(6)病床准备:患者进入手术室后,病床更换清洁床单、被套等物,准备输液架、氧气装置、吸引器、气管切开包、监护仪、两个沙袋及其他必需用物。

(二)术后护理

1.术后搬运与体位

患者术后返回病房,搬运时要十分谨慎,至少有3人参与,当班护士应协助将患者抬上病床,此时手术医师负责头颈部的体位与搬动,搬运时必须保持脊柱水平位,头颈部置于自然中立位,局部不弯曲,不扭转,动作轻稳,步调一致,尽量减少震动,注意保护伤口,如有引流管、输液管要防止牵拉脱出。因术后均带有颈托,将患者放置适当体位后,需摘下颈托,头颈部两侧各放一沙袋以固定并制动,局部制动不仅可减少出血,还可以防止植骨块或内固定的移位。病房护士与手术室护士交接输血、输液及引流管情况,并迅速连接好血压、血氧饱和度等监测仪器,观察患者的一般情况,调整好输血输液的滴速。如有异常变化及时处理。

2.保持呼吸道通畅

术后可取去枕平卧位或垫枕侧卧位,保持颈椎平直及呼吸道通畅,低流量吸氧。如有呕吐及时吸出呕吐物,防止误吸;保持有效地分泌物引流,及时清除口腔、咽喉部的黏痰。若患者烦躁不安、发绀、呼吸困难、颈部增粗、四肢感觉运动障碍进行性加重,应考虑颈部血肿压迫气管、颈脊髓的可能,立即通知医师采取紧急措施,在床旁剪开缝线,清除积血,待呼吸改善后,急送手术室清创、消毒、寻找出血点。不伴有颈部肿胀的呼吸困难者,多是喉头水肿所致。主要是由于术中牵拉与刺激气管所致,此时应在吸氧的同时,静脉滴注醋酸地塞米松5~10 mg。并做好气管切开的准备。

3.全身情况的观察

术后定时观察患者的生命体征、面色、表情、四肢运动和感觉及引流等情况。全麻未清醒前,每15~30分钟巡视一次,观察血压、脉搏、血氧饱和度等并作好记录,连续6小时。如病情稳定,可2~4小时一次。术后由于机体对手术损伤的反应,患者体温可略升高,一般不超过38 ℃,临床上称为外科热,不需特殊处理。若体温持续不退,或3天后出现发热,应检查伤口有无感染或其他并发症。

4.翻身的护理

为防止压疮的发生,应每2小时翻身一次,并对受压的骨突处按摩5～10分钟,翻身时一般由3人共同完成,并准备2个翻身用的枕头。如果将患者由仰卧位翻身至左侧,其中2人分别站在病床的两侧,第1人站在右侧靠床头的位置,负责扶住患者的颈部与头部,位于床左侧的第2人用双手向自己一侧扒住患者的右侧肩背部及腰臀部,与第1人同步行动,将患者的躯干呈轴线向左侧翻转,并保持颈部与胸腰椎始终成一直线,不可使颈部左右偏斜、扭转。位于床右侧的第3人则迅速用枕头顶住患者的右侧肩部和腰臀部,同时垫高头颈部的枕头,使之适合于侧卧,侧卧时枕头高度同一侧肩宽,并在两侧置沙袋以制动。双下肢屈曲,两膝间放一软枕,增加舒适感。翻身时可用手掌拍打背部,力量要适中,不可过猛,可协助排痰,预防肺部并发症。同法翻至右侧。

5.饮食的护理

术后第一天给予流质或半流质,1周后视病情改为普食,给高蛋白、高热量、高维生素、易消化食物,如鱼类、蛋类、蔬菜、水果等,促进康复。

6.引流管的护理

引流的目的是及时引出可能成为细菌生长温床的血液和渗液,在术后恢复过程中虽然出血的危险逐渐减少,但在引流部位则仍可能发生。因此应密切观察和记录引流液的量、色和性状,避免引流管打折;妥善固定,确保引流管有效引流;每天更换引流袋并严格无菌操作;注意引流管内有无血块、坏死组织填塞;一般24～48小时拔除引流管。遵医嘱给氧,提高血氧饱和度,观察给氧效果,给氧时间超过24小时应常规更换湿化瓶、给氧导管、鼻塞;准确记录尿量,随时调节输液速度。

(三)术后并发症的预防及护理

1.喉头痉挛水肿

喉头痉挛水肿表现为声音嘶哑或失声,吞咽困难。预防处理措施包括以下几点。

(1)术前向患者强调气管推移训练的重要性,并检查推移效果,根据情况给予指导。

(2)控制水肿。颈椎术后1周水肿期,应加强监护,遵医嘱常规使用醋酸地塞米松或甲泼尼龙和甘露醇静脉滴注,以脱水消炎。

(3)由于伤口疼痛引起吞咽困难,为防止呛咳和误吸,术后宜小口进食,少量多餐,并禁食生硬瓜果。

(4)遵医嘱给予缓解喉头痉挛的药物,并以醋酸地塞米松和庆大霉素雾化吸入。

2.神经损伤

神经损伤表现为双下肢无力并进行性加重;声音嘶哑,发音不清;饮水或进食时呛咳。预防处理措施如下。

(1)注意观察患者双下肢感觉、运动情况,让患者自主活动脚趾,如发现异常及时报告。

(2)及早鼓励并指导患者做抗阻力肌肉锻炼,及时给予按摩,促进局部血循环,防止失用性萎缩。

(3)嘱患者尽量少说话,使损伤的喉返神经及早恢复功能。

(4)给予饮食指导,进食半流饮食,必要时协助坐起,以免发生呛咳。

3.脑脊液漏

表现为切口引流管中引流液持续增多,每小时引流量＞8 mL,呈淡红色或类似于血浆;患者有头痛、恶心、呕吐等低颅压症状。主要护理有以下几点。

(1)心理护理:向患者及家属说明外渗脑脊液身体每天可自行产生,少量漏出不会影响伤口愈合,也无后遗症。经医师妥善处理,伤口可以痊愈。

(2)体位护理:采取头低脚高位,床尾抬高15～20 cm,抬高床尾可减低脊髓腔内脑脊液压力,增加颅腔脑脊液压力,改善颅腔与脊髓腔之间的脑脊液压力上的动力学变化。该姿势有利于减少脑脊液漏出,促进裂口愈合。患者如不能耐受长时间俯卧者,可与侧卧位交替。脑脊液漏未愈前禁止患者下床活动。

(3)伤口护理:保持切口敷料清洁干燥,敷料被污染后随时更换,严格遵守无菌操作规程。必要时伤口局部加压包扎或加密缝合。保持床单清洁、干燥,加强皮肤护理。同时保持病室空气通畅,温、湿度适宜。

(4)饮食护理:鼓励患者进食营养丰富易消化饮食,适量食用含纤维素多的食物,保持大便通畅,以降低腹内压,促进脑脊液漏的愈合。

4.呼吸道并发症

表现为咽干、咽痛、咽部异物感;呼吸困难、发绀、烦躁等,氧饱和度＜90％。随时可导致呼吸道阻塞引起窒息甚至死亡。主要护理措施如下。

(1)超声雾化吸入:地塞米松5 mg、庆大霉素8万U、加入生理盐水雾化吸入每天2次,以减轻呼吸道水肿、炎症。可嘱患者多次少量饮水,减轻呼吸道干燥。

(2)保持呼吸道通畅:术后严密观察患者呼吸频率、节律及面色的变化,必要时及时吸出呼吸道分泌物,保持气道通畅,防止坠积性肺炎的发生。同时保证充分有效地供氧。

(3)密切观察:颈椎术后1周为水肿期,术后1～2天为水肿形成期,4～5天为水肿高峰期。在此期间密切观察患者呼吸情况。肥胖及打鼾者、应加强夜间观察,注意有无呼吸抑制或睡眠呼吸暂停综合征的发生。

(4)药物治疗:常规遵医嘱静脉滴注甘露醇、醋酸地塞米松等药物,防止喉头水肿及控制血肿对脊髓的压迫。

5.颈部血肿

术后用力咳嗽、呕吐、过度活动或谈话是出血的诱因。表现:颈部增粗、发音改变,严重时可出现呼吸困难,口唇发绀,鼻翼翕动等症状。护理上主要应注意以下几点。

(1)颈部血肿多发生在术后24～48小时。所以术后严密观察切口渗血情况,倾听患者主诉,经常询问患者有无憋气、呼吸困难等症状。如患者颈部明显增粗,进行性呼吸困难,考虑有血肿可能。一旦发生血肿压迫,立即拆开颈部缝线,清除血肿,必要时行气管切开。

(2)保持引流通畅,妥善固定。正常情况下,术后引流量24小时内应少于100 mL,若引流液过多,色鲜红,应及时报告医师。

(四)出院指导

1.出院护送

防止颈部外伤,尤其汽车急刹车时的惯性原理致颈部前后剧烈活动,导致损伤,所以出院乘车回家需平卧为妥;如无法平卧,取侧坐位。

2.头颈的位置与制动

术后继续佩戴颈托 3 个月,保持颈托清洁,松紧适中,内垫小毛巾或软布确保舒适,防止皮肤压伤;始终保持颈置中立位,平视前方,卧位时去枕平卧或仅垫小薄枕,保持颈椎正常曲度;禁止做低头、仰头、旋转动作;避免长时间看电视、电脑、看书报,防颈部过度疲劳;避免用高枕,保持颈部功能位,有利于康复,特殊情况遵医嘱。

3.锻炼

循序渐进加强肢体及各关节的锻炼,保持正常肌力,加大关节活动度。术后 8 周开始在颈托保护下做项背肌的抗阻训练,每次用力 5 秒,休息 5 秒,每组做 20～30 次,每 2 小时做 1 组,持之以恒,促进颈部肌肉血液循环,防止颈背肌失用性萎缩。

4.复查

一般要求 3 个月内每个月复查 1 次,如伤口有红肿、疼痛、渗液等及时复诊,3 个月后每 6 个月复查 1 次。

5.注意事项

6 个月后可恢复工作,工作中注意不能长时间持续屈颈,保持颈椎正常曲度防复发;术后3 个月内禁抬重物。

(孔德飞)

第三节　胸椎管狭窄症

脊椎管狭窄症多发生在腰椎和颈椎,胸椎管狭窄症(TSS)较少见。随着诊断技术的发展和认识水平的提高,确诊胸椎管狭窄症的病例逐渐增多。Nakanish 等首先报道胸椎后纵韧带骨化引起胸椎管狭窄。Marzluf 等报道胸椎关节突增生压迫胸脊髓。有学者报道了胸椎管狭窄的分型并改进了治疗方法。

一、病因与病理

(一)退变性胸椎管狭窄

退变性胸椎管狭窄见于中年以上,主要由于胸椎的退行变性致椎管狭窄,其病理改变主要有以下几点。

(1)椎板增厚骨质坚硬,有厚达 20～25 mm 者。

(2)关节突起增生、肥大、向椎管内聚,特别是上关节突向椎管内增生前倾,压迫脊髓后侧方。

(3)黄韧带肥厚可达 7～15 mm。在手术中多可见到黄韧带有不同程度骨化。骨化后的黄韧带与椎板常融合成一整块骨板,使椎板增厚可达 30 mm 以上。多数骨质硬化,如象牙样改变。少数病例椎板疏松、出血多,有称为黄韧带骨化症。

(4)硬膜外间隙消失,胸椎硬膜外脂肪本来较少,于椎管狭窄后硬膜外脂肪消失而静脉淤血,故切开一处椎板后,常有硬膜外出血。

(5)硬脊膜增厚,有的病例可达 2～3 mm,约束着脊髓。当椎板切除减压后,硬膜搏动仍不明显,剪开硬膜后,脑脊液搏动出现。多数病例硬膜轻度增厚,椎板减压后即出现波动。由上述病理改变可以看出,构成胸椎管后壁及侧后壁(关节突)的骨及纤维组织,均有不同程度增厚,向椎管内占位使椎管狭窄,压迫脊髓。在多椎节胸椎管狭窄,每椎节的不同部位,其狭窄程度并不一致,以上关节突上部最重,由肥大的关节突、关节囊与增厚甚至骨化的黄韧带一起向椎管内突入,呈一横行骨纤维嵴或骨嵴压迫脊髓。在下关节突起部位则内聚较少,向椎管内占位少,压迫脊髓较轻。二者相连呈葫芦腰状压迫,多椎节连在一起则呈串珠状压痕。脊髓造影或 MRI 改变显示此种狭窄病理。胸椎退变,上述胸椎管狭窄仅是其病理改变的一部分。还可见到椎间盘变窄,椎体前缘侧缘骨赘增生或形成骨桥,后缘亦有骨赘形成者,向椎管内突出压迫脊髓。胸椎管退变性狭窄病例,除胸椎退变外,还可见到颈椎或腰椎有退行改变,本组中以搬运工人、农民等重体力劳动者较多,胸椎退变可能与重劳动有关。

(二)胸椎后纵韧带骨化所致胸椎管狭窄

可以是单椎节,亦可为多椎节,增厚并骨化的后纵韧带可达数毫米,向椎管内突出压迫脊髓。

(三)胸椎间盘突出

多发生在下部胸椎,单独椎间盘突出压迫胸脊髓或神经根者,称胸椎间盘突出症;本节所指系多椎节或单节椎间突出或膨出,与胸椎退变性改变在一起者,构成胸椎管狭窄的因素之一。

(四)其他

脊柱氟骨症亦可致胸椎管狭窄,使骨质变硬、韧带退变和骨化,可引起广泛严重椎管狭窄,患者长期饮用高氟水,血氟、尿氟增高,血钙、尿钙,碱性磷酸酶增高,X 线片脊柱骨质密度增高可资诊断。此外,尚有少数病例,在胸椎退变基础上,伴有急性胸椎间盘突出,损伤脊髓,此种病例多有轻微外伤,发病较急。

二、临床表现

(一)发病部位和节段

发病部位以下半胸椎为多,累及 $T_6 \sim T_{12}$ 节段者87%,向下可达腰,累及上部胸椎 $T_1 \sim T_5$ 者4.8%。少数病例病变呈间隔型或跳跃型,即两段病变椎节之间有无狭窄的节段,如病变累及 $T_6 \sim T_7$、$T_9 \sim T_{11}$ 和 T_8 为无狭窄节。

(二)病史与发病年龄

胸椎管狭窄症的病史,一般均较长,慢性发病,从 6 个月至 20 年不等,平均 5 年左右;发病年龄,最年轻 28～30 岁,是极少数,大多为中年以上,50 岁左右发病最多,可达 60 余岁;男性较多占 80%以上,女性不及 20%。

(三)发病较缓慢

起初下肢麻木、无力、发凉、僵硬不灵活。双下肢可同时发病,也可一侧下肢先出现症状,然后累及另一下肢。半数患者有间歇跛行,行走一段距离后症状加重,须弯腰或蹲下休息片刻方能再走。较重者步态不稳,需持双拐或扶墙行走,严重者截瘫。半数病例胸腹部有束紧感或束带感,胸闷、腹胀,如病变平面高而严重者有呼吸困难。半数患者有腰背痛,有的时间长达数年,仅有 1/4 患者伴腿痛,疼痛多不严重。大小便功能障碍出现较晚,多为解大小便无力,尿失禁约1/10。患者一旦发病,多呈进行性加重,缓解期少而短。病情发展速度快慢不一,快者数月即发生截瘫。

(四)物理检查

多数患者呈痉挛步态,行走缓慢。脊柱多无畸形,偶有轻度驼背、侧弯。下肢肌张力增高,肌力减弱。膝及踝反射亢进。髌阵挛和踝阵挛阳性。Babinski 征、Oppenheim 征、Gordon 征、Chaddock 征阳性等上神经单位体征。胸部及下肢感觉减退或消失,胸部皮肤感觉节段性分布明显,准确检查有助于确定椎管狭窄的上界,70%患者胸椎压痛明显,压痛范围大,棘突叩击痛并有放射痛。伴有腿痛者直腿抬高受限,确切上界参考 MRI 确定。

三、治疗

(一)手术适应证和时机选择

目前对退变性胸椎管狭窄,尚无有效的非手术疗法,手术减压是解除压迫恢复脊髓功能唯一有效的方法。因此,诊断一经确立,应尽早手术治疗,特别是脊髓损害发展较快者。

(二)手术途径选择

(1)后路全椎板切除减压术是首选方法,可直接解除椎管后壁的压迫,减压后脊髓轻度后移,间接缓解前壁的压迫,减压范围可按需要向上下延长,在直视下手术操作较方便和安全;合并有旁侧型椎间盘突出者可同时摘除髓核。

(2)以后纵韧带骨化为主要因素的椎管狭窄,尤以巨大孤立型后纵韧带骨化,后路手术效果不佳,会引起症状加重,应从侧前方减压切除骨化块,可解除脊髓压迫。

(3)胸椎管狭窄合并中央型椎间盘突出时,从后路手术摘除髓核很困难且易损伤脊髓及神经根,也以采用侧前方减压为宜。侧前方入路可切除后纵韧带骨化块、严重椎体后缘增生骨赘和摘除突出的髓核,还可以切除一侧椎弓根、后关节、椎板及黄韧带以充分减压。

四、护理

(一)术前护理

1.心理护理

对大多数患者而言,手术都是一个强烈的刺激源。焦虑是术前患者最明显的心理特征,焦虑程度对手术效果及预后均有很大影响。对患者必须做好术前心理健康教育,进行心理疏导,耐心倾听患者意见,了解其心理动态;认真地向患者阐明手术的必要性和重要性,介绍有关专家根据病情反复研究的最佳手术方案,使患者深感医务人员高度的责任心,以缓解其不良心理状态,增加食欲,保证充足睡眠,提高机体免疫能力。消除患者紧张焦虑情绪,使患者增加战胜疾病的信心,以最佳的心理状态配合手术。

2.进行手术后适应性训练

(1)床上大便练习:骨科患者由于治疗需要,需长期卧床,胃肠蠕动减弱,易产生便秘。因此,在术前应做好以下健康教育:①嘱患者多饮水,多食新鲜蔬菜和水果,多食粗纤维食物,如韭菜、芹菜、香蕉等;②指导患者按摩腹部,以脐为中心,按顺时针方向进行,促进肠蠕动;③指导患者养成每天定时床上排便的习惯。

(2)床上排尿练习:骨科患者由于治疗需要,需长期卧床,排尿方式发生改变,引起紧张、恐惧心理,担心尿液污染伤口及床单,造成排尿困难。因此,术前进行床上排尿训练,指导患者用手掌轻轻按压下腹部,增加腹压,以利尿液排出。

(3)关节、肌肉功能锻炼:进行肌肉的主、被动收缩练习和关节屈伸运动,为术后肢体功能锻炼打下基础,以便更好、更快地恢复肢体功能,减少术后并发症发生。

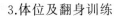

3.体位及翻身训练

指导患者练习轴位翻身,翻身时脊柱成一直线,不可扭转,以适应术后翻身需要。

4.指导患者掌握深呼吸和有效咳嗽的方法

用鼻深吸气后,屏气数秒,然后微微张嘴缓慢将气体呼出,在将气体呼出的同时,连续咳嗽2次,休息数秒,再深吸气、咳嗽。如此反复,其目的是增加肺通气量,利于痰液排出,避免肺部感染的发生。

5.一般术前护理

完善术前各项检查,如肝功能、血糖、心电图等,对于老年患者的常见病如糖尿病、高血压病、心脏病等,应积极进行治疗,排除不利手术的因素。指导术前禁烟禁酒,加强营养支持,以增强体质。术前备皮、交叉配血、抗生素试验,术前一晚予以灌肠。

(二)术后护理

1.生命体征监测

术后予心电监护,密切观察患者生命体征变化,监测血压、脉搏、呼吸及血氧饱和度,做好记录,同时注意观察患者的神志、面色、口唇颜色、皮肤黏膜变化、尿量、有无打哈欠、头晕等血容量不足的早期症状。询问患者有何不适,给予吸氧。每4小时测体温1次,术后3天内体温可升高达38.5 ℃左右,应向患者讲解是外科吸收热所致,不用紧张,7天内可恢复正常,如体温持续39 ℃以上数天,应警惕感染的可能,及时通知医师。

2.脊髓神经功能观察

神经损伤的原因可以是手术直接造成、间接损伤和术中强行减压;胸段脊髓对缺血及术中的刺激耐受性差,可能也是损伤的原因;硬膜外血肿可直接压迫脊髓,造成脊髓损伤,导致双下肢麻木、疼痛、活动障碍、大小便障碍等一系列神经系统症状以及原有的神经症状加重。因此术后应密切观察神经功能恢复情况;全身麻醉清醒后,以钝形针尖如回形针尖轻触患者双下肢或趾尖皮肤,观察有无知觉或痛觉、双下肢活动以及肢体温度、颜色,观察排尿、排便情况并及时记录。早期发现神经功能异常非常重要,脊髓功能的恢复与症状出现的时间有直接关系。如发现异常应立即通知医师及时对症处理。

3.切口引流管的护理

应保持切口敷料干燥完整,注意观察切口敷料渗血情况,如渗血较多,要及时通知医师,更换敷料,观察切口有无红肿,警惕感染的可能。术后切口处放置负压引流管,目的是为了防止切口内形成血肿压迫硬脊膜造成再手术的危险,并防止血肿感染、机化、粘连。在放置引流管期间,应确保引流管固定、畅通,并观察记录引流液的性质、颜色和量。48小时后引流液逐渐减少,可拔除引流管。

4.体位护理

手术回病房后予去枕平卧4～6小时,头偏向一侧,以利于后路手术切口压迫止血和预防全身麻醉术后呕吐。由护士协助患者,一手置患者肩部,一手置患者臀部,两手同时用力,作滚筒式翻身,动作应稳而准,避免拖、拉、推动作。翻身时要保持整个脊柱平直,勿屈曲扭转,避免脊柱过度扭曲造成伤口出血,一般平卧2～3小时,侧卧15～30分钟,左右侧卧及平卧交替使用。

5.排泄的护理

(1)排便异常的护理。①预防便秘:多饮水,给予高热量、高蛋白、高维生素的饮食,少吃甜食及易产气食物,避免腹胀。由于卧床,肠蠕动减弱,易出现便秘,每天按摩下腹部3～4次,以脐为中心,按顺时针方向进行,促进肠蠕动,预防便秘。出现便秘时,用开塞露塞肛或带橡胶手套将干结的粪便掏出。②排便失禁的护理:排便失禁者,由于液状或糊状粪便浸泡在肛周,易导致局部皮肤糜烂。因此,要及时轻轻擦拭和清洗肛周皮肤,并用润滑油保护。

(2)排尿异常的护理。①尿失禁的护理:女性尿失禁者,选择适当型号的双腔气囊导尿管进行导尿并妥善固定,留置尿管;男性尿失禁者,用保鲜袋将阴茎套住,并妥善固定,每2小时清洗并更换1次。②尿潴留的护理:立即诱导患者自行排尿,如热敷按摩、外阴冲洗、听流水声等。诱导排尿失败者,给予导尿并妥善固定,留置尿管或间歇性清洁导尿。③留置尿管的护理:定时夹管训练,白天每3~4小时放尿1次,夜间每4~6小时放尿1次,以训练膀胱逼尿肌的功能。遵医嘱每天2次膀胱冲洗,防止感染。④间歇性清洁导尿:选用橡胶导尿管,操作者洗手或戴手套,插管前用温盐水冲洗会阴部或碘伏消毒尿道口,然后插导尿管(导尿管前端蘸少量液状石蜡)至所需深度,见尿液流出,然后右手扶助导尿管,左手按摩膀胱,力量由轻到重使尿液慢慢流出(或嘱患者自己按摩)。

6.并发症的护理

(1)脊髓损伤:这是最严重的并发症。临床表现为原有的截瘫症状加重,或术前脊髓神经功能正常的患者出现双下肢麻木、疼痛、活动障碍、大小便障碍等一系列神经系统症状。因此全身麻醉清醒后应立即观察下肢的活动、感觉等是否同术前,如出现上述情况应立即向医师汇报及时处理。

(2)脑脊液漏:在胸椎管狭窄手术时脑脊液漏发生的可能性较其他手术大,尤其是黄韧带骨化与硬脊膜粘连时更易发生。临床表现为切口敷料渗出增多,渗出液颜色为淡红色,患者自觉头痛、头晕、恶心等不适。一旦出现脑脊液漏,应立即报告医师,患者去枕平卧位,将负压引流改为普通引流,或者减低负压球负压,必要时拔除引流管,加强换药,保持切口敷料清洁,并用消毒棉垫覆盖后沙袋加压,保持床单清洁干燥,静脉应用抗生素及等渗盐水,必要时抽吸切口皮下脑脊液,探查伤口,行裂口缝合或修补硬膜或肌瓣填塞。

(3)血肿形成:术后血肿形成多见于当天,有伤口局部血肿和椎管内血肿。主要为切口渗血较多而引流不畅。伤口局部血肿有增加伤口感染的可能,并引起切口裂开;椎管内血肿可引起脊髓压迫。术后密切观察伤口情况及双下肢感觉、运动情况及双下肢肌力,如发现双下肢感觉、运动功能较术前减弱或出现障碍应及时报告医师,如诊断明确,应立即再次手术行血肿清除。

(4)预防双下肢深静脉栓塞甚至肺栓塞:指导并协助、鼓励患者早期进行四肢肌肉和各关节的运动。促进下肢静脉血液循环,抬高下肢,促进下肢静脉血液回流。若无胸、脑外伤者,突然出现胸闷、发绀、烦躁不安、呼吸困难进行性加重、血压下降等症状,应警惕肺栓塞的发生,立即做好抢救准备并通知医师。

(5)自主神经功能紊乱:胸段脊髓损伤后可出现自主神经功能紊乱,加之卧床,在坐起或站起时易出现直立性低血压;指导患者逐渐抬高床头等以纠正。还有可能出现心律失常等,需要监测心率、心律情况。

(6)预防压疮:避免局部皮肤长期受压,每2小时更换1次体位;翻身时,头颈和躯体要在同一水平线。同时做好皮肤护理,保持床单、内衣及皮肤清洁、干燥,避免皮肤受潮湿的刺激,保持床单、内衣的平整,避免皮肤局部受压。在更换内衣、床单、体位时,应避免拖、拽等摩擦性动作,以免损伤皮肤。

(7)肢体关节挛缩:如患者肢体能运动,鼓励患者进行主动运动。如患者肢体无运动,应进行

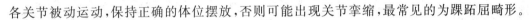

各关节被动运动,保持正确的体位摆放,否则可能出现关节挛缩,最常见的为踝跖屈畸形。

7.其他护理

(1)患者年龄大时,静脉输液,除脱水药外,速度不宜过快,防止急性肺水肿的发生。

(2)合并高血压患者,遵医嘱指导患者服用降压药,每天监测血压,避免排便用力过大。

(3)合并糖尿病的患者,遵医嘱指导患者服用降糖药或胰岛素皮下注射,每天监测空腹及餐后 2 小时血糖。

(孔德飞)

第四节　腰椎间盘突出症

一、概述

腰椎间盘突出症是指因腰椎间盘变性、破裂后髓核组织向后方或突至椎板内,致使相邻组织遭受刺激或压迫而出现的一系列临床症状。腰椎间盘突出症为临床上最为常见的疾病之一,多见于青壮年,虽然腰椎各节段均可发生,但以 $L_4 \sim L_5$、$L_5 \sim S_1$ 最为多见。

二、病因

(一)退行性变

腰椎间盘突出症的危险因素(又称诱发因素)有很多,其中腰椎间盘退行性变是根本原因。椎间盘的生理退变从 20 岁即开始,30 岁时退变已很明显。此时,在组织学方面可见到软骨终板柱状排列的生长层消失,其关节层逐渐钙化,并伴有骨形成和血管的侵入。

(二)职业特性

腰椎间盘突出有明显的职业特性。从业有反复举重物、垂直震动、扭转等特点者,腰椎间盘突出症的发病率高。腰椎间盘长期受颠簸震荡,产生慢性压应力,使椎间盘退变和突出。长期弯腰工作者,尤其是蹲位或坐位如铸工和伏案工作者,髓核长期被挤向后侧,纤维环后部长期受到较大的张应力,再加之腰椎间盘后方纤维环较薄弱,易发生突出,所以并非重体力劳动者是腰椎间盘突出的高危人群。

(三)外伤

外伤是腰椎间盘突出的重要因素,特别是儿童与青少年的发病与之关系密切。

(四)遗传因素

腰椎间盘突出有家族性发病的报道,而有些人种的发病率较低。

(五)腰骶先天异常

腰骶椎畸形可使发病率增高,包括腰椎骶化、骶椎腰化、半椎体畸形等。

(六)体育运动

很多体育活动虽能强身健体,但也可增加腰椎间盘突出发生的可能性,如跳高、跳远、高山滑雪、体操、足球、投掷等,这些活动都能使椎间盘在瞬间受到巨大的压应力和旋转应力,纤维环受损的可能性大大增加。

（七）其他因素

寒冷、酗酒、腹肌无力、肥胖、多产妇和某些不良站、坐姿，也是腰椎间盘突出症的危险因素。

三、临床表现

（一）疼痛

腰痛是最早的症状。由于腰椎间盘突出是在腰椎间盘退行性变的基础上发展起来的，所以在突出以前的椎间盘退行性变即可出现腰腿痛。腰部的疼痛多数是由慢性肌肉失衡、姿势不当或情绪紧张引起。椎间关节引起的牵涉性疼痛是由椎旁肌肉、韧带、关节突关节囊、椎间盘或硬膜囊受损引起，疼痛在腰骶部或患侧下肢。若是腰部的肌肉慢性劳损，其疼痛一般局限于腰骶部，不向下肢放射。神经根引起的牵涉性疼痛，其支配的皮节易出现刺痛、麻木感，若前根的运动神经受压，可出现支配肌肉的力量下降和萎缩。

（二）下肢放射痛、麻木

主要是因为突出的椎间盘对脊神经根造成化学性和机械性刺激，表现为腰部至大腿及小腿后侧的放射性疼痛或麻木感。肢体麻木多与下肢放射痛伴发。麻木是突出的椎间盘压迫本体感觉和触觉纤维引起的。有少数患者自觉下肢发凉、无汗或出现下肢水肿，这与腰部交感神经根受到刺激有关。中央型巨大突出者，可出现会阴部麻木、刺痛、排便及排尿困难，男性阳痿，双下肢坐骨神经疼痛。

（三）肌肉萎缩

腰椎间盘突出较重者，常伴有患下肢的肌萎缩，以踇趾背屈肌力减弱多见。

（四）活动范围减小

腰椎间盘突出常引起腰椎的活动度受限，前屈受限病变多在上腰椎，侧屈受限有神经根受刺激的情况存在，伸展受限多有关节突关节的病损。

（五）马尾神经症状

主要表现为会阴部麻木和刺痛感，排便和排尿困难。

（六）体格检查

可发现腰椎生理曲度改变，腰背部压痛和叩痛，步态异常，直腿抬高试验阳性等。

四、诊断

（一）病史

详细了解与患病有关的情况，例如，有无外伤，从事何种职业，治疗经过等。

（二）体格检查

观察患者步态，是否跛行，腰椎生理曲线，脊柱是否出现侧突，直腿抬高试验等。

（三）辅助检查

摄腰椎正侧位、斜位 X 线片，CT、MRI 检查，对有马尾神经损伤者行肌电图检查。

五、治疗

（一）非手术治疗

首次发病者、较轻者、诊断不清者以及全身及局部情况不宜手术者。方法包括卧床休息，卧床休息加牵引，支具固定，推拿、理疗、按摩，封闭、髓核溶解术。

(二)手术治疗

(1)诊断明确,病史超过半年,经过严格保守治疗至少6周无效;或保守治疗有效,经常复发且疼痛较重者影响工作和生活者。

(2)首次发作的腰椎间盘突出症疼痛剧烈,尤以下肢症状者,患者因疼痛难以行动及睡眠,被迫处于屈髋屈膝侧卧位,甚至跪位。

(3)出现单根神经麻痹或马尾神经受压麻痹,表现为肌肉瘫痪或出现直肠、膀胱症状。

(4)病史虽不典型,经脊髓造影或其他影像学检查,显示硬脊膜明显充盈缺损或神经根压迫征象,或示巨大突出。

(5)椎间盘突出并有腰椎管狭窄。

六、护理

(一)术前护理

1.心理护理

腰椎间盘突出症患者大多病程长,反复发作、痛苦大,给生活及工作带来极大不便,心理负担重,故深入病房与患者交流谈心,了解患者所思所虑,给予正确疏导解除患者各种疑虑。针对自身疾病转归不了解的患者,护理人员应根据患者的年龄、性别、文化背景、职业、性格特点,耐心向患者介绍疾病的病因、解剖知识、临床症状、体征,使患者对自己和疾病有一概括的了解,且能正确描述自己的症状,掌握本病的基本知识,能配合治疗及护理。对担心手术不成功及预后的患者,要向患者介绍主管医师技术水平及可靠性,简明扼要介绍手术过程、注意事项及体位的要求,介绍本病区同种疾病成功患者现身说法,增强患者对手术信心,使患者身心处于最佳状态接受手术。

2.术前检查

本病患者年龄一般较大,故术前应认真协助患者做好各项检查,了解患者全身情况,是否有心脏病、高血压、糖尿病等严重全身疾病,如有异常给予相应的治疗,使各项指标接近正常,减少术后并发症的发生。

3.体位准备

术前3~5天,指导患者在床上练习大小便,防止术后卧床期间因体位改变而发生尿潴留或便秘。

4.皮肤准备

术前3天嘱患者洗澡清洁全身,活动不便的患者认真擦洗手术部位,术前1天备皮、消毒,注意勿损伤皮肤。

(二)术后护理

1.生命体征观察

术后监测体温、脉搏、血压、呼吸及面色等情况,持续心电监护,每1小时记录1次,发现异常立即报告医师。观察患者双下肢运动、感觉情况及大小便有无异常,及时询问患者腰腿痛和麻木的改善情况。如发现患者体温升高同时伴有腰部剧烈疼痛是椎间隙感染的征兆,应及时给予处理。

2.切口引流管的护理

观察伤口敷料外观有无渗血及脱落或移位,伤口有无红肿、缝线周围情况。术后一般需在硬膜外放置负压引流管,观察并准确记录引出液的色、质、量。保持引流通畅,防止引流管扭曲、受压、滑出。第 1 天引流量应小于 400 mL,第 3 天应小于 50 mL,此时即可拔除引流管,一般术后48～72 小时拔管。若引流量大,色淡,且患者出现恶心、呕吐、头痛等症状,应警惕脑脊液漏,及时报告医师。有资料报道腰椎间盘突出症术后并发脑脊液漏的发生率为 2.65%。

3.体位护理

术后仰卧硬板床 4～6 小时,以减轻切口疼痛和术后出血,以后则以手术方法不同可以侧卧或俯卧位。翻身按摩受压部位,必要时加铺气垫床,避免压疮发生,翻身时保持脊柱平直勿屈曲、扭转,避免拖、拉、推等动作。

4.饮食护理

术后给予清淡易消化富有营养的食物,如蔬菜、水果、米粥、汤类。禁食辛辣油腻易产气的豆类食品及含糖较高食物,待大便通畅后可逐步增加肉类及营养丰富的食物。

5.尿潴留及便秘的护理

了解患者产生尿潴留的原因,给予必要的解释和心理安慰,给患者创造良好排便环境,让患者听流水声及用温水冲洗会阴部,必要时用穴位按摩排尿或导尿解除尿潴留。指导患者掌握床上大便方法,术后3 天禁食辛辣及含糖较高的食物,多食富含粗纤维蔬菜、水果。按结肠走向按摩腹部,每天早晨空腹饮淡盐水 1 杯。必要时用缓泻剂灌肠解除便秘。

6.并发症的护理

(1)脑脊液漏:由多种原因引起,如锐利的骨刺、手术时硬膜损伤。表现为恶心、呕吐和头痛等,伤口负压引流量大,色淡。予去枕平卧,伤口局部用 1 kg 沙袋压迫,同时减轻引流球负压。遵医嘱静脉输注林格液。必要时探查伤口,行裂口缝合或修补硬膜。

(2)椎间隙感染:是椎节深部的感染,多见于椎间盘造影、髓核化学溶解或经皮椎间盘切除术后。表现为背部疼痛和肌肉痉挛,并伴有体温升高,MRI 是可靠的检查手段。一般采用抗生素治疗。

七、健康教育

(1)向患者说明术后功能锻炼对恢复腰背肌的功能及防止神经根粘连的重要性。因为虽然手术摘除了突出的髓核,解除了对神经根的压迫和粘连,但受压后(尤其是病程较长者)所出现的神经根症状以及腰腿部功能恢复,仍需一个较长的过程,而手术又不可避免地引起不同程度的神经根粘连;进行功能锻炼对防止神经根粘连,增加疗效起着重要作用,科学合理的功能锻炼,可促进损伤组织的修复,使肌肉恢复平衡状态,改善肌肉萎缩,肌力下降等病理现象,有利于纠正不良姿势。功能锻炼的原则:先少量活动,以后逐渐增加运动量,以锻炼后身体无明显不适为度、持之以恒。

(2)直腿抬高锻炼:术后 2～3 天,指导患者做双下肢直腿抬高锻炼,每次抬高应超过 40°,持续 30 秒～1 分钟,2～3 次/天,15～30 分钟/次,高度逐渐增加,以能耐受为限。

(3)腰背肌功能锻炼:术后应尽早锻炼以恢复腰背肌的功能,缩短康复过程。腰背肌功能锻炼时应严格掌握锻炼时间及强度,遵循循序渐进、持之以恒的原则。一般开窗减压,半椎板切除术患者术后 1 周,全椎板切除术 3～4 周,植骨融合术后 6～8 周开始。具体锻炼方法:五点支撑法,患者先仰卧位,屈肘伸肩,然后屈膝伸髋,同时收缩背伸肌,以双脚双肘及头部为支点,使腰部离开床面,每天坚持锻炼数十次。1～2 周后改为三点支撑法,患者双肘屈曲贴胸,以双脚及头枕为三支点,使整个身体离开床面,每天坚持数十次,最少持续 4～6 周。飞燕法:先俯卧位,颈部向后伸,稍用力抬起胸部离开床面,两上肢向背后伸,两膝伸直,再从床上抬起双腿,以腹部为支撑点,身体上下两头翘起,3～4 次/天,20～30 次/分。功能锻炼应坚持锻炼半年以上。

八、出院指导

(一)日常指导

保持心情愉快,注意饮食起居,劳逸结合。要注意保证正常食饮,防止因饮食不当引起便秘,少吃或忌吃辛辣,多吃蔬菜、水果。注意腰部及下肢的保暖、防寒、防潮。避免因咳嗽、打喷嚏等而增加腹压。

(二)休息

指导患者出院后继续卧硬板床休息,3 个月内尽可能多卧床。

(三)正确的姿势

说明正确的身体力学原理及规则,保持正确姿势的坐、走、站及举物的正确姿势运动的重要性。包括日常生活中指导患者站立时挺胸、脊背挺直,收缩小腹;坐位时两脚平踏地面,背部平靠椅背,臀部坐满整个椅背面;仰卧时,双膝下置一软枕;捡东西时尽量保持腰背部平直,以下蹲弯曲膝部代替弯腰,物体尽量靠近身体;取高处物品时,用矮凳垫高,勿踮脚取物;起床时,先将身体沿轴线翻向一侧,用对侧上肢支撑床铺,使上半身保持平直起床;另外,半年内禁止脊柱弯曲、扭转、提重物等活动或劳动。

(四)功能锻炼

继续进行腰背肌功能锻炼指导,指导患者根据自己的体力在原有锻炼基础上,增加锻炼的强度,做到循序渐进,持之以恒。

(孔德飞)

第五节　腰椎管狭窄症

一、概述

腰椎管狭窄症是指由各种原因引起的骨质增生或纤维组织增生肥厚,导致椎管或神经根管的矢状径较正常者狭窄,刺激或压迫由此通过的脊神经根或马尾神经而引起的一系列临床症状。它是导致腰痛或腰腿痛的最常见原因之一。腰椎管狭窄包括 3 个部分,即主椎管、神经根管及椎间孔狭窄。发育性腰椎管狭窄症发病大多在中年以后,而退变所致者多见于老年。本病男性多于女性。

二、病因

(一)先天性椎管狭窄

系先天发育过程中,腰椎弓根短而致椎管矢径短小。此种情况临床甚为少见。

(二)退变性椎管狭窄

临床最为多见,是腰椎退变的结果,随年龄增长,退行变性表现如下。

(1)腰椎间盘首先退变。

(2)椎体唇样增生。

(3)后方小关节也增生、肥大、内聚、突入椎管,上关节突肥大增生时,在下腰椎(L_4、L_5 或 L_3、L_4、L_5)由上关节突背面与椎体后缘间组成的侧隐窝发生狭窄,该处为神经根所通过,从而可被压迫。

(4)椎板增厚。

(5)黄韧带增厚,甚至骨化,这些均占据椎管内一定空间,合起来成为退变性腰椎管狭窄。

(三)其他原因所致的椎管狭窄

(1)腰椎滑脱:该平面椎管矢状径减小。

(2)中央型腰椎间盘突出,占据腰椎管的空间,可产生椎管狭窄症状。此两种情况均有明确诊断,临床上并不称其为腰椎管狭窄。

(3)继发性,例如全椎板切除之后,形成的瘢痕,再使椎管狭窄,或椎板融合之后,椎板相对增厚,致局部椎管狭窄。此种情况均很少见。

(4)腰椎爆裂骨折,椎体向椎管内移位,急性期休息,无症状,起床活动后或活动增加后,可出现椎管狭窄症状。

三、临床表现

(1)间歇性跛行表现为患者行走后,出现一侧或双侧腰酸、腰痛、下肢麻木无力,以至跛行;但若蹲下或坐下休息片刻,症状即可缓解或消失,患者继续行走,上述症状又会出现。

(2)腰部后伸受限及疼痛。

(3)腰骶痛伴单侧或双侧臀部、大腿外侧胀痛、感觉异常或下肢无力。

(4)主诉多而体征少患者均有许多主诉,但体格检查时多无阳性所见,直腿抬高试验常为阴性。

四、诊断

(一)病史

详细了解与患病有关的情况,如有无先天性脊柱发育不良,腰椎有否外伤及手术史等。

(二)体格检查

本病阳性体征少,有时表现为膝反射、跟腱反射减弱。

(三)辅助检查

X线片表现椎管矢状径小,小关节增生,椎板间隙狭窄;CT扫描检查能清晰显示腰椎各横截面的骨性和软组织结构,MRI检查可显示腰段椎管情况,硬膜后方受压节段黄韧带肥厚,腰椎间盘膨出或突出或脱出,马尾有无异常等。

五、治疗

(一)非手术治疗

腰椎管狭窄症为慢性疾病,有急性加重者常因走路过多、负重或手提重物、劳累而引起,腰椎管内软组织及马尾神经根可能有水肿,对此应卧床休息;腰部理疗,按摩等有助于水肿消退;而慢性腰椎管狭窄症者,可练习腹肌,使腰椎管生理前突得到暂时减轻,从而缓解症状,此仅对早期病例有效,如伴有急性腰椎间盘突出症,除休息外,可行牵引治疗,需知单独腰椎管狭窄症,牵引并无效果。

(二)手术治疗

适应证包括:①经较正规的非手术治疗无效;②自觉症状明显并持续加重,影响正常生活和工作;③明显的神经根痛和明确的神经功能损害,尤其是严重的马尾神经损害;④进行性加重的滑脱、侧凸伴相应的临床症状和体征。

六、护理

(一)术前护理

1.心理护理

该病多发生于中老年,病情较重,病程长,发病后不但影响工作,生活难以自理,且易反复发作,逐渐加重,易出现焦虑、悲观情绪,又由于缺乏医学知识,对手术持怀疑态度,担心手术安全及术后肢体康复程度,劳动能力是否丧失,表现为紧张焦虑。护士要针对患者不同的心理特点,多与患者交谈,给患者以关心、理解和安慰,向患者讲解腰椎管狭窄症的有关知识、手术疗效以及目前对此病的治疗水平,以典型病例作现身说法,让患者与术后患者交流,了解手术的可靠性,消除患者紧张焦虑情绪,使患者增加战胜疾病的信心,以最佳的心理状态配合手术。

2.床上排便训练

以防术后因创伤、姿势、体位的改变不习惯卧位排便,导致尿潴留、排便困难,术前需要在床上进行排便训练。所以术前2~3天要指导患者在床上练习大小便,同时要向患者讲解术前在床上训练大小便的重要性,使其自觉的接受,以减少术后便秘和排尿困难的发生。

3.体位及翻身的训练

腰椎管狭窄术中多采用俯卧位,术前2~3天要指导患者在床上练习俯卧位,练习3~4次/天,时间从1小时延长至3~4小时,使全身肌肉放松,呼吸平稳。同时术前要指导患者练习轴位翻身,翻身时脊柱成一直线,不可扭转,以适应术后翻身需要。

4.一般术前护理

完善术前各项检查,如肝功能、血糖、心电图等,对于老年患者的常见病如糖尿病、高血压病、心脏病等,应积极进行治疗,排除不利手术的因素。指导术前禁烟禁酒,教会患者做深呼吸和有效地咳嗽,预防肺部感染,加强营养支持,以增强体质。术前备皮、交叉配血、抗生素过敏试验,术前晚予灌肠。

(二)术后护理

1.生命体征监测

术后予心电监护,密切观察患者生命体征变化,每0.5~1小时测量血压、脉搏、呼吸及血氧饱和度1次,做好记录,同时应注意观察患者的神志、面色、口唇颜色、尿量,询问患者有何不适,予氧气吸入。每4小时测体温1次。

2.脊髓神经功能观察

腰椎管狭窄症若在融合时应用内固定,神经根损伤较常见;而伤口负压引流不畅,血留于伤口内致血凝块压迫神经根或硬脊膜,亦加重术后粘连;术中因神经牵拉,可致术后神经根水肿。

因此术后应密切观察神经功能恢复情况,全身麻醉清醒后,以钝形针尖如回形针尖轻触患者双下肢或趾尖皮肤,观察有否知觉或痛觉,早期发现神经功能异常非常重要,脊髓功能恢复与症状出现的时间有直接关系。

3.切口引流管的护理

应保持切口敷料干燥完整,注意观察切口敷料渗血情况,如渗血较多,要及时通知医师,更换敷料,观察切口有无红肿,警惕感染的可能。术后切口处放置负压引流管,目的是为了防止切口内形成血肿压迫硬脊膜造成再手术的危险,并防止血肿感染、机化、粘连。在放置引流管期间,应确保引流管的固定、畅通,一般术后 6 小时每 30 分钟挤管 1 次,以后每 1~2 小时挤管 1 次,以防血块堵塞,并观察记录引流液的性质、颜色和量。引流液应为暗红色血性液,术后当天 100~300 mL,24 小时后引流液明显减少或无引流液,最多 20~40 mL,如引流液 24 小时多于 500 mL,呈粉红色,患者诉头痛头晕应警惕脑脊液漏,首先应把负压引流改为一般引流,并协助患者取去枕平卧位或适当抬高床尾 10°~20°,同时报告医师给予及时恰当的处理。一般引流管放置 24~48 小时,48 小时后引流液逐渐减少,可拔除引流管。

4.体位护理

一般手术回病房后予去枕平卧 6 小时,头偏向一侧,以利于后路手术切口压迫止血和预防全身麻醉术后呕吐,过早翻身会引起伤口活动性出血。由护士协助患者,一手置患者肩部,一手置患者臀部,两手同时用力,作滚筒式翻身,动作应稳而准,避免拖、拉、推动作。翻身时要保持整个脊柱平直,勿屈曲扭转,避免脊柱过度扭曲造成伤口出血,一般平卧 2~3 小时,侧卧 15~30 分钟,左右侧卧及平卧交替使用。

5.排泄的护理

术后向患者讲明及时排便可消除腹胀、尿潴留,减轻腹内压以减少切口出血,有利于切口愈合,术后4~6 小时,要督促患者自行排尿,1~3 天排大便 1 次,不能自行排尿者,可按摩下腹部、听流水声等诱导排尿,无效者采用无菌导尿术保留尿管,采取间断夹闭尿管定时放尿,以训练膀胱功能,要用碘伏棉球擦洗外阴,2 次/天,以预防泌尿系统感染,3 天无大便者要及时通知医师,采用开塞露塞肛或番泻叶泡茶饮,同时指导患者进食高热量、高蛋白易消化富含纤维素的饮食。

6.并发症的护理

(1)硬膜外血肿:脊柱手术创面大、剥离深,术后渗血较多,若引流不畅,易造成硬膜外血肿。术后密切观察双下肢感觉、运动情况及双下肢肌力,如发现双下肢感觉、运动功能较术前减弱或出现障碍应及时报告医师。予以 CT 及 MRI 检查,如诊断明确,应立即再次手术行血肿清除术。

(2)脑脊液漏:脑脊液漏在腰椎管狭窄手术时发生率约 5%,临床表现为切口敷料渗出增多,渗出液颜色为淡红或淡黄色,患者自觉头痛、头晕、恶心。一旦出现脑脊液漏,立即报告医师,患者去枕平卧位,将负压引流改为普通引流,或者减低负压球负压,必要时拔除引流管,加强换药,保持切口敷料清洁,并用消毒棉垫覆盖后沙袋加压,保持床单清洁干燥,静脉应用抗生素及等渗盐水,必要时抽吸切口皮下脑脊液,探查伤口,行裂口缝合或修补硬膜。

(三)健康教育

1.术后功能锻炼

向患者说明术后功能锻炼对防止神经根粘连及恢复腰背肌的功能的重要性,以争取患者的积极配合。术后第 1 天练习股四头肌收缩及直腿抬高训练,以防脊神经根粘连。方法是膝关节伸直,踝关节为功能位,下肢抬起坚持 5~10 秒,两腿重复此动作,锻炼次数以患者能耐受为宜。

术后 1 周进行腰背肌功能训练,提高腰背肌肌力,增加脊柱的稳定性。指导患者仰卧做腰背肌功能锻炼,根据病情及患者体质,循序渐进,由腰背半弓直至全弓,由五点支撑到三点、四点支撑,还可采用飞燕法:患者取俯卧位,颈部后伸,稍用力后抬起胸部离开床面,两上肢向背后伸,形似飞燕点水。术后 12~14 天在支具保护下床活动。

2.出院指导

指导患者出院后卧硬板床休息 1 个月,尽量少做弯腰及扭腰动作、注意腰部保暖,避免受凉。应用人体力学的原理来指导患者的坐、立、行、卧及持重的姿势。指出患者不正确的姿势和活动方法,指导其生活和工作中保持正确的姿势和习惯,身体不能过早和过度负重,并应避免腰部长时间保持同一种姿势和直体弯腰动作,同时积极参加适当体育锻炼,尤其是注意腰背肌功能锻炼,以增加脊柱的稳定性,同时加强营养,以减缓机体组织和器官的退行性变。

(孔德飞)

第六节　胸腰椎骨折脱位

胸腰椎骨折脱位合并截瘫是一种很严重的创伤,给患者造成不同程度的残废,椎板切除减压及脊柱内固定术是治疗胸腰椎骨折合并截瘫可靠而有效的方法。

一、术前护理

(一)心理护理

患者有焦虑、恐惧心理,了解患者的心理状态和实际需要,主动与患者交流沟通,增进护患间的了解和信任,使患者在心理上有充分的准备,能够配合手术,增强战胜疾病的信心。

(二)监测生命体征的变化

评估有无腹痛,皮肤颜色及肢体温度改变,评估尿量、尿色,以掌握病情变化。需对神经损伤情况全面了解,并鼓励患者多做深呼吸运动,预防术后的肺部感染,防止感冒,同时指导其深呼吸,有效咳嗽,咳痰。

(三)交给患者正确的翻身方法

正确的翻身方法是治疗脊柱骨折最重要的措施,可以避免加重脊髓损伤,给予卧硬板床,翻身时保证身体纵轴的一致性,严禁躯干扭曲、旋转,使颈胸腰呈一条直线,向一侧翻动。

(四)垫枕护理

卧硬板床,在伤椎后凸处垫软枕,以便恢复压缩椎体的高度,避免并发症,受伤当天即可垫软枕,高度逐渐增高,可达 10~15 cm,垫枕应保持光滑,衣服应拉平,防皱褶,应定时巡视防止产生压疮。

(五)牵引护理

为恢复椎体高度,可采用双踝悬吊牵引、骨盆牵引、脊椎兜带悬吊牵引等。脊柱科采用的是脊椎兜带悬吊牵引,牵引时应注意兜带的宽度和舒适度,预防皮肤损伤。牵引时护士应注意以下几点。

1.牵引选择

牵引方法较多,有手法牵引、悬吊牵引、骨盆牵引、电动牵引等。

2.牵引力线

头低脚高位;头高脚低位;左右旋转位(三维牵引)。

3.牵引重量

首次牵引患者,以自身体重的 40％为宜,逐渐加至 50％;年老体弱者,以自身体重的 30％开始,而后逐渐加至 40％。

4.牵引时间

每次牵引时间 30 分钟,每天 1～2 次,10 天为 1 个疗程。

(六)饮食护理

受伤 2～3 天,患者肠蠕动减弱,大量进食易引起腹胀。应少量进食,以流质清淡为主,辅助静脉营养。

(七)术前准备

(1)了解患者术前疼痛部位及下肢感觉、运动情况,为术后观察病情提供对比依据。

(2)术前指导指导患者习惯卧床生活,如练习卧床进食、卧床大小便等。

(3)术前皮肤准备应彻底,备皮范围要足够,上至肩胛骨,下至臀下,两侧过腋中线,术前连续 3 天,每天 2 次清洗手术区。

(4)年老体弱患者准备要预防肺炎、压疮等并发症,指导患者在床上做扩胸运动,增强肺部机能,保持皮肤干燥清洁,骨突部加用海绵垫及气圈保护,加强皮肤按摩。

(5)饮食及辅助检查嘱患者多饮水,多食富含粗纤维和维生素的蔬菜、水果及蜂蜜等,饮食宜清淡、富营养,避免油腻、辛辣食物。另外,做好药物皮试及血常规、凝血机制、肝功能、肾功能、心电图等相关的辅助检查。

(6)术前 1 天准备 常规备皮、备血、检验血常规和抗 HIV。做药物试验,向患者解释麻醉和手术的方式及主刀医师,术前术后的配合,消除紧张恐惧的心理,禁食 12 小时,禁水 6 小时。

(7)术日晨准备术日晨起给予清洁灌肠,留置导尿,静脉输入抗生素,手术部位消毒后无菌巾包扎和手术室人员共同核对后送患者入手术室。

二、术后护理

(一)生命体征监测

测体温、血压、脉搏、呼吸的变化并记录,应每 30～60 分钟测量血压、脉搏、呼吸 1 次;注意观察患者神志、面色、尿量的变化;保持呼吸道通畅,术后低流量给氧 4～6 小时。密切观察是否存在脱水、电解质紊乱现象,并遵医嘱合理补液。

(二)体位护理

使患者保持水平位移至病床平卧;平卧 4～6 小时,切口下可垫棉垫以压迫切口减少出血;保持滚轴式翻身,每 2 小时 1 次,避免脊柱扭曲,翻身时防止引流管脱出。注意轴线翻身,防止脊柱扭曲和压疮发生。术后 24 小时严密观察双下肢神经功能、远端血运情况,如肢端颜色、温度、感觉、足背动脉搏动及背伸、跖屈运动。

(三)脊髓神经功能的观察

密切观察双下肢感觉、运动、肌力及括约肌功能,注意感觉平面的变化,并与术前做比较,及时发现术后有无脊髓损伤加重和术后肢体恢复情况。术后每天观察双下肢感觉及运动恢复情况,并做好记录。

(四)切口及引流管护理

切口加压包扎,密切观察敷料的渗出情况,伤口持续负压引流,保持引流管通畅,防止管道受压及扭曲,维持有效引流。注意观察引流液的量、颜色、性质,24小时超过200 mL者,提示有活动性出血,一般术后24~48小时,引流量少于50 mL且色淡即可拔管。

(五)疼痛的护理

评估患者疼痛的性质、程度、范围,保持周围环境安静舒适,多与患者沟通,分散其注意力。咳嗽时用手按压伤口,能有效缓解咳嗽引起的疼痛。翻身时避免触及切口及牵拉引流管。挤压引流管时用手固定引流管近端,可减轻引流管刺激引起的疼痛。

(六)饮食护理

患者伤后第1天可禁饮食,观察腹胀情况,待肠蠕动恢复后,再逐渐由流质、半流质,过渡到普通饮食。术后给予高蛋白、高热量、富含维生素而易消化食物,富含粗纤维的蔬菜和水果。腹胀时给予腹部热敷、按摩以增加肠蠕动,必要时留置胃管或肛管排气。

三、并发症的护理

(一)预防泌尿系统感染和结石

对能自行排尿的患者应鼓励患者术后及时排尿,如需留置尿管者,每天温水清洗会阴部2~3次,用5%碘伏消毒尿道口及尿管。尿管于患者腿下经过固定,引流袋低于膀胱。防尿液倒流逆行感染,并定时夹闭尿管,训练膀胱功能。并鼓励患者多饮水,间断饮水,每天2 500~3 000 mL,以增加尿量,同时注意观察并记录尿液的颜色、性质及量。

(二)防止压疮

术后每2小时行轴线翻身1次,平卧、侧卧交替,保持床铺的清洁、平整,每天温水擦洗全身。保持会阴部清洁。正确指导和帮助患者滚动翻身,同时建立翻身卡,严格交接班,预防压疮发生。

(三)预防肺部感染

术前练习深呼吸、咳嗽、咳痰。术后给予超声雾化吸入,每天2次,鼓励患者双手轮流叩击胸部。每次翻身后叩击背部,使痰液震动脱落咳出。注意给患者保暖,避免因受凉而诱发呼吸道感染。同时根据医嘱合理使用抗生素,以减少肺部感染及并发症的发生。

(四)防止腹胀和便秘

指导患者养成定时排便习惯,便秘者给予按摩腹部促进肠蠕动。严重者给予缓泻药。腹胀者减少进食,热敷按摩腹部,肛管排气,针灸或足三里封闭,急性胃扩张者可以行胃肠减压。养成良好的排便习惯,便秘者给予按摩腹部促进肠蠕动。

(五)防止切口出血及脑脊液漏

术后由于伤口渗出大量血性液体,定时测量生命体征,必要时检查末梢血来确定是否需要补液和输血。在放置有引流管的患者,如1天的量超过300 mL提示有活动性出血,如术后2~3天引流呈清水样则示有脑脊液漏,不能拔管,须体位引流。如术后1周脑脊液漏可以俯卧位也可平卧位切口下加垫压迫。

(六)预防感染

术中严格遵守无菌原则,术后引流管不得超过切口高度以防止倒流。保持切口敷料干燥、清洁,及时更换敷料。术后4小时测体温一次,术后3~5天低热为吸收热,若体温降至正常后再度升高,应怀疑存在感染的情况,给予积极抗感染治疗。

(七)预防下肢深静脉血栓

观察患者下肢,若出现肿胀疼痛,皮肤青紫或潮红,皮肤温度略高,应警惕下肢深静脉血栓的发生。监测患者术后的体温、脉搏、小腿周径、腓肠肌触痛等情况。术后早期活动对预防下肢深静脉血栓有重要意义,可常规给予抗凝药物保持血液流动性。

(八)防止肌肉萎缩及康复训练

术后早期功能锻炼可防止神经根粘连,促进血液循环,避免并发症出现,促进康复。活动可因人而异,循序渐进增加活动量,以患者不感到疲劳和痛苦为宜。

(孔德飞)

第七节 脊柱侧凸

一、概述

正常人脊柱矢状面有四个生理弧度,即颈椎前凸,胸椎后凸,腰椎前凸和骶椎后凸,但在额状面则无侧凸,呈一直线,各个棘突的连线通过臀沟垂直于地面。若脊柱的某一段偏离身体的中线,向侧方弯曲则称为脊柱侧弯,又称脊柱侧凸。

二、病理

脊柱侧弯多发生在脊柱胸段或腰段,且大多凸向右侧,凸向左侧者较少。椎骨的病理改变主要为椎体的楔形变、脊椎骨的旋转畸形和凹侧椎弓根变矮。椎体左右楔形变形成脊柱侧凸,若合并前后位楔形变,则形成侧后凸畸形。整个脊椎骨有旋转畸形。

三、脊柱畸形对患者的影响

脊柱畸形所致的肺功能低下、疼痛、神经系症状和丧失自信心在各治疗单位中均可遇到。脊柱侧凸的主要趋势:重度胸弯患者(90°以上),肺活量必然要下降,死于肺源性心脏病为正常人的2倍。背部不适发生率增加,引起明显的自卑情绪以致心理紊乱(但不是精神病)。

四、治疗

(一)非手术治疗

1.非手术治疗的目的

防止侧凸继续加重;对所有侧凸类型有效;治疗能达到满意的外观;减少手术的可能。其方法包括支具、电刺激、生物反馈治疗等。支具治疗目前最常见,应用最广泛。

2.治疗内容

理疗、表面电刺激、石膏及支具。

(二)手术治疗

1.手术治疗的目的

安全地矫正畸形;在三维空间上平衡躯体;尽可能短地融合脊柱;尽可能地矫正畸形,将脊柱

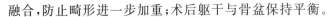

融合,防止畸形进一步加重;术后躯干与骨盆保持平衡。

2.治疗内容

植骨融合和矫形手术。

五、护理

(一)术前患者的护理

1.手术前期的护理重点

评估并矫正可能增加手术危险性的生理和心理问题,帮助患者做好心理和身体护理。向患者和家属提供有关手术的卫生指导。帮助制定出院和生活形态改变的调适计划。

2.手术前期患者的评估

准备一般资料;评估既往史、健康状况、心理状况、亲属对手术的看法是否支持、关心程度及经济承受能力及患者对手术的耐受性、实验室检查结果及重要脏器功能。

3.手术前期患者护理

(1)心理准备:由于脊柱侧凸手术部位特殊,病变复杂,患者对手术安全性,治疗效果有不同程度的担心。护士应对患者的情绪表示理解,关心和鼓励患者,使增进与患者及家属的交流,对患者的病情、诊断、手术方法、手术的必要性、手术的效果以及可能发生的并发症及预防措施、手术的危险性、手术后的恢复过程及预后,向患者及家属交代清楚,提出要求患者配合的事项和手术前后应注意的问题,以取得患者的信任和配合,使患者愉快地接受手术,手术护士的术前访视也能使患者产生安全感。

(2)环境准备:保持病室清洁,病房温度应保持在 18～20 ℃,湿度 50%～60%,减少陪护。对新入院的患者,护士要介绍病区环境。

(3)身体准备:完善检查:帮助患者完善各种检查,护士向患者讲解各项检查的意义,帮助和督促患者接受检查。对于留取样本的血、尿、便化验检查,应向患者交代各种标本的采集要求。

(4)影像学检查前准备。包括 X 线检查、CT 检查和 MRI 检查。

X 线片:普通 X 线检查患者无须特殊的检查前准备。

CT 检查前患者的准备:①检查前须将详细病情摘要等相关资料提供给 CT 医师以备参考;②检查前 4 小时禁食。腹部扫描者,检查前一周内不可做钡剂造影;③增强检查须经患者本人和家属签字后行碘过敏试验,呈阴性者方可进行;④去除检查部位衣服上的金属物品和饰品;⑤检查时保持体位不动,配合检查进行平静呼吸、屏气等;⑥生命垂危的急诊患者,须在急诊医护人员监护下进行检查;⑦妊娠妇女、情绪不稳定或急性持续痉挛者不宜做本项检查;⑧不能配合的儿童患者,采取镇定措施如水合氯醛灌肠等后方可进行检查。

MRI 的检查前患者准备:①携带相关资料,供 MRI 检查时参考;②腹部检查前 4 小时禁食水;③对于胆道水成像的患者需在检查前一晚 10 点禁食水;④MRI 设备具有强磁场,如装有心脏起搏器、体内有金属或磁性物质植入的患者和早期妊娠的患者不能进行检查,以免发生意外;⑤患者勿穿戴有金属的内衣,检查头颈部的患者在前一晚洗头;⑥因检查时间长,环境噪声大幽暗,嘱其有思想准备,不要急躁,耐心配合;⑦有意识障碍、昏迷、精神症状等不能有效配合检查的患者,除非经相关专业临床医师同意,否则不能检查;⑧不能配合的儿童患者须采取镇静措施,如水合氯醛灌肠;⑨宫内节育器有可能对其产生影响,必要时取出再检查。

(5)其他术前准备:床上大小便,咳嗽和咳痰方法,术前两周开始停止吸烟。术前训练目的是使患者更好地适应术后情况和减少术后并发症的发生。①大便、小便训练:脊柱手术后一般不能早期下床,而患者多不习惯在卧位解大便和小便。因此,术后常发生排便、排尿困难,增加患者的痛苦和发生尿路感染的机会,大便困难可引起术后腹胀、便秘。所以,在术前2天内护士应指导患者应学会在卧位大便和小便。②呼吸训练:可以明显减少术后呼吸道并发症的发生。包括充分的深呼吸和有效的咳嗽。术前指导患者练习深呼吸,可通过吹气球训练,间歇吹气球,促使肺膨胀;练习正确的咳嗽方法,深吸气后声门紧闭,在腹肌、膈肌同时收缩后放开声门,一声将气咳出。每次深吸气后闭气30秒,然后再呼气,呼气末再闭气15秒。周期性深呼吸刺激肺泡表面活性物质的活力。③肢体活动训练:适当的肢体活动,在术前可以增加机体代谢,改善心肺功能,提高手术耐受性。术后促进血液循环,避免深静脉血栓形成,还能增强患者康复的信心。因此,应指导患者在床上进行四肢运动。术中需要进行"唤醒试验"的患者,教会其按医嘱进行握拳和趾伸屈活动。唤醒的护理主要有:术前查看患者双脚及脚趾活动情况,用双手感受患者双脚的肌力以便与术中患者双脚及脚趾活动情况及双脚肌力做对比,告知患者双脚活动方法及活动双脚及脚趾的重要性以便取得患者的主动配合。④手术卧姿的训练:脊柱后路手术需在俯卧进行时,术前应训练患者逐步延长俯卧时间,直到能支持2小时以上状态。护士在术前应判断患者在俯卧中是否舒适,有无呼吸障碍。如果手术在局麻下进行,这种训练更为必要。

(6)备血和补液:纠正水、电解质紊乱及酸碱平衡失调及贫血;血型鉴定及交叉配合试验,备好一定量的全血。

(7)预防感染:不与有感染的患者接触;杜绝有上呼吸道感染的人员进入手术室;预防性使用抗菌药物。

(8)热量、蛋白质和维生素:手术前准备、手术和饮食限制都会造成热量、蛋白质和维生素摄入或合成不足,影响组织修复和伤口愈合,削弱防御感染的能力。如果是择期手术,最好能有1周左右的时间,通过口服、注射或高价静脉营养提供充分的热量、蛋白质和维生素。

(9)皮肤准备:脊柱术后伤口感染常导致严重后果。这是由于脊柱手术多要暴露椎管,甚至切开硬脊膜,感染可扩散到中枢神经系统。各种脊柱内固定器均为异物,一旦伤口感染则不易控制,而内固定器又不能轻易拆除,使处理十分棘手。因此必须强调局部皮肤准备的质量。术前注意保护皮肤。沐浴时勿擦伤、搔破皮肤。夏季,尤其背部的皮肤不可被蚊子叮咬。背部若有毛囊炎,应及早治疗,可涂碘伏,待炎症消退后方可手术,卧床时间不久,皮肤无破损者,术前1天剃净手术消毒区域皮肤的汗毛和毛发,用肥皂水轻柔擦洗3次,拭干后用75%酒精涂擦1分钟,用无菌巾包扎。手术当日晨,再次检查皮肤准备情况,如有遗漏应补充备皮。用75%酒精擦手术区皮肤1次,再用无菌巾包扎送入手术室。在剃除毛发时,如有皮肤划伤,用碘伏消毒,无菌纱布覆盖。卧床时间较久,尤其经过颅骨牵引或睡过石膏床的患者,局部准备应从术前3天开始。因其皮肤表面常有痂皮形成且与汗毛紧密粘连。如在手术前日才强行除去,可在皮肤上遗留较多小创面,增加术后感染机会。宜用温热肥皂水,轻轻擦洗;或用液状石蜡浸透痂皮,再逐渐剥去。在剃除毛发时应十分轻柔和仔细,以免损伤皮肤。手术区皮肤有脓点或皮肤损伤后结痂未脱落及痂下有分泌物的患者,应暂缓进行脊柱择期手术。手术区皮肤有损伤而又必须紧急手术的情况下,如开放性脊柱损伤则按清创术处理。

(10)呼吸道准备:目的是改善通气功能,预防术后并发症。主要措施是戒烟和深呼吸和咳嗽、咳痰训练。如患者患有呼吸系统疾病,术前应行体位引流,雾化吸入,必要时应用抗生素。注意保暖,防止着凉,严密行心电监护和血气分析,预防肺炎的发生。

(11)胃肠道准备:术前 12 小时禁食,术前 4 小时禁水,以防因麻醉或手术过程中的呕吐而引起窒息或吸入性肺炎。术前晚及术晨肥皂水灌肠,骶尾部手术的患者常规做清洁灌肠。

(12)手术前患者健康教育:尽量使用简单易懂的言语进行交流;告诉患者各种事项,操作的理由或原因。术前患者应掌握的术后基本活动方法有:深呼吸,有效咳痰,体位改变和肢体功能锻炼,练习床上大、小便。

(二)术中患者的护理

1.手术室的环境

手术室应邻近手术科室和相关科室。手术室分为无菌区、清洁区、半清洁区和污染区。适宜温度为 20~24 ℃,湿度为 50%~60%。

2.手术中患者的护理

(1)手术体位的要求:最大限度地保证患者的舒适与安全;有利于暴露手术野,方便术者操作;对呼吸、循环影响最小;不使肢体过度牵拉或压迫而受损;肢体不可悬空放置,应有托架支托。

(2)手术野皮肤消毒:消毒用药液不可过多;从手术中心开始,用力稳重均匀环行涂擦;消毒范围应超过手术切口所需面积。

(3)手术过程中的观察:巡回护士应密切观察患者的反应,及时发现患者的不适,或意外情况,防止并发症的发生,确保患者的安全。

(三)术后患者的护理

1.术后患者的评估

评估麻醉的恢复情况及身体重要脏器的功能;查看伤口及引流物情况及患者的情绪反应。患者由手术室转送回病房或监护病室的过程中应注意:

(1)全麻患者:拔管前需吸尽呼吸道和口腔内的分泌物。在经胸手术者,检查肺复张情况。听诊肺部,确定无异常呼吸音、痰鸣音存在时再拔管。如有气胸,应立即穿刺抽气或进行胸腔闭式引流。如有舌后坠,呼吸不畅可插入口咽管或托起下颌,保持呼吸道通畅。

(2)初步检查患者的神经功能:清醒患者,主要了解下肢的主动运动,尤其是足趾和踝关节的伸屈功能。

(3)将患者搬上推床,检查血压、脉搏、呼吸无异常后,才可推送出手术室。

(4)脊柱不稳的患者:护士在搬抬过程中监督和指导,保持脊柱位置稳定。尤其在颈椎手术后,需有专人保持头颈位置,以免发生意外。

(5)患者返回病房前准备工作:病房应准备好床位,术后所需物品,如生命体征监护仪、无菌负压吸引瓶、吸痰器、氧气等。颈椎前路手术后,常规准备气管切开包。需术后牵引者,安置好牵引用具。

2.术后患者的具体护理内容

(1)术后体位:麻醉未清醒前取侧卧或仰卧位,头偏向一侧,清醒前防止坠床与脊柱扭曲。腰麻患者术后去枕平卧 6 小时,硬膜外麻醉患者平卧 4~6 小时后每 2 小时变换一次体位,翻转患者时,应注意保持脊椎平直,以维持脊柱的正常生理弯曲度;如果患者是颈椎手术时,术后搬运患者返回病床过程中应保持头颈部的自然中立位,切勿扭转、过屈或过伸,三人搬运时动作协调,一人固定头部,保持头、颈、胸在同一水平面,轻搬轻放,应由另一位护理人员负责支托患者的头部颈部,保持颈椎平直;翻身时注意保护患者,防止坠床。如患者伴有休克,应取仰卧中凹位,即下肢或床脚抬高 20°,头部和躯干同时抬高 15°的体位。脊柱或臀部手术后可采用俯卧或仰卧位。

(2)一般观察内容包括:①神志、血压、脉搏、呼吸,对任何微小的异常变化都应注意,因其常是意外情况的先兆;②引流装置固定情况,管道是否通畅,引流液的颜色和数量,手术创口的渗出情况;③小便排出的时间和量;④静脉通道有无阻塞,有无输血、输液并发症;⑤术后医嘱执行情况;⑥具体手术后所需特殊观察项目。

(3)正常生理功能的维护。包括维持呼吸功能、有效循环血量和水电平衡等。

维持呼吸功能:保持呼吸道通畅。鼓励自行咳嗽排痰,必要时及时吸痰。有呕吐物及时清除。术后 48 小时内,严密观察呼吸情况并持续高流量吸氧。给氧。如发现患者烦躁不安、鼻翼翕动、呼吸困难,应立即查明原因,尽快处理。患者生命体征平稳后,协助床上翻身、变换体位,鼓励其做深呼吸和咳嗽咳痰。咳嗽时,用双手或用枕头按住疼痛部位,以减轻疼痛。对于痰液黏稠者:①保证摄入足够的水分;②遵医嘱进行雾化吸入;③翻身时叩击胸、背部。

维持有效循环血量和水电平衡:给予静脉补液,保持各种管道通畅,记录尿液的颜色、性质和量,检查皮肤的温度、湿度和颜色,观察敷料渗血情况。

重建正常饮食和排便形态:术后饮食形态的恢复步骤由麻醉方法、手术的种类、患者的反应来决定。要鼓励患者及早恢复经口进食。术后需观察患者排尿情况,记录自行排尿的时间。

控制疼痛、增进舒适:麻醉作用过去之后,切口开始感觉疼痛,术后当天下午或晚上疼痛最为剧烈,24~48 小时后痛感会逐渐减轻。切口痛与切口的大小、切口的部位、体位和情绪状态等因素有关。控制疼痛的措施包括取合适体位、药物止痛和减轻焦虑。使用药物止痛是术后 24 小时切口疼痛最有效的止痛措施。止痛剂的作用时间因药物、剂量不同,以及患者的疼痛强度,对药物的吸收、转换和排泄能力的不同而异。

引流管的护理:妥善固定;密切观察切口渗血及引流情况,保持引流通畅,经常挤压引流管,并保持引流管为负压状态,防止折叠、扭曲、松动、受压、经常检查引流管有无漏气或导管松脱以免影响持续负压吸引效果。术后 1~2 天,特别是 24 小时内要密切观察引流液的颜色、性质和量。术后 24 小时引流量一般不超过 500 mL,如引流液过多应警惕有无潜在失血性休克,严密观察血压、脉搏、尿量及意识变化,有异常及时报告医师,对症处理。一般在术后 48~72 小时引流量每天小于 50 mL 时可拔出引流管。保持通畅;每天观察、记录引流液的颜色、性质和量;按需要进行特殊护理,如冲洗;不可过久留置各种引流管道。橡皮条引流在术后 24~48 小时拔除。引流管在无明显血液或渗出液流出后拔除,一般为术后第 2~3 天。引流量在第 2~3 天还不减少,应考虑和鉴别有无内出血或脑脊液漏发生。每天需更换无菌引流瓶,记录引流量。

(4)发热护理:重度脊柱侧凸患者在接受矫形内固定手术后,因手术时间较长,创伤大且内植入物较大,并且有植骨,术后感染的概率大大增加。术后切口内的负压引流管一定要保持通畅,引出的血量在 200~400 mL 时方可放心。否则引出量过少,有残留血肿是术后伤口感染的主要原因。另外由于剃刀背的切除,患者胸廓完整性受损,咳痰困难,因此术后必须严密监测并控制体温,以防术后切口及肺部感染并发症的发生。术后常规使用抗生素,体温高于 39 ℃时,应观察切口有无红肿渗出,皮肤有无压伤,并且观察患者有无胸痛、咳痰等症状,及时通知医师给予处理。术后病房紫外线消毒 30 分钟,2 次/天,有效的房间通风,保持空气的新鲜、清洁,适当控制探视。

(5)饮食的护理:局麻下进行的脊柱中小手术,对胃肠道功能影响小,术后恢复快,可不必限制饮食;蛛网膜下腔麻醉和硬脊膜外腔麻醉在手术后 6 小时后可根据患者需要而进食;全身麻醉者,应待麻醉清醒,恶心、呕吐反应消失后,方可进食。较大的脊柱手术后,胃肠功能恢复后才能进食,其标志是肠鸣音正常,肛门已经排气。术后每天饮食能量应达3 000 kJ以上,富含蛋白质、维生素和粗纤维。需长期卧床,尤其不能随意翻身的患者,在胃肠功能恢复后,宜进食易消化食物,以免排便困难。术后三天内暂停进食易引起胃肠道胀气的食品,如牛奶、豆浆、甜食、生冷食品等。应进食高蛋白、易消化流质或半流质饮食,保证足够的热量,多吃蔬菜、水果、多饮水。保持二便通畅。如果术后三天未排便给予缓泻剂,如开塞露、麻仁丸等,减少术后腹部胀气。

(6)活动的护理:凡脊柱稳定的患者,术后应鼓励早期下床活动。早期活动有增加肺活量、减少肺部并发症、改善全身血液循环、促进切口愈合、减少因下肢静脉淤血而形成血栓的优点。此外,尚有利于肠道和膀胱功能的恢复,从而减少腹胀和尿潴留的发生。

脊柱不稳定的患者,术后需卧床较长时间。有休克、心力衰竭、严重感染、出血、极度衰弱等情况,以及施行过若干有特殊固定、制动要求的手术患者,则不应该强调早期活动。这种情况下,应指导患者进行深呼吸、上肢及下肢运动、足趾和踝关节伸屈活动、下肢肌松弛和收缩的交替运动、间歇翻身活动,以促进血液循环,减少并发症,并增强患者信心。痰多者,也应定时咳痰。瘫痪患者应进行肢体各关节被动活动和肌肉按摩,以免关节强直和肌肉萎缩。

(7)基础护理:切实做好口腔、皮肤、会阴护理,预防压疮、口腔炎、尿路感染、坠积性肺炎的发生。疼痛护理:评估疼痛性质(如绞痛、刺痛、钝痛)、强度(如严重、温和)和形态(如间歇性或持续性),并向患者解释疼痛的原因,协助采取舒适卧位,维持安宁、舒适环境。也可以按摩伤口周围皮肤以分散注意力,教学深呼吸、哈气等松弛技巧,并鼓励听收音机、阅读书报等,以转移注意力。必要时视病情需要按医嘱使用止痛剂并监测用药效果。

(8)实施出院计划:出院计划的目的是让患者及家属做好出院准备,保持医疗、护理工作的连续性、完整性。实际上出院计划的制定在患者入院后、手术前即已开始。

(孔德飞)

第十章

妇产科护理

第一节　经前紧张综合征

经前紧张综合征是指妇女在月经来潮前出现的一系列异常现象,如头痛、乳房胀痛、失眠、情绪不稳定、抑郁、焦虑、全身水肿等。严重时影响正常的生活和社会活动。

一、护理评估

(一)病史
经前紧张综合征常发生于 30～40 岁的妇女,年轻女性很少出现。症状在排卵后即开始,月经来潮前几天达高峰,经血出现后消失。

(二)身心状况
主要表现为紧张、烦躁易怒、抑郁、焦虑、失眠、注意力不集中、疲乏无力、头痛等。有些妇女出现手足及面部水肿、乳房胀痛,少数妇女因肠黏膜水肿而出现腹泻现象。

(三)检查
盆腔检查及实验室检查均属正常。

二、护理诊断

(一)焦虑
其与一系列精神症状及不被人理解有关。

(二)体液过多
其与水钠潴留有关。

三、护理目标

让患者正确认识经前紧张综合征,以减轻症状。

四、护理措施

(1)进行关于经前紧张综合征的有关知识的教育和指导,避免经前过度紧张,注意休息和充足的睡眠。

（2）帮助患者适当控制食盐和水的摄入。

（3）给患者服用适当的镇静剂如安定，也可服用谷维素来控制神经和精神症状，还可服用适当的利尿剂减轻水肿，以改善头痛等不适。

（4）遵医嘱用孕激素或雄激素拮抗雌激素与醛固酮的作用。

五、评价

（1）患者能够了解经前紧张综合征的相关知识。

（2）患者症状减轻，自我控制能力增强。

（张爱丽）

第二节　痛　经

痛经是指在行经前、后或月经期出现下腹疼痛、坠胀伴腰酸及其他不适，严重影响生活和工作质量者。痛经分为原发性痛经与继发性痛经两类。前者指生殖器官无器质性病变的痛经，称功能性痛经；后者指盆腔器质性病变引起的痛经，如子宫内膜异位症等。本节仅叙述原发性痛经。

一、护理评估

（一）健康史

原发性痛经常见于青少年，多发生在有排卵的月经周期，精神紧张、恐惧、寒冷刺激及经期剧烈运动可加重疼痛。评估时需了解患者的年龄和月经史、疼痛特点及与月经的关系、伴随症状和缓解疼痛的方法等。

（二）身体状况

1.痛经

痛经是主要症状，多自月经来潮后开始，最早出现在月经来潮前 12 小时，月经第 1 天疼痛最剧烈，持续 2～3 天后逐渐缓解。疼痛呈痉挛性，多位于下腹正中，常放射至腰骶部、外阴与肛门，少数人的疼痛可放射至大脚内侧。可伴面色苍白、出冷汗、恶心、呕吐、腹泻、头晕、乏力等。痛经多于月经初潮后 1～2 年发病。

2.妇科检查

生殖器官无器质性病变。

（三）心理-社会状况

患者缺乏痛经的相关知识，担心痛经可能影响健康及婚后的生育能力，表现为情绪低落、烦躁、焦虑；伴随着月经的疼痛，常常使患者抱怨自己是女性。

（四）辅助检查

B 超检查生殖器官有无器质性病变。

（五）处理要点

以解痉、镇痛等对症治疗为主，并注意对患者的心理治疗。

二、护理问题

（一）急性疼痛

与经期宫缩有关

（二）焦虑

与反复疼痛及缺乏相关知识有关。

三、护理措施

（一）一般护理

（1）下腹部局部可用热水袋热敷。

（2）鼓励患者多饮热茶、热汤。

（3）注意休息，避免紧张。

（二）病情观察

（1）观察疼痛的发生时间、性质、程度。

（2）观察疼痛时的伴随症状，如恶心、呕吐、腹泻。

（3）了解引起疼痛的精神因素。

（三）用药护理

遵医嘱给予解痉、镇痛药，常用药物有前列腺素合成酶抑制剂（如吲哚美辛、布洛芬等），亦可选用避孕药或中药治疗。

（四）心理护理

讲解有关痛经的知识及缓解疼痛的方法，使患者了解经期下腹坠胀、腰酸、头痛等轻度不适是生理反应。原发性痛经不影响生育，生育后痛经可缓解或消失，从而消除患者紧张、焦虑的情绪。

（五）健康指导

进行经期保健的教育，包括注意经期清洁卫生，保持精神愉快，加强经期保护，避免剧烈运动及过度劳累，防寒保暖等。疼痛难忍时一般选择非麻醉性镇痛药治疗。

（张爱丽）

第三节　围绝经期综合征

绝经是每一个妇女生命过程中必然发生的生理过程。绝经提示卵巢功能衰退，生殖功能终止，绝经过渡期是指围绕绝经前、后的一段时期，包括从绝经前出现与绝经有关的内分泌、生理学和临床特征起，至最后一次月经后一年。

围绝经期综合征（menopausal syndrome，MPS）以往称为更年期综合征，是指妇女在绝经前、后由于卵巢功能衰退、雌激素水平波动或下降所致的以自主神经功能紊乱为主，伴有神经心理症状的一组症候群。多发生于 45～55 岁,约 2/3 的妇女出现不同程度的低雌激素血症引发的一系列症状。绝经分为自然绝经和人工绝经。自然绝经是指卵巢内卵泡生理性耗竭所致的绝经;人工绝经是指双侧卵巢经手术切除或受放射线损坏导致的绝经,后者更易发生围绝经期综合征。

一、护理评估

(一)健康史
了解患者的发病年龄、职业、文化水平及性格特征,询问月经情况及生育史,有无卵巢切除或盆腔肿瘤放疗,有无心血管疾病及其他疾病病史。

(二)身体状况
1.月经紊乱

半数以上妇女出现 2～8 年无排卵性月经,表现为月经频发、不规则子宫出血、月经稀发(月经周期超过 35 天)以至绝经,少数妇女可突然绝经。

2.雌激素下降相关征象

(1)血管舒缩症状:主要表现为潮热、出汗,是血管舒缩功能不稳定的表现,是围绝经期综合征最突出的特征性症状。潮热起自前胸,涌向头颈部,然后波及全身。在潮红的区域患者感到灼热,皮肤发红,紧接着大量出汗。持续数秒至数分钟不等。此种血管功能不稳定可历时 1 年,有时长达 5 年或更长。

(2)精神神经症状:常有焦虑、抑郁、激动、喜怒无常、脾气暴躁、记忆力下降、注意力不集中、失眠多梦等。

(3)泌尿生殖系统症状:出现阴道干燥、性交困难及老年性阴道炎,排尿困难、尿频、尿急、尿失禁及反复发作的尿路感染。

(4)心血管疾病:绝经后妇女冠状动脉粥样硬化性心脏病(简称冠心病)、高血压和脑出血的发病率及死亡率逐渐增加。

(5)骨质疏松症:绝经后妇女约有 25% 患骨质疏松症、腰酸背痛、腿抽搐、肌肉关节疼痛等。

3.体格检查

全身检查注意血压、精神状态、皮肤、毛发、乳房改变及心脏功能,妇科检查注意生殖器官有无萎缩、炎症及张力性尿失禁。

(三)心理-社会状况
因家庭和社会环境的变化或绝经前曾有精神状态不稳定等,更易引起患者心情不畅、忧虑、多疑、孤独等。

(四)辅助检查
根据患者的具体情况不同,可选择血常规、尿常规、心电图及血脂检查、B 超、宫颈刮片及诊断性刮宫等。

(五)处理要点
1.一般治疗

加强心理治疗及体育锻炼,补充钙剂,必要时选用镇静剂、谷维素。

2.激素替代疗法

补充雌激素是关键,可改善症状、提高生活质量。

二、护理问题

(一)自我形象紊乱

与对疾病不正确认识及精神神经症状有关。

(二)知识缺乏

缺乏性激素治疗相关知识。

三、护理措施

(一)一般护理

改善饮食,摄入高蛋白质、高维生素、高钙饮食,必要时可补充钙剂,能延缓骨质疏松症的发生,达到抗衰老效果。

(二)病情观察

(1)观察月经改变情况,注意经量、周期、经期有无异常。

(2)观察面部潮红时间和程度。

(3)观察血压波动、心悸、胸闷及情绪变化。

(4)观察骨质疏松症的影响,如关节酸痛、行动不便等。

(5)观察情绪变化,如情绪不稳定、易怒、易激动、多言多语、记忆力降低。

(三)用药护理

指导应用性激素。

1.适应证

主要用于治疗雌激素缺乏所致的潮热多汗、精神症状、老年性阴道炎、尿路感染,预防存在高危因素的心血管疾病、骨质疏松症等。

2.药物选择及用法

在医师指导下使用,尽量选用天然性激素,剂量个体化,以最小有效量为佳。

3.禁忌证

原因不明的子宫出血、肝胆疾病、血栓性静脉炎及乳腺癌等。

4.注意事项

(1)雌激素剂量过大可引起乳房胀痛、白带多、头痛、水肿、色素沉着、体重增加等,可酌情减量或改用雌三醇。

(2)用药期间可能发生异常子宫出血,多为突破性出血,但应排除子宫内膜癌。

(3)较长时间的口服用药可能影响肝功能,应定期复查肝功能。

(4)单一雌激素长期应用,可使子宫内膜癌危险性增加,雌、孕激素联合用药能够降低风险。坚持体育锻炼,多参加社会活动;定期健康体检,积极防治围绝经期妇女常见病。

(四)心理护理

使患者及其家属了解围绝经期是必然的生理过程,介绍减轻压力的方法,改变患者的认知、情绪和行为,使其正确评价自己。

(五)健康指导

(1)向围绝经期妇女及其家属介绍绝经是一个生理过程,绝经发生的原因及绝经前、后身体将发生的变化,帮助患者消除因绝经变化产生的恐惧心理,并对将发生的变化做好心理准备。

(2)介绍绝经前、后减轻症状的方法,适当的摄取钙质和维生素 D;坚持锻炼如散步、骑自行车等。合理安排工作,注意劳逸结合。

（3）定期普查,更年期妇女最好半年至一年进行 1 次体格检查,包括妇科检查和防癌检查,有选择地做内分泌检查。

（4）绝经前行双侧卵巢切除术者,宜适时补充雌激素。

（张爱丽）

第四节 闭 经

闭经是妇科常见症状,分为原发性闭经和继发性闭经两类。原发性闭经指年龄超过16岁,第二性征已发育,或年龄超过 14 岁,第二性征尚未发育,且无月经来潮者;继发性闭经指正常月经建立后,因病理性原因月经停止 6 个月,或按自身原来月经周期计算停经 3 个周期以上者。青春期以前、妊娠期、哺乳期以及绝经后的无月经均属生理现象。

一、护理评估

（一）健康史

原发性闭经较少见,常由于遗传性因素或先天性发育缺陷所致,评估时应注意患者生殖器官和第二性征发育情况及家族史。继发性闭经发病率高,病因复杂,评估时应详细询问患者月经史,已婚者应注意有无产后大出血、不孕及流产史。根据控制正常月经周期的 4 个环节,按病变部位将闭经分为下丘脑性闭经、垂体性闭经、卵巢性闭经及子宫性闭经。

1.下丘脑性闭经

下丘脑性闭经最常见,以功能性原因为主。

（1）精神因素:精神创伤、紧张忧虑、环境改变、过度劳累、盼子心切或畏惧妊娠等可使内分泌调节功能紊乱而发生闭经。闭经多为一时性,可自行恢复。

（2）剧烈运动、体重下降和神经性厌食:均可诱发闭经。因初潮发生和月经维持有赖于一定比例（17％～20％）的机体脂肪,中枢神经对体重下降极为敏感。

（3）药物:一般在停药后 3～6 个月月经恢复。

2.垂体性闭经

垂体器质性病变或功能失调可影响卵巢功能而引起闭经。

（1）垂体梗死:常见于产后出血使垂体缺血坏死,出现闭经、性欲减退、毛发脱落、第二性征衰退等希恩综合征。

（2）垂体肿瘤:可引起闭经溢乳综合征。

3.卵巢性闭经

因性激素水平低落,子宫内膜不发生周期性变化而导致闭经。

（1）卵巢功能早衰:40 岁前绝经者称卵巢功能早衰,常伴有围绝经期综合征的表现。

（2）卵巢功能性肿瘤、卵巢切除或组织破坏。

（3）多囊卵巢综合征:表现为闭经、不孕、多毛、肥胖、双侧卵巢增大。

4.子宫性闭经

月经调节功能及第二性征发育正常,但子宫内膜受到破坏或对卵巢激素不能产生正常的反应而引起闭经。

（1）先天性子宫发育不良或子宫切除术后者。

（2）子宫内膜损伤：子宫腔放疗后、结核性子宫内膜炎、子宫腔粘连综合征，后者因人工流产刮宫过度，使子宫内膜损伤粘连而无月经产生。

5.其他内分泌功能异常

甲状腺功能减退或亢进、肾上腺皮质功能亢进、糖尿病等可引起闭经。

（二）身体状况

了解患者的闭经类型、时间及伴随症状。注意观察患者精神状态、智力发育、营养与健康状况；检查全身发育状况，测量身高、体重、四肢与躯干比例；第二性征如音调、毛发分布、乳房发育状况，挤压乳腺有无乳汁分泌；妇科检查生殖器官有无发育异常和肿瘤等。

（三）心理-社会状况

患者担心闭经对自己的健康、性生活及生育能力有影响，病程过长及治疗效果不佳会加重患者及其家属的心理压力，产生情绪低落、焦虑，反过来又加重闭经。

（四）辅助检查

1.子宫功能检查

（1）诊断性刮宫：适用于已婚妇女，必要时可在宫腔镜直视下检查。

（2）子宫输卵管碘油造影：了解子宫腔及输卵管情况。

（3）药物撤退试验：①孕激素试验可评估内源性雌激素水平；②雌、孕激素序贯疗法。

2.卵巢功能检查

通过 B 超检查、基础体温测定、宫颈黏液结晶检查、阴道脱落细胞检查、血清激素测定、诊断性刮宫，了解排卵情况及体内性激素水平。

3.垂体功能检查

如垂体兴奋试验等。

4.其他检查

B 超检查、染色体检查及内分泌检查等。

（五）处理要点

（1）全身治疗积极治疗全身性疾病，增强体质，加强营养，保持正常体重。

（2）心理治疗精神因素所致闭经，应行心理疏导。

（3）病因治疗子宫腔粘连、先天畸形、卵巢及垂体肿瘤等采取相应手术治疗。

（4）性激素替代疗法：根据病变部位及病因，给予相应激素治疗，常用雌激素替代疗法，雌、孕激素序贯疗法和雌、孕激素合并疗法。

（5）诱发排卵常用氯米芬、HCG。

二、护理问题

（一）焦虑

与担心闭经对健康、性生活及生育的影响有关。

（二）功能障碍性悲哀

与长期闭经及治疗效果不佳，担心丧失女性形象有关。

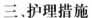

三、护理措施

(一)一般护理

1.鼓励患者增加营养

营养不良引起的闭经者,应供给足够的营养。

2.保证睡眠

工作紧张引起的闭经者,鼓励患者加强锻炼,增强体质,注意劳逸结合。如为肥胖引起的闭经,指导患者进低热量饮食,但需要富有维生素和矿物质,嘱咐患者适当增加运动量。

(二)病情观察

(1)观察患者情绪变化,有无引起闭经的精神因素,如工作、家庭、生活等情况。

(2)对有人工流产、剖宫产史的闭经患者,应监测阴道流血情况及月经变化。

(3)注意患者体重增加或减少的数据和时间,与闭经前、后的关系。

(4)观察患者甲状腺有无肿大、有无糖尿病症状。

(三)用药护理

指导患者合理使用性激素,说明性激素的作用、不良反应、用药方法及注意事项。

(四)心理护理

讲解月经的生理知识,使患者了解闭经与女性特征、生育及健康的关系,减轻心理压力,避免闭经加重。对原发性闭经者,特别是生殖器官畸形者进行心理疏导,保持心情舒畅,正确对待疾病,提高对自我形象的认识。

(五)健康指导

(1)告知患者要耐心坚持规范治疗,在医师的指导下接受全身系统检查。

(2)短期治疗效果可能不明显,要有心理准备,不要放弃治疗,树立战胜疾病的信心。

(张爱丽)

第五节 功能失调性子宫出血

功能失调性子宫出血(dysfunctional uterine bleeding,DUB)简称功血,为妇科常见病。它是由于调节生殖系统的神经内分泌机制失常引起的异常子宫出血,而全身及内、外生殖器官无器质性病变存在。常表现为月经周期长短不一、经期延长、经量过多或不规则阴道出血。功血可分为排卵性功血和无排卵性功血两类,约85%病例属无排卵性功血。功血可发生于月经初潮至绝经期间的任何年龄,约50%患者发生于绝经前期,育龄期约占30%,青春期约占20%。

一、护理评估

(一)健康史

1.无排卵性功血

(1)青春期:与下丘脑-垂体-卵巢轴调节功能未健全有关,过度劳累、精神紧张、恐惧、忧伤、环境及气候改变等应激刺激,及肥胖、营养不良等因素易导致下丘脑-垂体-卵巢轴调节功能紊乱,卵巢不能排卵。

(2)绝经过渡期:因卵巢功能衰退,卵巢对促性腺激素敏感性降低,卵泡在发育过程中因退行性变而不能排卵。

(3)生育期:可因内、外环境改变,如劳累、应激、流产、手术或疾病等引起短暂无排卵。亦可因肥胖、多囊卵巢综合征、高催乳素血症等因素长期存在,引起持续无排卵。

2.排卵性功血

黄体功能不足原因在于神经内分泌调节功能紊乱,导致卵泡期促卵泡生成素(FSH)缺乏,卵泡发育缓慢,雌激素分泌减少,正反馈作用不足,黄体生成素(LH)峰值不高,使黄体发育不全、功能不足。子宫内膜不规则脱落者,由于下丘脑-垂体-卵巢轴调节功能紊乱或黄体机制异常引起萎缩过程延长。

评估时注意了解患者的发病年龄、月经史、婚育史及发病诱因,有无性激素治疗不当及全身性出血性疾病史。

(二)身体状况

1.月经紊乱

(1)无排卵性功血:最常见的症状是子宫不规则性出血,特点是月经周期紊乱,经期长短不一,经量多少不定。可先有数周或数月停经,然后阴道流血,量较多,持续 2～3 周或更长时间,不易自止,无腹痛或其他不适。

(2)排卵性功血:黄体功能不足者月经周期缩短,月经频发(月经周期短于 21 天),不易受孕或怀孕早期易流产;子宫内膜不规则脱落者月经周期正常,但经期延长,长达 9～10 天,多发生于产后或流产后。

2.贫血

因出血多或时间长,患者出现头晕、乏力、面色苍白等贫血征象。

3.体格检查

体格检查包括全身检查和妇科检查,排除全身性疾病及生殖器官器质性病变。

(三)心理-社会状况

青春期患者常因害羞而影响及时诊治,生育期患者担心影响生育而焦虑,围绝经期患者因治疗效果不佳或怀疑为恶性肿瘤而焦虑、紧张、恐惧。

(四)辅助检查

1.诊断性刮宫

诊断性刮宫可了解子宫内膜反应、子宫内膜病变,达到止血的目的。不规则流血者可随时刮宫,用以止血。确定有无排卵或黄体功能,于月经前一天或者月经来潮 6 小时内做诊断性刮宫,无排卵性功血的子宫内膜呈增生期改变,黄体功能不足显示子宫内膜分泌不良。子宫内膜不规则脱落,于月经周期第 5～6 天进行诊断性刮宫,增生期与分泌期子宫内膜共存。

2.B 超检查

了解子宫内膜厚度及生殖器官有无器质性改变。

3.血常规及凝血功能检查

了解有无贫血、感染及凝血功能障碍。

4.宫腔镜检查

直接观察子宫内膜,选择病变区进行活组织检查。

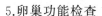

5.卵巢功能检查

判断卵巢有无排卵或黄体功能。

(五)处理要点

1.无排卵性功血

青春期和生育期患者以止血、调整周期、促排卵为原则。围绝经期患者以止血、防止子宫内膜癌变为原则。

2.排卵性功血

黄体功能不足的治疗原则是促进卵泡发育,刺激黄体功能及黄体功能替代,分别应用氯米芬、人绒毛膜促性腺激素(HCG)和黄体酮;子宫内膜不规则脱落的治疗原则是促使黄体及时萎缩,子宫内膜及时完整脱落,常用药物有孕激素和 HCG。

二、护理问题

(一)潜在并发症

贫血。

(二)知识缺乏

缺乏性激素治疗的知识。

(三)有感染的危险

与经期延长、机体抵抗力下降有关。

(四)焦虑

与性激素使用及药物不良反应有关。

三、护理措施

(一)一般护理

患者体质往往较差,应加强营养,改善全身情况,可补充铁剂、维生素 C 和蛋白质。成人体内大约每 100 mL 血中含 50 mg 铁,行经期妇女,每天从食物中吸收铁 0.7～2.0 mg,经量多者应额外补充铁。向患者推荐含铁较多的食物如猪肝、胡萝卜、葡萄干等。按照患者的饮食习惯,为患者制订适合于个人的饮食计划,保证患者获得足够的营养。

(二)病情观察

观察并记录患者的生命体征、出量及入量,嘱患者保留出血期间使用的会阴垫及内裤,以便更准确地估计出血量,出血较名者,督促其卧床休息,避免过度疲劳和剧烈活动,贫血严重者,遵医嘱做好配血、输血、止血措施,执行治疗方案,维持患者正常血容量。

(三)对症护理

1.无排卵性功血

(1)止血:对大量出血患者,要求在性激素治疗 8 小时内见效,24～48 小时内出血基本停止,若 96 小时以上仍不止血者,应考虑有器质性病变存在。

性激素止血。①雌激素:应用大剂量雌激素可迅速提高血内雌激素浓度,促使子宫内膜生长,短期内修复创面而止血,主要用于青春期功血。目前多选用妊马雌酮 2.5 mg 或己烯雌酚1～2 mg。②孕激素:适用于体内已有一定水平雌激素的患者。常用药物如甲羟黄体酮或炔诺酮,用药原则同雌激素。③雄激素:拮抗雌激素、增加子宫平滑肌及子宫血管张力而减少出血,主要用于围绝经期功血患者的辅助治疗,可随时停用。④联合用药:止血效果优于单一药物,可用三合激素或口服短效避孕药,血止后逐渐减量。

刮宫术:止血及排除子宫内膜癌变,适用于年龄大于35岁、药物治疗无效或存在子宫内膜癌高危因素的患者。

其他止血药:卡巴克洛和酚磺乙胺可减少微血管的通透性;氨基己酸、氨甲苯酸、氨甲环酸等可抑制纤维蛋白溶酶,有减少出血量的辅助作用,但不能赖以止血。

(2)调整月经周期:一般连续用药3个周期。在此过程中务必积极纠正贫血,加强营养,以改善体质。

雌、孕激素序贯疗法:人工周期,通过模拟自然月经周期中卵巢的内分泌变化,将雌、孕激素序贯应用,使子宫内膜发生相应变化,引起周期性脱落。适用于青春期功血或生育期功血者,可诱发卵巢自然排卵。雌激素自月经来潮第5天开始用药,妊马雌酮1.25 mg或己烯雌酚1 mg,每晚1次,连服20天,于服雌激素最后10天加用甲羟黄体酮每天10 mg,两药同时用完,停药后3~7天出血。于出血第5天重复用药,一般连续使用3个周期。用药2~3个周期后,患者常能自发排卵。

雌、孕激素联合疗法:可周期性口服短效避孕药,适用于生育期功血、内源性雌激素水平较高者或绝经过渡期功血者。

后半周期疗法:于月经周期的后半周期开始(撤药性出血的第16天)服用甲羟黄体酮,每天10 mg,连服10天为1个周期,共3个周期为1个疗程。适用于青春期或绝经过渡期功血者。

(3)促排卵:适用于育龄期功血者。常用药物如氯米芬、人绒毛膜促性腺激素(HCG)等。于月经第5天开始每天口服氯米芬50 mg,连续5天,以促进卵泡发育。B超监测卵泡发育接近成熟时,可大剂量肌内注射HCG 5 000 U以诱发排卵。青春期不提倡使用。

(4)手术治疗:以刮宫术最常用,既能明确诊断,又能迅速止血。绝经过渡期出血患者激素治疗前宜常规刮宫,最好在子宫镜下行分段诊断性刮宫,以排除子宫内细微器质性病变。对青春期功血刮宫应持慎重态度。必要时行子宫次全切除或子宫切除术。

2.排卵性功血

(1)黄体功能不足:药物治疗如下。①黄体功能替代疗法:自排卵后开始每天肌内注射黄体酮10 mg,共10~14天,用以补充黄体分泌黄体酮的不足。②黄体功能刺激疗法:通常应用HCG以促进及支持黄体功能。于基础体温上升后开始,隔天肌内注射HCG 1 000~2 000 U,共5次,可使血浆黄体酮明显上升,随之正常月经周期恢复。③促进卵泡发育:于月经第5天开始,每晚口服氯米芬50 mg,共5天。

(2)子宫内膜不规则脱落:药物治疗如下。①孕激素:自排卵后第1~2天或下次月经前10~14天开始,每天口服甲羟黄体酮10 mg,连续10天,有生育要求可肌内注射黄体酮。②HCG:用法同黄体功能不足。

3.性激素治疗的注意事项

(1)严格遵医嘱正确用药,不得随意停服或漏服,以免使用不当引起子宫出血。

(2)药物减量必须按规定在血止后开始,每3天减量1次,每次减量不超过原剂量的1/3,直至维持量,持续用到血止后20天停药。

(3)雌激素口服可能引起恶心、呕吐等胃肠道反应,可饭后或睡前服用;对存在血液高凝倾向或血栓性疾病史者禁忌使用。

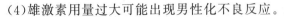

（4）雄激素用量过大可能出现男性化不良反应。

（四）预防感染

（1）测体温、脉搏。

（2）指导患者保持会阴部清洁，出血期间禁止盆浴及性生活。

（3）注意有无腹痛等生殖器官感染征象。

（4）按医嘱使用抗生素。

（五）心理护理

注意情绪调节，避免过度紧张与精神刺激。特别是青春期少女，父母们不仅要关注女孩的学习状况与膳食状况，还要重视女孩的情绪变化，与其多沟通，了解其内心世界的变化，帮助其释放不良情绪，以使其保持相对稳定的精神-心理状态，避免情绪上的大起大落。

（六）健康指导

（1）宜清淡饮食，多食富含维生素 C 的新鲜瓜果、蔬菜。注意休息，保持心情舒畅。

（2）强调严格掌握雌激素的适应证，并合理使用，对更年期及绝经后妇女更应慎用，应用时间不宜过长，量不宜大，并应严密观察反应。

（3）月经期避免剧烈运动，禁止盆浴及性生活，保持会阴部清洁。

（张爱丽）

第六节　外阴、阴道创伤

外阴、阴道部位置虽较隐蔽，但损伤并不少见。此处组织薄弱、神经敏感、血管丰富，受伤后损害重，较疼痛。解剖上前为尿道口，后为肛门，易继发感染，使病情复杂化。

一、护理评估

（一）病因评估

（1）分娩：分娩是导致外阴、阴道创伤的主要原因。

（2）外伤：如骑跨在自行车架上或自高处跌落骑跨于硬物上，外阴骤然触于锐器上，创伤有时可伤及阴道，甚至穿过阴道损伤尿道、膀胱或直肠。

（3）幼女受到强暴所致软组织受损。

（4）初次性交可使处女膜破裂：绝大多数可自行愈合，偶可见裂口延至小阴唇、阴道或伤及穹隆，引起大量阴道流血。

（二）身心状况

（1）症状：疼痛为主要症状，程度可轻可重，患者常坐卧不安，行走困难，随着局部肿块的逐渐增大，疼痛也越来越严重，甚至出现疼痛性休克；水肿或血肿导致局部肿胀，也是常见症状；少量或大量血液自阴道或外阴创伤处流出。

（2）体征：患者出血多，可出现脉搏快、血压低等出血性休克或贫血的体征。妇科检查外阴肿胀出血，形成外阴血肿时，可见外阴部有紫蓝色肿块突起，有明显压痛。

(三)心理-社会状况

由于是意外事件,且创伤又涉及女性最隐蔽部位,患者及家属常表现出明显的忧虑和担心。

二、辅助检查

出血多者红细胞计数及血红蛋白值下降,合并感染者,可见白细胞数增高。

三、护理诊断及合作性问题

(一)疼痛

与外阴、阴道的创伤有关。

(二)恐惧

与突发创伤事件,担心预后对自身的影响有关。

(三)感染

与伤口受到污染,未得到及时治疗有关。

四、护理目标

(1)患者疼痛缓解,舒适感增加。

(2)患者无感染发生或感染被及时发现和控制,体温、血常规正常。

五、护理措施

(一)一般护理

患者平卧、给氧。做好血常规检查,建立静脉通道,配血,必要时输血。

(二)心理护理

对患者及家属表示理解,护士应使用亲切温和的语言给予安慰,鼓励他们面对现实,积极配合治疗。

(三)病情监测

密切观察患者生命体征及尿量变化,并准确记录;严密观察患者血肿的大小及其变化,有无活动性出血;术后观察患者阴道及外阴伤口有无出血,有无进行性疼痛加剧或阴道、肛门坠胀等再次血肿的症状。

(四)治疗护理

1.治疗原则

根据不同情况,给予相应处理,原则是止痛、止血、抗休克和抗感染。

2.治疗配合

(1)预防和纠正休克:立即建立静脉通道,做好输血、输液准备,遵医嘱及时给予患者止血药、镇静药、镇痛药;做好手术准备。

(2)配合护理:对损伤程度轻,血肿<5 cm 的患者,采取正确的体位,避免血肿受压;及时给予患者止血、止痛药;24 小时内可冷敷,降低局部神经敏感性和血流速度,有利于减轻患者的疼痛和不适;还可以用丁字带、棉垫加压包扎,预防血肿扩散。24 小时后热敷或外阴部烤灯,促进血肿或水肿的吸收。保持外阴清洁,每天外阴冲洗 3 次,大小便后立即擦洗。血肿较大者,需手术切开血肿行血管结扎术后抗感染治疗。

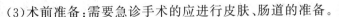

(3)术前准备:需要急诊手术的应进行皮肤、肠道的准备。

(4)术后护理:术后常需外阴加压包扎或阴道填塞纱条,患者疼痛较重,应积极止痛。外阴包扎松解或阴道纱条取出后,注意观察患者阴道及外阴伤口有无再次血肿的症状。保持外阴清洁,遵医嘱给予抗生素预防感染。

(五)健康指导

减少会阴部剧烈活动,避免疼痛;合理膳食;保持心情平静。保持局部清洁、干燥;遵医嘱用药;发现异常,及时就诊。

(六)护理评价

评价护理目标是否达到,护理措施的实施情况,健康指导是否落实到位,有无新的护理问题出现。

(张爱丽)

第七节 尿 瘘

尿瘘是指人体泌尿系统与其他系统之间形成的异常通道。其表现为患者无法自主排尿,尿液不断外流。根据尿瘘的发生部位,它可分为膀胱阴道瘘、尿道阴道瘘、膀胱宫颈瘘、膀胱尿道阴道瘘、膀胱宫颈阴道瘘及输尿管阴道瘘等。临床上以膀胱阴道瘘最多见,有时可同时并存两种以上的尿瘘。

一、护理评估

(一)健康史

1.病因评估

导致尿瘘的原因很多,以产伤和妇科手术损伤为多见。

(1)产伤:难产是造成尿瘘的主要原因,在我国约占90%。根据损伤过程,尿瘘分为坏死型和创伤型两类。坏死型尿瘘是由于产程过长,软产道组织被压迫过久以致局部组织缺血坏死形成;创伤型尿瘘是由于剖宫产手术或产科助产手术操作不当直接损伤所致。

(2)妇科手术创伤:经阴道或经腹的手术时,盆腔粘连操作不细致而误伤膀胱、尿道或输尿管所致。

(3)其他:药物侵蚀、生殖系统肿瘤、放疗、结核浸润膀胱、尿道,长期放置子宫托等导致。

2.病史评估

询问患者分娩史,了解有无难产、盆腔手术史;有无外伤及阴道用药;极少数有生殖器、膀胱肿瘤、结核、放疗等病病史。评估患者目前存在的问题。

(二)身心状况

1.症状

(1)漏尿:漏尿为主要的临床表现,尿液不断由阴道排出,无自主排尿。漏尿出现时间的早晚与尿瘘形成的原因有关,手术直接损伤者术后立即出现,坏死型尿瘘多在产后或手术后3～7天出现。

（2）外阴皮炎：外阴皮肤由于尿液长期刺激，导致外阴、臀部，甚至大腿内侧常出现湿疹或皮炎，继发感染后，患者感外阴灼痛、行动不便等。

（3）尿路感染：多伴尿路感染可出现尿频、尿急、尿痛症状。

2.体征

妇科检查可发现尿液从阴道流出的部位，可见外阴、臀部和大腿内侧皮肤炎症部位出现湿疹，甚至浅表溃疡，还能明确漏孔的位置、大小等。

3.心理-社会状况

生殖器官瘘管是一种极为痛苦的损伤性疾病，由于排尿不能自行控制，使外阴部长期浸泡在尿液中，生活不便，身体发出异常的气味，不仅给患者带来了肉体上的痛苦，而且患者因害怕与人群接近，精神上负担也很大，表现为自卑、无助。

二、辅助检查

（一）亚甲蓝试验

目的是鉴别患者漏孔类型。将 200 mL 稀释好的亚甲蓝经尿道注入膀胱，膀胱宫颈瘘可自宫颈外口流出，膀胱阴道瘘者可见蓝色液体从阴道壁小孔溢出，阴道内流出清凉液体，说明流出的尿液来自肾脏，是输尿管阴道瘘。

（二）靛胭脂试验

将靛胭脂 5 mL，静脉推注，10 分钟内看见蓝色液体流入阴道，可确诊者输尿管阴道瘘。适用于亚甲蓝实验阴道流出清亮尿液的患者。

（三）其他

膀胱镜检查可了解膀胱内瘘孔位置和数目；亦可做肾盂输尿管造影，以了解输尿管的情况。

三、护理诊断及合作性问题

（一）皮肤完整性受损

与尿液长期刺激外阴皮肤有关。

（二）社交孤立

与长期漏尿，身体有异味，不愿与人交往有关。

（三）有感染危险

与留置导尿管时间长，机体抵抗力低有关。

四、护理目标

（1）患者皮肤完整性无受损，舒适感增加。

（2）患者恢复信心，情绪稳定，积极配合治疗与护理。

（3）患者无感染发生或感染被及时发现和控制，体温、血常规正常。

五、护理措施

（一）一般护理

指导患者保持外阴部清洁、干燥，鼓励患者多饮水。由于尿漏，很多患者为了减少排尿，往往自己限制饮水量，造成对皮肤刺激更大的酸性尿液，而多饮水可达到稀释尿液，减少对皮肤的刺

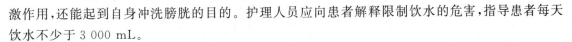

激作用,还能起到自身冲洗膀胱的目的。护理人员应向患者解释限制饮水的危害,指导患者每天饮水不少于 3 000 mL。

(二)心理护理

关心体贴患者,理解患者因疾病所导致的不良心理反应和痛苦,耐心讲解尿瘘相关知识,回答患者所提出的各种问题,消除其思想顾虑。

(三)病情监测

观察患者尿液流出位置,漏尿时的伴随症状,对已手术的患者,注意观察术后的愈合情况。

(四)治疗护理

1.治疗要点

手术为首选治疗。对分娩或妇科手术后 7 天内发生的漏尿,可先长时间留置导尿管和/或放置输尿管导管,并变换体位,部分患者可自愈。根据瘘孔部位及类型选择经腹、经阴道或经阴道腹部联合手术的方式。

2.护理配合

(1)术前护理:除按外阴、阴道手术术前常规准备外,有外阴湿疹、溃疡者,需治疗待痊愈后再行手术。老年妇女或闭经者,术前 1 周给予雌激素口服,促使阴道上皮增生,有利于术后伤口的愈合。有尿路感染者应先遵医嘱控制感染后,再行手术。

(2)术后护理:术后护理是手术能否成功的关键,除按外阴、阴道手术术后常规护理外,还应注意。①术后体位,应根据患者瘘孔位置决定,原则上是使瘘孔处于高位,减少尿液浸渍感染。瘘孔在侧面者可采取健侧卧位;膀胱阴道瘘若瘘孔在后底部,应采取俯卧位;由于患者手术后俯卧位会压迫伤口,而又难以保持一种姿势时,多采用侧卧位与平卧位交替进行。②尿管护理,术后保留尿管或耻骨上膀胱造瘘 10～14 cm,注意固定尿管,保持引流通畅,发现阻塞及时处理。尿管拔除后协助患者每 1～2 小时排尿一次,以后逐步延长排尿时间。③术后遵医嘱给予抗生素,每天补液 2 500～3 000 mL,鼓励患者多饮水,稀释尿液,防止发生血尿或尿液浓缩沉积过多形成结石。④术后加强盆底肌锻炼,预防咳嗽和便秘等使腹压增加的因素。

六、健康指导

3 个月内避免性生活,鼓励患者适当活动,避免重体力劳动;尿瘘修补术手术成功者妊娠后应加强孕期保健,并提前住院行剖宫产;如手术失败,指导患者保护会阴,尽量避免外阴皮肤的刺激,同时告之下次手术时间,增强患者再次手术的信心。

七、护理评价

评价护理目标是否达到,护理措施的实施情况,健康指导是否落实到位,有无新的护理问题出现。

(张爱丽)

第八节 子宫脱垂

子宫脱垂是指子宫从正常位置沿阴道下降,子宫颈外口达到坐骨棘水平以下,甚至子宫部分或全部脱出阴道口外,常伴有阴道前后壁膨出。

一、护理评估

(一)健康史

1.病因与发病机制

(1)分娩损伤:分娩损伤是最主要的原因。在分娩过程中,产妇过早屏气,第二产程延长或经阴道手术助产,盆底肌肉、筋膜以及子宫韧带过度伸展,甚至撕裂,分娩后未及时修补或修补不佳。产褥期产妇过早体力劳动,过高的腹压会压迫子宫向下移位发生脱垂。

(2)长期腹压增加:如长期慢性咳嗽、习惯性便秘、久站、久蹲等使腹内压增高,迫使子宫向下移位,导致脱出,产褥期腹压增加更容易导致子宫脱垂。

(3)盆底组织发育不良或退行性变:子宫脱垂偶见于未产妇女,主要为先天性盆底组织发育不良所致。老年妇女盆底组织萎缩退化或支持组织削弱,也可发生子宫脱垂。

2.病史评估

了解患者分娩史,评估其有无第二产程延长、阴道助产等难产史,产后恢复情况;了解患者有无慢性病病史,如长期慢性咳嗽等;是否存在先天性盆底组织发育不良。

(二)身心状况

1.症状

子宫脱垂轻度时(Ⅰ度)可无自觉症状,加重后(Ⅱ度、Ⅲ度)出现以下症状。

(1)下坠感及腰背酸痛:常在久站、走路与重体力劳动时加重,卧床休息后症状减轻。

(2)肿物自阴道脱出:走路、蹲或排便等腹压增加时,阴道口有一肿物脱出。轻者平卧休息后可自行恢复,重者不能自行恢复,需用手还纳,甚至用手也难以还纳,行走不便。

(3)阴道分泌物增多:脱出的子宫及阴道壁由于反复摩擦而发生感染,有脓血性分泌物渗出。

(4)大小便异常:由于膀胱、尿道膨出,患者常伴有尿频、尿急甚至尿潴留或压力性尿失禁。直肠膨出的患者可伴有便秘和排便困难等。

2.体征

患者取膀胱截石位,根据患者向下用力屏气时子宫下降的程度,将子宫脱垂分为三度。

Ⅰ度:轻型为子宫颈外口距处女膜处小于 4 cm,但未达处女膜缘;重型为宫颈外口已达处女膜缘,检查时在阴道口可见子宫颈。

Ⅱ度:轻型为宫颈已脱出阴道口,但宫体仍在阴道内;重型为宫颈或部分宫体脱出阴道口外。

Ⅲ度:子宫颈及宫体全部脱出至阴道口外。脱出的子宫及阴道壁由于长期暴露摩擦,导致宫颈及阴道壁可见溃疡,有少量阴道出血或脓性分泌物。

3.心理-社会状况

由于长期的子宫脱垂使患者行动不便,不能从事体力劳动,使工作和生活受到影响,患者感

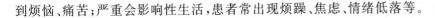

到烦恼、痛苦;严重会影响性生活,患者常出现烦躁、焦虑、情绪低落等。

二、辅助检查

注意检查血常规,注意张力性尿失禁及妇科检查情况。

三、护理诊断及合作性问题

(1)焦虑:与长期的子宫脱出影响日常生活和工作有关。
(2)舒适的改变:与子宫脱出影响行动有关。
(3)组织完整性受损:与外露子宫、阴道前后壁长期摩擦有关。

四、护理目标

(1)患者情绪稳定,能配合治疗、护理活动。
(2)患者病情缓解,舒适感增加。
(3)患者组织完整,无受损。

五、护理措施

(一)一般护理

(1)指导患者保持外阴干燥、清洁,每天用流水冲洗外阴,禁止使用刺激性强的药液。有溃疡者每天用 0.02% 高锰酸钾液坐浴 1～2 次,每次 20～30 分钟,勤换内衣裤。

(2)有肿块脱出者及早就医,及时回纳脱出物并教会患者正确的回纳手法,病情重不能回纳者,应卧床休息,减少下地活动次数和时间。

(3)教给患者做盆底肌肉锻炼,如做提肛运动;指导患者避免增加腹压的因素,如咳嗽、久站及久蹲等;保持大便通畅,每天进食蔬菜应保持 500 g。

(4)每天为患者提供酸性果汁,可保持尿液呈酸性,不利于细菌生长;指导患者练习卧床排尿;若有肿块脱出影响排尿,指导患者排尿前先将脱出物还纳;尿潴留留置尿管者,应间歇放尿以训练膀胱功能。排尿功能恢复正常后,鼓励患者每天饮水 2 000 mL 以上。

(5)嘱患者加强营养,进食高蛋白、高维生素食物,增强体质。

(二)心理护理

帮助患者树立战胜疾病的信心,耐心讲解子宫脱垂的知识和预后,鼓励病友间交流沟通,促进积极因素。

(三)病情监护

观察患者有无外阴异物感,子宫脱垂的程度;注意阴道分泌物的颜色、气味、性状。

(四)治疗护理

1.治疗原则

治疗以安全、简单、有效为原则。

(1)非手术治疗:用于Ⅰ度轻型子宫脱垂,年老不能耐受手术或需要生育者。①支持疗法:注意休息,增加营养,保持大便通畅,避免重体力劳动,治疗增加腹压的疾病,加强盆底肌的锻炼。②子宫托:子宫托是一种支持子宫和阴道壁使其维持在阴道内不脱出的工具,适用于各度子宫脱垂及阴道前后壁膨出的患者。重度子宫脱垂伴盆底肌明显萎缩以及宫颈或阴道壁有炎症或有溃疡者均不宜使用,经期和妊娠期停用。

(2)手术治疗:适用于非手术治疗无效或Ⅱ度、Ⅲ度子宫脱垂者。手术方式主要包括阴道前后壁修补术;阴道前后壁修补加主韧带缩短及宫颈部分切除术,也叫曼彻斯特手术;经阴道子宫全切除及阴道前后壁修补术;阴道纵隔成形术等。

2.治疗配合及特殊专科护理

(1)支持治疗的护理:教会患者做盆底肌肉锻炼增强盆底肌肉张力。做缩肛运动,用力收缩3~10秒,放松5~10秒,每次连续5~10分钟,每天3~4次,持续3个月。

(2)教会患者使用子宫托(图10-1)。①放托:患者排空直肠、膀胱,洗净双手,取半卧位或蹲位,双腿分开,一手持子宫托盘呈倾斜位进入阴道内,将托柄向内、向上旋转,直至托盘达子宫颈,向下屏气,使托盘吸附于宫颈,托柄弯曲度朝前,对正耻骨弓后面。②取托:手指捏住托柄轻轻摇晃,待负压消失后向后外方牵拉取出。③注意事项:放置子宫托之前阴道应有一定水平的雌激素作用,绝经后的妇女可用阴道雌激素霜剂,4~6周后再使用子宫托;经期和妊娠期停用;选择大小合适的子宫托,以放置后不脱出又无不适为宜;每晚取出洗净,次晨放入,切忌久置不取,以免过久压迫导致生殖道糜烂、溃疡甚至瘘;放托后,分别于第1、3、6个月时到医院检查1次,以后每3~6个月到医院复查。

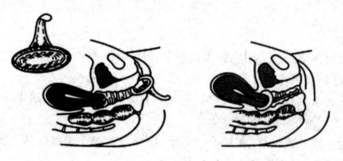

图10-1 喇叭形子宫托及放置

(3)做好术前、术后护理。术前护理同外阴、阴道手术护理。术后除按外阴、阴道手术患者的护理外,应卧床休息7~10天,留尿管10~14天。避免增加腹压,坚持肛提肌锻炼。

六、健康指导

休息3个月,3个月内禁止性生活、盆浴,半年内避免重体力劳动;术后2个月、3个月分别门诊复查;宣传产后护理保健知识,进行产后体操锻炼和盆底肌锻炼,增强体质;积极治疗便秘、慢性咳嗽等长期性疾病;实行计划生育。

七、护理评价

评价护理目标是否达到,护理措施的实施情况,健康指导是否落实到位,有无新的护理问题出现。

(张爱丽)

第九节　子宫内膜异位症

　　子宫内膜异位症是指具有生长功能的子宫内膜生长在子宫腔内壁以外引起的症状和体征。异位的子宫内膜绝大多数局限在盆腔内的生殖器官和邻近器官的腹膜面,故临床上称为盆腔子宫内膜异位症。当子宫内膜生长在子宫肌层内称子宫腺肌病,部分患者两者可合并存在。

　　子宫内膜异位症的发病率近年来明显增高,是目前常见的妇科病之一。多见于30～40岁的妇女。本病为良性病变,但有远距离转移和种植能力。初潮前无发病者,绝经后异位的子宫内膜组织可逐渐萎缩吸收,妊娠或使用性激素抑制卵巢功能可暂时阻止本病的发展,因此,子宫内膜的发病与卵巢的周期性变化有关。也发生周期性出血,引起周围组织纤维化、粘连,病变局部形成紫蓝色硬结或包块。卵巢的子宫内膜异位症最为常见,卵巢内的异位内膜因反复出血而形成多个囊肿,但以单个多见,故又称为卵巢子宫内膜异位囊肿。囊肿内含暗褐色黏稠的陈旧血,状似巧克力液体,故又称为卵巢巧克力囊肿。

一、护理评估

(一)病史

1.月经史

　　初潮年龄,月经周期、经期、经量是否正常,有无痛经或其他伴随症状。痛经的性质,是否为进行性加重。

2.婚育史

　　结婚年龄,婚次,夫妻性生活情况,有无经期性交,生育情况,足月产、早产、流产次数,现有子女数等。

3.既往病史

　　有无先天性生殖道畸形、子宫手术或经期盆腔检查等情况。

(二)身心状态

1.身体状态

　　(1)痛经:痛经是子宫内膜异位症的典型症状,其特点为继发性和进行性加重。疼痛多位于下腹部和腰骶部,可放射至阴道、会阴、肛门或大腿,常于月经来潮前1～2天开始,经期第一天最为剧烈,以后逐渐减轻,至月经干净时消失。

　　(2)月经失调:部分患者有经量增多和经期延长,少数出现经前期点滴出血。月经失调可能与卵巢无排卵、黄体功能不足等有关。

　　(3)性交痛:由于异位的内膜出现在子宫直肠陷凹或病变导致子宫后倾固定,性交时子宫颈受到碰撞及子宫收缩和向上提升,可引起疼痛。

　　(4)不孕:占40％左右,其不孕的原因可能与盆腔内器官和组织广泛粘连和输卵管的蠕动减弱,影响卵子的排出、摄取和受精卵的运行有关。

2.心理状态

　　由于疼痛、不孕造成患者顾虑重重,心理压力大,需要手术的患者会有紧张、恐惧等心理问题。

(三)诊断性检查

1.妇科检查

典型者子宫后倾固定,盆腔检查可扪及盆腔内有触痛性结节或子宫旁有不活动的囊性包块。

2.辅助检查

(1)B超检查:可确定卵巢子宫内膜异位囊肿的位置、大小和形状。

(2)腹腔镜检查:可发现盆腔内器官或子宫直肠陷凹、子宫骶骨韧带等处有紫蓝色结节。

二、护理诊断

(一)焦虑

其与不孕和需要手术有关。

(二)知识缺乏

其与缺乏自我照顾及与手术相关的知识有关。

(三)舒适改变

其与痛经及手术后伤口有关。

三、护理目标

(1)患者能正确认识疾病的性质及发生原因,解除紧张、恐惧的心理,坚定治疗信心。

(2)患者自觉疼痛症状缓解。

四、护理措施

(1)心理护理:许多年轻患者因顽固的痛经、不孕等情况而焦虑。护理人员应多关心和理解患者,说明该病只要坚持用药或采取必要的手术便可改善症状,鼓励患者树立信心,积极配合治疗,对尚未生育的患者应给予指导和帮助,促使其尽早受孕。

(2)做好卫生宣传教育工作,防止经血逆流,如有先天性生殖道畸形或后天性炎性阴道狭窄、宫颈粘连等应及时手术。凡进入宫腔内的经腹手术,应保护腹壁切口和子宫切口,防止子宫内膜种植到腹壁切口或子宫切口。经期应避免盆腔检查和性交。

(3)使用激素治疗患者,应介绍服药的注意事项及用后可能出现的反应(恶心、食欲缺乏、闭经、乏力或体重增加等),使其解除思想顾虑,提高治疗效果。

(4)用药期间注意有无卵巢子宫内膜异位囊肿破裂的征象,如出现急性腹痛应及时通知医师,并做好剖腹探查的各项准备。

(5)对需要手术者应按腹部手术做好术前准备和术后护理。

(6)出院健康教育,加强患者对病程及治疗的认识,指导伤口处理和康复教育,术后6周避免盆浴和性生活,6周后来院复查。

五、评价

(1)患者无焦虑的表现并对治疗充满信心。

(2)患者能按时服药并了解药物的反应。

(3)自觉症状缓解和消失。

(张爱丽)

第十节 子宫腺肌病

子宫腺肌病是指当子宫内膜腺体和间质侵入子宫肌层时,形成弥漫或局限性的病变,是妇科常见病。多发生于 30～50 岁经产妇;约 15％的患者同时合并子宫内膜异位症;约 50％的患者合并子宫肌瘤;临床病理切片检查,发现 10％～47％子宫肌层中有子宫内膜组织,但 35％无临床症状。

多次妊娠及分娩、人工流产、慢性子宫内膜炎等造成子宫内膜基底层损伤,子宫内膜自基底层侵入子宫肌层内生长,可能是主要原因。此外,由于内膜基底层缺乏黏膜下层的保护,在解剖机构上子宫内膜易于侵入肌层。腺肌病常合并子宫肌瘤和子宫内膜增生,提示高水平雌孕激素刺激,也可能是促进内膜向肌层生长的原因之一。

应视患者症状、年龄、生育要求而定。药物治疗,适用于症状较轻,有生育要求和接近绝经期的患者;年轻或希望生育的子宫腺肌瘤患者,可试行病灶挖除术;症状严重、无生育要求或药物治疗无效者,应行全子宫切除术。

一、护理评估

(一)健康史

了解患者年龄、婚姻、月经史、婚育史、生育史、出现典型症状的情况以及对患者身心的影响,了解患者既往患病史。子宫腺肌病多发生于生育年龄的经产妇,常合并内异症和子宫肌瘤,有多次妊娠及分娩或过度刮宫史。生殖道阻塞,如单角子宫、宫颈阴道不通畅患者等常同时合并腺肌病。

(二)生理状况

1.症状

询问患者是否有经量过多、经期延长和逐渐加重的进行性痛经。

2.体征

妇科检查时子宫均匀性增大或局限性隆起、质硬且有压痛。

3.辅助检查

阴道 B 超提示子宫增大,肌层中不规则回声增强;盆腔 MRI 可协助诊断;宫腔镜下取子宫肌肉活检,可确诊。

(三)高危因素

1.年龄

40 岁以上的经产妇。

2.子宫损伤

多次妊娠、人工流产、慢性子宫内膜炎等造成子宫内膜基底层损伤。

3.先天不足

生殖道阻塞,如单角子宫、宫颈阴道不通、有子宫无阴道的先天畸形等。

4.卵巢功能失调

高水平雌孕激素刺激者,如子宫肌瘤、子宫内膜增生患者。

(四)心理-社会因素

了解患者对疾病的认知,是否存在焦虑、恐惧等表现;了解患者家庭关系,是否因不孕或继发不孕影响夫妻、家庭关系;了解患者的经济水平等。

二、护理诊断

(一)焦虑

其与月经改变和痛经有关。

(二)知识缺乏

其与缺乏自我照顾及与手术相关的知识有关。

(三)舒适改变

其与痛经有关。

三、护理目标

(1)患者能正确认识疾病的性质及发生原因,解除紧张、恐惧的心理,坚定治疗信心。

(2)患者自觉疼痛症状缓解。

四、护理措施

(一)症状护理

1.月经改变

经量增多者,指导患者使用透气棉质卫生巾,保留卫生巾称重,以评估月经量;经期延长者,早晚用温开水清洗外阴各 1 次,以防逆行感染。若合并贫血,需指导患者遵医嘱服用药物,观察贫血的改善情况。

2.痛经

询问患者疼痛部位、性质、疼痛开始时间及持续时间。疼痛轻者,指导患者腹部热敷、卧床休息;疼痛重者,遵医嘱给予前列腺素合成酶抑制剂。

(二)用药护理

1.口服避孕药

其适用于轻度内异症患者,常用低剂量高效孕激素和炔雌醇复合制剂,用法为每天 1 片,连续用 6～9 个月,护士需观察药物疗效,观察有无恶心、呕吐等不良反应。

2.促性腺激素释放激素激动剂

常用药物:亮丙瑞林 3.75 mg,月经第 1 天皮下注射后,每隔28 天注射 1 次,共 3～6 次。需观察有无潮热、阴道干燥、性欲减退和骨质丢失等不良反应,停药后可消失。连续用药 3 个月以上者,需添加小剂量雌激素和孕激素,以防止骨质丢失。

3.左炔诺黄体酮宫内节育器(LNG-ZUS)

治疗初期部分患者会出现淋漓出血、下移甚至脱落等,需加强随访。

(三)手术护理

1.保守手术

如小病灶挖除术或子宫肌壁楔形切除术,可明显减轻症状并增加妊娠概率。指导其术后6 个月受孕。

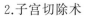

2.子宫切除术

年轻或未绝经的患者可保留卵巢;绝经后或合并严重子宫内膜异位症者,可行双卵巢切除术。

(四)心理护理

(1)痛经、月经改变以及贫血者影响生活质量,患者焦虑烦躁,向患者说明月经时轻度疼痛不适是生理反应,给予舒缓的音乐、舒适的环境,保证足够的休息和睡眠,患者及家属、护士共同制订规律而适度的锻炼计划,家属督促患者适度锻炼,可缓解患者的心理压力。

(2)手术患者担心预后和性生活,说明子宫切除术后症状可基本消失,生活质量会得到改善。此外,子宫是月经来潮和孕育胎儿的器官,切除子宫不会男性化,增加对治疗的信心。

(五)健康指导

(1)指导患者随访:手术患者出院后 3 个月到门诊复查,了解术后康复情况。

(2)保守手术和子宫切除患者,术后休息 1～3 个月,3 个月之内避免性生活及阴道冲洗,避免提举重物,防止正在愈合的腹部肌肉用力,并应逐渐加强腹部肌肉的力量。未经医护人员许可避免从事可增加盆腔充血的活动,如跳舞、久站等。

(3)有生殖道阻塞疾病时,嘱患者积极治疗,实施整形手术。

(4)对实施保守手术治疗的患者,指导其术后 6 个月受孕。

(5)注意高危因素与妇科疾病的相关性,定期做好妇科病普查。

五、评估

(1)医务人员避免过度刮宫,减少内膜碎片进入肌层的机会。

(2)药物治疗过程中如出现严重的绝经期症状,可酌情反向添加治疗提高雌激素水平,降低相关血管症状和骨质疏松的发生,也可提高患者的顺应性。

(张爱丽)

第十一节 葡 萄 胎

葡萄胎是因妊娠后胎盘滋养细胞增生,间质高度水肿,出现大小不一的水泡,水泡间借蒂相连成串,形如葡萄而得名,也称水泡状胎块。葡萄胎分为完全性葡萄胎和部分性葡萄胎两类,其中大多数为完全性葡萄胎。其主要病理变化:完全性葡萄胎表现为水泡状胎块占满整个子宫腔,无胎儿及其附属物。镜下见绒毛体积增大,滋养细胞增生,间质高度水肿和间质内胎源性血管消失。部分性葡萄胎表现为仅部分绒毛变为水泡,常合并胚胎组织,胎儿多已死亡。镜下见部分绒毛水肿,滋养细胞轻度增生,间质内可见有核红细胞的胎源性血管,还可见胚胎和胎膜的组织结构。

一、护理评估

(一)健康史

了解患者有无导致葡萄胎的高危因素,如妊娠年龄、社会经济地位、营养状况等。了解患者及其家族的既往疾病史,包括滋养细胞疾病史、月经史、生育史等。

(二)身体状况

1.症状

(1)停经后阴道流血:最常见症状,多在停经 8～12 周后出现不规则阴道流血,量多少不定,呈反复性,有时血中可发现水泡状物排出。葡萄胎反复出血如不及时治疗,可导致贫血及继发感染。

(2)妊娠呕吐:较正常妊娠发生早,症状严重而持续时间长。

(3)妊娠期高血压疾病征象:可在妊娠 20 周前出现高血压、水肿和蛋白尿且症状严重。

(4)腹痛:由葡萄胎生长迅速使子宫过度扩张所致,表现为阵发性下腹痛,一般不剧烈,能忍受。若发生黄素化囊肿扭转或破裂,可出现急腹症。

2.体征

(1)子宫异常增大、变软:大多数葡萄胎患者的子宫大于相应的停经月份的妊娠子宫,质地变软,并伴有血清 HCG 水平异常升高。

(2)卵巢黄素化囊肿:由于大量 HCG 刺激卵巢,卵泡内膜细胞发生黄素化而形成囊肿,称为卵巢黄素化囊肿。常为双侧,葡萄胎清除后 2～4 个月可自行消退。

(三)心理-社会状况

患者知情后会出现极大的情绪不安,担心疾病会恶变或对今后生育有影响,并表现出对清宫手术的恐惧和担心。

(四)辅助检查

1.人绒毛膜促性腺激素(HCG)测定

葡萄胎因滋养细胞高度增生,产生大量 HCG,患者血清、尿中的 HCG 均增高,且持续不降。如血清中的 β-HCG 在 100 kU/L 以上。

2.B 超检查

可见子宫大于相应孕周大小的子宫,无妊娠囊或胎心搏动,子宫腔内充满不均质密集状或短条状回声,呈"落雪状",若水泡较大而形成大小不等的回声区,则呈"蜂窝状"。

(五)处理要点

1.清宫术

葡萄胎一经确诊,应及时清除子宫腔内容物。术后选取水泡小、贴近子宫壁的组织送病理检查。子宫大一次刮净有困难时,可于 1 周后行第二次刮宫。

2.预防性化疗

下列情况可考虑采用预防性化疗:①清宫后 HCG 持续不降或下降缓慢者;②子宫明显大于相应孕周大小的子宫者;③黄素化囊肿直径大于 6 cm 者;④年龄大于 40 岁者;⑤无条件随访者。常选用甲氨蝶呤、氟尿嘧啶或放线菌素-D 单一药物化疗 1 个疗程。

3.子宫切除术

对于年龄大于 40 岁、无生育要求者,可行全子宫切除术,保留双侧卵巢。但子宫切除不能防止转移,不能替代化疗。手术后仍需定期随访。

二、护理问题

(一)焦虑/恐惧

与担心疾病预后有关。

(二)有感染的危险

与反复阴道流血及清宫术有关。

(三)知识缺乏

与缺乏疾病的信息和随访的有关知识有关。

三、护理措施

(一)一般护理

保持病房内空气清新、安静舒适,告知患者卧床休息。鼓励患者进高热量、高蛋白质、高维生素、易消化的食物,以增强机体的抵抗力。

(二)病情观察

1.严密观察

阴道流血情况排出物中有无水泡样组织,并嘱患者保留会阴垫,以便准确估计出血量。

2.监测生命体征

发现患者阴道大量流血及清宫术中大出血时,应立即报告医师,并严密观察患者面色、血压、脉搏、呼吸等征象。

(三)对症护理

(1)术前应建立静脉通路,补充血容量,吸氧,备好缩宫素、抢救药品及物品。

(2)保持外阴部清洁,每天擦洗。

(3)遵医嘱使用抗生素,复查血常规。

(四)心理护理

引导患者说出心理感受,评估患者对疾病的心理承受能力、接受清宫术的心理准备及目前存在的主要心理问题。多与患者沟通,解答患者疑问,解除不必要的思想顾虑。

(五)健康指导

葡萄胎患者作为高危人群,其随访有重要意义。通过定期随访,可早期发现妊娠滋养细胞肿瘤并及时治疗。随访应包括:①HCG 定量测定,葡萄胎清宫术后每周测定 1 次,直至降低到正常水平。随后 3 个月内仍每周 1 次,此后 3 个月每 2 周 1 次,然后每月检查 1 次持续半年,此后每半年 1 次,共随访 2 年。②在随访 HCG 的同时,应注意月经是否规则,有无异常阴道流血、咳嗽、咯血及其他转移灶症状,定时做妇科检查、盆腔 B 超检查及胸部 X 线检查。

葡萄胎随访期间必须严格避孕 1 年。首选避孕套,一般不选用宫内节育器或药物避孕,以免穿孔或混淆子宫出血的原因。

(张爱丽)

第十二节　过　期　妊　娠

一、概述

(一)定义

平时月经周期规则,妊娠达到或超过 42 周(≥294 天)尚未分娩者,称为过期妊娠,其发生率占妊娠总数的 3%～15%。

（二）发病机制

各种原因引起的雌孕激素失调导致孕激素优势，分娩发动延迟，胎位不正、头盆不称，胎儿、子宫不能密切接触，反射性子宫收缩减少，引起过期妊娠。

（三）处理原则

妊娠 40 周以后胎盘功能逐渐下降，42 周以后明显下降，因此，在妊娠 41 周以后，即应考虑终止妊娠，尽量避免过期妊娠。应根据胎儿安危状况、胎儿大小、宫颈成熟度综合分析，选择恰当的分娩方式。

（1）促宫颈成熟：目前常用的促宫颈成熟的方法主要有 PGE_2 阴道制剂和宫颈扩张球囊。

（2）人工破膜可减少晚期足月和过期妊娠的发生。

（3）引产术：常用静脉滴注缩宫素，诱发宫缩直至临产；胎头已衔接者，通常先人工破膜，1 小时后开始滴注缩宫素引产。

（4）适当放宽剖宫产指征。

二、护理评估

（一）健康史

详细询问患者病史，准确判断预产期、妊娠周数等。

（二）症状、体征

孕期达到或超过 42 周，通过胎动、胎心率、B 超检查、雌孕激素测定、羊膜镜检查等确定胎盘功能是否正常。

（三）辅助检查

B 超检查、雌孕激素测定、羊膜镜检查；胎儿监测的方法包括 NST、CST、生物物理评分（BPP）、改良 BPP（NST＋羊水测量）。尽管 41 周及以上孕周者应行胎儿监测，但采用何种方法及以何频率目前都尚无充分的资料予以确定。

（四）高危因素

高危因素包括初产妇、既往过期妊娠史、男性胎儿、孕妇肥胖。对双胞胎的研究也提示遗传倾向对晚期或过期妊娠的风险因素占 23％～30％。某些胎儿异常可能也与过期妊娠相关，如无脑儿和胎盘硫酸酯酶缺乏，但并不清楚两者之间联系的确切原因。

（五）心理-社会因素

过期妊娠加大胎儿、新生儿及孕产妇风险，导致个人、家庭成员产生紧张、焦虑、担忧等不良情绪。

三、护理措施

（一）常规护理

（1）查看历次产检记录，准确核实孕周。

（2）听胎心，待产期间每 4 小时听 1 次或遵医嘱；交接班必须听胎心；临产后按产程监护常规进行监护；每天至少进行一次胎儿电子监护，特殊情况随时监护。

（3）重视自觉胎动并记录于入院病历中。

（二）产程观察

（1）加强胎心监护。

（2）观察胎膜是否破裂，以及羊水量、颜色、性状等。

（3）注意产程进展、观察胎位变化。

（4）不提倡常规会阴侧切。

（三）用药护理

1.缩宫素静脉滴注

缩宫素作用时间短，半衰期为 5～12 分钟。

（1）静脉滴注中缩宫素的配制方法：应先用生理盐水或乳酸钠林格注射液 500 mL，用 7 号针头行静脉滴注，按每分钟 8 滴调好滴速，然后再向输液瓶中加入 2.5 U 缩宫素，将其摇匀后继续滴入。切忌先将 2.5 U 缩宫素溶于生理盐水或乳酸钠林格注射液中直接穿刺行静脉滴注，因此法初调时不易掌握滴速，可能在短时间内使过多的缩宫素进入体内，不够安全。

（2）合适的浓度与滴速：因缩宫素个体敏感度差异极大，静脉滴注缩宫素应从小剂量开始循序增量，起始剂量为 2.5 U 缩宫素溶于 500 mL 生理盐水或乳酸钠林格注射液中，即 0.5‰缩宫素浓度，以每毫升 15 滴计算，相当于每滴液体中含缩宫素 0.33 mU。从每分钟 8 滴开始，根据宫缩、胎心情况调整滴速，一般每隔 20 分钟调整 1 次。应用等差法，即从每分钟 8 滴（2.7 mU/min）调整至 16 滴（5.4 mU/min），再增至 24 滴（8.4 mU/min）；为安全起见，也可从每分钟 8 滴开始，每次增加 4 滴，直至出现有效宫缩。

（3）有效宫缩的判定标准：10 分钟内出现 3 次宫缩，每次宫缩持续 30～60 秒，伴有宫颈的缩短和宫口扩张。最大滴速不得超过每分钟 40 滴，即 13.2 mU/min，如达到最大滴速，仍不出现有效宫缩时可增加缩宫素浓度，但缩宫素的应用量不变。增加浓度的方法是 500 mL 生理盐水或乳酸钠林格注射液中加 5 U 缩宫素，即 1‰缩宫素浓度，先将滴速减半，再根据宫缩情况进行调整，增加浓度后，最大增至每分钟 40 滴（26.4 mU），原则上不再增加滴数和缩宫素浓度。

（4）注意事项：①要有专人观察宫缩强度、频率、持续时间及胎心率变化并及时记录，调好宫缩后行胎心监护，破膜后要观察羊水量及有无胎粪污染及其程度。②警惕变态反应。③禁止肌内、皮下、穴位注射及鼻黏膜用药。④输液量不宜过大，以防止发生水中毒。⑤宫缩过强时应及时停用缩宫素，必要时使用宫缩抑制剂。⑥引产失败：缩宫素引产成功率与宫颈成熟度、孕周、胎先露高低有关，如连续使用 2～3 天仍无明显进展，应改用其他引产方法。

2.前列腺素制剂促宫颈成熟

常用的促宫颈成熟的药物主要是前列腺素制剂。目前常在临床使用的前列腺素制剂如下。

（1）可控释地诺前列酮栓：一种可控制释放的前列腺素 E$_2$（PGE$_2$）栓剂，含有 10 mg 地诺前列酮，以 0.3 mg/h 的速度缓慢释放，需低温保存，可以控制药物释放，在出现宫缩过频时能方便取出。

1）应用方法：外阴消毒后将可控释地诺前列酮栓置于阴道后穹隆深处，并旋转 90°，使栓剂横置于阴道后穹隆，宜于保持原位。在阴道口外保留 2～3 cm 终止带，以便于取出。在药物置入后，嘱孕妇平卧 20～30 分钟，以利栓剂吸水膨胀；2 小时后复查，若栓剂仍在原位孕妇可下地活动。

2）出现以下情况时应及时取出：①出现规律宫缩（每 3 分钟 1 次的宫缩）并同时伴随有宫颈成熟度的改善，宫颈 Bishop 评分大于等于 6 分。②自然破膜或行人工破膜术。③子宫收缩过频（每 10 分钟有 5 次及以上的宫缩）。④置药 24 小时。⑤有胎儿出现不良状况的证据：胎动减少或消失、胎动过频、胎儿电子监护结果分级为Ⅱ类或Ⅲ类。⑥出现不能用其他原因解释的母体不良反应,如恶心、呕吐、腹泻、发热、低血压、心动过速或者阴道流血增多。取出至少30分钟后方可静脉滴注缩宫素。

3)禁忌证:包括哮喘、青光眼、严重肝肾功能不全等;有急产史或有3次以上足月产史的经产妇;瘢痕子宫妊娠;有子宫颈手术史或子宫颈裂伤史;已临产;Bishop评分大于等于6分;急性盆腔炎;前置胎盘或不明原因阴道流血;胎先露异常;可疑胎儿窘迫;正在使用缩宫素;对地诺前列酮或任何赋形剂成分过敏者。

(2)米索前列醇:一种人工合成的前列腺素 E_1(PGE_1)制剂,有100 μg和200 μg两种片剂,美国食品与药品监督管理局(FDA)批准米索前列醇用于妊娠中期促宫颈成熟和引产,而用于妊娠晚期促宫颈成熟虽未经FDA和中国国家食品药品监督管理总局认证,但美国ACOG又重申了米索前列醇在产科领域使用的规范。参考美国ACOG的规范并结合我国米索前列醇的临床使用经验,经中华医学会妇产科学分会产科学组多次讨论,米索前列醇在妊娠晚期促宫颈成熟的应用常规如下:用于妊娠晚期未破膜而宫颈不成熟的孕妇,是一种安全有效的引产方法。每次阴道放药剂量为25 μg,放药时不要将药物压成碎片。如6小时后仍无宫缩,在重复使用米索前列醇前应行阴道检查,重新评价宫颈成熟度,了解原放置药物是否溶化、吸收,如未溶化和吸收则不宜再放。每天总量不超过50 μg,以免药物吸收过多。如需加用缩宫素,应该在最后一次放置米索前列醇后再过4小时以上,并行阴道检查证实米索前列醇已经吸收才可以加用。使用米索前列醇者应在产房观察,监测宫缩和胎心率,一旦出现宫缩过频,应立即进行阴道检查,并取出残留药物。

1)优点:价格低、性质稳定、易于保存、作用时间长,尤其适合基层医疗机构应用。一些前瞻性随机临床试验和荟萃分析表明,米索前列醇可有效促进宫颈成熟。母体和胎儿使用米索前列醇产生的多数不良后果与每次用药量超过25 μg相关。

2)禁忌证与取出指征:应用米索前列醇促宫颈成熟的禁忌证及药物取出指征与可控释地诺前列酮栓相同。

(四)产程处理

进入产程后,应鼓励产妇取左侧卧位、吸氧。产程中最好连续监测胎心,注意羊水形状,必要时取胎儿头皮血测 pH,及早发现胎儿宫内窘迫,并及时处理。过期妊娠时,常伴有胎儿窘迫、羊水粪染,分娩时应做相应准备。胎儿娩出后立即在直接喉镜指引下行气管插管,吸出气管内容物,以减少胎粪吸入综合征的发生。

(五)心理护理

(1)为孕产妇提供心理支持,帮助其建立母亲角色。

(2)安抚产妇家属,帮助产妇家庭应对过期妊娠分娩。

(3)接纳可能出现的难产,行胎头吸引、产钳助产等。

四、健康指导

(1)合理、适当地休息、饮食、睡眠等。

(2)情绪放松、身体放松。

(3)适当运动,无其他特殊情况时取自由体位待产。

(4)讲解临产征兆、自觉胎动计数等,指导产妇如何积极配合治疗。

(5)讲解过期妊娠分娩及过期产儿护理原则。

五、注意事项

应急处理：做好正常分娩、难产助产、剖宫产准备。

（张爱丽）

第十三节 多胎妊娠

一、概述

(一)定义

一次妊娠宫腔内同时有两个或两个以上的胎儿时为多胎妊娠，以双胎妊娠为多见。随着辅助生殖技术广泛开展，多胎妊娠发生率明显增高。

(二)类型特点

多胎妊娠包括由一个卵子受精后分裂而形成的单卵双胎妊娠和由两个卵子分别受精而形成的双卵双胎妊娠，双卵双胎妊娠约占双胎妊娠的70%，两个卵子可来源于同一成熟卵泡或两侧卵巢的成熟卵泡。

(三)治疗原则

1.妊娠期

及早诊断出双胎妊娠者并确定羊膜绒毛性，增加其产前检查次数，注意休息，加强营养，注意预防贫血、妊娠期高血压疾病的发生，防止早产、羊水过多、产前出血等。

2.分娩期

观察产程和胎心变化，如发现有宫缩乏力或产程延长，应及时处理。第一个胎儿娩出后，应立即断脐，助手扶正第二个胎儿的胎位，使其保持纵产式，等待15～20分钟后，第二个胎儿自然娩出。如等待15分钟仍无宫缩，则可人工破膜或静脉滴注催产素促进宫缩。如发现有脐带脱垂或怀疑胎盘早剥时，即手术助产。如第一个胎儿为臀位，第二个胎儿为头位，应注意防止胎头交锁导致难产。

3.产褥期

第二个胎儿娩出后应立即肌内注射或静脉滴注催产素，腹部放置沙袋，防止腹压骤降引起休克，同时预防发生产后出血。

二、护理评估

(一)健康史

评估本次妊娠的双胎羊膜绒毛膜性，孕妇的早孕反应程度，食欲、呼吸情况，以及下肢水肿、静脉曲张程度。

(二)生理状况

1.孕妇的并发症

妊娠期高血压疾病、妊娠期肝内胆汁瘀积症、贫血、羊水过多、胎膜早破、宫缩乏力、胎盘早剥、产后出血、流产等。

2.围产儿并发症

早产、脐带异常、胎头交锁、胎头碰撞、胎儿畸形以及单绒毛膜双胎特有的并发症,如双胎输血综合征、选择性生长受限、一胎无心畸形等;极高危的单绒毛膜单羊膜囊双胎,由于两个胎儿共用一个羊膜腔,两胎儿间无羊膜分隔,因脐带缠绕和打结而发生宫内意外的可能性较大。

(三)辅助检查

1.B超检查

B超检查可以早期诊断双胎、畸胎,能提高双胎妊娠的孕期监护质量。在妊娠6～9周,可通过孕囊数目判断绒毛膜性;妊娠10～14周,可以通过双胎间的羊膜与胎盘交界的形态判断绒毛膜性。单绒毛膜双胎羊膜分隔与胎盘呈"T"征,而双绒毛膜双胎胎膜融合处夹有胎盘组织,所以胎盘融合处表现为"双胎峰"(或"λ"征)。

妊娠18～24周,最晚不要超过26周,对双胎妊娠进行超声结构筛查。双胎容易因胎儿体位的关系影响结构筛查质量,有条件的医院可根据孕周分次进行包括胎儿心脏在内的结构筛查。

2.血清学筛查

唐氏综合征在单胎与双胎妊娠孕中期血清学筛查的检出率分别为60％～70％和45％,其假阳性率分别为5％和10％。由于双胎妊娠筛查检出率较低,而且假阳性率较高,目前并不推荐单独使用血清学指标进行双胎的非整倍体筛查。

3.有创性产前诊断

双胎妊娠有创性产前诊断操作带来的胎儿丢失率要高于单胎妊娠,以及后续的处理如选择性减胎等也存在危险性,建议转诊至有能力进行宫内干预的产前诊断中心进行。

(四)高危因素

多胎妊娠者可出现妊娠期高血压疾病、妊娠肝内胆汁淤积症、贫血、羊水过多、胎膜早破、宫缩乏力、胎盘早剥、产后出血、流产等多种并发症。

(五)心理-社会因素

双胎妊娠的孕妇在孕期必须适应两次角色转变,首先是接受妊娠,其次当被告知是双胎妊娠时,必须适应第二次角色转变,即成为两个孩子的母亲;双胎妊娠属于高危妊娠,孕妇既兴奋又常常担心母儿的安危,尤其担心胎儿的存活率。

三、护理措施

(一)常规护理

(1)增加产前检查的次数,每次监测宫高、腹围和体重。

(2)注意休息;卧床时最好取左侧卧位,增加子宫、胎盘的血供,减少早产的机会。

(3)加强营养,尤其是注意补充铁、钙、叶酸等,以满足妊娠的需要。

(二)症状护理

双胎妊娠孕妇胃区受压致食欲减退,因此应鼓励孕妇少量多餐,满足孕期需要,必要时给予饮食指导,如增加铁、叶酸、维生素的供给。因双胎妊娠的孕妇腰背部疼痛症状较明显,应注意休息,可指导其做骨盆倾斜运动,局部热敷也可缓解症状。采取措施预防静脉曲张的发生。

(三)用药护理

双胎妊娠可能出现妊娠期高血压疾病、妊娠肝内胆汁淤积症、贫血、羊水过多、胎膜早破、胎

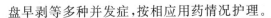

盘早剥等多种并发症,按相应用药情况护理。

(四)分娩期护理

(1)阴道分娩时严密观察产程进展和胎心率变化,及时处理问题。

(2)防止第二胎儿胎位异常、胎盘早剥;防止产后出血的发生;产后腹部加压,防止腹压骤降引起的休克。

(3)如行剖宫产,需要配合医师做好剖宫产术前准备和产后双胎新生儿护理准备;如系早产,产后应加强对早产儿的观察和护理。

(五)心理护理

帮助双胎妊娠的孕妇完成两次角色转变,使其接受成为两个孩子母亲的事实。告知双胎妊娠虽属高危妊娠,但孕妇不必过分担心母儿的安危,说明保持心情愉快、积极配合治疗的重要性,指导家属准备双份新生儿用物。

四、健康指导

护士应指导孕妇注意休息,加强营养,注意阴道流血量和子宫复旧情况,防止产后出血。并指导产妇正确进行母乳喂养,选择有效的避孕措施。

五、注意事项

合理营养,注意补充铁剂,防止妊娠期贫血,妊娠晚期特别注意避免疲劳,加强休息,预防早产和分娩期并发症。

(张爱丽)

第十四节 羊水异常

一、概述

(一)定义

1.羊水过多

妊娠期间羊水量超过 2 000 mL,为羊水过多。羊水的外观和性状与正常无异样,多数孕妇羊水增多缓慢,在较长时间内形成,称为慢性羊水过多;少数孕妇可在数天内羊水急剧增加,称为急性羊水过多。其发生率为 0.5%~1%。

2.羊水过少

妊娠晚期羊水量少于 300 mL 为羊水过少。羊水过少的发病率为 0.4%~4%,羊水过少严重影响胎儿预后,羊水量少于 50 mL,围生儿的死亡率也高达 88%。

(二)主要发病机制

胎儿畸形羊水循环障碍,多胎妊娠血压循环量增加,胎儿尿量增加,胎盘病变、妊娠合并症等导致羊水过多或过少。

（三）治疗原则

治疗方法取决于胎儿有无畸形、孕周大小及孕妇自觉症状的严重程度，羊水过多时应在分娩期警惕脐带脱垂和胎盘早剥的发生。

二、护理评估

（一）健康史

详细询问病史，了解孕妇年龄、有无妊娠合并症、有无先天畸形家族史及生育史。若孕妇羊水过少，应了解其自觉胎动情况。

（二）症状体征

1.羊水过多

（1）急性羊水过多：较少见，多发生于妊娠 20～24 周，由于羊水量急剧增多，在数天内子宫急剧增大，横膈上抬，患者出现呼吸困难，不能平卧，甚至出现发绀，孕妇表情痛苦，腹部因张力过大而感到疼痛，食量减少。由于胀大的子宫压迫下腔静脉，影响静脉回流，导致孕妇下肢及外阴部水肿、静脉曲张。

（2）慢性羊水过多：较多见，多发生于妊娠晚期，羊水可在数周内逐渐增多，多数孕妇能适应，常在产前检查时发现。孕妇子宫大于妊娠月份，腹部膨隆，腹壁皮肤发亮、变薄，触诊时感到皮肤张力大，胎位不清，胎心遥远或听不到。羊水过多的孕妇容易并发妊娠期高血压疾病、胎位不正、早产等。患者破膜后因子宫骤然缩小，可以引起胎盘早剥。产后因患者子宫过大，可引起子宫收缩乏力而致产后出血。

2.羊水过少

孕妇于胎动时感觉腹痛，检查时发现宫高、腹围小于同期正常妊娠孕妇，子宫的敏感度较高，轻微的刺激即可引起宫缩，临产后阵痛剧烈，宫缩不协调，宫口扩张缓慢，产程延长。羊水过少若发生在妊娠早期，可以导致胎膜与胎体相连；若发生妊娠中、晚期，子宫周围压力容易对胎儿产生影响，造成胎儿斜颈、曲背、手足畸形等异常。

（三）辅助检查

1.B 超

测量单一最大羊水暗区垂直深度（AFV），AFV≥8 cm 即可诊断为羊水过多，若用羊水指数法，羊水指数（AFI）≥25 cm 为羊水过多。测量单一最大羊水暗区垂直深度≤2 cm 即可考虑为羊水过少，≤1 cm 为严重羊水过少；若用羊水指数法，AFI≤5.0 cm 可诊断为羊水过少，<8.0 cm 应警惕羊水过少的可能。除羊水测量外，B 超还可判断胎儿有无畸形，羊水与胎儿的交界情况等。

2.神经管缺陷胎儿的检测

此类胎儿可做羊水及母血甲胎蛋白（AFP）测定。若为神经管缺陷胎儿，羊水中的甲胎蛋白均值超过正常妊娠平均值 3 个标准差以上有助于诊断。

3.电子胎儿监护

电子胎儿监护可出现胎心变异减速和晚期减速。

4.胎儿染色体检查

需排除胎儿染色体异常时可做羊水细胞培养，或采集胎儿脐带血细胞培养，做染色体核型分析，荧光定量 PCR 法快速诊断。

5.羊膜囊造影

羊膜囊造影用以了解胎儿有无消化道畸形,但应注意造影剂对胎儿有一定损害,还可能引起胎儿早产和宫腔内感染,应慎用。

(四)高危因素

胎儿畸形、胎盘功能减退、羊膜病变、双胎、母胎血型不合、糖尿病、母体妊娠期高血压疾病可能导致的胎盘血流减少等。

(五)心理-社会因素

孕妇及家属因担心胎儿可能会有某种畸形,会感到紧张、焦虑不安,甚至产生恐惧心理。

三、护理措施

(一)常规护理

向孕妇及其家属介绍羊水过多或过少的原因及注意事项,包括:指导孕妇摄取低钠饮食,防止便秘;减少增加腹压的活动以防胎膜早破;改善胎盘血液供应;自觉胎动监测;出生后的胎儿应认真全面评估,识别畸形。

(二)症状护理

观察孕妇的生命体征,定期测量宫高、腹围和体重,判断病情进展,并及时发现并发症。观察胎心、胎动及宫缩,及早发现胎儿宫内窘迫及早产的征象。羊水过多时行人工破膜,应密切观察胎心和宫缩,及时发现胎盘早剥和脐带脱垂的征象。产后应密切观察子宫收缩及阴道流血情况,防止产后出血。发生羊水过少时,严格 B 超监测羊水量,并注意观察有无胎儿畸形。

(三)孕产期处理

(1)羊水过多:腹腔穿刺放羊水时应防止速度过快、量过多,一次放羊水量不超过 1 500 mL,放羊水后腹部放置沙袋或加腹带包扎以防血压骤降发生休克。腹腔穿刺放羊水时应注意无菌操作,防止发生感染,同时按医嘱给予抗感染药物。

(2)羊水过少患者合并有过期妊娠、胎儿生长受限等,需及时终止妊娠,应遵医嘱做好阴道助产或剖宫产的准备。若羊水过少患者合并胎膜早破或者产程中发现羊水过少,需遵医嘱进行预防性羊膜腔灌注治疗,应注意严格无菌操作,防止发生感染,同时按医嘱给予抗感染药物。有国外文献报道,羊膜腔输液的治疗方法不降低剖宫产和新生儿窒息的发生率,反而可能增加胎粪吸入综合征的发生率,此项治疗手段现已较少应用。

(四)心理护理

让孕妇及家人了解羊水过多或过少的发生发展过程,正确面对羊水过多或过少可能给胎儿带来的不良结局,引导孕产妇减少焦虑,主动参与治疗护理过程。

四、健康指导

羊水过多或过少产妇若胎儿正常,母婴健康平安,应做好正常分娩及产后的健康指导;羊水过多或过少合并胎儿畸形者,应积极进行健康宣教,引导孕产妇正确面对终止妊娠,顺利度过产褥期。

五、注意事项

腹腔穿刺放羊水时严格操作;严密观察羊水量、性质、病情等变化。

(张爱丽)

第十一章

眼 科 护 理

第一节 角 膜 炎

角膜炎是我国常见的致盲眼病之一。角膜炎的分类尚未统一,根据病因可分为感染性角膜炎、免疫性角膜炎、外伤性角膜炎、营养不良性角膜炎,其中感染性角膜炎最为常见,其病原体包括细菌、真菌、病毒、棘阿米巴、衣原体等,以细菌和真菌感染最为多见。角膜炎最常见的症状是眼痛、畏光、流泪、眼睑痉挛等,伴视力下降,甚至损伤眼球。其典型体征为睫状充血、角膜浸润、角膜溃疡。

角膜炎病理变化过程基本相同,可以分为如下四期。①浸润期:致病因子侵入角膜,引起角膜边缘血管网充血,随即炎性渗出液及炎症细胞进入角膜,导致病变角膜出现水肿和灰白色的局限性浸润灶,如炎症得到及时控制,角膜仍能恢复透明。②溃疡形成期:浸润期的炎症向周围或深层扩张,可导致角膜上皮和基质坏死、脱落形成角膜溃疡,甚至角膜穿孔,房水从角膜穿破口涌出,导致虹膜脱出、角膜瘘、眼内感染、眼球萎缩等严重并发症。③溃疡消退期:炎症得到控制、患者自身免疫力增加,阻止了致病因子对角膜的损害,溃疡边缘浸润减轻,可有新生血管长入。④愈合期:溃疡区上皮再生,由成纤维细胞产生的瘢痕组织修复,留有角膜薄翳、角膜斑翳、角膜白斑。

一、细菌性角膜炎

(一)概述

细菌性角膜炎是由细菌感染引起的角膜炎症的总称,是临床常见的角膜炎之一。

(二)病因与发病机制

感染常发生于角膜外伤后,常见的致病菌有表皮葡萄球菌、金黄色葡萄球菌、肺炎双球菌、链球菌、铜绿假单胞菌等。眼局部因素(如慢性泪囊炎、倒睫、戴角膜接触镜等)和导致全身抵抗力低下的因素(如长期使用糖皮质激素和免疫抑制剂、营养不良、糖尿病等)也可诱发感染。

(三)护理评估

1.健康史

(1)了解患者有无角膜外伤史、角膜异物剔除史、慢性泪囊炎病史、眼睑异常病史、倒睫病史,或长期佩戴角膜接触镜等。

(2)有无营养不良、糖尿病病史,是否长期使用糖皮质激素或免疫抑制剂,以及此次发病以来的用药史。

2.症状与体征

(1)发病急,常在角膜外伤后 24～48 小时发病,有明显的畏光、流泪、疼痛、视力下降等症状,伴有较多的脓性分泌物。

(2)眼睑肿胀,结膜混合充血或睫状充血,球结膜水肿,角膜中央或偏中央有灰白色浸润,逐渐扩大,进而组织坏死、脱落,形成角膜溃疡,并发虹膜睫状体炎,表现为角膜后有沉着物,瞳孔缩小、虹膜后粘连及前房积脓,是因毒素渗入前房所致。

(3)革兰氏阳性球菌角膜感染表现为圆形或椭圆形局灶性脓肿,边界清楚,基质处出现灰白色浸润。革兰氏阴性球菌角膜感染多表现为快速发展的角膜液化坏死,其中铜绿假单胞菌角膜感染者发病迅猛,眼痛剧烈,伴有严重充血水肿,角膜溃疡浸润灶及分泌物略带黄绿色,前房严重积脓,感染如未及时得到控制,可导致角膜坏死穿孔、眼球内容物脱出或全眼球炎。

3.心理-社会状况评估

(1)通过与患者及其家属的交流,了解患者及其家属对细菌性角膜炎的认识程度及有无紧张、焦虑、悲哀等心理表现。

(2)评估患者视力对工作、学习、生活等能力的影响。

(3)了解患者的用眼卫生和个人卫生习惯。

4.辅助检查

了解角膜溃疡刮片镜检和细胞培养是否发现相关病原体。

(四)护理诊断

1.疼痛

疼痛与角膜炎症刺激有关。

2.感知紊乱

角膜炎症引起角膜混浊,导致视力下降。

3.潜在并发症

角膜溃疡、穿孔,眼内炎等。

4.知识缺乏

缺乏细菌性角膜炎的相关防治知识。

(五)护理措施

1.心理护理

向患者介绍角膜炎的病变特点、转归过程及防治知识,鼓励患者表达自己的感受,向其解释疼痛原因,帮助患者转移注意力,及时给予安慰,消除其紧张、焦虑、自卑的心理,帮助患者正确认识疾病,树立战胜疾病的信心,争取其对治疗的配合。

2.指导患者用药

根据医嘱积极行抗感染治疗,急性期选择高浓度的抗生素滴眼液,每 15～30 分钟滴眼一次。严重病例,可在开始用药的 30 分钟内,每 5 分钟滴药一次。同时全身应用抗生素,随着病情得到控制,逐渐减少滴眼次数,白天使用滴眼液,睡前涂眼药膏。进行球结膜下注射时,先向患者解释清楚,并在充分麻醉后进行,以免加重局部疼痛。

3.保证充分休息、睡眠

向患者提供安静、舒适、安全的环境,病房要适当遮光,避免强光刺激,减少眼球转动,外出应佩戴有色眼镜或眼垫。指导患者促进睡眠的自我护理方法,如睡前热水泡脚、喝热牛奶、听轻音乐等,避免情绪波动。患者活动空间不留障碍物,将常用物品固定摆放,方便患者使用,教会患者使用传呼系统,鼓励其寻求帮助。厕所必须安置方便设施,如坐便器、扶手等,并教会患者使用方法。

4.严格执行消毒隔离制度

换药、上药均要无菌操作,药品及器械应专人专眼专用,避免交叉感染。

5.严密观察

为预防角膜溃疡穿孔,护理时要特别注意如下几点。

(1)治疗操作时禁翻转眼睑,勿加压眼球。

(2)清淡饮食,多食易消化,富含维生素、粗纤维的食物,从而保持大便通畅,避免便秘,以防增加腹压。

(3)告知患者勿用手擦眼球,勿用力闭眼、咳嗽及打喷嚏。

(4)行球结膜下注射时,避免在同一部位反复注射,尽量避开溃疡面。

(5)深部角膜溃疡、后弹力层膨出者,可用绷带加压包扎患眼,局部或全身应用降低眼压的药物,嘱患者减少头部活动,避免低头,可蹲位取物。

(6)遵医嘱使用散瞳剂,防止虹膜后粘连而导致眼压升高。

(7)可用眼罩保护患眼,避免外物撞击。

(8)严密观察患者的视力、角膜刺激征、结膜充血、角膜病灶和分泌物的变化,注意有无角膜穿孔的症状。例如,角膜穿孔时,房水从穿孔处急剧涌出,虹膜被冲至穿孔处,可出现眼压下降、前房变浅或消失、疼痛减轻等症状。

6.健康教育

(1)帮助患者了解疾病的相关知识,使其树立信心,保持良好的心理状况。

(2)养成良好的卫生习惯,不用手或不洁手帕揉眼。

(3)注意劳逸结合,生活规律,保持充足的休息和睡眠,戒烟酒,避免摄入刺激性食物(如咖啡、浓茶等)。

(4)注意保护眼睛,避免角膜受伤,外出要戴防护眼镜。

(5)指导患者遵医嘱坚持用药,定期随访。

二、真菌性角膜炎

(一)概述

真菌性角膜炎为致病真菌引起的感染性角膜病。近年来,随着广谱抗生素和糖皮质激素的广泛应用,其发病率有升高趋势,是致盲率极高的角膜疾病。

(二)病因与发病机制

其常见的致病菌有镰刀菌和曲霉菌,还有念珠菌属、青霉菌属、酵母菌等。它常继发于植物引起的角膜外伤,有的则发生于长期应用广谱抗生素、糖皮质激素和机体抵抗力下降者。

(三)护理评估

1.健康史

(1)多见于青壮年男性农民,有农作物枝叶或谷物皮壳擦伤眼史。

(2)有长期使用抗生素及糖皮质激素史。

2.症状与体征

疼痛、畏光、流泪等刺激性症状均较细菌性角膜炎为轻,病程进展相对缓慢,呈亚急性,有轻度视力下降。体征较重,眼部充血明显,角膜病灶呈灰白色或黄白色,表面微隆起,外观干燥而欠光滑,似牙膏样或苔垢样。溃疡周围抗体与真菌作用,形成灰白色环形浸润,即"免疫环"。有时在角膜病灶旁可见"伪足""卫星状"浸润病灶,角膜后可有纤维脓性沉着物。前房积脓为黄白色的黏稠脓液。由于真菌穿透力强,易发生眼内炎。

3.心理-社会状况评估

了解患者职业,评估该病对患者的工作学习及家庭经济有无影响。评估患者对真菌性角膜炎的认识度,有无紧张、焦虑、悲哀等心理表现。

4.辅助检查

(1)角膜刮片革兰氏染色和吉姆萨染色可发现真菌菌丝,是早期诊断真菌最常见的方法。

(2)共聚焦显微镜检查角膜感染灶,可直接发现真菌病原体(菌体和菌丝)。

(3)病变区角膜组织活检,可提高培养和分离真菌的阳性率。

(四)护理诊断

1.疼痛

慢性眼痛与角膜真菌感染有关。

2.焦虑

焦虑与病情反复及担心预后不良有关。

3.感知紊乱

角膜真菌感染引起角膜混浊,导致视力下降。

4.潜在并发症

角膜溃疡、穿孔、眼内炎等。

5.知识缺乏

缺乏真菌性角膜炎防治知识。

(五)护理措施

(1)由植物引起的角膜外伤史者,长期应用广谱抗生素及糖皮质激素滴眼液或眼药膏者,应严密观察病情,注意真菌性角膜炎的发生。

(2)遵医嘱应用抗真菌药物,同时要观察药物的不良反应,禁用糖皮质激素。

(3)对于药物不能控制或有角膜溃疡穿孔危险者,可行角膜移植手术。

(4)真菌性角膜炎病程长,易引起患者情绪障碍,应对患者做好解释疏导工作,并告知患者真菌复发的表现,如患眼出现畏光、流泪、疼痛、视力下降等症状,应立即就诊。

三、单纯疱疹病毒性角膜炎

(一)概述

单纯疱疹病毒性角膜炎是指由单纯疱疹病毒所致的严重的感染性角膜病,其发病率及致盲率均占角膜病首位。其特点是复发性强,角膜知觉减退。

(二)病因与发病机制

本病多为单纯疱疹病毒原发感染后的复发,多发生在上呼吸道感染或发热性疾病以后。原发感染常发生于幼儿,单纯疱疹病毒感染三叉神经末梢和三叉神经支配的区域(头、面部皮肤和黏膜),并在三叉神经节长期潜伏下来。当机体抵抗力下降时,潜伏的病毒被激活,可沿三叉神经迁移至角膜组织,引起单纯疱疹病毒性角膜炎。

(三)护理评估

1.健康史

(1)了解患者有无上呼吸道感染史,全身或局部有无使用糖皮质激素、免疫抑制剂。

(2)评估有无复发诱因存在,如过度疲劳、日光暴晒、月经来潮、发热、熬夜、饮酒、角膜外伤等。

(3)了解有无疾病反复发作史。

2.症状与体征

(1)原发感染常见于幼儿,有发热、耳前淋巴结肿大、唇部皮肤疱疹等症状,呈自限性。眼部表现为急性滤泡性或假膜性结膜炎、眼睑皮肤疱疹,可有树枝状角膜炎。

(2)复发感染常在诱因存在下引起角膜感染复发,多为单侧。患眼可有轻微眼痛、畏光、流泪、眼痉挛,若中央角膜受损,则视力明显下降,并有典型的角膜浸润灶形态。常见单纯疱疹病毒性角膜炎的类型如下。①树枝状和地图状角膜炎为最常见的类型。初起时,患眼角膜上皮呈小点状浸润,排列成行或成簇,继而形成小水疱,水疱破裂互相融合,形成树枝状表浅溃疡,称为树枝状角膜炎。随病情进展,炎症逐渐向角膜病灶四周及基质层扩展,可形成不规则的地图状角膜溃疡,称为地图状角膜炎。②盘状角膜炎:炎症浸润角膜中央深部基质层,呈盘状水肿、增厚,边界清楚,后弹力层皱褶。伴发前葡萄膜炎时,可见角膜内皮出现沉积物。③坏死性角膜基质炎:角膜基质层内出现单个或多个黄白色浸润灶、溃疡甚至穿孔,常可诱发基质层新生血管。疱疹病毒在眼前段组织内复制,可引起前葡萄膜炎、小梁网炎。炎症波及角膜内皮时,可诱发角膜内皮炎。

3.心理-社会状况评估

注意评估患者的情绪状况、性别、年龄、职业、经济、文化及教育背景。

4.辅助检查

角膜上皮刮片可见多核巨细胞、病毒包涵体或活化性淋巴细胞,角膜病灶分离培养出单纯疱疹病毒;酶联免疫法发现病毒抗原;分子生物学方法,如 PCR 查到病毒核酸,有助于病原学的诊断。

(四)护理诊断

1.疼痛

急性眼痛与角膜炎症反应有关。

2.焦虑

焦虑与病程长、病情反复发作、担心预后不良有关。

3.感知紊乱

感知紊乱与角膜透明度受损导致视力下降有关。

4.潜在并发症

角膜溃疡、穿孔、眼内炎等。

5.知识缺乏

缺乏单纯疱疹病毒性角膜炎的防治知识。

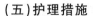

（五）护理措施

（1）严密观察患者病情，注意角膜炎症的进展。

（2）指导患者据医嘱正确用药。①急性期每1～2小时滴眼一次，睡前涂眼药膏。注意观察眼睛局部药物的毒性作用，如是否出现点状角膜上皮病变和基质水肿。②使用糖皮质激素滴眼液者，要告知患者遵医嘱及时用药。停用时要逐渐减量，不能随意增加使用次数和停用，并告知其危害性。注意观察激素的并发症，如细菌、真菌的继发感染，角膜溶解，青光眼等。③用散瞳药的患者，外出可戴有色眼镜，以减少光线刺激，并加强生活护理。④使用阿昔洛韦者要定期检查肝、肾功能。

（3）鼓励患者参加体育锻炼，增强体质，预防感冒，以降低复发率。

（4）药物治疗无效、反复发作、角膜溃疡面积较大者，有穿孔危险，可行治疗性角膜移植术。

（吕　俊）

第二节　视神经炎

一、概述

视神经炎泛指视神经的炎性脱髓鞘、感染、非特异性炎症等疾病，能够阻碍视神经传导功能，引起视功能发生一系列改变的视神经病变。

临床上常分为视神经乳头炎和球后视神经炎。

球后视神经炎一般可分为急性和慢性，后者为多见。

病因：①局部炎症；②病毒感染；③全身感染；④营养和代谢性疾病；⑤中毒；⑥特发性，多发性硬化、糖尿病、甲状腺功能障碍与本病关系密切。

病理：早期白细胞渗出，慢性期以淋巴细胞和浆细胞为主。中等度损伤会形成少量瘢痕，而严重损伤则会发生神经纤维被神经胶质细胞增生代替的现象，引起视神经萎缩。

二、诊断思路

（一）病史要点

视神经乳头炎症常突然发病，视力障碍严重，多累及双眼，多见于儿童或青壮年，经治疗一般预后较好，我国40岁以下患者约占80％。临床表现：视力急剧下降（＜0.1），眼痛，早期前额部疼痛，眼球转动痛。

球后视神经炎突然发病，视力突然减退，甚至无光感。多单眼发病，眶深部痛或眼球转动痛。因球后视神经受累部位不同有以下几种类型：①轴性球后视神经炎，病变主要侵犯乳头黄斑束纤维，表现为视力下降严重，视野改变为中心暗点；②球后视神经周围炎，病变主要侵犯球后视神经鞘膜，多见梅毒，表现为视野向心性缩小；③横断性视神经炎，病变累及整个视神经横断面，表现为无光感（黑矇）。

(二)查体要点

1.视神经乳头炎

瞳孔不同程度散大,对光的直接反射迟钝或消失,间接反射存在,单眼患者出现相对性传入性瞳孔障碍,称马库斯·冈恩(Marcus-Gunn)瞳孔。眼底可见视盘潮红,乳头表面毛细血管扩张,边缘不清,轻度隆起(<2~3 D),筛板模糊,生理凹陷消失,可出现少量出血点。视盘周围视网膜水肿,呈放射状条纹,乳头表面或边缘有小出血、静脉怒张弯曲或白鞘。

2.球后视神经炎

瞳孔中等大或极度散大。对光的直接反射消失,对光的间接反射存在。眼底早期无变化,3~4周时视神经色泽改变,颜色变淡。

"两不见"症状:患者看不见,医师早期检查无异常。

(三)辅助检查

1.必做检查

(1)视野检查:视神经乳头炎表现为巨大而浓密的中心暗点,重者有周边视野缩小、色觉改变(红绿色觉异常)。球后视神经炎表现为中心、旁中心暗点或哑铃状暗点。

(2)头颅眼眶CT:排除颅内病变。

(3)荧光素眼底血管造影(FFA):动脉期见视盘表层辐射状毛细血管扩张,同时见很多微动脉瘤,早期荧光素渗漏,视盘呈强荧光染色。

2.选做检查

视觉电生理检查,了解视神经功能。视觉诱发电位(VEP)可表现为不同程度的振幅降低,潜伏期延长。病变侵犯视盘黄斑束纤维,主要表现为振幅降低;病变侵犯球后视神经鞘膜,主要表现为潜伏期延长。

(四)鉴别诊断

视神经乳头炎需与以下疾病相区分。

1.视盘水肿

视盘水肿常累及双眼,视盘肿胀明显,隆起高达6~9 D,但视功能多正常,或有阵发性黑矇史。视野早期生理盲点扩大而周边视野正常。常伴有其他全身症状,如头痛、呕吐等。

2.缺血性视神经病变

缺血性视神经病变发病年龄多在50岁以上,突然发生无痛性、非进行性视力减退,早期视盘轻度肿胀,后期局限性苍白。视野检查可见弓形暗点或扇形暗点与生理盲点相连。FFA示视盘早期弱荧光或充盈缺损,晚期视盘强荧光。

3.视盘血管炎

视盘血管炎多见于年轻女性,视力轻度减退,视盘充血潮红,轻度隆起(<2~3 D),乳头表面或边缘有小出血。视野可为生理盲点扩大。FFA显示乳头表面毛细血管扩张渗漏明显。激素治疗效果好。

4.假性视盘炎

假性视盘炎常双侧,乳头边界不清,色稍红,隆起轻,多不超过1~2届光度,无出血渗出,终身不变。视力正常,视野正常。FFA正常。

球后视神经炎需与头颅或邻近组织肿瘤相区别,其症状与体征均与球后视神经炎相似,头颅CT或MRI提示颅内占位。

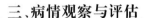

三、病情观察与评估

(一)生命体征

监测生命体征,观察患者有无体温、脉搏、呼吸、血压异常。

(二)症状体征

(1)观察患者视力、瞳孔对光反射、眼球运动情况。

(2)了解患者 VEP、眼底及视野的改变,有无眼球压痛、转动痛、色觉减退等。

(3)了解患者近期有无感冒、疲劳、接触有害物质等情况;有无神经系统及自身免疫性疾病;有无局部及全身感染。

(三)安全评估

(1)评估患者有无因视力障碍导致跌倒/坠床的危险。

(2)评估患者对疾病的认知程度,有无焦虑、急躁等表现。

四、护理措施

(一)用药护理

(1)遵医嘱给予激素、血管扩张剂、活血化瘀、神经营养支持等治疗。

(2)使用糖皮质激素注意事项。①结核、消化道溃疡史者禁用;糖尿病、高血压患者慎用。②骨质疏松、低钙、低钾、消化道溃疡是常见的药物不良反应,使用过程中注意补钙、补钾、使用胃黏膜保护剂。饮食宜低盐、高钾、适当限制水的摄入。③长期大剂量使用可引起脂肪重新分布从而出现满月脸、水牛背等症状,停药或减量后可逐渐消退。④长期大剂量使用会使机体抵抗力、免疫力下降,应预防感冒、皮肤及口腔感染。⑤告知患者监测血糖、血压、电解质、眼压及体重变化的目的及重要性。⑥长期用药者应遵医嘱逐渐减量,不能自行停止用药。

(二)预防跌倒/坠床

根据患者视力障碍程度及自理能力,协助其完成进食、洗漱、如厕等生活护理。将常用的物品置于随手可得之处,保持周围环境无障碍物,晚上使用夜灯,指导患者使用厕所、浴室、通道的扶手,活动及外出时有人全程陪同,避免跌倒/坠床。

(三)心理护理

加强与患者沟通,关心患者,讲解疾病的病因、诱因、治疗方法及预后等知识,消除其紧张、焦虑心理,以增强战胜疾病的信心,积极配合治疗。

五、预后评价

经过积极治疗,大多数视神经乳头炎病例都可恢复正常,而且病程较短,预后良好,视盘颜色变淡或苍白。少数重症患者治疗效果缓慢或无效,病程较久,炎症消退后视盘苍白萎缩,视力障碍,预后欠佳。

家族性球后视神经炎病例预后较差,家族性者,多发生于青春期后男性,女性则多为遗传基因携带者。

六、最新进展和展望

关于视神经炎的基础研究取得了很大的成就,如有研究表明 HLA-DRB1 * 15 基因可能是部分视神经炎患者的遗传易感基因。

很多家族性视神经炎都有特异性基因位点改变,因此基因治疗是目前研究的热点,基因治疗技术已开始被应用到视神经炎的动物实验模型中。基因治疗可能会为那些严重的进行性视神经脱髓鞘的患者带来益处。

随着脂肪抑制和弥散张量成像(DTI)等磁共振成像新技术的应用,以及钆喷酸葡胺(Gd-DTPA)等增强检查药物的应用,活体组织内的细微结构可以被更好地显示出来,为视神经炎的检查提供了较好的技术。功能性成像已开始用于评价视神经炎累及的视神经功能及追踪视神经恢复的情况。

(吕　俊)

第三节　结膜疾病

结膜表面大部分暴露于外界环境中,容易受各种病原微生物的侵袭和物理、化学因素的刺激。正常情况下,结膜组织具有一定的防御能力。当全身或局部的防御能力减弱或致病因素过强时,将使结膜组织发生急性或慢性的炎症,统称为结膜炎。结膜炎是最常见的眼病之一,根据病因可分为细菌性、病毒性、衣原体性、真菌性和变态反应性结膜炎。细菌和病毒感染性结膜炎是最常见的结膜炎。

一、急性细菌性结膜炎

(一)概述

急性细菌性结膜炎是由细菌所致的急性结膜炎症的总称,临床上最常见的是急性卡他性结膜炎和淋球菌性结膜炎,两者均具有传染性及流行性,通常为自限性疾病,病程在 2 周左右,一般不引起角膜并发症,预后良好。

(二)病因与发病机制

1.急性卡他性结膜炎

急性卡他性结膜炎以革兰氏阳性球菌感染为主的急性结膜炎症,俗称"红眼病",常见致病菌为肺炎双球菌、科-韦(Koch-Weeks)杆菌和葡萄球菌等。本病多于春、秋季流行,通过面巾、面盆、手或患者用过的其他用具接触传染。

2.淋球菌性结膜炎

本病主要由淋球菌感染所致,是一种传染性极强、破坏性很大的超急性化脓性结膜炎。由于接触患有淋病的尿道、阴道分泌物或患眼分泌物而引起感染。成人主要为淋球菌性尿道炎的自身感染,新生儿则在通过患有淋球菌性阴道炎的母体产道时被感染。

(三)护理评估

1.健康史

(1)了解患者有无与本病患者接触史,或有无淋球菌性尿道炎史。或患儿母亲有无淋球菌性阴道炎史。成人淋球菌性结膜炎潜伏期为 10 小时至 3 天,新生儿则在出生后 2~3 天发病。

(2)了解患者眼部周围组织的情况。

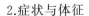

2.症状与体征

(1)起病急,潜伏期短,常累及双眼。自觉眼睛刺痒、异物感、灼热感、畏光、流泪。

(2)急性卡他性结膜炎的症状为眼睑肿胀、结膜充血,以睑部及穹隆部结膜最为显著,重者出现眼睑及结膜水肿,结膜表面覆盖一层伪膜,易擦掉。眼分泌物增多,多呈黏液或脓性,常发生晨起睁眼困难,上、下睑睫毛被粘住的情况。Koch-Weeks 杆菌或肺炎双球菌所致的急性卡他性结膜炎可发生结膜下出血斑点。

(3)淋球菌性结膜炎病情发展迅速,单眼或双眼先后发病,眼痛流泪、畏光、眼睑及结膜高度水肿、充血,睁眼困难,肿胀的球结膜掩盖角膜周边或突出于睑裂。睑结膜可见小出血点及薄层伪膜。初期分泌物为浆液性或血水样,不久转为黄色脓性,量多而不断溢出,故又称脓漏眼。淋球菌侵犯角膜,严重影响视力,重者耳前淋巴结肿痛,为引起淋巴结病变的仅有的细菌性结膜炎。

细菌培养可见相应的细菌,即肺炎双球菌、Koch-Weeks 杆菌、淋球菌等。

3.心理-社会状况评估

急性结膜炎起病急,症状重,结膜充血、水肿明显且有大量分泌物流出,影响外观,患者容易产生焦虑情绪,同时还要实行接触性隔离,患者容易产生孤独情绪。护士应评价患者的心理状态、对疾病的认识程度及理解、接受能力。

4.辅助检查

(1)早期结膜刮片及结膜囊分泌物涂片中有大量多形核白细胞及细菌,提示有细菌性感染,必要时还可作细菌培养及药物敏感试验。

(2)革兰氏染色,显微镜下可见上皮细胞和中性粒细胞内或外的革兰氏阴性双球菌,提示有淋球菌性结膜炎。

(四)护理诊断

1.疼痛

疼痛与结膜炎症累及角膜有关。

2.潜在并发症

角膜炎症、溃疡和穿孔、眼内炎、眼睑脓肿、脑膜炎等。

3.知识缺乏

缺乏急性结膜炎的预防知识。

(五)护理措施

(1)向患者解释本病的发病原因、病程进展和疾病预后,解除患者的忧虑,使其树立战胜疾病的信心,配合治疗。

(2)结膜囊冲洗,以清除分泌物,保持清洁。常用的冲洗液有生理盐水、3%硼酸溶液。淋球菌性结膜炎用0.2‰的青霉素溶液冲洗。冲洗时使患者取患侧卧位,以免冲洗液流入健眼。冲洗动作应轻柔,以免损伤角膜。如有假膜形成,应先除去假膜再冲洗。

(3)遵医嘱留取结膜分泌物送检,行细菌培养及药物敏感试验。

(4)药物护理:常用滴眼液有0.25%氯霉素、0.5%新霉素、0.1%利福平,每1~2小时滴眼1次,夜间涂眼药膏。淋球菌感染则局部和全身用药并重,遵医嘱使用阿托品软膏散瞳。

(5)为减轻不适感,建议佩戴太阳镜。炎症较重者,为减轻充血、灼热等不适症状,可行冷敷。禁忌包扎患眼,因包盖患眼,使分泌物排出不畅,不利于结膜囊清洁,反而有利于细菌的生长繁殖,加剧炎症。健眼可用眼罩保护。

(6)严密观察角膜刺激征或角膜溃疡症状。对于淋球菌性结膜炎,还要注意观察患者有无全身并发症的发生。

(7)对传染性结膜炎急性感染期的患者应实行接触性隔离。①注意洗手和个人卫生,勿用手拭眼,勿进入公共场所和游泳池,以免交叉感染。接触患者前后的手要立即彻底冲洗与消毒。②向患者和其家属传授结膜炎预防知识,提倡一人一巾一盆。嘱淋球菌性尿道炎患者注意便后立即洗手。③双眼患病者实行一人一瓶滴眼液。单眼患病者,实行一眼一瓶滴眼液。做眼部检查时,应先查健眼,后查患眼。④接触过眼分泌物和病眼的仪器、用具等都要及时消毒隔离,用过的敷料要烧毁。⑤患有淋球菌性尿道炎的孕妇须在产前治愈。未愈者,婴儿出生后,立即用1%硝酸银液或0.5%四环素或红霉素眼药膏涂眼,以预防新生儿淋球菌性结膜炎。

二、病毒性结膜炎

(一)概述

病毒性结膜炎是一种常见的急性传染性眼病,由多种病毒引起,传染性强,好发于夏、秋季,在世界各地引起过多次大流行,通常有自限性。临床上以流行性角结膜炎、流行性出血性结膜炎最常见。

(二)病因与发病机制

1.流行性角结膜炎

流行性角结膜炎由8型、19型、29型和37型腺病毒引起。

2.流行性出血性结膜炎

流行性出血性结膜炎由70型肠道病毒引起。

(三)护理评估

1.健康史

(1)了解患者有无病毒性结膜炎接触史,或其工作、生活环境中有无病毒性结膜炎流行史。

(2)了解患者发病时间,评估其潜伏期。

2.症状与体征

(1)潜伏期长短不一。流行性角结膜炎约7天,流行性出血性结膜炎约在24小时内发病,多为双眼。

(2)流行性角结膜炎的症状与急性卡他性结膜炎相似,自觉异物感、疼痛、畏光、流泪及水样分泌物。眼睑充血水肿,睑结膜滤泡增生,可有假膜形成。

(3)流行性出血性结膜炎症状较急性卡他性结膜炎重,常见球结膜点状、片状出血,分泌物为水样。耳前淋巴结肿大、压痛。角膜常被侵犯,发生浅层点状角膜炎。

(4)部分患者可有头痛、发热、咽痛等上呼吸道感染症状。

3.心理-社会状况评估

因患者被实行接触性隔离,容易产生焦虑情绪。护士应评价患者的心理状态,对疾病的认识程度和理解、接受能力等。

4.辅助检查

分泌物涂片镜检可见单核细胞增多,并可分离到病毒。

(四)护理诊断

1.疼痛

眼痛与病毒侵犯角膜有关。

2.知识缺乏

缺乏有关结膜炎的防治知识。

(五)护理措施

(1)加强心理疏导,告知患者治疗方法、预后及接触性隔离的必要性,消除其焦虑情绪。

(2)药物护理:抗病毒滴眼液以0.5%利巴韦林、1%碘苷、3%阿昔洛韦等配制,每小时滴眼1次;合并角膜炎、混合感染者,可配合使用抗生素滴眼液;角膜基质浸润者可酌情使用糖皮质激素,如0.02%氟美童等。

(3)生理盐水冲洗结膜囊,行局部冷敷以减轻充血和疼痛,注意消毒隔离。

(4)做好传染性眼病的消毒隔离和健康教育,防止疾病的传播。

三、沙眼

(一)概述

沙眼是由沙眼衣原体引起的一种慢性传染性结膜角膜炎,因其睑结膜面粗糙不平,形似沙粒,故名沙眼。其并发症常损害视力,甚至导致失明。

(二)病因与发病机制

沙眼是由A抗原型沙眼衣原体、B抗原型沙眼衣原体、C抗原型沙眼衣原体或Ba抗原型沙眼衣原体感染结膜角膜所致的,通过直接接触眼分泌物或污染物传播。

(三)护理评估

1.健康史

(1)沙眼多发生于儿童及青少年,男女老幼皆可罹患。其发病率和严重程度与环境卫生、生活条件及个人卫生有密切关系。在流行地区沙眼常有重复感染现象。

(2)其潜伏期为5~14天,常为双眼急性或亚急性发病。急性期过后的1~2个月转为慢性期,急性期可不留瘢痕而愈。在慢性期,结膜病变被结缔组织所代替而形成瘢痕。

2.症状与体征

(1)急性期有异物感、刺痒感、畏光、流泪、少量黏性分泌物,体征为眼睑红肿、结膜明显充血、乳头增生。

(2)慢性期症状不明显,仅有眼痒、异物感、干燥和烧灼感。体征为结膜充血减轻,乳头增生和滤泡形成,角膜缘滤泡发生瘢痕化改变,称为赫伯特(Herbet)小凹,若有角膜并发症,可出现不同程度的视力障碍及角膜炎症。可见沙眼的特有体征,即角膜血管翳(角巩膜缘血管扩张并伸入角膜)和睑结膜瘢痕。

(3)晚期并发症:睑内翻、倒睫、上睑下垂、睑球粘连、慢性泪囊炎、结膜角膜干燥症和角膜混浊。

3.心理-社会状况评估

(1)注意评估患者生活或工作的环境卫生、生活居住条件和个人生活习惯。

(2)评估患者的文化层次、对疾病的认识程度、心理特点。

4.辅助检查

结膜刮片行 Giemsa 染色可找到沙眼包涵体;应用荧光抗体染色法或酶联免疫法,可测定沙眼衣原体抗原,这是确诊的依据。

(四)护理诊断

1.疼痛

异物感、刺痛与结膜炎症有关。

2.潜在并发症

倒睫、睑内翻、上睑下垂、睑球粘连、慢性泪囊炎等。

3.知识缺乏

缺乏沙眼预防及治疗知识。

(五)护理措施

(1)遵医嘱按时滴用抗生素滴眼液,每天 4～6 次,晚上涂抗生素眼药膏,教会患者及其家属正确使用滴眼液和涂眼药膏的方法,注意随访观察药物疗效。

(2)急性沙眼或严重的沙眼,可遵医嘱全身治疗可口服阿奇霉素、多西环素、红霉素和螺旋霉素等。

(3)积极治疗并发症,介绍并发症及后遗症的治疗方法。如倒睫可选电解术,睑内翻可行手术矫正,角膜混浊可行角膜移植术,参照外眼手术护理常规和角膜移植护理常规,向患者解释手术目的、方法,使患者缓解紧张心理,积极配合治疗。

(4)健康教育:①向患者宣传沙眼并发症的危害性,做到早发现、早诊断、早治疗,尽量在疾病早期治愈。②沙眼病程长,容易反复,向患者说明坚持长期用药的重要性,一般要用药 6～12 周,重症者需要用药半年以上。③指导患者和其家属做好消毒隔离,预防交叉感染,接触患者分泌物的物品通常选用煮沸和 75% 乙醇消毒法消毒。④培养良好的卫生习惯,不与他人共用毛巾、脸盆、手帕,注意揉眼卫生,防止交叉感染。⑤选择卫生条件好的地方理发、游泳、洗澡等。

四、翼状胬肉

(一)概述

翼状胬肉是指睑裂区增殖的球结膜及结膜下组织侵袭到角膜上,呈三角形,尖端指向角膜,形似翼状。翼状胬肉通常累及双眼,多见于鼻侧。

(二)病因与发病机制

其病因尚不十分明确,一般认为与结膜慢性炎症、风沙、粉尘等长期刺激使结膜组织变性、肥厚及增生有关,也可能与长期紫外线照射导致角膜缘干细胞损害有关,故多见于户外工作者,如渔民、农民、勘探工人等。

(三)护理评估

1.健康史

(1)了解患者的发病时间。

(2)评估患者的视力情况。

2.症状与体征

(1)小的翼状胬肉一般无症状,偶有异物感。若侵及瞳孔可影响视力。

(2)初起时,球结膜充血肥厚,结膜下有三角形变性增厚的膜样组织,表面有血管走行。常发生于鼻侧,也可发生于颞侧,或鼻侧、颞侧同时存在。

(3)三角形翼状胬肉的尖端为头部,角膜缘处为颈部,球结膜上处为体部。进行性翼状胬肉的头部前端角膜呈灰白色浸润,颈部及体部肥厚充血。静止性翼状胬肉的头部前方角膜透明,颈部及体部较薄且不充血。

3.心理-社会状况评估

(1)注意评估患者的年龄、职业、生活或工作的环境卫生,生活居住条件和个人生活习惯。

(2)评估患者的文化层次、对疾病的认识程度、心理特点。

4.辅助检查

裂隙灯检查以确定损害范围、角膜完整性及厚度变化。

(四)护理诊断

1.自我形象混乱

自我形象混乱与翼状胬肉生长在睑裂,影响美观有关。

2.知识缺乏

缺乏翼状胬肉的防治知识。

(五)护理措施

(1)静止性翼状胬肉不侵入瞳孔区者一般不予手术,以免手术刺激促进其发展,积极防治眼部慢性炎症,避免接触有关致病因素,户外活动时戴防风尘及防紫外线眼镜;避免风尘、阳光的刺激。

(2)进行性翼状胬肉未侵及瞳孔区,不影响视力时,局部可用糖皮质激素滴眼液滴眼或结膜下注射。小而无需治疗者,应做好病情解释工作,并嘱患者定期复查。

(3)手术治疗患者,参照外眼手术护理。术前3天滴抗生素滴眼液。介绍手术过程和配合方法,消除患者的紧张心理,使其积极配合手术。

(4)术后嘱患者注意眼部卫生,一般于7~10天后拆除缝线。定期复查,观察患者是否有胬肉复发,复发率可高达20%~30%。

(5)为预防术后复发,可应用X线照射、丝裂霉素C给药等。

(吕　俊)

第十二章

静脉药物配置中心护理

第一节 常见静脉配置药物的相互作用

一、抗生素类

(一)青霉素类

1.青霉素钾

(1)青霉素钾与丙磺舒合用可减少青霉素钾的排泄,增加青霉素钾的血清浓度水平。

(2)阿司匹林、吲哚美辛、保泰松可减少青霉素钾在肾小管的排泄,增加青霉素钾的血清浓度水平。

(3)青霉素钾与氨基糖苷类药合用可使氨基糖苷类药的化学性失活,降低氨基糖苷类药的药效。

(4)青霉素钾可降低避孕药的疗效,其可能的机制为减少避孕药的肠肝循环。

(5)青霉素钾可降低机体对伤寒活疫苗的免疫应答。

(6)青霉素钾与四环素、红霉素、氯霉素等抑菌剂合用可使本品抗菌作用降低,其可能的机制为相互拮抗作用。

2.青霉素钠

除了与青霉素钾一样的配伍禁忌外,青霉素钠还可能有下述配伍禁忌。

(1)青霉素钠与考来烯胺(消胆胺)合用时,可降低青霉素钠的吸收。其可能的机制是青霉素被考来烯胺(消胆胺)结合。

(2)青霉素钠与考来替泊(降胆宁)合用时,青霉素钠的血浆水平降低 $78\% \sim 79\%$,血浆浓度-时间曲线下面积减少 $75\% \sim 85\%$。

(3)青霉素钠与甲氨蝶呤合用时,由于相互竞争肾小管分泌,可使甲氨蝶呤的肾脏清除率降低,增加甲氨蝶呤的毒性。

3.阿莫西林

(1)丙磺舒可延缓阿莫西林经肾排泄的时间,延长其血清半衰期,因而使本品的血药浓度升高。

(2)阿莫西林与氨基糖苷类药合用时,在亚抑菌浓度时可增强阿莫西林对粪链球菌的体外杀菌作用。

(3)阿莫西林与β-内酰胺酶抑制剂如克拉维酸合用时,抗菌作用明显增强。克拉维酸不仅可以不同程度地增强产β-内酰胺酶菌株对阿莫西林的敏感性,还可以增强阿莫西林对某些非敏感菌株的作用,这些菌株包括拟杆菌、军团菌、诺卡菌和假鼻疽杆菌。

(4)阿莫西林与避孕药合用时,可干扰避孕药的肠肝循环,从而降低其药效。

(5)别嘌呤类尿酸合成抑制剂可增加阿莫西林发生皮肤不良反应的危险性。

(6)阿莫西林与甲氨蝶呤合用时,可使甲氨蝶呤肾清除率降低,从而增加甲氨碟呤的毒性。

(7)与氨基糖苷类药合用时,在大多数情况下可降低氨基糖苷类药效;但阿莫西林在亚抑菌浓度时可增强对粪肠球菌的体外杀菌作用。

(8)与丙磺舒合用时,丙磺舒对克拉维酸的血药浓度无影响,但能提高阿莫西林的血浓度。

(9)与别嘌呤类尿酸合成抑制剂同用,可增加本药发生皮肤不良反应的危险性。

(10)与伤寒活疫苗同用可降低伤寒活疫苗的免疫效应,其可能的机制是本药对伤寒沙门菌有抗菌活性。

4.阿莫西林/克拉维酸钾

(1)阿莫西林/克拉维酸钾与氨基糖苷类药合用时,可降低氨基糖苷类药效。

(2)阿莫西林/克拉维酸钾与丙磺舒合用时,丙磺舒对克拉维酸的血药浓度无影响,但能提高阿莫西林的血药浓度。

(3)别嘌呤类尿酸合成抑制剂可增加本品发生皮肤不良反应的危险性。

(4)阿莫西林/克拉维酸钾与避孕药合用时,可干扰避孕药的肠肝循环,从而降低避孕药药效。

(5)阿莫西林/克拉维酸钾与伤寒活疫苗合用时,可降低伤寒疫苗产生的免疫反应。其可能的机制是本品对伤寒沙门菌的抗菌活性。

(6)阿莫西林/克拉维酸钾与甲氨蝶呤合用时,可使甲氨蝶呤的肾清除率降低,从而增加其发生毒性的危险性。

5.氨苄西林

(1)卡那霉素可加强氨苄西林对大肠埃希菌、变形杆菌和肠杆菌属的体外抗菌作用。

(2)庆大霉素可加强氨苄西林对B组链球菌的体外杀菌作用。

(3)氨苄西林对产β-内酰胺酶的淋球菌的最低抑菌浓度为64 $\mu g/mL$,克拉维酸与之联合应用可使它的最低抑菌浓度降至4 $\mu g/mL$。

(4)丙磺舒可使氨苄西林的肾清除率变缓,因而使本品的血药浓度升高。

(5)氨苄西林与氯霉素联合应用后,在体外对流感杆菌的抗菌作用影响不一。氯霉素在高浓度(5~10 $\mu g/mL$)时对本品无拮抗现象,在低浓度(1~2 $\mu g/mL$)时可使氨苄西林的杀菌作用减弱,但对氯霉素的抗菌作用无影响。

(6)林可霉素可抑制氨苄西林在体外对金黄色葡萄球菌的抗菌作用。

(7)别嘌醇可使氨苄西林的皮疹反应率增加,尤其多见于高尿酸血症。

(8)氨苄西林能减少雌激素的肠肝循环,因而可降低口服避孕药的效果。

(9)维生素可使氨苄西林失活或降效。

(10)氯喹可减少氨苄西林吸收量达 19%～29%。

(11)卡那霉素可加强本药对大肠埃希菌、变形杆菌和肠杆菌属的体外抗菌作用。

(12)庆大霉素可加强本药对 B 组链球菌的体外杀菌作用。

(13)丙磺舒可使氨苄西林在肾中清除速率变缓,使本药的血药浓度升高。

(14)本药可减弱伤寒活疫苗的免疫效应,其可能的机制是对伤寒沙门菌有抗菌活性。

6.哌拉西林

(1)哌拉西林与氨基糖苷类药(阿米卡星、庆大霉素或妥布霉素)联用对铜绿假单胞菌、沙雷菌、克雷伯菌、吲哚阳性变形杆菌、普鲁威登菌、其他肠杆菌细菌和葡萄球菌的敏感菌株有协同杀菌作用。

(2)哌拉西林与非甾体抗炎药,如阿司匹林、二氟尼柳及其他水杨酸制剂合用时,可发生血小板功能的累加抑制作用,增加出血的危险性。

(3)哌拉西林与肝素、香豆素、茚满二酮等抗凝血药合用时,有可能增加凝血机制障碍和出血的危险。

(4)哌拉西林与丙磺舒合用时,丙磺舒可减少哌拉西林在肾小管的排泄,因而使哌拉西林的血药浓度增高。有报道,肌内注射前 1 小时口服丙磺舒可使哌拉西林的血药浓度增加 30%,半衰期延长 30%。

(5)哌拉西林与头孢西丁联用则出现拮抗作用,能减弱本品对铜绿假单胞菌、沙雷菌、变形杆菌和肠肝菌的抗菌作用。

(二)头孢菌素类

1.头孢氨苄

(1)与丙磺舒同用可使头孢氨苄的肾排泄过程延迟,升高其血药浓度。但也有报道认为丙磺舒可增加本药在胆汁中的排泄。

(2)与氨基糖苷类药同用可增加肾毒性。

(3)与伤寒活疫苗同用可能会降低伤寒活疫苗的免疫效应。其可能的机制是本药对伤寒沙门杆菌具有抗菌活性。

2.头孢唑啉钠

头孢唑啉钠不可配伍的药物:巴比妥类、钙制剂、红霉素、卡那霉素、土霉素、四环素、多粘菌素 B 和多粘菌素 E。

3.头孢拉定

(1)奈替米星与头孢拉定联用时,奈替米星的生物利用度提高,连续长期联用将导致其在体内蓄积。

(2)不可与各种抗生素、肾上腺素、利多卡因或钙制剂配伍。

(3)注射用头孢拉定不可与复方氯化钠溶液配伍。

4.头孢呋辛钠

(1)本品与下列药物有配伍禁忌:硫酸阿米卡星、庆大霉素、卡那霉素、妥布霉素、新霉素、盐酸金霉素、盐酸四环素、盐酸土霉素、粘菌素甲磺酸钠、硫酸多粘菌素 B、葡萄糖酸红霉素、乳糖酸红霉素、林可霉素、磺胺异噁唑、氨茶碱、可溶性巴比妥类、氯化钙、葡萄糖酸钙、盐酸苯海拉明和其他抗组胺药、利多卡因、去甲肾上腺素、间羟胺、哌甲酯、琥珀胆碱等。本品亦可能与下列发生配伍禁忌:青霉素、甲氧西林、琥珀酸氢化可的松、苯妥英钠、丙氯拉嗪、B 族维生素和维生素 C、水解蛋白。

（2）本品不能用碳酸氢钠溶液溶解。

（3）本品不可与其他抗菌药物在同一注射容器中给药。

（4）本品与强利尿剂合用时可引起肾毒性。

5.头孢曲松

本品配伍禁忌较多,宜单独给药。

（1）头孢曲松与氨基糖苷类抗生素（如庆大霉素和妥布霉素）联合应用时对肠杆菌科细菌和假单胞菌的某些敏感菌株有协同抗菌作用。头孢曲松与氨基糖苷类或其他头孢菌素药合用会增加肾毒性。头孢曲松与呋塞米等强利尿剂合用时可增加肾毒性。头孢曲松可影响乙醇代谢,使血中乙醇浓度上升,显示双硫仑样反应。

（2）头孢曲松与氨基糖苷类抗生素可相互灭活,当前述药物同时给予时,应在不同部位给药,两类药物不能混入同一容器内。

（3）头孢曲松不能与其他抗生素相混给药。

（4）呋塞米、依他尼酸、布美他尼等强利尿剂和卡莫司汀、链佐星等抗肿瘤药及糖肽类和氨基糖苷类抗生素等与头孢曲松合用时有增加肾毒性的可能。

（5）头孢曲松中含有碳酸钠,因此与含钙溶液如复方氯化钠注射液有配伍禁忌。

（6）与氨基糖苷类药合用有协同抗菌作用,但合用时可能增加肾损害。

（7）与呋塞米等强利尿剂合用可增加肾损害。

6.头孢哌酮钠

（1）与氨基糖苷类药（如庆大霉素和妥布霉素）联用时对肠杆菌和铜绿假单胞菌的某些敏感菌株有协同抗菌作用,须注意肾毒性。

（2）与氨基糖苷类或其他头孢菌素类药同用可增加肾毒性。

（3）与肝素、华法林同用可抑制血小板功能,减少凝血因子的合成,使出血的危险性增加。

（4）与伤寒活疫苗合用,可降低伤寒活疫苗的免疫效应。

（5）与呋塞米等强利尿剂同用可增加肾毒性。

（6）与抗凝药如肝素、香豆素类或茚满二酮衍生物及溶栓剂同用时可干扰维生素 K 代谢,导致低凝血酶原血症。

（7）本药与非甾体抗炎药,特别是阿司匹林、二氟尼柳或其他水杨酸制剂、血小板聚集抑制剂、磺吡酮等同用时对血小板有累加抑制作用,从而增加出血的危险性。

7.头孢哌酮-舒巴坦

头孢哌酮-舒巴坦与氨基糖苷类抗生素合用时对肠杆菌和铜绿假单胞菌有协同作用,也加重肾功能损害,两者应分别给药。本品可增强抗凝血药物如肝素、香豆素类等及影响血小板聚集药物如阿司匹林、二氟尼柳等的作用。本品可使硫酸铜法测定尿糖出现假阳性反应。详见如下。

（1）头孢哌酮-舒巴坦与氨基糖苷类抗生素（庆大霉素和妥布霉素）联合应用时对肠杆菌科细菌和铜绿假单胞菌的某些敏感菌株有协同作用。

（2）头孢哌酮-舒巴坦会造成低凝血酶原血症、血小板减少症,与下列药物同时应用时,可引起出血:抗凝药肝素、香豆素或茚满二酮衍生物、溶栓药、非甾体抗炎药（尤其阿司匹林、二氟尼柳或其他水杨酸制剂）及磺吡酮等。

（3）头孢哌酮-舒巴坦化学结构中含有甲硫四氮唑侧链,故应用本品期间,饮酒或静脉注射含乙醇药物,将抑制乙醇去氢酶的活性,使血中乙醇积聚,出现嗜睡、幻觉等双硫仑样反应。因此在用药期间和停药后5天内,患者不能饮酒、口服或静脉输入含乙醇的药物。

(4)头孢哌酮-舒巴坦与氨基糖苷类抗生素联合用药时不可同瓶滴注,因可能相互影响抗菌活性。

(5)头孢哌酮-舒巴坦与下列药物注射剂有配伍禁忌:阿卡米星、庆大霉素、卡那霉素B、多西环素、甲氯芬酯、阿马林(缓脉灵)、苯海拉明、门冬酸钾镁(安太乐)、普鲁卡因胺、氨茶碱、丙氯拉嗪、细胞色素C、喷他佐辛(镇痛新)、抑肽酶等。

8.头孢他啶

(1)不可与碳酸氢钠溶液配伍。

(2)不可与氨基糖苷类抗生素配伍。

(3)与氨基糖苷类药联用对铜绿假单胞菌和部分大肠埃希菌有协同抗菌作用,大多呈相加作用。但两者合用也可增加肾损害,肾功能不全者在合用时,应注意减量。

(4)与头孢磺啶、美洛西林或哌拉西林联用对铜绿假单胞菌和大肠埃希菌有协同或累加作用。

(5)与呋塞米等强利尿剂合用可致肾损害。

(6)与氯霉素有相互拮抗作用。

9.头孢吡肟

(1)不宜与甲硝唑、万古霉素、庆大霉素、妥布霉素、奈替米星连用。严重感染时可与阿米卡星联用。

(2)与氨基糖苷类药合用时,有协同抗菌作用;但合用时可能致肾损害,肾功能不全者在合用时应注意减量。

(3)与呋塞米等强利尿剂合用时,可致肾损害。

10.头孢匹胺钠

(1)与氨基糖苷类药(如庆大霉素、妥布霉素等)合用时对肠杆菌和铜绿假单胞菌的某些敏感菌株有协同抗菌作用,但两者合用时也可增加肾毒性。

(2)与其他头孢菌素药同用可增加肾毒性。

(3)与呋塞米等强利尿剂同用可增强肾毒性。

(三)碳青霉烯类

1.美罗培南

(1)丙磺舒和美罗培南联用可降低美罗培南的血浆清除率,延长美罗培南的半衰期。

(2)与伤寒活疫苗同用可能会干扰伤寒活疫苗的免疫效应,其可能的机制是美罗培南对伤寒沙门菌有抗菌活性。

2.亚胺培南

(1)与氨基糖苷类药合用对铜绿假单胞菌有协同抗菌作用。

(2)与丙磺舒合用,可增加亚胺培南的血药浓度-时间曲线下面积(AUC),并使亚胺培南的半衰期延长。有报道,两者合用时亚胺培南的半衰期可延长约6%,AUC可增加约13%,血浆清除率可下降约13%。

(3)与环孢素同用可增加神经毒性作用。

(4)与茶碱同用可发生茶碱中毒(恶心、呕吐、心悸、癫痫发作等),其可能的机制是合用增加了中枢神经毒性作用。

(5)与更昔洛韦合用可引起癫痫发作。

(6)与伤寒活疫苗同用可减弱伤寒活疫苗的免疫效应。其可能的作用机制是亚胺培南对伤寒沙门菌有抗菌活性。

3.亚胺培南-西拉司丁钠

(1)升压药或维生素 C 与亚胺培南-西拉司丁钠联用均可引起化学反应而致效价降低或失效。

(2)碱性药物如碳酸氢钠与亚胺培南-西拉司丁钠联用可使混合液的 pH>8,而导致亚胺培南-西拉司丁钠失去活性。

(3)含醇类药物可加速 β-内酰胺环水解,故需分开应用,其他如辅酶 A、细胞色素 C、缩宫素等与亚胺培南-西拉司丁钠应分开使用。

(四)氨基糖苷类

1.阿米卡星

(1)不可配伍药物:两性霉素 B、氨苄西林、头孢唑林钠、肝素钠、红霉素、新霉素、呋喃妥因、苯妥英因、华法林、含维生素 C 的复合维生素 B。条件性不宜配伍的药物有羧苄西林、盐酸四环素类、氨茶碱、地塞米松。

(2)环丙沙星与阿米卡星连用会产生变色沉淀。

(3)与羧苄西林联用时对铜绿假单胞菌引起的感染有协同作用,宜分别注射。

(4)合用过氧化氢溶液可能导致过敏性休克。

(5)本品与两性霉素 B、氨苄西林、头孢噻吩、肝素、新生霉素、苯妥英钠、磺胺嘧啶钠、硫喷妥钠、华法林钠及头孢匹林等有配伍禁忌,不可配伍合用。

2.硫酸庆大霉素

(1)小儿(3 个月以上)联用头孢氨苄可引起急性肾衰竭。

(2)庆大霉素与阿尼利定混合肌内注射可能导致过敏性休克。

(3)与青霉素 G 联用可能对粪肠球菌及其变种(如屎肠球菌、坚韧肠球菌)有协同抗菌作用。

(4)与羧苄西林足量联用对铜绿假单胞菌的某些敏感菌株有协同抗菌作用。

(5)与碳酸氢钠、氨茶碱等碱性药物联用,可增强抗菌性,但同时也可能增强毒性反应。

(6)与呋塞米、依他尼酸等强利尿剂联用可增加肾毒性。

(7)与头孢菌素类联用可增加肾毒性。

(8)与右旋糖酐同用可增加肾毒性。

(9)与红霉素等其他有耳毒性的药物联用可增加耳毒性。

3.硫酸奈替米星

(1)与苯唑西林或氯唑西林联用对金黄色葡萄球菌有协同抗菌作用。

(2)与阿洛西林或羧苄西林联用对多数粪链球菌(肠球菌)有协同抗菌作用。

(3)与碱性药(如碳酸氢钠、氨茶碱等)联用,可增强抗菌活性,但同时也相应增加药物毒性。

(4)与右旋糖酐合用可增加肾毒性。

(5)与强利尿剂(如呋塞米、依他尼酸等)联用可增加肾毒性。

(6)与头孢菌素类合用可增加肾毒性。

(7)与其他有耳毒性的药物(如红霉素等)联用可增加耳毒性。

4.依替米星

(1)与中枢麻醉药、肌松药(如氯琥珀胆碱、筒箭毒碱、氯唑沙宗等)及其他具有肌松作用的药物(如地西泮、奎尼丁等)联用或输入含枸橼酸钠的血液时,较易发生神经肌肉阻滞反应。

(2)与其他具有潜在耳、肾毒性的药物(如多粘菌素、其他氨基糖苷类抗生素、依他尼酸及呋塞米等)联用,可增加肾毒性和耳毒性。

(五)多肽类

1.盐酸去甲万古霉素

(1)与氨基糖苷类药联用时,对肠球菌有协同抗菌作用。

(2)与氨基糖苷类药合用或先后使用,可增加耳毒性及肾毒性,可能发生听力减退,停药后仍可能继续进展至耳聋。此反应可呈可逆性或永久性。

(3)与两性霉素B、杆菌肽、卷曲霉素、巴龙霉素及多粘菌素类等药物合用或先后应用,可增加耳毒性或肾毒性。

(4)与阿司匹林及其他水杨酸合用或先后使用,可增加耳毒性或肾毒性。

(5)与依他尼酸、呋塞米等利尿剂合用或先后使用,可增加耳毒性或肾毒性。

(6)与环孢素合用或先后应用,可增加肾毒性。

(7)与抗组胺药、布克力嗪、赛克力嗪、吩噻嗪类、噻吨类、曲美苄胺等合用时,可能掩盖耳鸣、头昏、眩晕等耳毒性症状。

(8)与考来烯胺同用时,因阴离子交换树脂能与其结合,可使药效灭活。

(9)与麻醉剂同用时可增加与输液有关的变态反应的发生率。

2.盐酸万古霉素

(1)与第三代头孢菌素联用,对金黄色葡萄球菌和肠球菌有协同抗菌作用。其他参见盐酸去甲万古霉素。

(2)氨基糖苷类抗生素与万古霉素连用,增加两药的肾毒性。

(3)已经应用钙通道阻滞剂扩张血管的患者,快速静脉输注万古霉素更容易产生降血压作用。

(4)肝素禁与万古霉素混合应用。

(5)硫酸镁可加重万古霉素的肌肉神经阻滞作用,静脉或腹腔给药时反应尤为严重。

(6)氯霉素、甾体激素、甲氧苯青霉素与万古霉素配伍可产生沉淀,含有万古霉素的输液不得加入其他药物。

(7)盐酸万古霉素不可与下列药物配伍:氨茶碱、苯巴比妥钠、青霉素、氯霉素、地塞米松、肝素钠、苯妥英钠、呋喃妥因、碳酸氢钠、华法林、含维生素C的复合维生素B。

(六)其他抗生素

1.克林霉素

(1)红霉素与克林霉素有拮抗作用,不可联合应用。

(2)不可配伍药物:氨苄西林、苯妥英钠、巴比妥盐类、氨茶碱、葡萄糖酸钙、硫酸镁。

2.林可霉素

林可霉素与氯霉素、红霉素、克林霉素有拮抗作用,因这些药在靶位上均置换本药或阻抑本药与细菌糖体50S亚基的结合。

3.磷霉素

(1)磷霉素的分子结构与磷酸烯醇丙酮酸盐相似,能竞争同一转移酶,使细菌细胞壁的合成受到抑制而导致细菌死亡。磷霉素这一作用可以被葡萄糖和磷酸盐制剂所抑制,因而使用磷霉素期间不能有大量葡萄糖、磷酸盐存在。磷霉素与一些金属盐可产生不溶性沉淀,故不可与钙、镁等盐相配伍。

(2)磷霉素钠针剂在 pH 4～11 时稳定,静脉滴注时不宜与酸性较强的药物同时应用。pH在 2 以下时磷霉素钠针剂不稳定,所以不宜与酸性药物同时服用,也不宜饭前服用。

(3)不可配伍药物:氨苄西林、红霉素、庆大霉素、利福平、卡那霉素。

(4)与氨基糖苷类药合用呈协同抗菌作用,并可减少或延迟细菌耐药性的产生。

(5)与内酰胺类药联用对金黄色葡萄球菌、铜绿假单胞菌具有协同抗菌作用,并可减少或延迟细菌耐药性的产生。

(6)与钙盐或抗酸剂同用可降低磷霉素的吸收。

(7)与甲氧氯普胺同用可以降低磷霉素的血清浓度。

4.红霉素

(1)与环孢素 A 合用可促进环孢素的吸收并干扰其代谢,临床表现为腹痛、高血压及肝功能障碍。

(2)与黄嘌呤类(二羟丙茶碱除外)同用可使氨茶碱的肝清除减少,导致血清氨茶碱浓度升高和毒性反应增加。这一现象在同用 6 天后较易发生,氨茶碱清除率的减少幅度与红霉素血清峰值成正比。

(3)与洛伐他汀合用时可抑制洛伐他汀代谢而增加其血药浓度,可能引起横纹肌溶解。

(4)与咪达唑仑、三唑仑合用时可降低其清除率而增强其作用。

(5)与阿芬太尼合用可抑制其代谢,延长其作用时间。

(6)大剂量红霉素与耳毒性药物合用,可能增加耳毒性,肾功能减退者尤易发生。

(7)与阿司咪唑、特非那定等抗组胺药合用可增加心脏毒性,引起心律失常。

(8)与酒石酸麦角胺合用可致急性麦角中毒(如末梢血管痉挛)。

(9)与氯霉素和林可霉素类合用,有拮抗作用。

(10)与内酰胺药联用可使两者抗菌活性降低。

5.阿奇霉素

(1)与麦角胺或双氢麦角碱合用可引起急性麦角毒性(严重的末梢血管痉挛和感觉迟钝)。

(2)与三唑仑合用,可通过减少三唑仑的降解,从而使其药效增强。

(3)与卡马西平合用,阿奇霉素可竞争性地抑制卡马西平的代谢,卡马西平又能通过肝脏微粒体氧化酶降低大环内酯类药效。

(4)与环孢素合用可促进环孢素的吸收并干扰其代谢。

(5)与茶碱合用可使血内茶碱的清除率降低,半衰期延长。

(6)与阿司咪唑等 H_1 受体阻滞剂合用可引起心律失常。

(7)与华法林等抗凝血药合用可延长凝血时间。

二、化学合成抗生素

(一)喹诺酮类

喹诺酮类药物分为四代,目前临床应用较多的为第三代,常用药物有诺氟沙星、氧氟沙星、环丙沙星、氟罗沙星等。此类药物对多种革兰氏阴性菌有杀菌作用,广泛用于泌尿生殖系统疾病、胃肠疾病及呼吸道、皮肤组织的革兰氏阴性细菌感染的治疗。临床使用喹诺酮类药物时不仅要注意胃肠道及中枢神经系统的不良反应,而且要注意药物之间的相互作用。下列药物不宜与喹诺酮类药物合用。

1.含铝、钙、铁等多价阳离子制剂(如氢氧化铝、乳酸钙等)

由于阳离子与喹诺酮类药物的4-酮氧基-3羟基发生络合反应,因此减少喹诺酮类药物的吸收,药-时曲线下面积可减少98%,生物利用度降低,所以两药应避免同时使用,若需要联合用时,可先服用喹诺酮类药物,2小时后再服用阳离子制剂。

2.维生素C

喹诺酮类药物在中性或弱碱性环境中杀菌力最强,且不易产生抗药性;在偏酸性时抗菌作用最弱,因此不宜与酸性药物合用。

3.利福平及伊曲康唑

部分结核患者因多种原因可能容易并发真菌感染,因此需要同时进行抗结核和抗真菌感染治疗。利福平是肝药酶诱导剂,能增加肝药酶的活性,拮抗喹诺酮药物的活性,因此两药不宜合用。

4.双脱氧肌酐

双脱氧肌酐与喹诺酮类药物同时服用可增加胃内 pH,从而降低喹诺酮类药物在消化道的吸收率。

5.铁剂

铁剂的螯合作用和对消化道吸收能力的影响可降低喹诺酮类药物的生物利用度。

6.胃肠道用药

碳酸钙、碳酸氢钠(小苏打)、硫酸镁等药物,若与喹诺酮类药物同时服用,可明显降低喹诺酮类药物的吸收。

7.万古霉素

万古霉素对喹诺酮类药物有拮抗作用,同时使用可降低喹诺酮类药物的疗效。

8.嘌呤化合物

嘌呤化合物如咖啡因、茶碱类药物,喹诺酮类药物与此类药物联合应用时,可降低其消除率,易增加咖啡因和茶碱类药物的不良反应,引起中枢神经系统过度兴奋。

9.抗酸剂

抗酸剂如西咪替丁、雷尼替丁、法莫替丁及奥美拉唑等抗酸剂,对喹诺酮类也有不利影响,特别是对环丙沙星,合用既影响其吸收又使其在肾小管中的溶解度下降,易析出结晶损伤肾脏。

10.其他药物

喹诺酮类药物与口服抗凝血药物如华法林同时使用有增加出血的危险性。依诺沙星与布洛芬合用有引起惊厥的危险。司巴沙星与胺碘酮、阿司咪唑、卡普地尔、奎尼丁、舒托必利、特非那定等联用有增加心律失常的危险性。

(二)环丙沙星

(1)去羟肌苷可减少环丙沙星吸收。与阿洛西林、西咪替丁等合用可升高环丙沙星的血药浓度。

(2)口服环丙沙星的同时,服用铁制剂、硫糖铝、抗酸剂（H_2受体阻断剂除外）和含有镁、铝或钙的缓冲剂(如抗反流剂),可减少环丙沙星的吸收。患者应在服用这些制剂前1～2小时或至少4小时后服用环丙沙星。

(3)同时使用环丙沙星和茶碱,可使茶碱类药的肝脏清除率明显降低,清除的半衰期延长,血药浓度升高,出现茶碱中毒的有关症状(如恶心、呕吐、震颤、不安、激动、抽搐、心悸等),这些不良反应可导致少数患者出现生命危险或死亡。假如不能避免同时使用,应监测茶碱类的血药浓度并调整剂量。

(4)环丙沙星能干扰咖啡因代谢过程,可能降低咖啡因的清除率,并延长其血清半衰期。

(5)环丙沙星能使同时使用环孢素的患者血清肌酐水平一过性升高,应经常监测其血清肌酐浓度(每周2次)。

(6)环丙沙星能增加口服抗凝血药华法林及其衍生物的效果。因此与这些药物同时使用时,应密切检测凝血酶原时间或行其他适当的凝血酶试验。丙磺舒可抑制肾小管排泄环丙沙星,使其血清水平升高。若同时合用这2种药物则应加以考虑。

(7)丙磺舒可减少本药自肾小管的分泌,使其血药浓度及毒性均增加。

(8)本药可使环孢素血药浓度升高,同用时须监测环孢素的血药浓度并调整剂量。

(9)尿碱化剂可降低本药在尿中的溶解度,导致尿结晶和肾毒性。

(三)氧氟沙星

(1)与尿碱化剂合用时,可减少氧氟沙星在尿中的溶解度,导致结晶尿和肾毒性。

(2)与丙磺舒合用,可使氧氟沙星自肾小管分泌减少约50%,合用时可因氧氟沙星血药浓度增高而产生毒性。

(3)与二脱氧胸苷、钙剂、铁剂、锌剂、含铝或镁的制酸药合用,因螯合作用可减少氧氟沙星的吸收,降低其生物利用度和效力。

(4)与非甾体抗炎药合用,可抑制γ-氨基丁酸,造成中枢神经系统刺激,增加发生抽搐的危险性。如与芬布芬等苯酮酸类化合物及丙酸非甾体抗消炎药合用时偶有痉挛的报道。

(5)与普鲁卡因胺合用时,因氧氟沙星可抑制普鲁卡因胺在肾小管的分泌,从而增加普鲁卡因胺的血药浓度。

(6)与利鲁唑合用时,因氧氟沙星可减少利鲁唑的清除率,使发生利鲁唑毒性反应的危险性增加。

(7)与华法林合用,出血的危险性增加。

(8)与呋喃妥因合用,可拮抗氧氟沙星对泌尿道感染的作用。

(9)与利舍平和氯霉素合用,可使氧氟沙星的作用降低。

(10)与咖啡因合用,可减少后者的清除率,使其半衰期延长,并可能产生中枢神经系统毒性。

(四)左氧氟沙星

左氧氟沙星与含镁或铝的抗酸剂、硫酸铝、金属阳离子(如铁)、含锌的多种维生素制剂等药物同时使用时,将干扰胃肠道对左氧氟沙星的吸收,使该药在各系统内的浓度明显降低。因此,服用上述药物的时间应该在使用左氧氟沙星前或后至少2小时。本药避免与茶碱同时使用,如需同时应用,应监测茶碱的血药浓度,以调整剂量。本药与华法林或其衍生物同时应用时,应监测凝血酶原时间或行其他凝血试验。本药与非甾体抗炎药同时应用,有引发抽搐的可能。本药与口服降血糖药同时使用时可能引起血糖失调,包括高血糖及低血糖,因此用药过程中应注意监测血糖浓度,一旦发生低血糖时应立即停用本品。

（五）氟罗沙星

（1）西咪替丁可使本药的药-时曲线下面积增加，不良反应发生率增高。

（2）含铝或镁的抗酸性药物或硫糖铝可降低本药的吸收率，但该相互作用的程度较其他喹诺酮类的药物小。

（六）甲硝唑

（1）与氟尿嘧啶合用时，有可能降低药效并增加其毒性。本品可抑制乙醛脱氢酶而加强乙醇的作用，导致双硫仑样反应，引起高乙醛血症并导致昏迷。

（2）抗胆碱药与本药联用治疗胃十二指肠溃疡，可提高疗效。

（3）与西咪替丁等减弱肝微粒体酶活性的药物同用可减缓药物的清除率，延长本药的半衰期。

（4）与氯喹交替使用，可治疗阿米巴肝脓肿，但联用时可出现急性肌张力障碍。

（5）与苯妥英钠、苯巴比妥等肝微粒体酶诱导剂同用，可加快本药的排泄的速度，使血药浓度下降；但可使苯妥英钠的排泄减慢，血药浓度升高。

（6）与糖皮质激素同用，可加快本药从体内排泄的速度，使血药浓度下降31%，联用时需加大本药剂量。

（7）氢氧化铝、考来烯胺可略降低本药的胃肠吸收率，使生物利用度降低14.5%。

（七）替硝唑

（1）与西咪替丁等减弱肝微粒体酶活性的药物同用，可减弱药物的清除率，延长本药的半衰期。

（2）与苯妥英钠、苯巴比妥等肝微粒体酶诱导剂同用，可加快本药排泄的速度，使血药浓度下降；而苯妥英钠的排泄减慢，药物浓度升高。

（3）本药能加强华法林和其他口服抗凝药的作用，引起凝血酶原时间延长。

（八）利巴韦林

（1）与林可霉素联合静脉滴注致过敏性休克。

（2）与干扰素 α-2b 联用比两药单用能更好地降低丙型肝炎病毒RNA的浓度；而两药联用的安全性与两药单用的安全性相近。

（3）与齐多夫定合用时可抑制后者转变成活性型的磷酸齐多夫定，从而降低后者药效。如果必须使用本药，可用其他抗逆转录病毒制剂代替齐多夫定。

（九）阿昔洛韦

（1）静脉给药时与肾毒性药物合用可加重肾毒性，特别是肾功能不全者更易发生。

（2）与三氟腺苷合用有明显的协同作用。

（3）与膦甲酸钠联用时，能增强本药对疱疹病毒（HSV）感染的抑制作用。

（4）与阿糖腺苷合用时有协同作用，并使耐药性受到抑制。

（5）与免疫增强剂（如聚肌苷酸-聚胞苷酸、左旋咪唑）联用治疗病毒性角膜炎时有协同作用。

（6）与糖皮质激素联用治疗急性视网膜坏死综合征及带状疱疹时有协同作用。

（7）与齐多夫定联用时可引起肾毒性，表现为深度昏迷和疲劳。

（8）静脉给药时与干扰素或甲氨蝶呤（鞘内）合用，可能引起精神异常，应慎用。

（9）合用丙磺舒可使本药排泄减慢，半衰期延长，从而导致体内药物蓄积。

(十)更昔洛韦

(1)与去羟肌苷同用或先后使用可使后者的药-时曲线下面积显著增加(增加 72%～111%),而口服本药 2 小时前服去羟肌苷可使本药的药-时曲线下面积减少 21%,两者经肾清除率不变。国外资料报道,本药可使去羟肌苷的毒性增强(表现为精神障碍、痫疾、胰腺炎)。

(2)与肾毒性药物(如两性霉素 B、环孢素)同用时,可加重肾功能损害,使本药经肾排出量减少而引起毒性反应。

(3)与丙磺舒或抑制肾小管分泌的药物合用时,可使本药的肾清除率减少约 22%,其药-时曲线下面积增加约 53%,因而易产生毒性反应。

(4)影响造血系统的药物、骨髓抑制剂等与本药同用时,骨髓抑制剂作用增强。

(5)与齐多夫定同用时可增强对造血系统的毒性。

(6)与亚胺培南-西司他汀钠同用时可发生全身抽搐。国外资料报道,有少数患者可出现癫痫大发作。

(7)与霉酚酸酯同用时,在肾功能损害的患者中两者的血药浓度有所升高。

(十一)利福平

(1)与卡那霉素、链霉素、紫霉素联用对结核杆菌有协同抗菌作用。

(2)与异烟肼合用,对结核杆菌有协同抗菌作用,但肝毒性也加强,尤其是原有肝功能损害者和异烟肼快乙酰化患者。

(3)与肾上腺皮质激素(糖皮质激素、盐皮质激素)、抗凝血药(香豆素类或茚满二酮衍生物)、口服降血糖药(如瑞格列奈)、促皮质素、氨苯砜、洋地黄苷类、钙通道阻滞剂、咪唑类药、丙吡胺、奎尼丁等合用时,由于本药有刺激肝微粒体酶活性的作用,可使上述药物的药效减低,因此除地高辛和胺苯砜外,在用本药前和疗程中上述药物需调整剂量。与抗凝血药合用时还应每天或定期测定凝血酶原时间,据以调整剂量。

(4)可诱导肝微粒体酶,增加抗肿瘤药达卡巴嗪、环磷酰胺的代谢,促使烷化代谢物的形成,使白细胞计数减低,因此需调整剂量。

(5)丙磺舒可与本药竞争被肝细胞的摄入,使本药的血药浓度增高并产生毒性反应。但该作用不稳定,故通常不宜加用丙磺舒以增高本药的血药浓度。

(6)可诱导安泼那韦、阿托喹酮、吗啡、利鲁唑、舍曲林、西罗莫司、三唑仑的代谢,使其失效。

(7)可提高卡马西平浓度水平和增加毒性(共济失调、眼震、复视、头痛、呕吐、呼吸暂停、昏迷)。

(8)与乙胺丁醇合用有增加视力损害的可能。

(9)与乙硫异烟胺合用可加重不良反应。

(10)可增加左旋醋美沙朵的心脏毒性。

(11)可增加甲氧苄啶、地西泮、茶碱、特比萘芬等药物的清除率。

(12)可增加美沙酮、美西律在肝脏中的代谢率,引起美沙酮的撤药症状和美西律的血药浓度减低,故合用时后两者需调整剂量。

(13)可刺激雌激素的代谢或减少其肠肝循环,降低口服避孕药的作用,导致月经不规则,月经期间出血和计划外妊娠。患者服用本药时,应改用其他避孕方法。

(14)可增加苯妥英钠、左甲状腺素、环孢素 A、黄嘌呤类在肝脏中的代谢,故合用时应根据血药浓度调整用量。

(15)可降低 β 受体阻滞剂(阿普洛尔、美托洛尔、普萘洛尔等)的血药浓度,使后者的临床疗效降低。

（16）抗组胺药不宜与本药合用，以避免降低疗效。

（十二）异烟肼

（1）可加强某些抗癫痫药、降压药、抗胆碱药、三环抗抑郁药等的作用，合用时需注意。

（2）与苯妥英钠合用时，可抑制后者在肝脏中的代谢，而导致苯妥英钠的血药浓度增高，故两者先后应用或合用时，苯妥英钠的剂量应适当调整。

（3）与阿芬太尼合用时，可延长后者的作用。

（4）与抗凝血药（香豆素类或茚满双酮衍生物）同用时，由于抑制了抗凝药的酶代谢，使抗凝作用增强。

（5）与利福平合用时，对结核杆菌有协同抗菌作用，但能增加肝毒性，尤其是已有肝功能损害者或为异烟肼快乙酰化患者，因此在疗程的头3个月应密切随访有无毒性征象出现。

（6）肼屈嗪类可使本药的血药浓度升高、疗效增强，但不良反应明显增多。另外，肼屈嗪与本药的化学结构相似，均可致体内维生素 B_6 减少而易诱发周围神经炎。

（7）可抑制细胞色素 P450 介导的苯二氮䓬类药物的代谢，增加该类药物（如地西泮）的毒性。

（8）与哌替啶合用时，可发生低血压和中枢神经系统抑制。其可能的作用机制是本药抑制了单胺氧化酶的活性。

（9）与左旋多巴合用，可使帕金森的症状恶化，其可能的机制是本药直接抑制了外周和中枢的多巴脱羧酶的作用。

（10）本药可促使七氟烷的代谢，使血液中的无机氟化物的浓度增加。

（11）与安氟烷合用，可增加肾毒性。

（12）与丙戊酸合用，可能同时增加两者的毒性，其可能的机制是改变了药物的代谢。

（13）本药可改变茶碱的代谢率，使其血药浓度升高，毒性反应（恶心、呕吐、心悸、癫痫发作）增加。

（14）本药可降低卡马西平的代谢率，使其血药浓度和毒性升高。

（15）本药可引起糖代谢紊乱，使降血糖药（如氯磺丙脲、胰岛素等）的效应降低，联用时需调整降糖药的剂量。

（16）氨基水杨酸能降低本药的乙酰化，使本药的血药浓度水平增高。

（17）与对乙酰氨基酚合用，发生肝毒性的危险增加。

（18）与麻黄碱、肾上腺素联用可使不良反应增多，中枢兴奋症状加重，可发生严重失眠、高血压危象等。

（19）对乙硫异烟胺或其他抗结核药（如环丝氨酸）合用，可加重后者的不良反应（包括周围神经炎、肝毒性、中枢神经系统毒性等）。与其他肝毒性药合用时可增加本药的肝毒性，因此宜尽量避免。

（20）本药可增加长春新碱的神经毒性。

（21）与肾上腺皮质激素（尤其泼尼松龙）合用时，本药在肝内代谢及排泄率增加，血药浓度减低而影响疗效，快乙酰化患者更为显著。

（22）普萘洛尔可使本药的清除率下降。

（23）本药可使咪唑类药物（如酮康唑、咪康唑）的血药浓度降低。

（24）本药为维生素 B_6 的拮抗剂，可增加维生素 B_6 经肾的排出量，因此合用时，严重维生

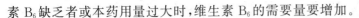

素 B_6 缺乏者或本药用量过大时,维生素 B_6 的需要量要增加。

(25)乳酸钙可使本药的血药浓度降低。

(26)与双硫仑联用可出现共济失调、行为异常及昏睡等不良反应。

(27)阿司匹林具有强乙酰化的作用,可使本药部分乙酰化,减少本药的吸收和排泄率,导致血药浓度下降,疗效降低。

(十三)氟康唑

(1)与西咪替丁等合用可降低氟康唑的作用。本药可升高特非那定、阿司咪唑等药的血药浓度。

(2)华法林与氟康唑同用时可增强其抗凝作用,致凝血酶原时间延长。使用本药时应监测凝血酶原时间并谨慎使用。

(3)甲苯磺丁脲、氯磺丁脲和格列吡嗪与氟康唑同用时,此类降血糖药的血药浓度升高,可发生低血糖症,因此需监测血糖,并减少磺脲类降糖药的剂量。

(4)高剂量氟康唑与环孢素合用时,可使环孢素的血药浓度升高,致毒性反应发生的危险性增加,因此必须在监测环孢素血药浓度并调整剂量的情况下方可谨慎应用。

(5)氢氯噻嗪可使氟康唑的血药浓度升高,可能与氢氯噻嗪使氟康唑肾清除率减少有关。

(6)氟康唑与茶碱合用时,茶碱的血药浓度可增高 13%,可导致毒性反应发生,需监测茶碱的血药浓度。

(7)氟康唑可使苯妥英钠的血药浓度增高,两药联用时应减少剂量。

(8)本药与肝毒性药物合用时,可使肝毒性的发生率增高,故需严密观察。

(9)异烟肼或利福平,两药中任一药物与氟康唑同用时,均可降低氟康唑的浓度,并可导致治疗失败或感染复发,故应谨慎使用上述药物。

三、呼吸系统用药——氨茶碱

(1)氨茶碱与其他茶碱类药物合用时,不良反应增多。

(2)与依诺沙星合用,可使氨茶碱代谢作用明显降低,出现茶碱过量的危险。

(3)克林霉素、红霉素、林可霉素、四环素等可降低氨茶碱在肝脏的清除率,使血药浓度升高,甚至出现毒性反应。

(4)西咪替丁可降低氨茶碱在肝脏的清除率,使其血药浓度升高,甚至出现浓度反应。

(5)别嘌醇可使氨茶碱的血药浓度升高,并发生恶心、呕吐、心悸等不良反应。

(6)普罗帕酮对氨茶碱体内代谢有竞争性抑制作用,可使氨茶碱的血药浓度升高,甚至可引起中毒,必要时应适当调整氨茶碱用量。

(7)妥卡尼对氨茶碱的代谢有轻度抑制作用,使其清除率降低,半衰期延长。

(8)咖啡因可延长氨茶碱的半衰期。

(9)大蒜素可使氨茶碱代谢减慢,半衰期延长,联用时氨茶碱应减量。

(10)氨茶碱与氟烷合用,易导致心律失常。

(11)氨茶碱与麻黄碱有协同作用,但不良反应发生率也明显增加。

(12)氨茶碱可提高心肌对洋地黄类药物的敏感性,合用时洋地黄毒性增强。

(13)稀盐酸可减少氨茶碱在小肠的吸收率。

(14)活性炭可吸附肠道内氨茶碱及代谢产物,降低氨茶碱的血药浓度。

(15)泼尼松可降低氨茶碱的生物利用度。

(16)苯妥英钠可使氨茶碱代谢加速,血药浓度降低,氨茶碱的用量应酌情增加。

(17)异丙肾上腺素可降低氨茶碱的血药浓度。

(18)利福平、异烟肼可降低氨茶碱的血药浓度。

(19)呋塞米可降低氨茶碱的血药浓度。

(20)硫酸镁可拮抗氨茶碱所致的室性心律失常。

(21)与普萘洛尔合用时,氨茶碱的支气管扩张作用可受到抑制。

(22)氨茶碱与氯胺酮合用,可降低肌体的惊厥阈,促发惊厥。

(23)氨茶碱与锂盐合用时可加快肾脏对锂的排出速度,使后者疗效减低。

(24)氨茶碱可使青霉素灭活失效。

(25)氨茶碱可竞争性拮抗大黄素的抑菌作用,两药不宜合用。

四、消化系统用药

(一)法莫替丁

(1)丙磺舒可降低本药的清除率,提高本药的血药浓度。

(2)可提高头孢布烯的生物利用度,使其血药浓度升高。

(3)与咪达唑仑合用时,可能会因为升高胃内 pH 而导致咪达唑仑的脂溶度提高,从而增加后者的胃肠道吸收率。

(4)可降低茶碱的代谢和清除率,增加茶碱的毒性(如恶心、呕吐、心悸、癫痫发作等)。

(5)与抗酸药(氢氧化镁、氢氧化铝等)合用,可减少本药的吸收。

(6)在服用本药之后立即服用地红霉素,可使后者的吸收率略有增加。

(7)可减少头孢泊污的吸收率,降低头孢泊污的药效。

(8)可减少环孢素的吸收率,降低环孢素的血药浓度。

(9)可减少地拉夫定的吸收,降低地拉夫定的药效。

(10)与妥拉唑林合用时有拮抗作用,可降低妥拉唑林的药效。

(11)与伊曲康唑、酮康唑等药物合用时,可降低后者的药效。其机制为本药使胃酸分泌减少,从而导致后者的胃肠道吸收率下降。

(12)可逆转硝苯地平的正性肌力作用,其机制可能为法莫替丁降低了心排血量和每搏输出量。

(二)西咪替丁

(1)本药为肝药酶抑制剂,通过其咪唑环与细胞色素 P450 结合而降低药酶活性,同时也可减少肝血流量。故本药与普萘洛尔合用时,可使后者血药浓度升高,休息时心率减慢;与苯妥英钠或其他乙内酰脲类合用时,可使后者血药浓度升高,可能导致苯妥英钠中毒,必须合用时,应在服药 5 天后测定苯妥英钠的血药浓度以便调整剂量。

(2)与环孢素合用时,可使后者的血药浓度增加。

(3)与吗氯贝胺合用时,可使后者的血药浓度增加。

(4)与茶碱合用时,可使后者去甲基代谢清除率降低 20%～30%,血药浓度升高。

(5)与美沙酮合用时,可增加后者的血药浓度,有导致过量的危险。

(6)与他克林合用时,可增加后者的血药浓度,有导致过量的危险。

（7）与卡马西平合用时，可增加后者的血药浓度，有导致过量的危险。

（8）本药可使维拉帕米（异搏定）的绝对生物利用度升高。由于维拉帕米可发生严重的不良反应，虽少见，但仍应引起注意。

（9）与香豆素类抗凝药合用时，可使后者自体内的排出率下降，凝血酶原时间进一步延长，从而导致出血倾向。两者合用时应密切注意病情变化，并调整抗凝药用量。

（10）与利多卡因（胃肠道外用药）合用时，可增加后者的血药浓度，从而增加其发生神经系统及心脏不良反应的危险。两者合用时需调整利多卡因的剂量，并加强临床监护。

（11）与苯二氮䓬类药物（如地西泮、硝西泮、氟硝西泮、氯氮䓬、咪达唑仑、三唑仑等）合用时，可抑制后者的肝内代谢率，升高其血药浓度，加重其镇静及其他中枢神经抑制症状，并可发展为呼吸及循环衰竭。但是其中劳拉西泮、奥沙西泮与替马西泮似乎不受影响。

（12）同时服用地高辛和奎尼丁的患者不宜再并用本药，因为本药可抑制奎尼丁的代谢，而后者可将地高辛从其结合部位置换出来，结果使奎尼丁和地高辛的血药浓度均升高。

（13）与抗酸药（如氢氧化铝、氧化镁）合用时，可缓解十二指肠溃疡所致的疼痛，但西咪替丁的吸收率可能减少，故一般不提倡两者合用。如必须合用，两者应至少间隔 2 小时服用。

（14）与甲氧氯普胺合用时，本药的血药浓度可降低。两者如需合用，应适当增加本药剂量。

（15）由于硫糖铝需经胃酸水解后才能发挥作用，而本药抑制胃酸分泌，故两者合用时，硫糖铝的疗效可能降低。

（16）与卡托普利合用时有可能引起精神病症状。

（17）由于本药有与氨基糖苷类药物相似的神经肌肉阻断作用，因此与氨基糖苷类抗生素合用时可能导致呼吸抑制或呼吸停止。

（18）本药应避免与中枢抗胆碱药同时使用，以防加重中枢神经毒性反应。

（19）与卡莫司汀合用时，可增加其骨髓毒性。

（三）奥美拉唑

（1）奥美拉唑可提高胰酶的生物利用度，增强其疗效；两者联用对胰腺囊性纤维化引起的顽固性脂肪泻及小肠广泛切除后功能性腹泻有较好疗效。

（2）对幽门螺杆菌敏感的药物（如阿莫西林等）与奥美拉唑联用有协同作用，可提高疗效。

（3）奥美拉唑与钙通道阻滞剂联用时，两药体内清除均有所减慢，但无临床意义。

（4）奥美拉唑可抑制泼尼松转化为其活性形式，降低其药效。

（四）甲氧氯普胺

（1）本药可使奎尼丁的血清浓度升高 20％。

（2）本药与中枢抑制药合用时，两者的镇静作用均增高。

（3）本药与阿扑吗啡合用时，后者的中枢性与周围性效应均可被抑制。

（4）抗胆碱药（如阿托品、溴丙胺太林等）可减弱本药增强胃肠运动功能的效应，两药合用时应给予注意。

（5）苯海索、苯海拉明可治疗本药所致的锥体外系运动亢进。

（6）本药与能够导致锥体外系反应的药物如吩噻嗪类药等合用时，锥体外系发生的反应率与严重性均有所增加。

（7）本药可增加直立性低血压及低血压的危险性，故与抗高血压药物合用时应与重视。

（8）单胺氧化酶抑制剂、三环类抗抑郁药、拟交感胺类药物均不宜与本药联用。

(9)耳毒性药物(如氨基糖苷类抗生素等)禁忌与本药联用。

(五)谷氨酸钾

(1)本药在治疗肝性脑病时与精氨酸同时应用可加强疗效,有利于血氨的降低及症状的改善。

(2)肾上腺皮质激素(尤其是具有较明显盐皮质激素作用者)、肾上腺盐皮质激素和促肾上腺皮质激素因能促进尿钾排泄,与本药合用时可降低本药补钾疗效。

(3)本药与库存血(库存10天以下含钾30 mmol/L,库存10天以上含钾65 mmol/L),含钾药物和保钾利尿剂合用时,发生高钾血症的机会增多,尤其是有肾功能损害者。

(4)血管紧张素转换酶抑制剂和环孢素A能抑制醛固酮分泌,使尿钾排泄量减少,故与本药合用时易发生高钾血症。

(5)肝素能抑制醛固酮的合成,使尿钾排泄减少,故与本药合用时易发生高钾血症。

(六)谷胱甘肽

(1)本药不宜与磺胺类、四环素类药物合用。

(2)谷胱甘肽可减轻丝裂霉素的毒副作用。

(七)精氨酸

(1)本药与谷氨酸钠、谷氨酸钾合用,可增加疗效。

(2)精氨酸可使细胞内的钾转移至细胞外,而螺内酯可减少肾脏的钾排泄量,两者联用时可引起高钾血症,特别是合并严重肝脏疾病的患者,可能会出现严重并可能致命的高钾血症。根据此作用的机制推测,这一相互作用也可能会见于其他保钾利尿剂(如氨苯蝶啶)。

(3)由于雌激素可诱导生长激素升高,故使用雌激素补充治疗或含雌激素的口服避孕药的患者应用精氨酸进行垂体功能测定时,可出现生长激素水平假性升高,从而干扰对垂体功能的判断。

五、循环系统用药

(一)多巴胺

(1)与其他正性肌力药、血管扩张药、利尿剂及心脏活性药合用,可产生比单用本药更有益的血流动力学反应。

(2)与单胺氧化酶抑制剂同用,可增强和延长本药的效应。

(3)与胍乙啶同用,可加强本药的升压效应,减弱胍乙啶的降压作用,可能导致高血压及心律失常。

(4)与三环类抗抑郁药合用,可增强多巴胺的心血管作用,引起心律失常、心动过速、高血压。

(5)与利尿剂同用可增强利尿效果。

(6)与全麻药(尤其是环丙烷或卤代碳氢化物)合用时,由于后者可使心肌对多巴胺异常敏感,可致室性心律失常。

(7)与苯妥英钠同时静脉注射可产生低血压与心动过缓,如用本药时需用苯妥英钠抗惊厥治疗,则需考虑两药交替使用。

(8)大剂量多巴胺与α受体阻滞剂同用,后者扩血管效应可被多巴胺的外周血管收缩作用拮抗。

(9)与β受体阻滞剂同用,可拮抗多巴胺对心脏β_1受体作用。

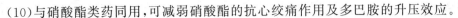

(10)与硝酸酯类药同用,可减弱硝酸酯的抗心绞痛作用及多巴胺的升压效应。

(二)多巴酚丁胺

(1)与地高辛合用治疗心力衰竭有协同作用,但两药合用后易引起心律失常,故合用时应酌情减量。

(2)与依诺昔酮合用,具有协同扩血管作用。

(3)本药与硝普钠合用,可致心排血量微增,肺楔压略降。

(4)本药与三氯乙烯合用可避免有潜在性心功能不全者在麻醉过程中发生心力衰竭。

(5)本药与全麻药(尤其是环丙烷或氟烷)同用,室性心律失常发生的可能性增加。

(6)β受体阻滞剂可拮抗本药对 $β_1$ 受体的作用,导致 α 受体作用占优势,外周血管的总阻力增大。

(三)单硝酸异山梨酯

(1)西地那非可增强硝酸盐类的降血压效应,严禁西地那非与本药合用。

(2)与降压药或扩张血管药同用时可使体位性降压作用增强。

(3)本药可加剧三环类抗抑郁药的致低血压和抗胆碱作用。

(4)与乙酰胆碱、组胺合用时,疗效可减弱。

(5)拟交感胺类药(如去氧肾上腺素、去甲肾上腺素、肾上腺素或麻黄碱)可降低本药的抗心绞痛效应。

(四)硝酸异山梨酯

本药可使双氢麦角碱的血药浓度升高,降压作用加强。其他参见单硝酸异山梨酯。

(五)硝酸甘油

(1)与降压药或扩血管药同用可使本药的致体位性降压作用增强。

(2)本药可加剧三环类抗抑郁药的致低血压和抗胆碱效应。

(3)与普萘洛尔合用有协同作用,并可抵消各自缺点。但后者可致冠脉血流量减少,应注意有一定危险。

(4)可使双氢麦角碱的血药浓度升高,降压作用加强。

(5)西地那非可增强硝酸盐类的降压效应,严禁西地那非与本药合用。

(6)本药可延长泮库溴铵的作用时间,两者一般不合用,必须合用时,应仔细调整泮库溴铵的剂量,并密切监测有无呼吸抑制或呼吸暂停。

(7)本药可降低肝素的抗凝作用,合用时肝素的剂量应相应增加。

(8)乙酰半胱氨酸可使本药扩张动脉效应增强,导致严重的低血压。

(9)与乙酰胆碱、组胺合用时,疗效可减弱。

(10)拟交感胺类药(如去甲肾上腺素、肾上腺素、去氧肾上腺素或麻黄碱)可降低本药的抗心绞痛效应。

(11)本药可增加肝脏血流量,故可使阿替普酶的消除率加快,血药浓度降低。两药合用可能引起冠状动脉再灌注减少,心肌梗死的可能性加大。

(12)与吲哚美辛合用可抑制前列腺素介导的血管扩张,降低冠脉血流量。

(六)二磷酸果糖

(1)本药与洋地黄有协同作用,两者合用可加强利尿作用,减慢心率。

(2)本药与抗酸剂考来替泊合用,会降低机体对磷的吸收率。

(七)降纤酶

(1)水杨酸类药物及抗凝血药均可加强本药作用而引起意外出血。

(2)抗纤溶药可抵消本药作用,不宜联用。

(八)奥扎格雷钠

本药与其他抑制血小板功能的药物合用时有协同作用,本药剂量应减小。

(九)磷酸肌酸

(1)咖啡因可影响肌酸的补充,抑制磷酸肌酸的再合成。

(2)由于肌酸代谢成肌酐,因此能干扰肌酐分泌的药物,如西咪替丁,可与肌酐竞争肾小管的分泌,从而增加本药发生不良反应的危险。

(3)酸代谢成肌酐,并通过肾脏排泄,因此脱水和损坏肾功能的药物(如利尿剂)可能增加肌酸的不良反应。

(4)非甾体抗炎药可减少肾脏血液灌注量,从而影响肾功能。因此两者若合用,可能增加肌酸的不良反应。

(5)丙磺舒是一种肾小管转运阻滞药,与肌酸合用可以增加肌酸的不良反应。

(6)甲氧苄啶可引起血肌酐升高,因此可增加肌酸的不良反应。

(十)尼麦角林

(1)能增强 α 受体阻滞剂或 β 受体阻滞剂(如普萘洛尔)对心脏的抑制作用,两者应禁止合用。

(2)与抗凝药或抗血小板药合用应慎重。

(十一)七叶皂苷钠

(1)使用七叶皂苷钠时,其他能与血浆蛋白结合的药物应少用或慎用。

(2)不宜与肾毒性较大的药物配伍使用。

(十二)三磷酸腺苷

(1)与冠状动脉扩张药合用可互相增强作用。

(2)侧柏叶与三磷酸腺苷(ATP)具有协同作用,可促进支气管纤毛运动,提高治疗支气管炎的疗效。

(3)双嘧达莫可阻断细胞对本药代谢产物腺苷的吸收,而提高腺苷的生理和药理作用,但也可能增加其不良反应;本药也可增强双嘧达莫扩张冠状动脉的作用。

(4)与阿托品合用,可防止发生严重的瞬间心律失常。

(5)与强心苷合用,可减轻强心苷的毒性反应,降低心律失常的发生率。

(6)茶碱、咖啡因可对抗腺苷的作用,从而降低本药的疗效。

(7)卡马西平可加重腺苷对心脏的阻滞作用,与本药合用时应注意。

(十三)甘氨酸

(1)本药与肝素合用可用于弥散性血管内凝血的晚期,以阻断继发性纤溶亢进症。

(2)服用避孕药或雌激素的妇女,应用本药可增加血栓形成的倾向。

(3)对患者同时给予高度激活的凝血酶原复合物和抗纤维蛋白溶解剂,有增加血栓形成的危险。

(十四)氨甲环酸

(1)口服避孕药、苯唑西林或雌激素与本药合用,有增加血栓形成的危险。

(2)与其他凝血因子(如因子Ⅸ)等合用,有形成血栓的可能。

(十五)酚磺乙胺

(1)与其他类型的止血药(如氨甲苯酸、维生素 K 等)合用,可增强其止血效果。

(2)甘氨酸含右旋糖酐,可抑制血小板聚集而拮抗本药,故不宜合用。

(十六)维生素 K_1

(1)口服抗凝药如双香豆素类可干扰本药的代谢,两药同用,作用相互抵消。

(2)较大剂量的水杨酸类药物、磺胺药、奎宁、奎尼丁、硫糖铝、考来烯胺、放线菌素等可影响本药效应。

(3)本药对金黄色葡萄球菌、大肠埃希菌、铜绿假单胞菌、肺炎双球菌等有抑制作用,与某些抗生素联用有协同作用。

六、神经系统用药——吡拉西坦

吡拉西坦与华法林等抗凝药联用,可延长凝血酶原时间,抑制血小板聚集。

七、电解质及全静脉营养药物

(一)氯化钾

(1)本药与库存血(库存 10 天以下含钾 30 mmol/L,库存 10 天以上含钾 65 mmol/L)、含钾药物和保钾利尿剂合用时,发生高钾血症的机会增多,尤其是有肾功能损害者。

(2)血管紧张素转换酶抑制剂和环孢素 A 能抑制醛固酮的分泌,使尿钾排泄减少,故与本药合用时易发生高钾血症。

(3)肝素能抑制醛固酮的合成,使尿钾排泄量减少,故与本药合用时易发生高钾血症。

(4)肾上腺皮质激素、肾上腺盐皮质激素和促肾上腺皮质激素因能促进尿钾排泄,故与本药合用时可降低钾盐疗效。

(5)缓释性钾盐能抑制肠道对维生素 B_{12} 的吸收。

(二)门冬氨酸钾镁

门冬氨酸钾镁不宜与保钾利尿剂合用。本药与戊四硝酯(长效硝酸甘油)类药物或脂类药物合用要注意稀释,谨防析出。

(三)硫酸镁

(1)本药可提高尿激酶溶栓疗效,缩小梗死面积,减少并发症,并有益于缺血-再灌注损伤的防治。

(2)与双氢吡啶类钙通道阻滞剂(如硝苯地平、非洛地平等)合用,可致降压作用和神经肌肉阻滞效应增强。

(3)本药可增强苯磺顺阿曲库铵的神经肌肉阻滞作用。

(4)本药与度骨化醇合用易致高镁血症。

(5)与滑石联用可发生镁过量中毒。

(6)保钾利尿剂可增加血清、淋巴细胞和肌肉中的镁和钾含量,合用时易致高镁血症和高钾血症。

(7)本药可降低氯氮䓬酮、氯丙嗪、双香豆素、地高辛或异烟肼等药的作用。

(8)有与拉贝洛尔合用时发生明显的心动过缓,停用本药后症状能得到缓解的报道。

(9)本药可促进甲芬那酸的吸收。

(10)与神经肌肉阻滞剂同用时,可发生严重的神经肌肉接头冲动传递停顿。

(11)与氨基糖苷类抗生素(如庆大霉素)合用可增加神经肌肉阻断作用。应避免两者合用;如必须应用,应考虑到其相互影响可能导致呼吸抑制,并备好人工呼吸设施。

(12)本药可消除顺铂所致的肾损害。

(13)已洋地黄化的患者应用本药时可发生严重的心脏传导阻滞甚至心搏骤停。

(14)同时静脉注射钙剂,可拮抗本药解除抽搐的效能。

(15)本药可拮抗氨茶碱所致的室外性心律失常。

(16)本药与肾上腺素 β 受体激动药利托君同时使用,心血管毒性增大。

(17)本药可使灰黄霉素吸收率减少,血药浓度降低。

(18)与活性炭配制口服吸附解毒剂,可减少毒物吸收率并加速排泄。

(19)本药可与氯化钡形成不溶性无毒硫酸钡排出体内,可用于口服氯化钡中毒治疗。

(20)与土霉素、加替沙星和诺氟沙星等合用,可形成不吸收性复合物,降低后者的吸收水平,使后者全身的血药浓度降低。

(21)本药可降低缩宫素刺激子宫的作用。

(22)本药可降低奎尼丁经肾的排泄率,其机制可能与尿液碱化有关。

(23)因三褶脉马兰(红管药)含有槲皮素,可与 Mg^{2+} 生成螯合物,合用时前者疗效降低。

(24)与牛黄消炎丸合用时,本药分解产生的微量硫酸,可使牛黄所含的硫化砷氧化,毒性增加。

(四)葡萄糖酸钙

(1)大量饮用含乙醇和咖啡因的饮料及大量吸烟,均会抑制口服钙剂的吸收。

(2)大量进食富含纤维素的食物,能抑制钙的吸收,因钙与纤维素结合成不易吸收的化合物。

(3)葡萄糖酸钙与苯妥英钠类及四环素同用,两者吸收均减低。

(4)维生素 D、避孕药、雌激素能增加钙的吸收。

(5)含铝的抗酸药与葡萄糖酸钙同服时,铝的吸收增多。

(6)与钙通道阻滞剂(如硝苯地平)同用,血钙可明显升高至正常以上,但盐酸维拉帕米等的作用则降低。

(7)葡萄糖酸钙与噻嗪类利尿剂合用时,易发生高钙血症(因增加肾小管对钙的重吸收)。

(8)葡萄糖酸钙与含钾药物合用时,应注意会出现心律失常。

(五)碳酸氢钠

(1)与四环素、异丙肾上腺素、重酒石酸间羟胺配伍可使疗效下降。

(2)本药能显著提高磺胺类药及乙酰化代谢产物的溶解度,避免或减少磺胺结晶的形成。

(3)本药可增加左旋多巴的口服吸收率。

(4)与氨基糖苷类药物合用时,可因 pH 升高而使氨基糖苷类药物药效增强。

(5)与肾上腺皮质激素(尤其是具有较强盐皮质激素作用者)、促肾上腺皮质激素、雄激素合用时,易发生高钠血症和水肿。

(6)与苯丙胺、奎尼丁合用,使后两者经肾脏排泄率减少,易蓄积中毒。

(7)本药可使尿液碱化,影响肾脏对麻黄碱的排泄作用,故合用时后者剂量应减少。

(8)与排钾利尿剂合用,增加发生低氯性碱中毒的危险性。

（9）与抗凝药（如华法林和 M-胆碱酯酶药等）或 H₂受体拮抗剂（如西咪替丁、雷尼替丁等）合用，后两者的吸收减少。

（10）与胃蛋白酶合剂、维生素 C 等酸性药物合用可降低各自疗效，故不宜合用。

（11）本药可增加肾脏对弱酸性药物（如苯巴比妥、水杨酸制剂等）的排泄率，从而降低了后者的血清浓度。

（12）钠负荷增加使肾脏排泄锂增多，故本药与锂制剂合用时，锂制剂的药量应酌情调整。

（13）本药碱化尿液后能抑制乌洛托品转化为甲醛，从而抑制其治疗作用，故不宜与乌洛托品合用。

（六）葡萄糖

（1）呋塞米注射液不宜用葡萄糖液稀释后静脉注射，且注射速度不宜太快，因葡萄糖液 pH 低于 4 时可与呋塞米产生沉淀。

（2）葡萄糖液对氨苄西林的水解有催化作用，葡萄糖液浓度越高越易使其失效，故两者不宜混合静脉滴注。

（3）红霉素针剂与葡萄糖液配伍，经 2 小时可降效 30.1%，4 小时降效 51.2%；葡萄糖液 pH 越低，两者混合时间越长，红霉素效价越低。

（4）葡萄糖对青霉素的水解有催化作用，且随着葡萄糖浓度的增加而青霉素分解加速，故最适宜青霉素液静脉滴注的溶媒是生理盐水。

（5）肝素钠注射液 pH 为 7.0～8.5，在 pH 6.0～8.5 的溶液中比较稳定，在 pH<6 的溶液中会很快失效，故不宜与葡萄糖液混合静脉滴注。

（6）苯妥英钠针剂在葡萄糖液中可形成沉淀或微小结晶，在生理盐水中也可形成微小结晶；葡萄糖液在 pH≥4.0 时能溶解注射用苯妥英钠，在 pH≤3.2 时苯妥英钠不溶。

（7）不可配伍药物有硫喷妥钠、新生霉素、氯霉素（根据药物浓度而定）、磺胺类（不可浓度过高）。

（七）右旋糖酐-70

（1）血浆制品和抗血小板药能增强本药作用。

（2）与卡那霉素、庆大霉素和巴龙霉素合用，可增加后者的肾毒性。

（3）硫喷妥钠与本药同时使用能产生沉淀，降低本药药效。

（八）呋塞米

（1）本药与多巴胺合用，利尿作用加强。

（2）本药加强非去极化肌松药的作用，这与血钾浓度下降有关。

（3）本药与氯贝丁酯（安妥明）合用时，两药的作用均增强，并可出现肌肉酸痛、强直。

（4）本药有降低血压的作用，故合并用药时，降压药的用量应适当减少。

（5）本药与两性霉素、头孢霉素、氨基糖苷类等抗生素合用，肾毒性和耳毒性增加，尤其是原有肾功能损害时。

（6）本药与锂剂合用时肾毒性明显增加，应尽量避免合用。

（7）本药与抗组胺药物合用时耳毒性增加，并出现耳鸣、头晕、眩晕。

（8）服用水合氯醛后静脉注射本药可致出汗、面色潮红和血压升高，这与甲状腺素游离状态增多，从而导致分解代谢加强有关。

（9）本药与碳酸氢钠合用发生低氯性碱中毒的概率增大。

（10）本药与头孢噻啶、头孢噻酚和头孢西丁配伍应用时,能增加后3种的肾脏毒性,必须合并用药时以选用头孢西丁为宜。

（11）本药与巴比妥类药物、麻醉药合用时,易引起直立性低血压。

（12）本药易引起电解质紊乱、低钾血症,故与洋地黄类强心苷联用易致心律失常。

（13）本药与卡托普利合用偶可致肾功能恶化。

（14）肾上腺糖皮质激素、盐皮质激素、促肾上腺皮质激素及雌激素能降低本药的利尿作用,并增加电解质紊乱尤其是低钾血症的发生机会。

（15）非甾体抗炎药能降低本药的利尿作用,肾损害机会也增加,这与前者抑制前列腺素合成、减少肾血流量有关。

（16）本药与拟交感神经药物及抗惊厥药物合用时,利尿作用减弱。

（17）本药可使尿酸排泄减少,血中尿酸浓度升高,故与治疗痛风的药物合用时,后者的剂量应做适当调整。

（18）本药能降低降血糖药的疗效。

（19）本药能降低抗凝药物和抗纤溶药物的作用,这主要与利尿后血容量下降、血中凝血因子浓度升高,以及肝脏血液供应改善、肝脏合成凝血因子增多有关。

（20）本药与苯妥英钠合用时,可降低本药的利尿效应达50%。

（21）苯磺舒可减弱本药的利尿作用。

（九）人血清蛋白

（1）本药不能与血管收缩药同时应用。

（2）与含蛋白水解酶、氨基酸或乙醇的注射液混用,会导致蛋白质沉淀。

（十）维生素C

（1）维生素C与维生素B_{12}有拮抗作用,大量服用维生素C,可导致体内维生素B_{12}的缺乏。

（2）大剂量维生素C与红霉素同服,可降低红霉素的疗效。

（3）与新诺明同服,会增加新诺明对肾脏的损害,引起血尿、尿闭等症状。

（4）与庆大霉素同用,可抑制庆大霉素的抗菌活性。

（5）维生素C溶液在0.1%～0.25%浓度时即可还原高锰酸钾而使之失效,故可作为解毒剂,用于高锰酸钾中毒时的洗胃,并可防止高锰酸钾引起的组织损伤。

（6）可使高毒性6价铬盐还原成低毒性3价铬盐,故可用为解毒剂。

（7）维生素C促进去铁胺对铁的螯合,使铁排出加速。

（8）糖皮质激素与维生素C合用,可降低激素代谢,使激素作用增强。

（9）重金属解毒剂(二巯丙醇等)与维生素C联用可增强解毒作用。

（10）维生素C可增强抗精神病药物(如氟哌啶醇)的多巴胺受体作用。

（11）四环素类抗生素、氯化铵、氨茶碱、磺胺类、巴比妥类及水杨酸类药物(如阿司匹林)可增加维生素C的排泄,长期用药时应适量补给维生素C。但维生素C能加快阿司匹林的吸收,促使后者发挥作用,并预防阿司匹林引起的胃肠黏膜损伤。

（12）与巴比妥或扑米酮等合用,可促使维生素C的排泄增加。

（13）纤维素磷酸钠可促使维生素C的排泄增加。

（14）维生素K_3、碘剂及含有铜、铁等的肝制剂有氧化性,与维生素C可产生氧化还原反应,合用则疗效减弱或消失。

(15)大剂量维生素 C 可促使磺胺药、钙剂在肾脏形成结晶,应避免同服。

(16)维生素 C 与去铁铵合用可增加尿铁排出。

(十一)维生素 B_6

(1)维生素 B_1 与维生素 B_6 联用有较强的止痛作用,维生素 B_{12} 可增强两者联用的止痛效果,缓解外周神经疾病和脊髓疾病引起的疼痛。

(2)维生素 B_6 能增强非甾体抗炎药的止痛作用。

(3)维生素 B_6 可减轻秋水仙碱的毒副作用。

(4)维生素 B_6 可减轻环磷酰胺所引起的肝脏、胃肠道毒副作用,两药联用尚可治疗支气管哮喘持续状态。

(5)维生素 B_6 可消除氟哌啶醇的消化系统不良反应。

(6)维生素 B_6 可抑制乌头碱所致的心律失常。

(7)维生素 B_6 可预防多潘立酮所致的泌乳反应,减轻其不良反应,并且对铋剂所致的泌乳也可能有预防作用。

(8)左旋多巴与小剂量维生素 B_6(5 mg/d)合用,即可拮抗左旋多巴的抗震颤作用,但同时加用脱羧酶抑制剂如卡比多巴时,则对左旋多巴无影响。

(9)氯霉素、环丝氨酸、乙硫异烟胺、肼屈嗪、免疫抑制剂(包括肾上腺皮质激素、环磷酰胺、环孢素、异烟肼、青霉胺等药物)可拮抗维生素 B_6 或增加维生素 B_6 经肾排泄率,可引起贫血或周围神经炎。长期服用上述药物的患者应适当补充维生素 B_6。

(十二)复方水溶性维生素

(1)维生素 B_6 能降低左旋多巴的作用。

(2)叶酸可降低苯妥英钠的血药浓度和掩盖其所致恶性贫血的表现。

(3)维生素 B_{12} 对大剂量羟钴铵治疗某些视神经疾病有不利影响。

(十三)复方脂溶性维生素

本药所含维生素 K_1 能与双香豆素类抗凝血药发生作用,故不宜合用。

八、抗肿瘤药物

(一)环磷酰胺

(1)氯霉素可降低环磷酰胺活性,降低抗肿瘤作用,并加重骨髓抑制。

(2)环磷酰胺可损害小肠黏膜,使地高辛吸收速度减慢或减少吸收量。

(3)吗啡、哌替啶可使环磷酰胺毒性增加。

(4)神经肌肉阻断药与环磷酰胺合用,氯琥珀胆碱的作用增加并延长,患者可发生呼吸功能不全及呼吸暂停时间延长。

(5)多柔比星与环磷酰胺联用可能增强对膀胱的损害作用。

(6)丹参与小剂量环磷酰胺联用有一定的增效作用,但可能促进恶性肿瘤转移。

(7)本药可增加血清尿酸水平,与抗痛风药别嘌醇、秋水仙碱、丙磺舒等同用,应调整抗痛风药的剂量,使高尿酸血症与痛风能得到控制;另外别嘌醇可增加本药的骨髓毒性,如必须同用应密切观察其毒性作用。

(8)与药酶诱导剂如巴比妥、皮质激素等合用时,可使本药等代谢物活性增加,有时可导致中毒。

(9)与多柔比星同用时,两者心脏毒性增加。

(10)可抑制胆碱酯酶,延缓可卡因的代谢,因此可延长可卡因的作用并增加毒性。

(11)可降低血浆中假胆碱酯酶的浓度,而致氯琥珀胆碱的神经肌肉的阻滞作用加强,可使呼吸暂停延长。

(二)异环磷酰胺

(1)参见环磷酰胺。

(2)顺铂可导致异环磷酰胺代谢物清除减少,加重神经毒性、骨髓抑制和肾毒性。

(三)甲氨蝶呤

(1)水杨酸钠、苯妥英钠、磺胺类、四环素类、氯霉素可降低甲氨蝶呤排泄率或置换蛋白结合位置,使其血药浓度升高1～3倍,易发生甲氨蝶呤中毒。

(2)氨苯砜与甲氨蝶呤联用易发生严重中毒反应。

(3)糖皮质激素可使甲氨蝶呤的血药浓度升高,加重毒性反应;两药联用应减少甲氨蝶呤用量。两药长期联用可引起膀胱移行细胞癌,应定期检查尿常规。

(4)甲氨蝶呤与下列药物注射剂存在配伍禁忌:阿糖胞苷、泼尼松龙磷酸钠。

(5)利尿剂与甲氨蝶呤联用可加重骨髓抑制作用。

(6)用本药前24小时或10分钟后使用阿糖胞苷,可增加本药的抗癌活性。

(7)因为水杨酸、保泰松、磺胺类、苯妥类、四环类、氯霉素及氨苯甲酸等药物与甲氨蝶呤竞争结合血清蛋白,故合用时可导致本药毒性增加。甲氨蝶呤(常为高剂量)与某些非甾体抗炎药合用,常见的不良反应为腹泻及溃疡性口腔炎,此时需终止治疗,否则患者可发生出血性肠炎,并可能导致肠穿孔。

(8)与青霉素合用时,甲氨蝶呤从体内排泄量可明显减少,可导致甲氨蝶呤中毒。

(9)骨髓抑制剂(金制剂、青霉胺等)与甲氨蝶呤合用可加重骨髓抑制。

(10)巴比妥类可加重甲氨蝶呤引起的脱发。氧化亚氮可加重甲氨蝶呤引起的口腔炎和其他毒性反应。

(11)氨苯蝶啶、乙胺嘧啶等药物均有抗叶酸作用,合用时可增加本药的不良反应。

(12)与氟尿嘧啶同用,或先用氟尿嘧啶后用本药,均可产生拮抗作用;如果先用本药,4～6小时后再用氟尿嘧啶则可产生协同作用。

(13)与门冬酰胺同用可致本药减效,如果使用天冬酰胺酶10天后给予本药或24小时内给予天冬酰胺酶,则可增效且可减少胃肠道及骨髓毒副作用。

(14)与先锋霉素、博来霉素、卡那霉素、羟基脲、硫嘌呤合用可降低本药疗效。

(15)胺碘酮可加重本药的毒性反应。

(16)与维生素C合用,可消除本药化疗引起的恶心,但对其在尿中的排泄无明显影响。

(17)考来烯胺可降低甲氨蝶呤静脉滴注时的血药浓度。

(18)与丙磺舒合用时,可延长甲氨蝶呤的半衰期。

(19)口服不吸收抗生素(如新霉素等)可减少甲氨蝶呤的口服吸收率达30%,降低其生物利用度。

(20)本药可增加抗凝血作用,甚至引起肝脏凝血因子的缺少和/或血小板减少,因此与其他抗凝药合用时宜谨慎。

(21)阿维A酯与甲氨蝶呤合用可治疗银屑病,但易发生严重的中毒性肝炎。

（四）氟尿嘧啶

（1）维生素 C 和叶酸可增加氟尿嘧啶的毒性。

（2）氟尿嘧啶与下列药物存在配伍禁忌：林格氏液、长春碱、柔红霉素、四环素、甲氯酚酯、双嘧达莫。

（3）与亚叶酸钙联合给药可以增强氟尿嘧啶的疗效，但某些患者可能会出现氟尿嘧啶的毒性反应。在癌症的治疗中，常规联合使用氟尿嘧啶和亚叶酸钙，应监测患者，特别是老年人的毒性反应。

（4）与亚叶酸合用，能增强氟尿嘧啶抑制细胞分裂的作用。

（5）与 α-干扰素合用，可增加氟尿嘧啶的胃肠道毒性。

（6）与甲硝唑或硝氯丙唑联合用药，可明显降低氟尿嘧啶的清除率，导致更严重的氟尿嘧啶不良反应，且不能提高治疗效果。

（7）西咪替丁将使氟尿嘧啶的血浆峰值浓度升高，药-时曲线下面积增加，与氟尿嘧啶联用 1 个月，使后者血药浓度升高 75％，从而增加氟尿嘧啶的毒性。其机制可能为西咪替丁阻止了氟尿嘧啶的代谢。

（8）与氢氯噻嗪合用，可以增强抗肿瘤药物的骨髓抑制作用。如需联合用药，必须定期查血象以监测骨髓抑制情况。

（9）与左旋咪唑合用，将明显增高肝脏毒性。但是此反应可逆、轻度，常无症状。

（10）与他莫昔芬合用，治疗绝经后妇女的乳腺癌，将增加血栓栓塞的危险。

（11）长春瑞滨可以增加氟尿嘧啶的毒性，特别是氟尿嘧啶与亚叶酸钙合用时。

（12）华法林与本药合用时，将延长凝血时间，故需调整华法林的剂量。

（13）与活疫苗（如轮状病毒疫苗）合用，将增加活疫苗感染的风险。接受免疫抑制化疗的患者不能接种这种活疫苗。缓解期白血病患者，至少要停止化疗 3 个月，才允许接种这种活疫苗。

（五）顺铂

（1）氨基糖苷类抗生素可加重顺铂毒性反应。顺铂联用庆大霉素或妥布霉素，可发生急性肾衰竭。

（2）抗高血压药与顺铂联用可引起肾衰竭。

（3）呋塞米可减轻顺铂引起的肾功能损害，但两药联用时增加耳毒性，因为 2 种药对听力均有损伤，故用药时应予注意。

（4）顺铂可以提高血液中尿酸的水平，与秋水仙碱、丙磺舒或磺吡酮合用时，必须调节其剂量，以控制高尿酸血症与痛风。

（5）抗组胺药、吩噻嗪类药或噻吨类药与顺铂合用，可能掩盖本药的耳毒性症状，如耳鸣、眩晕等。

（6）顺铂诱发的肾功能损害可导致博来霉素（甚至小剂量）的毒性反应增加，由于此两药常合并应用，尤应注意。

（7）与各种骨髓抑制剂或放射治疗药物同用，可增加毒性反应，用量应减少。

（8）与抗惊厥药如卡马西平、磷苯妥英、苯妥英钠合用，可降低抗惊厥药的血药浓度。在合用抗惊厥药时应密切监测，可适当增加抗惊厥药的用量。

（9）与多柔比星合用，可能引起白血病，合用时应十分谨慎。

（10）与活疫苗（如轮状病毒疫苗）合用，可增加疫苗感染的危险性，用本药时禁止注射活疫苗。处于缓解期的白血病患者,化疗结束后间隔至少3个月才能接种活疫苗。

(11)与锂剂合用,可改变锂的药动学参数,应密切监测锂的血药浓度水平。

(12)在用过顺铂后使用紫杉醇可使紫杉醇的清除率降低33%,可产生严重的骨髓抑制。

(13)与免疫制剂合用,可加重免疫制剂的肾毒性,若必需合用,应密切监测肾功能。

(14)与硫辛酸(保肝药)可使顺铂药效下降,若必需合用,应密切监测患者对顺铂的反应。

(15)与妥布霉素合用,可能引起肾衰,若必需合用,应密切监测患者的肾功能和听力。

(六)卡铂

参见顺铂,其他如下。

(1)本药与环孢素合用,可增加免疫抑制作用,在出现耐药性的一些肿瘤患者中可合用。

(2)阿米卡星、庆大霉素、卡那霉素、奈替米星、链霉素、妥布霉素等氨基糖苷类抗生素与本药合用时耳毒性增加。

(3)本药与苯妥英钠合用,可使苯妥英的胃肠道吸收率减少,作用降低。

(七)依托泊苷

(1)环孢素与依托泊苷联用,可有效地治疗急性淋巴细胞白血病,但其不良反应也很严重,精神错乱、肝肾毒性增加,严重者可致呼吸衰竭。

(2)与阿糖胞苷、环磷酰胺、卡莫司汀有协同作用。

(3)与其他抗肿瘤药物合用,可能加重骨髓抑制的不良反应。

(4)与环孢素合用,当环孢素的血药浓度>2 000 ng/mL时,可增加本药的分布容积并降低其清除率,从而使本药的毒性增加。

(5)与伐司朴达合用时,可导致本药的清除率明显降低(40%~60%),合用时应减少本药用量的66%。

(6)与他莫昔芬合用,可增加本药的毒性,但原因不明。

(7)本药血浆蛋白结合率高,故凡可与血浆蛋白结合的药物都可影响本药的排泄。

(8)使用本药时,将增加活疫苗所致感染的危险。故禁止同时接种活疫苗(如轮状病毒疫苗)。处于缓解期白血病患者,化疗后间隔至少3个月才能接种活疫苗。

(八)达卡巴嗪

达卡巴嗪可加强多柔比星的不良反应,使心肌病的发生率增高。

(九)多柔比星

(1)普萘洛尔与多柔比星联用心脏毒性可能增加。

(2)环磷酰胺及其他心脏毒性的抗肿瘤抗生素(如丝裂霉素)可加重多柔比星介导的心力衰竭和心脏毒性。

(3)维拉帕米可增加多柔比星在细胞内的积蓄,降低其清除率,两药联用时可使心功能减退。

(4)庆大霉素与多柔比星及阿糖胞苷联用可引起低血镁。

(5)巴比妥类药物可降低多柔比星的作用。

(6)细胞毒性药物可以使机体免疫反应受到抑制,应用活疫苗免疫效果降低,并可能发生全身感染,用药期间应慎用疫苗。

(7)与环磷酰胺、氟尿嘧啶、甲氨蝶呤、顺铂及亚硝脲类药物同用,有良好的协同作用,合用时应减少本药剂量。

(8)本药如与链佐星同用,半衰期可延长,因此本药剂量应酌减。

(9)与任何可能导致肝脏损害的药物合用,可增加本药的肝毒性。

(10)与阿糖胞苷同用可导致坏死性结肠炎。

(11)辅酶 Q_{10}、维生素 C、维生素 E 等可清除自由基,降低本药所致心脏毒性。

(十)阿糖胞苷

(1)四氢尿苷可抑制脱氨酶,延长阿糖胞苷的血浆半衰期、提高血药浓度,有增效作用。胞苷也有类似增效作用。

(2)柔红霉素、多柔比星、环磷酰胺及亚硝脲类药物可以使本药增效。

(3)阿糖胞苷能抑制氟胞嘧啶的抗真菌作用,降低氟胞嘧啶的效应。

(4)与活疫苗(如轮状病毒疫苗)合用,将增加活疫苗感染的风险。接受免疫抑制化疗的患者不能接种这种活疫苗。缓解期白血病患者,至少要停止化疗 3 个月,才允许接种这种活疫苗。

(十一)柔红霉素

(1)与氧烯洛尔合用可加重心脏毒性。

(2)对心脏或肝脏有毒性的药物不能与本药同用。

(3)和大多数抗癌药一样,使用本药期间,接种活疫苗将增加活疫苗所致感染的危险,故用药期间不能接种活疫苗。化疗停止至少 3 个月后才能接种活疫苗。

(十二)丝裂霉素

(1)国外资料提示,与他莫昔芬合用可增加溶血性尿毒症发生的风险。

(2)国外资料报道,与长春碱、长春瑞滨合用可致突发性肺毒性。合用时,应监测患者的是否有支气管痉挛现象。

(3)与多柔比星同时应用可增加心脏毒性,建议多柔比星的总量限制在 450 mg/m^2 以下。

(4)与维生素 C、维生素 B_1、维生素 B_6 等静脉合用时,可使本药疗效显著下降。

(5)和大多数抗癌药一样,使用本药期间,接种活疫苗将增加活疫苗所致感染的危险,故用药期间不能接种活疫苗。化疗停止至少 3 个月后才能接种活疫苗。

(十三)高三尖杉酯碱

(1)本药与阿糖胞苷、α-干扰素合用,在体外显示可协同抑制慢性粒细胞白血病慢性期的白血病细胞生长。

(2)本药与其他可能抑制骨髓功能的抗癌药合用可加重毒性,故合用时应调整本药的剂量及疗程。与蒽醌类的抗癌药合用,可增加心脏毒性。应避免在已使用多柔比星或柔红霉素等蒽醌类药物治疗的患者中使用本药。

(十四)硫酸长春新碱

(1)本药可阻止甲氨蝶呤从细胞内渗出而提高其细胞内浓度、故常先注射本药再用甲氨蝶呤。

(2)与门冬酰胺酶、异烟肼合用可加重神经系统毒性;与非格司亭、沙莫司亭合用,可能产生严重的周围神经病。

(3)国外资料报道,可增加本药毒性的药物有奎宁、齐多夫定,合用时可能需要调整本药剂量。

(4)本药可改变地高辛的吸收率,降低其作用。

(5)卡马西平、磷苯妥英、苯妥英钠可增加本药的清除而降低其效力。

(6)国外资料提示,伊曲康唑可抑制细胞色素 P450 介导的代谢及 P-糖蛋白泵,从而可增加本药所致的神经毒性和麻痹性肠梗阻发生的风险。

(7)国外资料报道,使用本药时接种活疫苗(如轮状病毒疫苗),可增加活疫苗感染的风险。故使用本药时禁止接种这种活疫苗。处于缓解期的白血病患者,化疗后间隔至少3个月才能接种活疫苗。

(十五)紫杉醇

(1)由于奎奴普丁-达福普汀是细胞色素 P450-3A4 酶抑制剂,同时给药可增加本药血药浓度。

(2)与曲妥珠单抗合用,曲妥珠单抗的血清谷浓度水平增加约1.5倍。临床试验证明两者合用效果较好。

(3)顺铂可使本药的清除率降低约 1/3,若使用顺铂后再给本药,可产生更为严重的骨髓抑制。

(4)与多柔比星合用,研究表明先给本药 24 小时持续滴注,再给多柔比星 48 小时持续滴注,可明显降低多柔比星的清除率,加重中性粒细胞减少和口腔炎。

(5)使用本药后立即给予表柔比星,可增加本药毒性。

(6)酮康唑可抑制本药的代谢。

(7)磷苯妥英、苯妥英钠可通过诱导细胞色素 P450 而降低本药作用。

(8)使用本药时接种活疫苗(如轮状病毒疫苗),可增加活疫苗感染的风险。国外资料建议使用本药时禁止接种活疫苗,缓解期白血病患者化疗后间隔至少3个月才能接种活疫苗。

(十六)门冬酰胺酶

(1)泼尼松、促皮质激素或长春新碱与本药同用时,会增加本药的致高血糖作用,并可能增加本药引起的神经病变及红细胞生成紊乱的危险性。

(2)本药与硫唑嘌呤、苯丁酸氮芥、环磷酰胺、环孢素、硫嘌呤、抗 CD33 单克隆抗体或放射疗法同用时疗效可提高,因而应考虑减少化疗药物、免疫抑制剂或放射疗法的剂量。

(3)本药与甲氨蝶呤同用时,可通过抑制细胞复制的作用而阻断甲氨蝶呤的抗肿瘤作用。有研究说明门冬酰胺酶在给甲氨蝶呤 9～10 天前应用或在给甲氨蝶呤后 24 小时内应用,可避免产生抑制甲氨蝶呤的抗肿瘤作用,并可减少甲氨蝶呤对胃肠道血液系统的不良反应。

(4)本药与活疫苗合用时,可增加疫苗感染的危险性,故在接受本药治疗的 3 个月内不宜接受活疫苗接种。

(十七)米托蒽醌

(1)与多柔比星同用可加重心脏毒性。

(2)本药与丝裂霉素、长春新碱、氟尿嘧啶、环磷酰胺、他莫昔芬等其他抗肿瘤药合用可提高药效,减少不良反应,但若合用应注意用药剂量。

(3)用药期间接种活疫苗,会增加被活疫苗感染的风险。处于缓解期的白血病患者,可在化疗停止后间隔至少3个月再接种活疫苗。

(十八)氟胞嘧啶

(1)与两性霉素 B 联合应用有协同作用,两性霉素 B 也可增强氟胞嘧啶的毒性,此与两性霉素 B 使真菌细胞摄入药物量增加及肾排泄受损有关。

(2)与其他骨髓抑制药物同时应用可增加毒性反应,尤其是造血系统的不良反应。

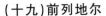

（十九）前列地尔

（1）与磷酸二酯酶抑制药（如双嘧达莫）合用时，可相互加强疗效，使细胞内环磷酸腺苷的浓度倍增。

（2）可增强抗高血压药物、血管扩张剂和治疗冠心病药的药效，合用时应密切检测心功能。

（3）与抗凝剂、血小板凝集抑制剂（如华法林、肝素）等延迟血液凝固的药物合用，可增加患者的出血倾向。

（4）棉酚与小剂量本药合用，可降低棉酚的抑制生精作用。但大剂量本药与棉酚有协同性抑制生精作用。

（5）非甾体抗炎药（如阿司匹林）与本药有药理性拮抗作用，不宜合用。

（朱瑞瑞）

第二节　静脉药物配置中心生物安全柜操作规范

本节主要介绍抗生素部分的静脉药物配置中心生物安全柜操作规范。

一、总则

由于在抗生素液袋中的混合液不能最终灭菌，所以抗生素液袋中无菌、无热源的注射液必须在无菌条件下进行混合配置，无菌操作规程是在制备过程中不会产生溶液微生物污染的操作规程。

为了保证配置抗生素药液的质量，必须做到以下几点。

（1）提供能满足临床要求的抗生素药液；所需的全部辅料（空针、无菌纱布、无菌手套、无菌棉球等）。

（2）提供无菌及无热源污染的抗生素药液。

（3）提供正确的混合液及准确的剂量。

（4）提供符合优良药品检验原则的、具有标签的、可使用的抗生素液。

二、机构与人员

（1）医疗机构要根据临床需要建立静脉药物配置中心（室），抗生素药液应在静脉药物配置中心配置。

（2）静脉药物配置中心在医院直接领导下工作。

（3）静脉药物配置中心负责人应具有本科以上药学或相关专业学历，达到副主任或相应的医、药、护理学技术职称，并具有相应管理实践经验，有对工作中出现问题作出正确判断和处理的能力。

（4）从事静脉药物配置的技术人员应具药学或护理中专以上学历，并经相应的专业技术培训，具有基础理论知识和实际操作技能。

（5）静脉药物配置中心（室）所有人员均应熟悉本规范，并通过本规范的培训与考核。

（6）人员健康要求：①配置人员每年须进行体检，体检内容包括传染病、肝功能、肝炎病毒、胸透、皮肤病,不合格者不能上岗。②由于洁净室工作的性质决定了工作人员在所有的时间里均要保持卫生的高标准,任何疾病均应报告上级,以便决定他适合于做哪种工作。③开放性伤口和溃疡必须适当包扎,应经常更换敷料及辅助性绷带。④操作人员患有咳嗽、感冒或流感时,须向上级报告病情,有上述情况的工作人员将不在洁净室工作而是戴上口罩后在其他区域工作,如贴标签,而不进行与无菌配置直接接触的工作。⑤潜在的严重性疾病,如细菌性感染和病毒性疾病则必须向负责人报告。

三、房屋与设施

(1)静脉药物配置中心(室)与静脉营养配置间的面积必须与所配置规模相适应。应具有与配置规模相适应的药品、物料等储存部位。

(2)应提供用于无菌混合配置的洁净室,洁净度要求至少达1万级,换气次数为15次/小时以上,温度为18~26 ℃。

(3)应有一更和二更,分别用于工作人员更换工作服和准备物料,给水和排水系统应放在第一更衣室内,供水管道应选用抛光不锈钢管,水龙头应设计可用肘部或脚尖关闭的把手,地漏应选用带液封的洁净地漏。

(4)配置间应按配置工序和空气洁净度的要求合理布局。

(5)有关无菌设施应尽可能地与外界空气隔离,门窗应密闭,避免穿堂风和可能引起周围灰尘的旋流,应具有有效防止昆虫进入的措施。

(6)洁净室的内表面应平整光滑、无裂缝、接口严密、无颗粒物脱落并能耐受清洗和消毒,墙壁与地面等交界处宜成弧形,以减少积尘和便于清洁。

(7)应用特殊的材料(如墙用不锈钢彩钢板,地面用环氧树脂漆或 PVC 板)来消除所有墙面及地面上的孔洞。

(8)洁净室内各种灯具、风口及其他设施在设计和安装时应避免出现不易清洁部位,洁净室应维持一定的正压(至少 25 Pa),生物安全柜应保持一定负压,并送入一定比例的新风。

(9)洁净室应有足够照明,主要工作间的照明度宜为 300 lx。

(10)洁净室内空气的微生物数和尘粒数应符合规定,应定期检测并记录。

四、设备

(1)设备的选型、安装应符合制剂配置要求,易于清洗、消毒或灭菌,便于操作、维修和保养,并能防止差错和减少污染。

(2)传递窗:用双层玻璃移门/开门。

(3)生物安全柜:使用生物安全柜,洁净等级为 100 级,工作台面震动≤2 μm,层流风速为0.4~0.6 m/s,噪音≤65 dB。

(4)建立设备管理的各项规章制度,制定标准操作规程。设备应由专人管理、定期维修、保养,并做好记录。

五、物料

(1)所用物料的购入、储存、发放与使用等应制定管理制度。

(2)配置所用的物料应符合相关要求,不得对抗生素药液产生不良影响。

（3）物料要严格管理。应按其性能、用途合理存放。对温度等有特殊要求的药品,应按规定条件储存。

（4）应按规定的使用期限储存,储存期内如有特殊情况应及时检验。

（5）标签包括病房、姓名、性别、床号、住院号、所有溶液或成分的名称、规格、用量（亦可提供处方的给药方案,包括速率和途径）、置备日期、贮藏要求、审方人员、核对人员、配置人员、复核人员签字等内容。标签应字迹清晰,没有缩写或其他易混淆的术语,并以给药时便于阅读的方式贴在输液袋上。

六、抗生素溶液的给药

抗生素溶液袋给患者的输注时间应在 2 小时以内,其输注容量应每隔 15 分钟检查一次,最后将输注速率调整到处方要求;当输注速率比计划慢时,不要用加快输注速率的方法去追赶计划。

（一）工作人员在洁净室操作规程

1.总则

（1）进入洁净室或在洁净室内部工作的人员均须经过授权。有关人员在洁净室不应该进行不必要的走动,洁净室内所需的人员应保持最少,尤其在做无菌配置期间。

（2）洁净室内人员的移动应该缓慢而有规律。为了减少人员的移动,必须首先运用电话、记录,或在接待区进行交流。

（3）操作人员一旦进入洁净室就应留到完成所有的配置操作为止。频繁地进出洁净室是严格禁止的,操作人员必须不先行进入他们工作的其他复杂地区,除非得到批准。

（4）必须有意识地避免下意识的动作,如抓头、擦手、搔痒。

（5）避免戴着面罩进行大声的、不必要的谈话。笑、吹口哨、唱歌和大叫都会增加口中细菌进入生物安全柜的数量。

（6）污染的、脏的或日常的衣服严禁进入洁净室。

（7）洁净室内严禁吃食物、糖果、嚼口香糖和抽烟。

（8）洁净室内不可以用铅笔及橡皮;可采用圆珠笔、记号笔或毡制笔尖的钢笔。

（9）名片盒、纸巾和棉织品及类似物品均不能带入洁净室内。

（10）操作人员必须坚持高标准的卫生和清洁习惯。

（11）应教育与无菌制品混合配置有关的工作人员报告任何可引起异常的污染或异常数量的微粒散落情况。这些人员应定期体检。非配置人员进入洁净室须特别批准,并遵守、执行配置的有关规定。

（12）患有内科疾病的人,尤其是患有消化道或呼吸道疾病的人不可以进入洁净室。

（13）操作人员与洁净室外人员的交谈需通过内部通讯机或电话。

（14）所有人员进入洁净室前,应在更衣室更换洁净室服装。

（15）洁净室内不应打扮和使用会散落微粒的化妆品,不应戴手镯和戒指。

（16）无菌配置区着装规定:清洁、带有弹性收缩袖口的合身外衣、手套、头罩、口罩和长筒套鞋。

（二）无菌技术操作规程

1.生物安全柜内的无菌技术

（1）操作人员应遵守相应标准操作规程陈述的着装、洗手和合理应用生物安全柜的规定。

（2）准备好配置所需的物料。

（3）在应用前检查所有的包装、容器和器械设备，以确保其完好无损。

（4）在物料放入洁净室前，必须先用浸有消毒剂如75%乙醇的无绒抹布擦拭其整个外表，物料进出生物安全柜的次数应最小化。

（5）所有物品的安放应便利于产品的制备。就工作区域方面，明确留下中央区来工作，如果一次要配一个以上的袋子，其组成必须安放合理，防止混淆。

（6）在生物安全柜内侧至少15 cm处做所有的无菌操作，这一距离可防止来自工作人员身体的反射性污染，以及来自生物安全柜内2个气流相互作用产生的干扰气流的回流污染，牢记高效滤器的气流是从（身体的）远侧端到近侧端，而且在关键的位置绝不能干扰高效滤过气流。

（7）制订良好的工作计划：尽可能靠近过滤器端做最重要的操作。

（8）所有的操作中，手指和手都必须刻意地放在关键位置的气流下方，也就是它的后面，否则将会干扰气流并可能使手指上的污染直接进入关键部位。

（9）在插入针头前，西林瓶和输液瓶的胶塞表面、注射孔盖子、安瓿的颈部必须用浸有75%乙醇的无菌棉球消毒。

（10）当持有连接器做接通操作时，应与气流成直角进行，同样也须保持手在关键部位的后面。

（11）产品配置要尽可能快，但必须保持无菌状况，进出生物安全柜的次数应达到最小化。

（12）避免任何物质喷射入高效过滤器内。打开安瓿的方向应远离高效过滤器，调整注射器容量和传递导管时也要小心。

（13）成品应在塞子上加适当的防护帽或外包装。

（14）最后，对配好的产品应检查是否有渗漏，及有无任何不相容的物理性变化或降解。

2.注射器、针头、西林瓶、安瓿的无菌技术

（1）请在生物安全柜内打开注射器与针头的包装。

（2）西林瓶：用75%乙醇棉球消毒胶塞时，应以固定的手法、相同的方向，在胶塞的同一点上用针尖的斜面后部穿刺；由于西林瓶是封闭性容器，所以应注入与吸出的液体容量相同体积的空气；当向粉末中加入稀释剂时，必须去除与稀释剂等容量的空气以防在操作西林瓶时产生正压。

（3）安瓿：合理打开安瓿，乙醇棉球应放在合适的地方，用拇指及示指握住安瓿的颈部，在远离身体处以快速、固定、突然折断的方法来打开它，打开时不要对着高效过滤器。从安瓿中抽取药物，倾斜安瓿，将针尖斜面置于接近开口的角上，拉回注射器推杆以抽取溶液。

（三）抗生素溶液配置操作规程

对于混合液中物质的稳定性和相容性来说，抗生素需单独配置是非常重要的。为了防止注射器中产生沉淀，抗生素应单独加入。

1.配置前的准备

（1）工作人员进入更衣室时应按规定进行更衣（戴帽子和口罩、换鞋等）和洗手。

（2）配置时要用的所有物品的运入均应按要求进行。

（3）75%乙醇消毒工作表面，并让其干燥，不要用过多的乙醇，因为在生物安全柜内会产生乙醇蒸汽。

（4）在工作区域内准备整个制备过程所需的、经消毒的输液袋、安瓿、西林瓶。去除保护性盖

子(金属易拉盖或抛弃型塞子),用浸有75%乙醇的无菌棉球消毒塞子。

(5)无菌工作区内进行无菌操作的工作台面不应触及也不应放置输液瓶,过多重叠的物品应移到生物安全柜外面。

2.配置工作程序

(1)配置前,核对标签内容与筐内的药品是否相符。

(2)用75%乙醇消毒输液袋的加药口后放置在生物安全柜的中央区域。

(3)撕开一次性注射器的外包装,旋转针头连接注射器。确保针尖斜面与注射器刻度处于相同方向。将注射器放在铺好的无菌盘内。

(4)从安瓿中抽吸药液,加入输液袋中。具体操作:①用75%乙醇消毒安瓿瓶颈,对着生物安全柜侧壁打开安瓿。②用注射器,针尖斜面朝下,靠在安瓿瓶颈口,拉动针栓,抽吸药液。将药液通过加药口注入输液袋中,摇匀;整个过程应注意保持"开放窗口"。注意:如只抽吸部分药液,则必须有标识注明。

(5)溶解西林瓶中的药物,加入输液袋中。具体操作:①用75%乙醇消毒西林瓶口。②取注射器抽吸适量相容的溶解注射液。针尖斜面朝上。挤压西林瓶口的胶塞,再将针筒竖直,穿刺胶塞(如使用侧孔注射器,垂直进针),注入溶解液,振荡直至溶解完全。③抽吸药液,将药液通过加药口注入输液袋中,摇匀。

(6)将配置好的液体、空西林瓶、安瓿瓶放入筐内(注意避免扎破液体),在输液标签上签字确认。

(7)通过传递窗将液体送出给核对药士核对。

七、标准操作规程

(一)洁净区的保洁操作规程

1.总则

(1)负责清洁洁净区的人员必须穿着无菌配置服装。

(2)清洁过程必须从最清洁的区域向门外进行,从无菌区域到前室。

(3)所有的清洁设备均应专用和每天消毒,使用后应彻底冲洗、消毒、烘干,并应存放在清洁室。

(4)清洁人员应适当培训后上岗。

(5)清洁常规包括用低棉纺抹布和稀释的消毒液,去除所有的纸张、包装物品及锐利的容器,清洁所有的仪器设备、生物安全柜的外表面、地板、天花板、墙、洗手池和其他表面(如球形把手和开关)。

(6)地板与工作台每天清洁,最好用合适的消毒剂(醛或酚)来消毒,墙面的清洁与消毒可每周一次,其高度至少应距室内地面2m,清洁时,应努力使微粒散落最小化。

(7)生物安全柜清洁程序参见生物安全柜保洁操作规程。

(8)配置工作中,在关键性操作时段不应进行大量的清洁工作。

(9)一旦有证据表明细菌产生耐药性就应更换消毒剂。

(10)应用不易磨损的高质量塑料桶。

(11)不用真空吸尘器做清洁。

2.人流

所有操作人员在进入洁净室前均应洗手及穿着适当的服装,进入洁净区的人员只限于经过培训并合格的操作人员。

3.物流

当产品和物料从非控制区(如主药房仓库)运送到洁净室时,需要注意的是防止污染。进入洁净室的人员仅限于在里面的工作人员,而且物料、设备首先要在前室进行清洁和消毒。

(1)物料:当物料从前室进入洁净室,接着在进入生物安全柜时,应采取一系列的清洁步骤。①在前室的界线前应先去除供给品的货运箱,转运到前室专用小推车。②当输液瓶、安瓿、西林瓶等被送入洁净室之前,应用浸有消毒剂(如75%乙醇)的抹布擦拭所有药品包装表面,并转运到洁净室消毒过的小推车上。③独立包装的物料则不需擦拭,因为物料在放入生物安全柜时可去除外包装。

(2)推车:来自贮药室的送货小推车(脏车)不应进入缓冲室;而在洁净室或缓冲室的小推车(清洁车)也不推出其区域,在前室有自己专用小推车。

(二)生物安全柜操作规程

1.生物安全柜工作原理

A/B3型生物安全柜是通过顶部的高效过滤器过滤99.99%的0.3 μm以上的微粒,使操作空间形成局部100级的洁净环境,且其通过工作台表面四周的散流空口风形成相对负压(相对于工作区域外),工作台内的气流是不可以外泄的,外界环境气流不可以流经或覆盖工作台面。其所有的技术参数必须严格符合美国NSF-49标准。

2.生物安全柜操作

(1)使用生物安全柜至关重要的原则:任何东西都绝不能在高效过滤器和无菌产品之间干扰层流气流,也就是尽力维持无菌,不可跨越区域。

(2)为了防止反射性污染,所有的无菌操作至少应在生物安全柜的15 cm内进行。

(3)生物安全柜应持续运行,无论何种原因造成生物安全柜关闭,在重新使用前必须持续运行足够长的时间(15~30分钟)来达到生物安全柜空气的完全净化,当然还要进行消毒。

(4)使用生物安全柜前,生物安全柜的所有工作表面都应从后到前,从上到下进行清洁,使用合适的消毒剂(如75%乙醇和清洁布)时远离高效过滤器,在工作的全过程中,应经常清洁台面,某些物质因不溶于乙醇,故一开始就需用水来清除。为防止损坏,有玻璃面的清洁应用温热的肥皂水而不用乙醇。生物安全柜的外表面用中性去污剂或适当的消毒剂清洁。

(5)任何东西都不能与高效过滤器接触,包括清洁剂、注射器中的吸物或安瓿玻璃,打开安瓿时不能朝向高效过滤器。

(6)禁止吃东西、喝饮料和吸烟等。另外,在生物安全柜工作时,手和头都不能佩戴珠宝饰品。

(7)谈话或咳嗽等都应避免直接面向生物安全柜工作区域,以使气流干扰最小化。

(8)生物安全柜内只能放置制备产品必需的物品,不应有纸、笔、标签和托盘等。

(9)生物安全柜应按技术要求由合适人员每隔6个月测试一次。当移动生物安全柜或怀疑滤器有损坏时也应进行测试。

(10)不遵守无菌操作技术,仅使用生物安全柜也不能保证产品的无菌性。

3.生物安全柜的保洁

(1)操作人员进入洁净室前,在更衣室应遵守所有的穿衣及洗手规定,具体的操作请见相应的标准操作规程。

(2)清洁生物安全柜时用的75%乙醇喷雾器及抹布。

(3)擦拭工作台的所有表面。高效过滤器表面的保护性滤网应该用清洁的、喷洒消毒剂(如75%乙醇)的无绒抹布擦拭。

(4)应仔细及系统化地擦拭,先是上面,再是两侧;擦拭应顺从气流的方向,从一侧到另一侧,一下一下重叠交叉地抚抹。

(5)避免任何物质喷洒或溅入滤网内的高效过滤器。

(朱瑞瑞)

参 考 文 献

[1] 刘丹,徐艳,计红苹.护理理论与护理实践[M].北京:中国纺织出版社,2023.

[2] 夏五妹.现代疾病专科护理[M].南昌:江西科学技术出版社,2022.

[3] 孙璇,王雪芬,范慧.医院护理技术及护理管理[M].武汉:湖北科学技术出版社,2021.

[4] 徐凤杰,郝园园,陈萃,等.护理实践与护理技能[M].上海:上海交通大学出版社,2023.

[5] 兰洪萍.常用护理技术[M].重庆:重庆大学出版社,2022.

[6] 吴雯婷.实用临床护理技术与护理管理[M].北京:中国纺织出版社,2021.

[7] 刁咏梅.现代基础护理与疾病护理[M].青岛:中国海洋大学出版社,2023.

[8] 张海豫,吴裕满,林月明,等.临床疾病护理措施与分析[M].南昌:江西科学技术出版社,2022.

[9] 董彬.现代医学护理实践与临床应用[M].南昌:江西科学技术出版社,2021.

[10] 梁艳,甄慧,刘晓静,等.临床护理常规与护理实践[M].上海:上海交通大学出版社,2023.

[11] 李艳.临床常见病护理精要[M].西安:陕西科学技术出版社,2022.

[12] 王维娜.临床护理理论与护理管理[M].北京:科学技术文献出版社,2021.

[13] 刘明月,王梅,夏丽芳.现代护理要点与护理管理[M].北京:中国纺织出版社,2023.

[14] 郑紫妍.常见疾病护理操作[M].武汉:湖北科学技术出版社,2022.

[15] 刘敏,袁巍,王慧.临床护理技术与常见疾病护理[M].长春:吉林科学技术出版社,2021.

[16] 李阿平.临床护理实践与护理管理[M].上海:上海交通大学出版社,2023.

[17] 秦倩.常见疾病基础护理[M].武汉:湖北科学技术出版社,2022.

[18] 邵秀德,毛淑霞,李凤兰,等.临床专科护理规范[M].济南:山东大学出版社,2021.

[19] 宋桂珍,吴小霞,刘莎,等.现代护理理论与专科护理[M].上海:上海交通大学出版社,2023.

[20] 郑泽华.现代临床常见病护理方案[M].南昌:江西科学技术出版社,2022.

[21] 杨晓璐,曲淑娜,董玉翠.常见疾病护理技术[M].长春:吉林科学技术出版社,2021.

[22] 王燕,韩春梅,张静,等.实用常见病护理进展[M].青岛:中国海洋大学出版社,2023.

[23] 毕艳贞.实用临床护理技术与应用[M].南昌:江西科学技术出版社,2022.

[24] 刘爱杰,张芙蓉,景莉,等.实用常见疾病护理[M].青岛:中国海洋大学出版社,2021.

[25] 程艳华.临床常见病护理进展[M].上海:上海交通大学出版社,2023.

［26］廖巧玲.临床护理思维及案例分析［M］.南昌:江西科学技术出版社,2022.

［27］张莉,谢雪莲,陈萍.新编临床护理规范［M］.汕头:汕头大学出版社,2021.

［28］郑玉莲,刘蕾,赵荣凤,等.内科常见病护理规范［M］.上海:上海科学技术文献出版社,2023.

［29］全建.临床疾病护理精析［M］.南昌:江西科学技术出版社,2022.

［30］包玉娥.实用临床护理操作与护理管理［M］.上海:上海交通大学出版社,2023.

［31］史永霞,王云霞,杨艳云.常见病临床护理实践［M］.武汉:湖北科学技术出版社,2022.

［32］杨正旭,贤婷,陈凌,等.基础护理技术与循证护理实践［M］.上海:上海科学技术文献出版社,2023.

［33］刘晶,马洪艳,荆兆娟.现代全科护理［M］.武汉:湖北科学技术出版社,2022.

［34］李建波,刘畅,齐越.现代护理技术与疾病护理方法［M］.北京:中国纺织出版社,2023.

［35］高本梅.临床护理与操作规范［M］.武汉:湖北科学技术出版社,2022.

［36］魏大琼,龙春花,吴丝丝,等.急性心肌梗死患者早期运动康复的循证护理实践［J］.护理学报,2023,30(11):53-58.

［37］法天锷,金蕾,王霞.慢性阻塞性肺疾病患者远程康复使用意愿量表的编制及信效度检验［J］.护理学杂志,2023,38(17):112-115.

［38］兰岚,杨丹,刘君,等.急性心肌梗死护理质量敏感性指标的研究进展［J］.护理研究,2022,36(5):880-883.

［39］刘蕊,高梅,蔡金晓.延续性护理在老年慢性阻塞性肺疾病患者中的应用［J］.护理研究,2023,37(5):931-933.

［40］王怡华,张晨,谭丽鑫.综合护理干预在 PCI 术后急性心肌梗死患者中的应用［J］.护理研究,2022,36(1):182-185.